A. Vogel

Chirurgie in Frage und Antwort

Andrea Vogel

Chirurgie in Frage und Antwort

Fragen und Fallgeschichten

8. Auflage

ELSEVIER
URBAN & FISCHER

URBAN & FISCHER München

Zuschriften an:
Elsevier GmbH, Urban & Fischer Verlag, Hackerbrücke 6, 80335 München
E-Mail medizinstudium@elsevier.de

Wichtiger Hinweis für den Benutzer
Die Erkenntnisse in der Medizin unterliegen laufendem Wandel durch Forschung und klinische Erfahrungen. Herausgeber und Autoren dieses Werkes haben große Sorgfalt darauf verwendet, dass die in diesem Werk gemachten therapeutischen Angaben (insbesondere hinsichtlich Indikation, Dosierung und unerwünschter Wirkungen) dem derzeitigen Wissensstand entsprechen. Das entbindet den Nutzer dieses Werkes aber nicht von der Verpflichtung, anhand weiterer schriftlicher Informationsquellen zu überprüfen, ob die dort gemachten Angaben von denen in diesem Werk abweichen und seine Verordnung in eigener Verantwortung zu treffen.
Für die Vollständigkeit und Auswahl der aufgeführten Medikamente übernimmt der Verlag keine Gewähr.
Geschützte Warennamen (Warenzeichen) werden in der Regel besonders kenntlich gemacht (®). Aus dem Fehlen eines solchen Hinweises kann jedoch nicht automatisch geschlossen werden, dass es sich um einen freien Warennamen handelt.

Bibliografische Information der Deutschen Nationalbibliothek
Die Deutsche Nationalbibliothek verzeichnet diese Publikation in der Deutschen Nationalbibliografie; detaillierte bibliografische Daten sind im Internet über http://www.d-nb.de/ abrufbar.

15 16 17 18 19 5 4 3 2 1

Um den Textfluss nicht zu stören, wurde bei Patienten und Berufsbezeichnungen die grammatikalisch maskuline Form gewählt. Selbstverständlich sind in diesen Fällen immer Frauen und Männer gemeint.

Planung: Isabelle Rottstegge
Redaktion: Willi Haas, München
Lektorat und Herstellung: Cornelia von Saint Paul
Satz: abavo GmbH, Buchloe/Deutschland; TnQ, Chennai/Indien
Druck und Bindung: Printer Trento, Trento/Italien
Umschlaggestaltung: SpieszDesign, Neu-Ulm

ISBN Print 978-3-437-42565-3
ISBN e-Book 978-3-437-18794-0

Aktuelle Informationen finden Sie im Internet unter **www.elsevier.de** und **www.elsevier.com**.

Vorwort

Als Medizinstudent hat man ein langes Studium durchlaufen mit fünf Jahren Theorie und einem Jahr Praxis. Prüfungen wurden fast ausschließlich im Multiple-Choice-Verfahren abgehalten. Diese Prüfungen sind zwar unbeliebt, haben jedoch den Vorteil, dass einzelne Wissenslücken keine direkten Konsequenzen haben. In einer mündlichen Prüfung findet man sich nun plötzlich Auge in Auge mit einem Prüfer wieder. Dieser erkennt Wissenslücken und Unsicherheiten natürlich schnell. Andererseits bietet ein mündliches Examen die Chance, der Prüfung eine Richtung zu geben, die einem liegt. Man kann Stärken demonstrieren, aber auch zusammen mit dem Prüfer etwas erarbeiten, wenn man an eine Schwachstelle gelangt. Kein Prüfer erwartet Perfektionismus auf allen Ebenen, aber das Anwenden logischer Denkmuster und Schlussfolgerungen sollten in jedem Fall geläufig sein.

Dieses Buch soll Hilfestellung für freies Formulieren und strukturiertes Antworten im Prüfungsbereich „Chirurgie" leisten. Durch Auswerten von Prüfungsprotokollen von medizinischen Fachschaften verschiedener Universitäten gelang eine weitgehend umfassende Zusammenstellung kommentierter Originalfragen, die nach dem Gegenstandskatalog gegliedert wurden. Dies ermöglicht ein strukturiertes Erarbeiten der meisten prüfungsrelevanten Themen und Fragen.

Im Buch wird eine Prüfungssituation imitiert. Es bietet damit die Gelegenheit, allein oder im Rahmen von Lerngruppen im Sinne eines Frage-und-Antwort-Spiels einzelne Themen zu intensivieren. Hemmungen zum freien Reden vor anderen und Schwierigkeiten mit freien Antworten können auf diesem Weg abgebaut werden. Das Buch gibt eine Anregung, wie die potenzielle Gliederung einer Antwort aussehen kann. Vorhandenes Wissen wird verdeutlicht, aber auch Wissenslücken werden an den Tag gebracht und können im Einzelstudium geschlossen werden. Die Fragen wurden möglichst realitätsnah formuliert. Randbemerkungen sollen bei der Beantwortung der Fragen helfen, „Eselsbrücken" mit auf den Weg geben und auf weitere Fragen vorbereiten. Dies ermöglicht ein effektives Lernen und eine prüfungsorientierte Vorbereitung für den Fachbereich der Chirurgie. Fallbeispiele und Röntgenbilder werden diskutiert, wie dies auch in einer mündlichen Abschlussprüfung geschieht. Dieses Buch ist nicht als Ersatz für ein Chirurgie-Fachbuch konzipiert, sondern als Ergänzung für die Prüfungsvorbereitung. Ich hoffe, dass es bei der Vorbereitung auf die mündliche Prüfung ein nützliches Tool darstellt und hilft, Ängste vor der Prüfungssituation abzubauen.

Viel Glück und Erfolg für die Prüfung und viel Spaß beim Lernen!
Walenstadt (CH) im Sommer 2015
Andrea Vogel

Danksagung

Herrn Professor Dr. med. Theodor Klotz, Chefarzt der Klinik für Urologie in Weiden, verdanke ich die Anregung zum Schreiben dieses Buches. Für die fachliche Beratung und Überarbeitung sowie für wertvolle Hinweise und Anregungen danke ich insbesondere Herrn Dr. med. Martin Gilg, Belegarzt Chirurgie der Klinik Stephanshorn, St. Gallen/Schweiz, Dr. med. Jürg Gresser, Chefarzt der Klinik für Chirurgie, Spital Walenstadt/Schweiz, Herrn Dr. Thomas Lindenfeld, Leitender Arzt für Orthopädie, Spital Walenstadt/Schweiz, Herrn PD Dr. med. Mazda Memarsadeghi, Facharzt für Radiologie in der Klinik Stephanshorn, St. Gallen/Schweiz, Frau Andrea Schallenberg-Hammacher, Gemeinschaftspraxis Dres. Fischbach, Kugel und Kerkhoffs, Solingen, Prof. Dr. med. Tobias Beckurts, Chefarzt Chirurgie, Krankenhaus der Augustinerinnen, Köln, und Herrn Dr. Frank Tacke, Innere Medizin, Abt. für Gastroenterologie und Hepatologie, Medizinische Hochschule Hannover.

Danken möchte ich auch meinem Sohn Daniel und Herrn Walter Lins für die wertvolle Unterstützung beim Schreiben der 8. Auflage.

Ohne die freundliche Hilfe, kompetente Beratung und große Erfahrung von Frau Isabelle Rottstegge, Frau Willi Haas, Frau Cornelia von Saint Paul und Herrn Mario Bachmann von Elsevier/Urban & Fischer wäre dieses Buch nicht möglich gewesen.

Ebenso möchte ich mich beim gesamten Elsevier/Urban & Fischer Verlag bedanken, die die 8. Auflage dieses Buches ermöglicht und eine schöne und anschauliche Umsetzung erzielt haben.

Walenstadt (CH) im Sommer 2015
Andrea Vogel

Allgemeine Hinweise und Tipps

Prüfungsvorbereitung

Zur optimalen Prüfungsvorbereitung empfiehlt es sich sehr, neben dem Einzelstudium zusätzlich eine Lerngruppe zu bilden. 2–3 Monate vor der Prüfung sollten sich die Teilnehmer der Lerngruppen etwa 2- bis 3-mal pro Woche treffen. Vor jedem Treffen wird ein Thema vereinbart, das für das nächste Mal vorbereitet wird. Die Idee ist dabei, die Motivation zum regelmäßigen Lernen zu erhöhen und gleichzeitig gemeinsame Diskussionen zu üben. Unklarheiten sollten notiert und z. B. am Ende jedes Treffens gemeinsam diskutiert werden. So hat jedes Gruppenmitglied etwas davon. Diese Diskussionen führen im Idealfall dazu, ein Feedback vom Rest der Gruppe zum eigenen Wissensstand zu erhalten und gleichzeitig neue Standpunkte kennenzulernen bzw. sich neues Wissen anzueignen – das ist effizient!

Das Lernen in Lerngruppen soll Ängste vor dem freien Reden abbauen; es trainiert das freie und strukturierte Antworten, eine Fähigkeit, die im Studium aufgrund des häufigen Einsatzes von Ankreuzverfahren leider oft zu wenig gefördert wird (an manchen Unis ist die erste mündliche Prüfung das Physikum!). Außerdem stärkt es das Sozialleben, was sich ungemein positiv auf die Psyche jedes Gruppenmitglieds auswirken und wiederum zu besseren Leistungen verhelfen kann. Meist stellt man zudem fest, dass das Lernen in der Gruppe mehr Spaß macht, als zu Hause oder in der Bibliothek allein vor seinen Büchern zu hocken. Und wenn man einmal in ein „Tief" fällt, schaffen es andere meist wesentlich besser, die Stimmung und das Selbstbewusstsein wieder zu heben.

Verhalten während der Prüfung

Es ist zu empfehlen, sich als Prüfungsgruppe bei den Prüfern vorzustellen. Nur wenige Prüfer sind zu einem Gespräch nicht bereit. Viele Prüfer geben sogar Tipps und Hinweise, worauf man sich vorbereiten sollte, oder nennen Themen, die sie auf keinen Fall abfragen. Allein die Tatsache, den Prüfer vorher schon einmal persönlich kennengelernt zu haben, kann die Angst vor der Prüfung reduzieren.

Die Prüfung wird meist zweigeteilt: Zuerst werden ein oder mehrere Patienten untersucht, danach erfolgt die eigentliche mündliche Prüfung. Vielfach wird auf den zuvor untersuchten Patienten eingegangen, sodass man die freie Zeit zwischen den Prüfungsteilen nutzen sollte, sich über das Krankheitsbild des Patienten genauer zu informieren.

Die Kleidung zur Prüfung sollte man innerhalb der Gruppe besprechen: „Etwas feiner als sonst" hat sich bewährt. Auf alle Fälle sollte man sich in seiner Haut einigermaßen wohlfühlen.

Grundsätzlich versucht man am besten, sich so natürlich wie möglich zu geben. Dennoch ist etwas gesundes Selbstbewusstsein sicher zu empfehlen, jedoch in Maßen.

Generell gilt: Auch wenn man vor der Prüfung gemeinsam gelitten und während der Vorbereitungszeit von der Gruppe profitiert hat, geht es in der Prüfung um das eigene Bestehen, die eigene Note. Man braucht sich darüber nichts vorzumachen. Trotzdem bitte in der Prüfung fair bleiben und z. B. nicht aus freien Stücken gerade die Fragen und Themen aufgreifen, an denen sich der Mitprüfling die Zähne ausgebissen hat.

Häufige Frageformen

Offene Fragen Dies ist die häufigste Frageform. Die Antwort sollte möglichst strukturiert und flüssig erfolgen. Ziel ist es, so frei wie möglich zu reden, aber dennoch deutlich auf den Punkt zu bringen, um was es geht.

Am besten stellt man sich darauf ein, vom Prüfer unterbrochen zu werden – nicht durcheinanderbringen lassen! Es empfiehlt sich, genau diese Gespräche in der Gruppe zu trainieren – in Form eines Rollenspiels: Ein Gruppenmitglied stellt Fragen (Prüfer), und das Gegenüber beantwortet diese.
Eine gewisse Systematik bei der Beantwortung einer Frage kann nicht schaden, z. B. Definition – Ätiologie – Symptomatik – Diagnostik – Therapie. Es empfiehlt sich, im Schlusssatz eine neue Problematik, die einem liegt, anzuschneiden, die der Prüfer dann aufgreifen kann. Hier besteht die Möglichkeit, das Gespräch zu lenken und somit das eigene Wissen zu präsentieren – das sollte man nutzen.

Nachfragen Im Anschluss an eine offene Frage kommt es oft zu Nachfragen, die das angeschnittene Thema vertiefen sollen. Dabei wird der Schwierigkeitsgrad der Fragen meist höher. Die Prüfer tasten sich an die Grenzen der Prüflinge heran, und man darf auch Dinge nicht wissen. Also nicht verunsichern lassen und sein Ding durchziehen.

Fallbeispiele Fallbeispiele eignen sich immer gut, um praktische Belange abzufragen. Daher sind sie besonders in den handwerklichen Fächern sehr beliebt. Es besteht die Chance, dass sich zwischen Prüfer und Prüfling ein kollegiales Gespräch entwickelt. Eindeutige Beschreibungen und charakteristische Krankheitsbilder machen die Beantwortung der Frage meist einfach. Zu Anfang sollte immer auf mögliche Differenzialdiagnosen eingegangen werden. Vorsicht ist bei Krankheitsbildern geboten, über die man nicht viel weiß. Der Prüfer könnte sie bei einer weiteren Frage aufnehmen – und man gerät arg ins Schwitzen. Also darauf achten, dass man sich selbst keine Grube gräbt.

Probleme während der mündlichen Prüfung

Während einer mündlichen Prüfung können vielfältige Probleme auftreten, die man im Gegensatz zur schriftlichen Prüfung sofort und möglichst souverän managen muss.

Kann man eine Frage nicht beantworten – nicht sofort verzweifeln, das ist ganz normal. Die meisten Prüfer haben kein Problem damit, auf Nachfragen oder Bitten die Frage nochmal anders zu formulieren. Dies kann auch sinnvoll sein, wenn man merkt, dass man am Prüfer vorbeiredet.

Was ist jedoch, wenn es nicht zum „Aha-Effekt" kommt? Hier sollte man versuchen, trotzdem nicht den Boden unter den Füßen zu verlieren. Im Normalfall merkt der Prüfer das und wird im besten Fall das Thema wechseln. Sollte das nicht der Fall sein, dann sollte man direkt, aber charmant klarmachen, dass man einfach nicht weiter weiß.

Ganz normal ist es auch, dass man aufgrund der Nervosität wacklig auf den Beinen ist oder sogar anfängt zu stottern. Meist legt sich das nach den ersten Fragen.

Sehr unangenehm wird die Situation, wenn Mitstreiter „abstürzen". Die Prüfung spitzt sich zu, und der Prüfer reagiert verärgert. Hier hilft nur: ruhig bleiben. In der Regel fühlt sich der Prüfer dabei genauso unwohl und hat kein persönliches Interesse daran, die Situation weiter zu verschärfen.

Gelassen den Fragen der anderen zuhören. Das Gefühl „alle guten Fragen sind schon weg, ehe ich an die Reihe komme" ist nicht außergewöhnlich. Vielleicht hat man nach der Prüfung das Gefühl, die schwierigsten Fragen bekommen zu haben. Aber am Ende ist die Thematik/Art der eigenen Fragen einfach auch Glückssache, also besser nicht vergleichen.

Manchmal ist ein Prüfer dafür bekannt, dass er besonders „gemein" und schwer prüft. Bemerkenswert ist jedoch, dass die Kritik oft von früheren Prüflingen stammt, die entweder durchgefallen sind oder die Prüfung mit einer schlechten Note bestanden haben. Weiß man, dass dies nicht der Fall sein kann, weil man die Informationsquelle kennt, hilft nur eins: Lernen, Lernen, Lernen. Die mentale Vorbereitung auf eine derartige Situation im Vorfeld der Prüfung gibt auch hier Sicherheit.

Manche Prüfer fragen, ob zur Notenverbesserung eine weitere Fragenrunde gewünscht wird. Eine solche Chance sollte man sich nicht entgehen lassen, da man nur gewinnen kann.

Internet-Recherche

Gerade in mündlichen Prüfungen neigen einige Professoren dazu, Themen anzusprechen, die in einem engen Zusammenhang mit ihrem Forschungsgebiet stehen. Leider bleibt aber bekanntlich wenig Zeit, sich nach Bekanntgabe von Prüfer und Fach mit aufwendigen Internet-Recherchen zu beschäftigen. Damit die Suche möglichst schnell zum Erfolg führt, geben wir hier ein paar Tipps für ein gezieltes Vorgehen mithilfe von www.google.de.

Beispielsuchanfrage: Pathogenese der Arteriosklerose.

Wenn der erste Suchbegriff (Arteriosklerose) im Titel der Seite erscheinen soll, der andere (Pathogenese) im Text: z. B. **intitle: „Arteriosklerose" Pathogenese.**

Viele Dozenten stellen Unterlagen in Form von Powerpoint-Präsentationen **(ppt)**, Adobe-Dokumenten **(pdf)** oder Word-Dokumenten **(doc)** zum Download bereit. Durch die zusätzliche Eingabe von ext: listet Google nur Suchergebnisse eines entsprechenden Dateityps auf, z. B. **Arteriosklerose ext:pdf.**

Auch Studenten legen oft Referate zu speziellen Themen im Internet ab. Da die entsprechenden Webseiten aber meist keine echten de-Domains besitzen, über viele Werbefenster finanziert werden und in Suchmaschinen erst auf Seite 20 erscheinen, sollte man direkt in den Inhaltsverzeichnissen der Seiten nach Dokumenten suchen: z. B. **„Index of/" + pdf „Arteriosklerose".**

Alternativ ist es auch möglich, schon bekannte Webseiten nach bestimmten Inhalten zu durchsuchen: z. B. **site: http://www.medizinstudent.de.**

Gerade bei Forschungsthemen empfiehlt es sich gelegentlich sogar, die eine oder andere **Publikation des jeweiligen Prüfers** nachzuschlagen. Die Thematik ist meist recht eng mit dem Prüfungsbereich verknüpft und daher ein „heißer Kandidat", was die aufkommenden Fragen in der Prüfung selbst angeht. Hier sucht man am besten in **Pubmed: http://www.ncbi.nlm.nih.gov/pubmed.**

In „Pubmed" kann man fast alle Publikationen finden; den Zugang dazu erhält man entweder in den Unibereichen (hier freier Zugang) oder über den Log-in via **„vpn-client"**, ein Programm, das auch in jeder Universität mittlerweile für Studenten freien Zugang zu Originalpublikationen und Fachbüchern ermöglicht.

Hinweise für die Benutzung

Alle Angaben entsprechen den Standards und dem Kenntnisstand zur Zeit der Drucklegung. Dennoch können klinikintern abweichende diagnostische und therapeutische Vorgehensweisen üblich sein.

Alle diejenigen, die zum ersten Mal mit einem Buch der „In-Frage-und-Antwort"-Reihe arbeiten, sollten sich anfangs durch die sehr ausführlichen Antworten, so wie sie in der mündlichen Prüfung nur ein sehr guter Student geben würde, nicht entmutigen lassen. Zweck der Reihe ist es, sich durch häufiges Wiederholen ein strukturiertes und inhaltlich vollständiges Wissen anzutrainieren.

Bedeutung der Symbole und Kästen

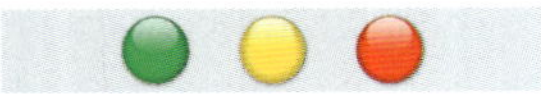

FRAGE

Zur Erleichterung der Wiederholung kann in der Randspalte neben der Frage angekreuzt werden,
- ob die Frage richtig beantwortet wurde (grün).
- ob die Frage falsch beantwortet wurde (rot).
- ob die Frage wiederholt werden sollte (gelb).

MERKE Wichtige und besonders zu beachtende Inhalte.

FALLBEISPIEL

Beispiele aus der Praxis.

TIPP/PLUS

Tipps zur Prüfungssituation/ Zusatzwissen.

Abkürzungen

ACT	activated coagulation time
ACTH	adrenokortikotropes Hormon
ADH	Adiuretin, Vasopressin
AIDS	acquired immunodeficiency syndrome
APSAC	anisoylated plasminogen streptokinase activator complex
ARDS	acute respiratory distress syndrome
ASD	Atrium-/Vorhofseptumdefekt
ASR	Achillessehnenreflex
ASS	Acetylsalicylsäure
BE	base excess
BSR	Bizepssehnenreflex
BWK	Brustwirbelkörper
CABG	coronary artery bypass graft
CIS	Carcinoma in situ
CK	Kreatininkinase
COPD	chronisch-obstruktive Lungenerkrankung
CPP	cerebral perfusion pressure
CRP	C-reaktives Protein
CRPS	complex regional pain syndrome
DHS	dynamische Hüftschraube
DIC	disseminierte intravasale Gerinnung
DMS	Durchblutung, Motorik, Sensibilität
DSA	digitale Substraktions-Angiografie
EF	Ejektionsfraktion
EKZ	extrakorporale Zirkulation
ERCP	endoskopische retrograde Cholangio-pankreatikografie
ESWL	extrakorporale Stoßwellenlithotripsie
EVAR	endovaskuläre Aortenrekonstruktion
FEV_1	forciertes exspiratorisches Volumen in der ersten Sekunde
FSH	follikelstimulierendes Hormon
GCS	Glasgow Coma Scale
GERD	gastroesophageal reflux disease
HCG	humanes Choriongonadotropin
HDC	human diploid cell
HEP	Hemiendoprothese
HIT	heparininduzierte Thrombozytopenie
HIV	human immunodeficiency virus
HPT	Hyperparathyreoidismus
HWS	Halswirbelsäule
ICP	intracerebral pressure
ICR	Interkostalraum
INR	international normalized ratio
KHK	koronare Herzkrankheit
LAD	left anterior descendens artery
LH	luteinisierendes Hormon
LuFu	Lungenfunktionstest
MAP	arterieller Mitteldruck
MHC	major histocompatibility complex
MRCP	Magnetresonanz-Cholangiopankreatiko-grafie
MRT	Magnetresonanztomografie
MSH	melanozytenstimulierendes Hormon
NNRTI	nichtnukleosidische Reverse-Transkripta-se-Inhibitoren
NRTI	nukleosidische Reverse-Transkriptase-Inhibitoren
NSAID	non steroidal anti inflammatory drugs
NSAR	nichtsteroidale Antirheumatika
NSCLC	nicht kleinzelliges Bronchialkarzinom
ÖGD	Ösophagogastroduodenoskopie
OPSI	overwhelming post splenectomy infection
OSG	oberes Sprunggelenk
$paCO_2$	arterieller Kohlendioxidpartialdruck
paO_2	arterieller Sauerstoffpartialdruck
pAVK	periphere arterielle Verschlusskrankheit
PCI	percutaneous coronary intervention
PDA	Periduralanästhesie
PDK	Periduralkatheter
PEEP	positiver endexspiratorischer Druck
PI	Proteaseinhibitoren
PRIND	prolongiertes reversibles ischämisches neurologisches Defizit
PSR	Patellarsehnenreflex
PTA	perkutane transluminale Angioplastie
PTCA	perkutane transluminale koronare Angioplastie
PTT	Prothrombin-Zeit
RES	retikuloendotheliales System
RM	Rotatorenmanschette
rt-PA	recombinant tissue-type plasminogen activator
SAB	Subarachnoidalblutung
SaO_2	arterielle Sauerstoffsättigung
SCLC	kleinzelliges Bronchialkarzinom
SHT	Schädel-Hirn-Trauma
SIRS	systemic inflammatory response syndrome
SLE	systemischer Lupus erythematodes
SPV	selektiv proximale gastrische Vagotomie
STH	Somatotropin
TAPP	transabdominale präperitoneale Netzimplantation
TEA	Thrombendarteriektomie
TEE	transösophageale Echokardiografie
TEM	transanale endoskopische Mikrochirurgie
TEP	totale extraperitoneale Netzimplantation/Totalendoprothese
TIA	transitorische ischämische Attacke
TIPSS	transjugulärer intrahepatischer porto-systemischer Stent-Shunt
TME	totale mesorektale Exzision
TPR	Tibialis-posterior-Reflex
TRH	Thyreoliberin, thyreotropin releasing hormone
TSH	Thyreotropin, thyreotropes Hormon
VSD	Ventrikelseptumdefekt

Abbildungsnachweis

Der Verweis auf die jeweilige Abbildungsquelle befindet sich bei allen Abbildungen im Werk am Ende des Legendentextes in eckigen Klammern. Alle nicht besonders gekennzeichneten Grafiken und Abbildungen

E283	Fred A. Mettler Jr.: Essentials of radiology, 2nd ed., Elsevier Saunders, 2005
E513	Herring: Learning Radiology – Recognizing the basics, 2007
E603	Yeo: Shackelford's Surgery Of The Alimentary Tract, Saunders, 2007
F297	Iyer R., Dubrow R.: Seminars in Roentgenology, Volume 41, Issue 2, 2006
F298	Weinstein S.: PET Clinics. Evolving Role of MRI in Breast Cancer Imaging. Volume 4, Issue 3, 2009
F643	Teasdale, G./Jennett, B.: Assessment of coma and impaired consciousness. A practical scale. In: The Lancet, Volume 304, Issue 7872, pages 81–84. Elsevier, July 1974
F765-001	D'Angio, Breslow, Beckwith et al.: Treatment of Wilm's tumor. Results of the third national Wilm's tumor study. In: Cancer, Volume 64, Issue 2, pages 349–360, 1989
F766-001	R. N. Pugh, I. M. Murray-Lyon, J. L. Dawson, M. C. Pietroni, R. Williams: Transection of the oesophagus for bleeding oesophageal varices. In: British Journal of Surgery. Band 60, Nummer 8, August 1973
G172	Gregory: Sander's Paramedic Textbook, 2010, Elsevier/Mosby
G336	Sobin LH: TNM Classification of Malignant Tumors. Wiley-VCH, pages 102–104, 2009. Copyright Wiley-VCH Verlag GmbH & Co. KGaA. Reproduced with permission
G350	C. G. Child, J. G. Turcotte: Surgery and portal hypertension. In: C. G. Child (Hrsg.): The liver and portal hypertension. Saunders, Philadelphia 1964
G351	Tscherne H, Oestern HJ: Pathophysiology and classification of soft tissue injuries associated with fractures. In: Fractures with soft tissue injuries. Tscherne H Gotzen L.: Berlin; Springer Verlag (1984), S. 1–9C. G. Child, J. G. Turcotte: Surgery and portal hypertension. In: C. G. Child (Hrsg.): The liver and portal hypertension. Saunders, Philadelphia 1964
G352	Rockwood CA, Williams GR, Young DC. Acromioclavicular injuries. In: Rockwood CA, Green DP, Bucholz RW, Heckman JD, editors. Fractures in Adults. 4th ed. Vol I. Philadelphia, PA: Lippincott-Raven; 1996
G372	Herring, W.: Learning Radiology, Elsevier Mosby, 1. Auflage 2001
J794	Centers for Disease Control and Prevention (CDC)
L106	Henriette Rintelen, Velbert
L141	Stefan Elsberger, Planegg
L157	Susanne Adler, Lübeck
L190	Gerda Raichle, Ulm
L231	Stefan Dangl, München
L234	Helmut Holtermann, Dannenberg
L238	Sonja Klebe, Aying-Großhelfendorf
L239	Otto Nehren, Achern
M985	Andrea Vogel, Walenstadt/Schweiz
O924	Prof. Dr. med. Johann Link, Institut Radiologie, Spital Lachen
R217	R. Berchtold; H.-P. Bruch, (Hrsg.); O. Trentz, (Hrsg.): Chirurgie, 5.Aufl., Elsevier GmbH, Urban & Fischer Verlag, München 2005
R234	H.-P. Bruch, O. Trentz: Berchtold Chirurgie, 6. Aufl., Elsevier GmbH, Urban & Fischer Verlag, München 2008
R234-005	G. A. Wanner in H.-P. Bruch, O. Trentz: Berchtold Chirurgie, 6.Aufl., Elsevier GmbH, Urban & Fischer Verlag, München 2008
T170	Dr. med. Eduard M. Walthers, Universitätsklinikum Marburg
T197	Dr. med. Burkhardt Danz, Abteilung VIII Radiologie, Bundeswehrkrankenhaus Ulm
T421	Prof. Dr. med. Thomas Vogl, Institut für Diagnostische und Interventionelle Radiologie, Universitätsklinikum Frankfurt/Main
T422	Prof. Dr. med. Michael Forsting, Zentralinstitut für Röntgendiagnostik, Universitätsklinikum Essen
T766	Klinik für Chirurgie, Spital Walenstadt, Schweiz
T768	Kantonsspital St. Gallen
T769	Klinik Stephanshorn, St. Gallen, Schweiz
W798	World Health Organization (WHO), Genf
W902	American Society of Anaesthesiologists

Inhaltsverzeichnis

KAPITEL

1 Operation

1.1 Operationsvorbereitung

FRAGE

Patienten werden üblicherweise von einem niedergelassenen Arzt zu Ihnen ins Krankenhaus überwiesen oder kommen in die Notaufnahme. Als Chirurg stellen Sie die Indikation für eine Operation. Wie sollte eine optimale OP-Vorbereitung in Ihren Augen aussehen?

Antwort Die Operationsvorbereitung soll primär das OP-Risiko minimieren. Es müssen fehlende Informationen eingeholt und Untersuchungen vorgenommen werden. Der Patient wird zudem umfassend über alle die Operation betreffenden Umstände und Risiken informiert.

Zu einer optimalen OP-Vorbereitung gehören je nach Patient:

- Anamnese und klinische Untersuchung
- Laboruntersuchungen (vor allem Blutbild, Gerinnung, Retentionswerte und Elektrolyte)
- Röntgen-Thorax (bei pulmonalen Erkrankungen und/oder Patient > 60 Jahre)
- EKG (bei auffälliger kardialer Anamnese und/oder ab dem 50. Lebensjahr)
- evtl. Optimierung der Dauermedikation
- Prämedikationsvisite und Aufklärung durch den Operateur und den Anästhesisten
- Lungenfunktionstest (LuFu) bei pulmonalen Erkrankungen und/oder als Risikoeinschätzung vor pulmonalen Eingriffen

Eingriffsspezifisch werden weitere Untersuchungen durchgeführt, z. B. Sonografie des Abdomens, CT, MRT, Koloskopie, Röntgenaufnahmen etc. Wenn spezielle präoperative Maßnahmen (z. B. Einstellung internistischer Krankheitsbilder, Darmspülung, Ureterschienung) notwendig sind, ist es sinnvoll, den Patienten ein paar Tage vorher stationär aufzunehmen.

PLUS

Das Ergebnis des Lungenfunktionstests hängt entscheidend von der Compliance des Patienten ab. Wichtiger zum Einschätzen der pulmonalen Funktion ist eine gute Anamnese über die Belastbarkeit des Patienten!

FRAGE

Wie gehen Sie mit der **Dauermedikation** perioperativ um?

Antwort Die Dauermedikation sollte der Patient nach Möglichkeit auch perioperativ verabreicht bekommen. Dies gilt insbesondere für herz- und kreislaufwirksame Medikamente. Orale Antidiabetika werden spätestens am OP-Tag abgesetzt, da sie zu schwer beherrschbaren Hypoglykämien führen können. Blutzuckerschwankungen werden perioperativ durch Insulin bzw. Glukose therapiert.

PLUS

Biguanide können vor allem bei Patienten mit Niereninsuffizienz und bei Vollnarkosen zu einer Laktatazidose führen. Sie sollten daher 24 Stunden präoperativ abgesetzt und erst 48 Stunden postoperativ wieder eingenommen werden.

FRAGE

Viele Patienten nehmen Thrombozytenaggregationshemmer. Wie gehen Sie mit dem Problem perioperativ um?

MERKE

ASS 100 mg zur Protektion kardialer Ischämien bei koronarer Herzkrankheit sollte insbesondere, wenn der Patient einen Stent hat oder nach zerebralen vaskulären Ereignissen bei nahezu allen Eingriffen perioperativ weiter verabreicht werden, um thrombembolischen Verschlüssen der Koronarien oder zerebraler Gefäße vorzubeugen.

Antwort Acetylsalicylsäure und, wenn auch deutlich weniger, nichtsteroidale Antirheumatika (NSAR) hemmen die Synthese von Prostaglandin, Prostacyclin und Thromboxan A_2 und somit die Thrombozytenaggregation. Clopidogrel und Ticlopidine hemmen die ADP-vermittelte Aggregation der Thrombozyten. Alle Thrombozytenaggregationshemmer lassen sich nicht antagonisieren, d. h. ihre Wirkung ist für die Dauer ihrer Wirkzeit irreversibel.

Bei Patienten, die Thrombozytenaggregationshemmer wegen eines Gefäß-Stents oder aufgrund einer schweren zerebrovaskulären Insuffizienz einnehmen, sollte die Therapie mit Acetylsalicylsäure unbedingt weitergeführt werden. Clopidogrel oder Ticlopidine werden in der Regel 7 bis 10 Tage präoperativ abgesetzt, um intra- und postoperativen Blutungsereignissen entgegenzuwirken.

FRAGE

Was verstehen wir unter **direkten** und **indirekten oralen Antikoagulanzien**?

PLUS

Der Quick-Wert variiert je nach Testmethode innerhalb verschiedener Labors und wurde weitgehend durch den INR ersetzt. Der INR verhält sich umgekehrt proportional zum Quick-Wert. Ein INR vom 1,0 entspricht einem Quick von 100 %.

Antwort Orale Antikoagulanzien beeinflussen die **plasmatische Gerinnung.** Direkte orale Antikoagulanzien hemmen die Gerinnungsfaktoren auf direktem Weg, während indirekte Antikoagulanzien einen Kofaktor zur Gerinnungshemmung benötigen, oder die Synthese der Gerinnungsfaktoren hemmen. Zu den direkten Antikoagulanzien zählen Hirudin und die „neuen" oralen Antikoagulanzien (NOAK, z. B. Fondaparinux, Dabigatran und Rivaroxiban). Indirekte orale Antikoagulanzien sind Cumarinderivate (Marcumar®, Sintrom®), die als Vitamin-K-Antagonisten agieren. Cumarinderivate haben eine deutlich längere Halbwertszeit als direkte Antikoagulanzien. Ihre Wirksamkeit wird anhand des INR (International Normalized Ratio) kontrolliert.

Eine Laborkontrolle ist beim Einsatz direkter Antikoagulanzien normalerweise nicht erforderlich, sodass Cumarine zunehmend seltener zum Einsatz kommen. Die Indikationen für den Einsatz oraler Antikoagulanzien sind:

- chronisches Vorhofflimmern
- St. n. Lungenembolie
- St. n. Thrombose
- gelegentlich bei höhergradiger pAVK
- Prophylaxe bei zerebrovaskulärer Insuffizienz

Orale Antikoagulanzien werden vor der Operation auf das besser steuerbare Heparin, meist in Form von niedermolekularem Heparin (je nach Thrombose- bzw. Embolierisiko High oder Low Dose) umgestellt. Niedermolekulares Heparin besitzt im Vergleich zum unfraktionierten Heparin bessere pharmakologische Eigenschaften (z. B. bessere Bioverfügbarkeit und längere Halbwertszeit) und ist aufgrund der Ein- oder Zweimalgabe pro Tag für die Patienten besser handzuhaben.

FRAGE

Was ist Ziel der chirurgischen **Anamnese**?

Antwort Ziel einer chirurgischen Anamnese ist es, durch **fokussierte und gezielte Fragen** möglichst schnell zu einer **Verdachtsdiagnose** zu kommen. Dies verhindert sinnlose, zeitintensive und teure Untersuchungen. Basierend auf der Anamnese erfolgen die weitere Abklärung und der **Ausschluss von Differenzialdiagnosen**. Wichtig ist es, dass man sich auf das aktuelle Krankheitsbild beschränkt, dennoch aber das **Gesamtbild des Patienten** und evtl. vorhandene Begleitdiagnosen nicht außer Acht lässt. Akute lebensbedrohliche Zustände müssen rasch erkannt und therapiert werden. In diesen Fällen darf die Anamnese extrem knapp gehalten werden, um einen Zeitverlust zu verhindern und die nötige Therapie zügig in die Wege leiten zu können.

FRAGE

Wie führen Sie ein **Aufklärungsgespräch**? Welche Punkte besprechen Sie mit dem Patienten?

Antwort Rechtlich gesehen, ist jeder operative Eingriff, der ohne vorherige Aufklärung und Einverständnis des Patienten geschieht, Körperverletzung. Erst durch das Einverständnis bekommt man die Erlaubnis zur Operation. Die Aufklärung durch den Operateur sowie durch den Anästhesisten dient der Information und Entscheidungsfindung des betroffenen Patienten. Folgende Punkte sollten dabei angesprochen werden:

- Art und Bedeutung der Krankheit für den Patienten
- Prognose bei Spontanverlauf und bei operativer Intervention
- Behandlungsalternativen
- peri- und intraoperativer Ablauf
- mögliche Ausweitung des Eingriffs
- allgemeine und spezielle Operationsrisiken

Die Aufklärung muss individuell dem Patienten und seinem Bildungsgrad angepasst werden. Sie sollte spätestens am Vortag der OP erfolgen, damit der Patient ausreichend Bedenkzeit hat. Die Aufklärung wird aus juristischen Gründen sorgfältig dokumentiert und vom Arzt und vom Patienten unterschrieben. Die Wahl des Anästhesieverfahrens wird dem Anästhesisten in Absprache mit dem Patienten überlassen.

PLUS

Ist der Patient nicht mehr aufklärungsfähig, weil er bewusstlos oder in sehr schlechtem Zustand ist, benötigt es keine Aufklärung und Einwilligung.

FRAGE

Was versteht man unter **allgemeinen OP-Risiken**?

Antwort Allgemeine OP-Risiken sind Komplikationen oder Nebenwirkungen, die während, und/oder nach jedem operativen Eingriff unabhängig von der Art der Operation auftreten können. Dazu zählen:

- Narben- oder Keloidbildung, Wundheilungsstörung
- Blutung (intra- und postoperativ)
- Thrombose, Lungenembolie
- Verletzung von Gefäßen, Nerven und Lymphgefäßen
- Infektion
- Schmerzen

Spezielle Risiken und Komplikationen sind von der Art, dem Ausmaß und der Lokalisation der Operation abhängig.

FALLBEISPIEL

Eine adipöse 72-jährige Patientin soll aufgrund eines chronischen Gallensteinleidens cholezystektomiert werden. Sie leidet seit Jahren an einem arteriellen Hypertonus, einem Diabetes Typ 2, hat eine koronare Herzkrankheit und eine chronisch-obstruktive Lungenerkrankung (COPD). Regelmäßige pektanginöse Beschwerden und ausgeprägte Dyspnoe schränken die Patientin im Alltag stark ein. Sie berichtet über 4- bis 5-malige Nykturien und kann nur mit erhöhtem Oberkörper schlafen. Aufgrund einer dekompensierten Linksherzinsuffizienz lag sie vor einem halben Jahr auf der Intensivstation. Bei der Untersuchung der Patientin stellen Sie eine mäßige Ruhedyspnoe fest. Auffallend sind ausgeprägte Unterschenkelödeme. Der Blutdruck liegt bei 190/100 mmHg. Die Medikation besteht aus einem Diuretikum und einem Kalziumantagonisten.

FRAGE

Welche Untersuchungen würden Sie präoperativ durchführen und was müssen Sie beachten?

Antwort Die medikamentöse Einstellung der Patientin scheint nicht optimal zu sein. Peri- und intraoperativ besteht für kardial und pulmonal vorbelastete Patienten ein erhöhtes Dekompensationsrisiko. Da es sich nicht um eine akute Notfallsituation handelt, sollten folgende Untersuchungen und Maßnahmen präoperativ erfolgen:

- **Labor** (Retentionswerte, Elektrolyte und Blutbild)
- **Röntgen-Thorax** (pulmonale Belüftung, Herzgröße und -form, Ausschluss einer pulmonalvenösen Stauung oder eines Ergusses)
- **EKG** (Lagetyp, Rhythmus, frühere oder aktuelle Myokardischämien)
- **Echokardiografie**
- Nach Möglichkeit ein **Belastungs-EKG**

Falls sich dabei ein Hinweis auf eine Ischämie ergeben würde, sollte man präoperativ eine **Linksherz-Katheter-Untersuchung** und **Koronarangiografie** durchführen. Die Dauermedikation muss auf jeden Fall optimiert werden. Oft ist eine Kombination von einem Betablocker oder einem ACE-

Hemmer mit einem Kalziumantagonisten und einem Diuretikum hilfreich. Diese senken den Sauerstoffverbrauch des Myokards und die Nachlast. Die Patientin sollte konsiliarisch einem Internisten vorgestellt werden. Die kardiale Leistung kann intra- und postoperativ durch eine **invasive Blutdruckmessung** suffizient und zeitnah dokumentiert werden. **Postoperativ** bedarf die Patientin einer **Nachbetreuung** und Überwachung auf einer **Intensivstation**.

MERKE

Ein EKG liefert **keine direkten Informationen** über die **kardiale Leistung**, sondern nur über die Erregungsausbreitung am Herzen.

MERKE

Cave! Selbst ein größerer pulmonaler Erguss (bis zu 2 l) kann im Röntgen-Thorax verborgen bleiben!

1.2 Indikationsstellung

FRAGE

Welche **OP-Indikationen** sind Ihnen bekannt?

Antwort Im Fachbereich Chirurgie nimmt die Indikationsstellung eine zentrale Rolle ein. Man unterscheidet je nach Dringlichkeit des Eingriffs folgende Indikationen:

- **Notfallindikation**: Ein akutes Krankheitsbild erfordert einen sofortigen Eingriff (z. B. bei akuter vital bedrohlicher Blutung, Spannungspneumothorax, akutem subduralem Hämatom, Notfallsectio etc.)
- **dringliche Indikation**: Eine Operation sollte so schnell wie möglich erfolgen (z. B. bei akutem Abdomen, Frakturen, Perforationen im Gastrointestinaltrakt etc.)
- **elektive Operationen** (z. B. asymptomatische Hernien, Cholezystektomie, Hemikolektomie)

Bei den elektiven Operationen unterscheidet man zudem **absolute** Indikationen, bei denen eine längerfristig vital bedrohliche Erkrankung (z. B. Malignom) behoben werden muss, und **relative** OP-Indikationen, bei denen alternative Behandlungsmethoden zur Verfügung stehen. Absolute **Kontraindikationen** für eine Operation gibt es in der Regel nur bei absolut elektiven Eingriffen.

FRAGE

Kennen Sie die **ASA-Klassifikation**?

Antwort Die ASA-Klassifikation orientiert sich am **körperlichen Zustand** und an den **Vorerkrankungen** eines Patienten. Es existieren fünf ASA-Klassen (➤ Tab. 1.1). Die Klassifikation ist hilfreich zur **Abschätzung des OP- und Narkoserisikos** und nimmt entscheidenden Einfluss auf die Wahl

Tab. 1.1 Einstufung des Allgemeinzustands eines Patienten nach der American Society of Anaesthesiologists (ASA) [W902]

ASA-Klasse	Körperliches Befinden des Patienten
I	gesund
II	leichte Allgemeinerkrankung, keine Leistungseinschränkung
III	schwere Allgemeinerkrankung, Leistungseinschränkung
IV	schwere Allgemeinerkrankung, lebensbedrohlich mit und ohne Operation
V	moribunder Patient, Tod innerhalb von 24 Stunden mit oder ohne Operation wahrscheinlich

des Operations- und des Anästhesieverfahrens sowie die postoperative Betreuung. Es besteht eine positive Korrelation zur perioperativen Morbidität und Mortalität.

1.3 Operationsablauf

FRAGE

Als Assistent müssen Sie bei der **Lagerung** des Patienten auf dem **OP-Tisch** helfen. Worauf müssen Sie dabei achten?

Antwort Die Lagerung des Patienten muss für den Patienten, das Operationsteam und den Anästhesisten optimal gestaltet werden. Nach Möglichkeit sollte sie von speziell ausgebildeten Lagerungspflegern in Zusammenarbeit mit dem Operateur und dem Anästhesisten vorgenommen werden. Dabei übernimmt der Anästhesist normalerweise die Verantwortung für die Lagerung des Kopfs und der Extremität, an der venöse und arterielle Zugänge liegen. Die Position des Patienten sollte folgende Aspekte erfüllen:

- **guter Zugang** zum OP-Gebiet
- **stabile Lagerung** (ggf. Fixierung durch Gurte, Stützen und Vakuummatratze)
- **guter Zugriff** des **Anästhesisten** zu Geräten und Zugängen
- **Vermeiden von Lagerungsschäden** durch Kompression von Nerven und/oder Gefäßen

FALLBEISPIEL

Bei einem 68-jährigen adipösen Patienten wird eine Rektumamputation in Steinschnittlage durchgeführt. Die Operation verläuft unerwartet schwierig und dauert etwa 4 Stunden. Am nächsten Tag klagt der Patient über starke Schmerzen im linken Unterschenkel. Die Fußpulse sind nicht mehr tastbar. Die Haut des betroffenen Unterschenkels ist glänzend und gespannt. Der Umfang des Beins ist deutlich größer als auf der Gegenseite.

FRAGE
An was denken Sie und was sind mögliche Differenzialdiagnosen?

Antwort Anamnese und Klinik sprechen für ein **Kompartmentsyndrom** am Unterschenkel, wahrscheinlich infolge der Steinschnittlagerung. Durch längerfristige Kompression der Muskulatur kann es zu ausgeprägten Ödemen kommen. Bei engen Muskellogen, wie man sie bevorzugt am Unterschenkel und Unterarm antrifft, kommt es rasch zu einem Druckanstieg in den betroffenen Arealen. Die Perfusion stagniert. Das Muskelgewebe wird minderperfundiert. Unbehandelt kommt es zu ausgedehnten Muskelnekrosen. Der Untergang der Muskelzellen zeigt sich laborchemisch in einem exzessiven Anstieg der **Kreatinkinase** (CK). Therapie der Wahl ist die sofortige **Faszienspaltung** der entsprechenden Muskellogen. Wichtigste Differenzialdiagnose ist die tiefe Beinvenenthrombose, die mithilfe der Doppler-Sonografie und der klinischen Untersuchung ausgeschlossen werden kann.

MERKE
Folge einer Steinschnittlagerung sind nicht selten schwerwiegende Lagerungsschäden bis hin zum Kompartmentsyndrom des Unterschenkels. Mit der Dauer der OP steigt das Risiko.

FRAGE
Wie können Sie den Druck in den Muskellogen messen und mit welchen Druckwerten rechnen Sie?

Antwort Die Klinik eines Kompartmentsyndroms ist meist eindeutig. Eine Entlastung muss zügig erfolgen, da es ansonsten zu Muskelnekrosen kommt. Die Drücke in den Muskellogen kann man beim narkotisierten Patienten während der Operation recht einfach mit der **Nadelinjektionstechnik nach Whitside** messen. Dabei wird in die betroffenen Muskellogen eine Kanüle geschoben, die mit einem direkten Druckaufnehmer verbunden ist. Bei Patienten auf der Intensivstation können die Drücke kontinuierlich mit einem Verweilkatheter erfasst werden.

Der **normale Muskellogendruck** liegt bei 10 mmHg und tiefer. Bei Drücken zwischen 25 und 40 mmHg ist mit einer Perfusionsminderung und Nekrosen zu rechnen. Der normale Perfusionsdruck liegt zwischen 25 und 35 mmHg und ist vom Systemkreislauf weitgehend unabhängig. Es wird empfohlen, dass bei Drücken in den Muskellogen von mehr als 30–40 mmHg eine Spaltung des Kompartmentsyndroms erfolgen sollte.

FRAGE
Kennen Sie andere **Ursachen** für ein **Kompartmentsyndrom**?

Antwort Es werden Kompartmentsyndrome durch Kompression von außen infolge einer schlechten Lagerung oder durch **komprimierende Verbände** (Gips) von Kompartmentsyndromen durch eine **Zunahme des Muskello-**

geninhalts unterschieden. Als Ursachen für eine Zunahme des Muskellogeninhalts kommen infrage:
- Blutungen, Gefäßverletzungen und Hämatome
- erhöhte Kapillarpermeabilität (z. B. Reperfusionssyndrom nach Ischämie, Gefäßbypässen, Embolektomie, Lyse-Therapie)
- erhöhte Muskelaktivität (Extremsport, Eklampsie, Tetanus)
- Verbrennungen und Erfrierungen
- verminderte Serumosmolarität (z. B. bei nephrotischem Syndrom)
- paravasale Injektionen
- postoperativ nach Osteosynthesen oder Reposition von Frakturen
- erhöhter Kapillardruck (bei massiven, akuten Thrombosen)
- Rhabdomyolyse (z. B. durch Medikamente, starke Überanstrengung, Liegetrauma)
- Phlegmone

FRAGE
Was ist eine **Rhabdomyolyse** und durch was kann sie verursacht werden?

Antwort Unter einer Rhabdomyolyse versteht man den Untergang quer gestreifter Muskulatur (Muskeln, Myokard, Diaphragma). Ursachen für eine Rhabdomyolyse durch externe Krafteinwirkung sind:
- Trauma
- Elektrounfall
- nach Operationen
- Krampfanfälle
- Kompartmentsyndrom
- Liegetrauma

Nichttraumatische Rhabdomyolysen entstehen durch:
- Medikamente (Neuroleptika, Statine, Tokolytika, Drogen etc.)
- maligne Hyperthermie (genetisch fixierte pathologische Reaktion auf verschiedene Medikamente, die vor allem in der Anästhesie gebräulich sind)
- Alkoholexzesse
- Infektionen (vor allem viral bedingte)
- Elektrolytstörungen
- Myositis
- Stoffwechselstörungen
- Autoimmunerkrankungen
- Endokrinopathien
- Krisen einer Sichelzellanämie
- Gasbrand
- Schlangengifte
- Pilzgifte

Zur Diagnostik gehören die **Bestimmung der CK, des Myoglobins und der Laktatdehydrogenase** (LDH). Sind die Myoglobinwerte hoch, so färbt sich der Urin rötlich-braun (Myoglobinurie). Das Myoglobin kann in der Niere durch das Verstopfen der Nierentubuli mit Pigmentzylindern, durch eine direkte Schädigung der Tubuluszellen durch frei gewordenes Eisen und durch

Minderperfusion bei akuten Flüssigkeitsverschiebungen in die nekrotischen Muskeln zu **akuten Tubulusnekrosen** führen.

1.4 Postoperativer Verlauf

FRAGE
Was müssen Sie bei der **Betreuung** von Patienten während der **postoperativen Phase** beachten?

Antwort Während der postoperativen Phase ist der Patient durch die Auswirkungen der Operation sowie durch die Nachwirkungen der Anästhesie gefährdet. Die Betreuung durch ärztliches und pflegerisches Personal ist zudem nicht so intensiv wie intraoperativ. Dennoch sollten die folgenden Parameter auch postoperativ engmaschig überwacht werden:
- **Vitalfunktionen** (Blutdruck, Herzfrequenz, Vigilanz, Atemfrequenz, Flüssigkeitsbilanz, Pupillenreaktionen)
- **Temperatur**
- **Durchblutung** der Extremitäten (v. a. nach Osteosynthesen und Gefäßoperationen)
- **persönliches Befinden** des Patienten (Schmerzen? Shivering [Muskelzittern]? Übelkeit? Ängste?)

PLUS
Schmerzen und Shivering führen zu einem erhöhten Sauerstoffbedarf und so zu der Notwendigkeit, das Herzzeitvolumen zu steigern. Insbesondere kardial vorbelastete Patienten können unter diesem posttraumatischen Stress dekompensieren.

FRAGE
Mit welchen Komplikationen müssen Sie nach einer Operation in Intubationsnarkose rechnen?

Antwort Man unterscheidet primär zwischen chirurgischen und anästhesiologischen Komplikationen. Zu den **operativen Komplikationen** zählen:
- Nachblutungen
- Wunddehiszenzen (extrem: Platzbauch)
- Durchblutungsstörungen nach Gefäßverschlüssen

Zu den typischen postoperativen narkoseassoziierten Risiken rechnet man vor allem **Medikamentenüberhänge**:
- **Relaxanzien**: Schwächung oder gar Lähmung der Atemmuskulatur führt zur respiratorischen Insuffizienz mit konsekutiver Hypoxie und Hyperkapnie. Klinisch fallen auf: Zyanose, Abfall der O_2-Sättigung, Hypertonie, Tachykardie, übermäßiges Schwitzen.
- **Opiate**: Typisch sind Atemdepression, Übelkeit und Müdigkeit. Charakteristisch für eine „Opiatatmung" sind tiefe, niederfrequente Atemzüge, stecknadelkopfgroße Pupillen, Abfall der O_2-Sättigung, Zyanose.
- **Inhalationsanästhetika**: Sie wirken dämpfend auf das zentrale Nervensystem und bewirken in hohen Dosen eine Atemdepression. Sie werden fast ausschließlich über die Lunge abgeatmet. Vor allem bei adipösen Patienten können sie kumulieren und zu einer verlängerten Wirkungszeit führen.

- **Intravenöse Anästhetika** (Barbiturate, Propofol) werden bei guter hepatischer und renaler Funktion schnell metabolisiert, können aber v. a. bei längeren Eingriffen zu einer verlängerten Wirkungszeit führen.

FRAGE
Wie **ernähren** Sie den Patienten **perioperativ**?

Antwort Die **perioperative Ernährung** hat sich in den letzten Jahren komplett gewandelt. Heutzutage darf der Patient bis **6 Stunden vor der Narkoseeinleitung essen** und bis **2 Stunden präoperativ** noch **klare Flüssigkeiten** (Wasser, Tee) zu sich nehmen. Ausnahmen werden gelegentlich bei größeren Oberbauch- und Darmeingriffen gemacht, wobei auch dort die präoperative Nahrungskarenz deutlich verkürzt wurde.

Nach kleineren und mittleren Eingriffen kann der Patient Nahrung aufnehmen, sobald er wach ist. Bei Dickdarmeingriffen beginnt man meist am ersten postoperativen Tag schon mit dem Kostaufbau. Strengere Regeln gelten bei Operationen mit einer Anastomose im oberen Gastrointestinaltrakt. Dort wird vielfach zunächst eine Kontrastmitteldarstellung mit Gastrografin (Gastrografin-Schluck) durchgeführt, um zu überprüfen, ob die Anastomose dicht ist. Erst danach beginnt man mit einem sanften Kostaufbau.

FRAGE
Was muss ich mir unter dem Ausdruck **„Fast Tracking"** vorstellen?

Antwort Wörtlich übersetzt bedeutet es „schnelle Schiene". Es handelt sich um ein chirurgisches Therapiekonzept für Darmoperationen, durch das die Erholungsphase für den Patienten so kurz und angenehm wie möglich gestaltet werden soll. Dementsprechend wird versucht, den Eingriff so wenig invasiv und die postoperative Hospitalisation so kurz wie möglich zu halten.
Zum „Fast Track"-Konzept gehören in der Regel:

- minimalinvasive Chirurgie (Laparoskopie, „Knopflochchirurgie"), keine Redons, keine Drainagen
- thorakaler Periduralkatheter → Schmerztherapie, Steigerung der Darmmotilität, Optimierung der abdominalen Perfusion
- restriktives parenterales Flüssigkeitsregiment intra- und postoperativ
- Frühmobilisation (i. d. R. schon am OP-Tag)
- Beginn mit der Ernährung schon am OP-Tag mit gesüßtem Tee, am 2. Tag energiereiche Getränke und leichte Kost, ab dem 3. Tag normale Kost
- frühzeitiges Entfernen des Blasenkatheters (1. postoperativer Tag)
- Einschränkung des invasiven Monitorings

Durch das Fast-Track-Schema sollen selbstregulierende Kräfte des Körpers mobilisiert werden. Dies soll helfen, die Anzahl an Komplikationen zu reduzieren, die durch Angst, Stress, Abhängigkeit, Organfunktionsstörungen und Immobilisation verursacht werden können.

FRAGE
Wann würden Sie einen Patienten **parenteral** ernähren?

Antwort Die Indikation zu einer parenteralen Ernährung ist unter folgenden Bedingungen gegeben:
- bei Hypermetabolismus und bei stark kataboler Stoffwechsellage, z. B. nach großen Eingriffen, Sepsis, schweren Intoxikationen und Tumoren
- längerfristige Transportstörungen des Gastrointestinaltrakts (z. B. postoperative Darmatonie, häufig als Folge ausgedehnter Darmoperationen oder Ileus)
- längere präoperative Hungerphase (z. B. durch Nahrungsunverträglichkeit, Kachexie)
- Anastomoseninsuffizienzen nach Darmeingriffen
- schwere akute Pankreatitis
- schwerer Eiweißmangelzustand (z. B. durch Resorptionsstörungen, Tumoren)

FRAGE
Welche Möglichkeiten haben Sie, den Patienten parenteral zu ernähren?

Antwort Es gibt verschiedene **Mischinfusionen**, die je nach Dauer der prä- und postoperativen Nahrungskarenz eingesetzt werden (> Tab. 1.2). In diesen parenteralen Nährlösungen befinden sich Kohlenhydrate, Eiweiße und Fette. Zwei Liter dieser Mischung beinhalten etwa 2.000 kcal. **Ergänzend** werden Glutamin, Spurenelemente und Vitamine verabreicht. Hochkalorische Nährlösungen können aufgrund ihres tiefen pH-Werts nur über einen zentralen Venenkatheter appliziert werden. Nährlösungen bis 1.000 kcal/d dürfen über periphere Venenkatheter gegeben werden.

FRAGE
Woher wissen Sie, dass Sie dem Patienten die **richtige Flüssigkeitsmenge** zuführen?

Antwort Eine recht genaue Kontrolle über die Ein- und Ausfuhr des Patienten ermöglicht eine **Flüssigkeitsbilanz** über 24 Stunden. Ist die Ausfuhr

Tab. 1.2 Parenterale Ernährung

	Zusammensetzung
Nährmischlösung	2 l liefern ca. 2.000 kcal (z. B. Stuctocabiven®, Nutriflex®) • Aminosäuren: ca. 100–120 g • Fett: ca. 75 g • Glukose: ca. 250 g • Azetat, Phosphat, Stickstoff
Glutamin/Alanin	z. B. Dipeptiven®:1 ml: 82 mg L-Alanin, 135 mg L-Glutamin
Spurenelemente	Selen, Mangan, Eisen, Zink, KCl, Chromchlorid, etc.
Vitamine	Vitamine A, D, E, K, B_1, B_2, B_6, B_{12}

Tab. 1.3 Flüssigkeitsbedarf des Menschen

kg Körpergewicht (KG)	Erhaltungsbedarf
0–10	kg × 4 ml/h
10–20	kg × 2 ml/h
ab 21	kg × 1 ml/h
Beispiele: • Ein 15 kg schweres Kind hat einen Flüssigkeitsbedarf von 50 ml/h (10 × 4 + 5 × 2 ml/h) • Ein 77 kg schwerer Mann hat einen Flüssigkeitsbedarf von 117 ml/h (10 × 4 + 10 × 2 + 57 × 1 ml/h)	

größer als die Einfuhr, so handelt es sich um eine negative, umgekehrt um eine positive Flüssigkeitsbilanz. Beachtet werden müssen **versteckte Flüssigkeitsverluste** des Patienten, wie:

- Schwitzen (ca. 500 ml/Tag)
- Flüssigkeitsverlust über die Lunge (ca. 400 ml/Tag)

Diese versteckten Flüssigkeitsverluste nennt man **Perspiratio sensibilis.**

Der Volumenbedarf eines kranken Menschen kann von dem eines gesunden Menschen extrem abweichen. So benötigt ein Patient, der an einer Sepsis leidet, deutlich mehr Flüssigkeit, ein kardial dekompensierter Patient hingegen weniger.

Der Flüssigkeitsbedarf eines gesunden Menschen kann anhand einer Formel berechnet werden (➤ Tab. 1.3).

MERKE

Der Flüssigkeitsverlust durch Schwitzen steigt bei erhöhter Körpertemperatur. Als Faustregel kann man sich merken: Etwa 500 ml/1 °C Körpertemperatur > 37 °C pro Tag **zusätzlich**.

FRAGE

Sie kennen **kolloidale** und **kristalloide Infusionslösungen**. Können Sie mir etwas über Vor- und Nachteile der jeweiligen Lösungen erzählen?

PLUS

Erythrozytenkonzentrate gibt man je nach kardialer Belastbarkeit ab einem Hb-Wert von 7–9 g/dl, Fresh Frozen Plasma ab einem Quick-Wert < 40 % und Thrombozytenkonzentrate je nach Symptomatik ab einer Thrombozytenzahl < 50.000/μl.

Antwort Die Meinungen bezüglich der Gabe von kristalloiden und kolloidalen Lösungen gehen stark auseinander. **Kristalloide** Lösungen eignen sich vor allem zur einfachen intra- und postoperativen Infusionstherapie. Ihre Zusammensetzung hinsichtlich der Elektrolyte entspricht weitgehend der des Extrazellularraums. Sie besitzen aus diesem Grund keine kolloidosmotische Potenz und treten schnell partiell aus dem Intravasalraum ins Interstitium über.

Kolloidale Infusionslösungen besitzen **höhermolekulare** Stoffe wie Hydroxyäthylstärke (HAES®) oder Gelatine (Gelifundin®). Diese Stoffe gelangen nicht durch das Gefäßendothel. Sie steigern den kolloidosmotischen intravasalen Druck. Kolloidale Infusionen verbleiben auf diese Weise länger im Intravasalraum und sind gut geeignet, akute Flüssigkeitsverluste, z. B. im Rahmen einer Blutung oder eines Ileus, zu substituieren. Sie überziehen jedoch Thrombozyten, Erythrozyten und die Gefäßintima mit einer monomolekularen Schicht. Die Adhäsionsneigung der Thrombozyten und die Aggregationsneigung der Erythrozyten werden somit reduziert. Dies kann negative Auswirkungen auf die Blutgerinnung haben. Selten kommt es beim Einsatz kolloidaler Infusionen zu **anaphylaktischen Reaktionen**. Das Risiko liegt beim Einsatz von Hydroxyäthylstärke bei 0,07–1,1 %. Das bis vor wenigen Jahren noch regelmäßig eingesetzte Dextrane kommt mittlerweile wegen des Risikos tödlicher Zwischenfälle durch die Bildung von Dextranantikörpern in den westlichen Industrieländern kaum noch zum Einsatz. Hydroxyäthylstärke und Gelatine lösen eher leichtere anaphylaktische Reaktionen vom Typ I und II aus. Allerdings gibt es Hinweise darauf, dass Hydroxyäthylstärke vor allem bei einer Sepsis die Nieren massiv schädigen kann. Aus diesem Grund ist HAES in den letzten Jahren ein wenig in Verruf geraten. Bei massiven Blutverlusten müssen zusätzlich Blutersatzkomponenten verabreicht werden.

FRAGE

Erzählen Sie doch etwas über den **postoperativen Stoffwechsel**.

Antwort Jedes Trauma und jede Operation lösen im Organismus biologische Abwehrvorgänge und eine Immunmodulation aus. Es gibt zwei Hauptphasen:

- Die postoperative sympathikotone Stoffwechsellage führt zum Postaggressionssyndrom.
- Die dem Postaggressionssyndrom folgende Parasympathikotonie, Trophotropie und Anabolie kennzeichnen die anabole Phase.

Während des **Postaggressionssyndroms** werden vermehrt adrenokortikotropes Hormon (ACTH), Wachstumshormon (STH), Aldosteron und antidiuretisches Hormon (ADH) freigesetzt. Dies begünstigt den Protein- und Aminosäureabbau, die Bereitstellung von Glukose durch Insulinantagonisten und eine Lipolyse. Ein Anstieg von ADH und Aldosteron führt zur Natrium- und Wasserretention, Hypokaliämie und Ödemen. Typische **Symptome** sind:

- Müdigkeit, Abgeschlagenheit und Fieber
- Gerinnungsaktivierung (Gefahr von Thrombosen, Embolien und einer disseminierten intravasalen Gerinnung)
- Glukoseverwertungsstörung und kataboler Stoffwechsel
- Schwächung des Immunsystems durch erhöhte Katecholamin- und Kortikoidspiegel
- Vasokonstriktion, Zentralisierung (Schock)
- Multiorganversagen
- Pneumonie

4–5 Tage nach einer Operation folgt in der Regel die **anabole Phase**. Es setzen reparative Vorgänge ein, um die im Postaggressionsstoffwechsel verbrauchten Material- und Energiereserven wieder aufzufüllen.

FALLBEISPIEL

Am 2. postoperativen Tag nach einer Ösophagektomie mit Rekonstruktion der Magen-Darm-Passage durch einen Magenhochzug kommt es im Labor zu einem Abfall der Thrombozyten auf 35.000/µl, das Fibrinogen fällt auf 1,2 g/l, die PTT beträgt 92 s und der Quick-Wert 45 %. Hohe Verluste aus den Drainagen und dauerndes Nachbluten aus der OP-Wunde führen zu einer schnellen Abnahme des Hb auf 7,2 g/dl. Klinisch ist der Patient kaltschweißig und blass, der systolische Blutdruck kann trotz ausgiebigem Volumenersatzes auf maximal 90 mmHg angehoben werden.

FRAGE

Woran denken Sie, wenn ich Ihnen dieses klinische Bild beschreibe?

Antwort Anamnese, Klinik und Labor sprechen für eine Nachblutung oder eine **Verbrauchskoagulopathie**, auch kurz **DIC** (= engl.: disseminated intravascular coagulation) genannt. Es kommt zu thrombembolischen Gefäßverschlüssen und Mikroembolien. Durch die Mikrozirkulationsstörung werden die nachgeschalteten Areale ischämisch. Der anaerobe Stoffwechsel führt zu einem Laktatanstieg. Thrombozyten und Gerinnungsfaktoren werden in exzessiven Mengen verbraucht. In fortgeschrittenem Stadium kommt es durch den Abfall aller Gerinnungsfaktoren zu multiplen Blutungsereignissen. Differenzialdiagnostisch zur DIC muss immer ein primäres Blutungsereignis oder eine Sepsis ausgeschlossen werden.

Verschiedene Faktoren können zu einer generalisierten intravasalen Aktivierung des Gerinnungs- und Fibrinolysesystems führen. Die wichtigsten **auslösenden Mechanismen** sind:

- Einschwemmung von Phospholipiden bzw. thromboplastischem Material in das Gefäßsystem
- schwere Hyperfibrinolyse durch die Freisetzung und das Einschwemmen von Fibrokinasen
- Störung der Mikrozirkulation (Schock)
- Infektionen

Man unterteilt drei Krankheitsstadien (➤ Tab. 1.4).

Tab. 1.4 Stadien der Verbrauchskoagulopathie

Stadium	Phase	Definition
I	Aktivierungsphase	Aktivierung der Gerinnung, Störung der Mikrozirkulation
II	frühe Verbrauchsphase	Abfall von Thrombozyten und Gerinnungsfaktoren, Anstieg der D-Dimere
III	späte Verbrauchsphase	manifeste hämorrhagische Diathese, akutes Nierenversagen, Schock

FRAGE

Sie haben das Krankheitsbild gut erkannt und richtig beschrieben. Wie würden Sie es **behandeln**?

Antwort Neben der Diagnose und der kausalen Therapie der Grunderkrankung steht bei akut dekompensierten DIC-Patienten die Aufrechterhaltung der Vitalfunktionen im Vordergrund. Die Hemmung der überschießenden Thrombinbildung durch **Antikoagulanzien** und **Gerinnungsinhibitoren** steht gleichberechtigt neben der Wiederherstellung eines ausreichenden Hämostasepotenzials (Gabe von Gerinnungsfaktoren, eventuell Fresh Frozen Plasma). Die Gabe von Heparin und Gerinnungsinhibitoren werden vor allem bei einer Verbrauchskoagulopathie im Rahmen einer schweren Sepsis empfohlen. Die Verabreichung von **aktiviertem Protein C** hat sich zudem als wirksames, mortalitätssenkendes und gleichzeitig sicheres Therapieprinzip erwiesen.

MERKE

Aktiviertes Protein C hemmt die Faktoren 5a und 8a.

FRAGE

Es gibt ein recht neues Verfahren, das für die **Erkennung** und den **Verlauf der disseminierten intravasalen Gerinnung,** aber auch für die Analyse anderer Gerinnungsstörungen besonders geeignet ist. Können Sie mir dazu etwas mehr erzählen?

Antwort Neben der allgemeinen Kontrolle der Gerinnungsparameter hat sich in den letzten Jahren die **Thombelastometrie** (ROTEM®) etabliert. Mithilfe der Thrombelastometrie lassen sich die Gerinnungseigenschaften (Hämostase) von Vollblut darstellen. Die Interaktionen von Gerinnungsfaktoren, Inhibitoren und Zellkomponenten werden grafisch dargestellt, während sich ein Gerinnsel bildet und später lysiert. So können über- und unterfunktionelle Phasen der Gerinnung schnell und sicher diagnostiziert und behandelt werden. Man kann differenzialdiagnostisch chirurgische Blutungen von Gerinnungsstörungen und Hyperfibrinolysen abgrenzen, das Ausmaß einer Verdünnungskoagulopathie messen und den Bedarf für Fibrinogen- oder Thrombozytenersatz eruieren. Zudem ermöglicht es eine optimale Überwachung einer Heparin- und Protamintherapie.

FRAGE

Bleiben wir noch bei der Gerinnung. Was versteht man unter einer **heparininduzierten Thrombozytopenie** (HIT)?

Antwort Heparininduzierte Thrombozytopenien sind Folge einer **nichtimmunologisch** (HIT Typ I) oder **immunologisch** (HIT Typ II) vermittelten **Plättchenaggregation**. Eine **HIT I** tritt mit einer Häufigkeit von bis zu 10 % auf. Ausgelöst durch Heparin kommt es zu einer deutlich **verkürzten Lebensdauer** der **Thrombozyten**. Eine HIT Typ I ist klinisch meist irrelevant, da der Thrombozytenabfall in der Regel vorübergehend und ungefährlich ist. Die Thrombozyten fallen selten unter 100.000/µl.

Entscheidend ist ein schneller Ausschluss einer **HIT Typ II**. Dabei handelt es sich um eine lebensbedrohliche **Komplikation der Heparinanwendung**. Sie tritt in verschiedenen Patientenkollektiven in unterschiedlicher Häufigkeit auf. Nach großen orthopädischen oder unfallchirurgischen Eingriffen muss unter der Therapie mit **unfraktioniertem** Heparin in ca. **2–3 %** der Fälle mit einer HIT Typ II gerechnet werden. Bei **niedermolekularem** Heparin tritt sie nur in einer Häufigkeit von ca. **0,3 %** auf. Eine HIT Typ II beruht auf der Bildung von Antikörpern, die in Anwesenheit von Heparin Thrombozyten aktivieren, an Endothelzellen binden und zu einer massiven Thrombinbildung führen. Dies verursacht **thrombembolische Komplikationen** überwiegend in den großen venösen Gefäßen der Extremitäten. Wird eine HIT Typ II zu spät diagnostiziert oder übersehen, kommt es zu multiplen venösen und arteriellen Gefäßverschlüssen (periphere Arterien, viszerale Arterien, Zerebralgefäße). Bei einer HIT Typ II tritt der Thrombozytenabfall in der Regel zwischen dem 5. und 14. Tag nach der Erstanwendung von Heparin auf. Bei sensibilisierten Patienten, die schon in der Vergangenheit Heparin erhalten haben, können die Thrombozyten schon innerhalb weniger Stunden abfallen. Die Thrombozytenzahlen fallen meist unter 50.000/µl bzw. um mehr als 50 % des Ausgangswerts. Bei etwa 20 % der Patienten fehlt der Thrombozytenabfall oder es kommt zu einem paradoxen Thrombozytenanstieg.

Die Kontrolle der Thrombozytenzahlen sollte vor Beginn der Heparingabe, am 1. Tag nach Therapiebeginn und während der ersten 3 Wochen regelmäßig alle 3–4 Tage erfolgen. Abschließend sollten die Thrombozyten am Ende der Heparintherapie bestimmt werden. Bei Verdacht auf eine heparininduzierte Thrombozytopenie muss Heparin sofort abgesetzt werden. Zudem wird das Blut des Patienten auf eine HIT untersucht. Eine gute Alternative ist die Gabe von Fondaparinux. Dies ist ein synthetisches Heparin, das keine HIT auslöst. Als Ersatzantikoagulanzien stehen unter anderem auch **Danaparoid**, **Hirudin** und **Lepirudin** zur Verfügung.

MERKE Die heparininduzierte Thrombozytopenie (HIT) tritt bei niedermolekularen Heparinen seltener auf als bei hochmolekularem Heparin.

1.5 Wundheilung, Wundbehandlung

FRAGE
Welche **Arten** der **Wundheilung** unterscheidet man?

TIPP
Die primäre Wundheilung wurde erstmals in England Mitte des 19. Jahrhunderts beschrieben.

Antwort Der Begriff der Wundheilung umfasst die Fähigkeit eines Organismus, Defekte durch Gewebe zu decken oder zu überbrücken. Man unterscheidet eine primäre und eine sekundäre Wundheilung. Bei der **primären** Wundheilung wachsen die Wundränder direkt zusammen. Es entsteht eine (meist) schmale Gewebebrücke **(Narbe)**.

Bei der **sekundären** Wundheilung wird der Defekt zunächst mit Granulationsgewebe gefüllt und heilt sekundär unter Ausbildung einer mehr oder weniger breiten Bindegewebsbrücke. Man unterscheidet hierbei vier Phasen:

- **Exsudationsphase** (2–3 Tage): Blut und Lymphe füllen den Defekt.
- **Proliferationsphase** (4.–7. Tag): In die Gewebelücke sprossen Kapillaren und Fibroblasten ein.

- **Reparationsphase** (2. Woche): Durch die Bildung kollagener Fasern erhält die Wunde Reißfestigkeit.
- **Differenzierungsphase** (> 2 Wochen): Kollagenfasern richten sich gemäß der Beanspruchung der Haut aus.

FRAGE

Nennen Sie die wichtigsten **Ursachen** für **Wundheilungsstörungen**.

Antwort Der Begriff Wundheilungsstörungen umfasst Störungen, die die Wundheilung verzögern oder verhindern. **Ätiopathogenetisch** kommen folgende Ursachen infrage:

- Infektion, Hämatom, Ödem, Taschenbildung
- Minderperfusion, Ischämie
- Fremdkörper
- traumatisierende Operationstechnik
- erhöhte Spannung im Bereich der Wundränder
- mangelnde Immobilisation der Wunde
- Einnahme von Immunsuppressiva (Kortikosteroide, Zytostatika)

Auch **Allgemeinerkrankungen** wie Diabetes mellitus, Eiweißmangel (z.B. durch Nieren- oder Leberinsuffizienz), Vitamin-C-Mangel, Arteriosklerose, Tumoren, Anämien, Leukozytopenien und **hohes Lebensalter** können die Wundheilung negativ beeinflussen.

FRAGE

Wann würden Sie eine Wunde als **einfach**, wann als **kompliziert** bezeichnen?

Antwort **Einfache** Wunden sind Wunden ohne große Gewebeverluste mit geraden Wundrändern und guter Durchblutung. Sie heilen in der Regel ohne größere Komplikationen relativ schnell ab. **Komplizierte Wunden** sind Verletzungen, die mit größeren Gewebeverlusten, schlechter Durchblutung, zerfetzten Wundrändern und starker Verschmutzung verbunden sind. Sie neigen zu Infektion und Wundheilungsstörungen. Deshalb bedarf es eines gezielten Wundbehandlungskonzepts. Die Wunde wird **débridiert** und die Wundränder werden aufgefrischt. Nekrotisches Gewebe muss abgetragen werden, um die Durchblutung zu optimieren. Bei infizierten und schlecht heilenden Wunden wendet man seit einigen Jahren mit viel Erfolg **Vakuumsysteme** zur Wundbehandlung an.

FRAGE

Was habe ich mir unter einem **Vakuumsystem** vorzustellen?

Antwort Das Vakuumsystem dient der **Beschleunigung des Heilungsprozesses**. Es handelt sich um eine **feuchte Wundbehandlung**, bei der man einen Anstau von Wundsekret durch einen permanenten Sog an der Wunde verhindert. Durch eine Vakuumpumpe erzeugt man einen negativen Druck auf den zuvor gesäuberten Gewebedefekt. Dazu wird ein genau auf die Wunde zugeschnittener Schwamm eingefügt. Die umliegende Haut muss mit hautfreundlichen Auflagen (z. B. Hydrokolloidplatten) geschützt werden. Danach wird das Ganze luftdicht mit einer Spezialfolie abgedeckt und die Pumpe aktiviert. Wundsekret wird abgesaugt und die Wunde kontinuierlich gesäubert. Das Wundödem wird reduziert und die Perfusion optimiert. Die Bildung von Granulationsgewebe wird angeregt. Ist der Defekt nach einer gewissen Zeit sauber und kleiner geworden, kann er sekundär verschlossen werden. Alternativ kann, je nach Wunde, eine Spalthauttransplantation erfolgen.

FRAGE

Abgesehen von der spontanen Wundheilung haben wir chirurgisch die Möglichkeit, Wundränder optimal zusammenzufügen. Können Sie etwas zu verschiedenen **Nahttechniken** und deren Anwendungen berichten?

Antwort Ein primärer Wundverschluss sollte nach Möglichkeit in den ersten 6–8 Stunden nach der Verletzung erfolgen. Verzögerte Primärnähte einer ansonsten sauberen Wunde kann man in der Proliferationsphase zwischen dem 4.–7. Tag anlegen. Zum Zusammenfügen der Wund- oder Schnittränder stehen uns verschiedene Nahttechniken und Nahtmaterialien zur Verfügung. Man unterscheidet zwischen Einzelknopf- und fortlaufenden Nähten (➤ Abb. 1.1).

FRAGE

Welche **Nahtmaterialien** kommen zum Einsatz?

TIPP

Catgut® wurde wegen BSE komplett aus dem Verkehr gezogen!

Antwort Man verwendet resorbierbares und nicht resorbierbares Nahtmaterial.

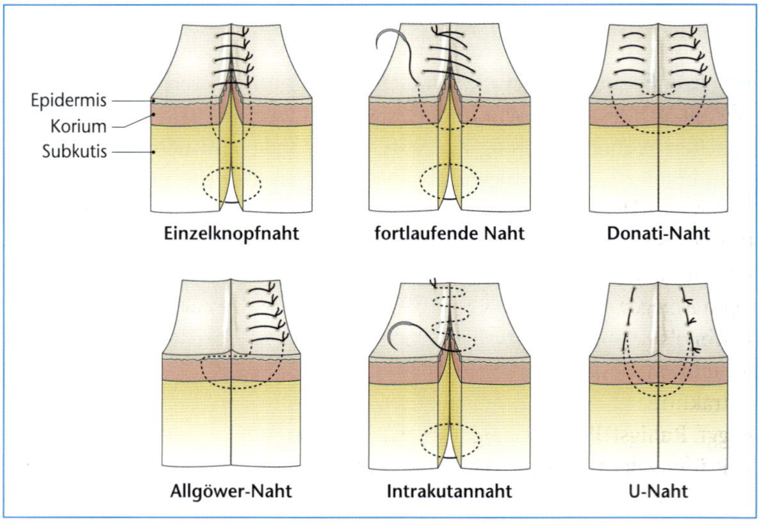

Abb. 1.1 Wundnaht [L106]

- **Resorbierbare** Fäden bestehen aus Polyglykolsäurepolymeren oder Polydioxanon. Sie sind monofil aus Polyglukonat (Maxon®) oder polyfil (Vicryl®). Resorbierbare Fäden werden im **OP-Gebiet** eingesetzt, wobei polyfile geflochtene Fäden für Ligaturen und Umstechungen benötigt werden. Sie werden nach etwa **6 Wochen** resorbiert.
- **Nicht resorbierbare** Fäden werden aus Polypropylen (Prolene®) oder Polyamid (Ethilon®) hergestellt, wobei Prolene® für Anastomosen und Gefäßnähte, Ethilon® zur Annaht von Drainagen und für die Hautnaht verwendet werden. Draht stellt eine Sonderform nicht resorbierbaren Nahtmaterials dar. Er wird z. B. als Zerklage bei Sternotomien oder speziellen Frakturen verwendet.

1.6 Verbände, Fixation

FRAGE
Können Sie uns etwas über **Verbände** und ihren Zweck erzählen?

Antwort Verbände werden zu verschiedenen Zwecken angelegt. Man unterscheidet:
- **Wundauflagen** (Schutz der Wunde vor Verschmutzung, Aufsaugen von Wundsekret)
- **Pflaster** bzw. **Pflasterverbände** (Befestigung von Wundauflagen, Adaptation von Wundrändern)
- **Kompressionsverbände** (Blutstillung)
- **immobilisierende Verbände**, z. B. Gipsverbände, Schienen

MERKE Kompressionsverbände müssen regelmäßig gelockert werden, um Störungen der Blutzirkulation zu verhindern.

FRAGE
Was müssen Sie bei der **Anlage eines Gipsverbands** beachten?

Antwort Die sicherste nichtinvasive Methode zur Ruhigstellung einer Extremität stellt der Gipsverband dar. Die weitgehend unelastische Hülle lässt nur minimale Bewegungen zu.
Beim Anlegen eines Gipses gelten einige **Regeln**, die beachtet werden müssen:
- Abpolsterung druckexponierter Stellen (cave: Nervenläsionen!)
- suffiziente Ruhigstellung in achsengerechter Neutralstellung (cave: Kontrakturen!)
- ggf. Ruhigstellung der angrenzenden Gelenke
- Prüfung der peripheren **D**urchblutung, **M**otorik und **S**ensibilität **(DMS)**
- radiologische Kontrolle der Fraktur im Gips
- Frage nach der Bequemlichkeit

- Gipskontrolle am nächsten Tag **(DMS, Stellung der Fraktur)**
- Low-Dose-Heparinisierung bei Gipsverbänden der unteren Extremität (z. B. Enoxaparin = Clexane®, Nadroparin = Fraxiparin® 1 × tgl. subkutan in gewichtsadaptierter Dosierung)

Eine längerfristige Immobilisierung durch einen Gipsverband beinhaltet die Gefahr einer **Inaktivitätsatrophie** von Knochen und Muskeln, **Gelenkversteifungen** durch Kapselschrumpfung und Knorpelatrophie sowie einer **Bewegungseinschränkung** durch Verklebungen des Sehnengleitgewebes.

MERKE Jeder Gipsverband muss am nächsten Tag kontrolliert werden! Klagt der Patient über Schmerzen, gilt die Regel: „Der Patient hat immer recht!"

FRAGE

Nach frischen Verletzungen schneiden Sie den Gips in voller Länge wieder auf. Warum?

Antwort Frische Verletzungen können in den ersten Stunden zu enormen Weichteilschwellungen führen. Ein zirkulärer Gips ist unnachgiebig und würde bei einer Zunahme des Umfangs der Extremität das Weichteilgewebe komprimieren. Es entstünde ein „exogenes Kompartmentsyndrom" mit Perfusionsstörungen und Nervenschäden. Ein gespaltener Gips gibt dem Druck nach.

KAPITEL

2 Infektionen

2.1 Abszess, Phlegmone, Empyem, Sepsis

FRAGE
Beschreiben Sie die typischen **Symptome** einer **akuten Entzündung**.

Antwort Die typischen Entzündungszeichen wurden erstmals von Celsus (25 v. bis 40 n. Chr.) beschrieben. Seine Definition umfasste die **vier Kardinalsymptome**:

- **Rötung** (Rubor)
- **Schmerz** (Dolor)
- **Schwellung** (Tumor)
- **Überwärmung** (Calor)

Galen (130–201 n. Chr.) fügte als fünftes Merkmal die **Funktionseinschränkung** (Functio laesa) hinzu. Diese fünf Kardinalsymptome sind auf eine Reaktion des gefäßreichen Mesenchyms, der Blutzellen und der terminalen Blutstrombahn zurückzuführen.

FRAGE
Bakterielle Infektionen können verschiedene Regionen betreffen und verschiedene Erscheinungsbilder annehmen. Können Sie mir dazu etwas mehr erzählen?

TIPP
Man sollte bei der Beantwortung der Frage unbedingt eine Gliederung vornehmen, die sich an der Ausbreitung der Infektion bezüglich der verschiedenen Gewebe orientiert.

Antwort Bakterielle Infektionen unterscheiden sich je nach Lokalisation und Form sowie Ausbreitungsweise des Erregers. Man unterscheidet:

- **Abszedierende Entzündungen**: Zu einem bakteriellen Infiltrat kann sich eine lokale Perfusionsstörung gesellen. Dadurch entsteht eine Nekrose, die von Granulozyten durchwandert wird. Diese sezernieren proteolytische Enzyme, die das nekrotische Gewebe auflösen. So entsteht ein mit Leukozyten und Bakterien (Eiter) gefüllter Hohlraum. Aus Granulationsgewebe wird im weiteren Verlauf eine Abszessmembran gebildet. Als typische Erreger findet man oft grampositive Staphylokokken (v. a. Staphylococcus aureus). Klinisch imponieren Abszesse, wenn man sie durch die Haut tasten kann, als prall-elastische schmerzhafte Resistenz.
- **Phlegmone**: Breiten sich Erreger diffus in locker-faserigem Bindegewebe aus, entsteht eine Phlegmone. Meist findet man Kokken (insbesondere Streptokokken). Das Sezernieren von Hyaluronidase und fibrinolytischen Stoffen erleichtert den Erregern die Ausbreitung im aufgelockerten Bindegewebe. Klinisch zeigt sich eine diffuse Rötung im Bereich der Haut.
- **Erysipel**: Das Erysipel gilt als Sonderform der phlegmonösen Infektion. Klinisch zeigt sich im Gegensatz zur Phlegmone eine deutliche Abgrenzung

zum gesunden Gewebe. Als häufigste Auslöser werden β-hämolysierende Streptokokken angetroffen.

- **Empyem**: Ein Empyem ist eine Eiteransammlung in einem vorbestehenden Hohlraum wie z. B. Pleura, Peritoneum, Herzbeutel und Gelenke. In vielen Fällen ist ein Durchbruch von Erregern aus benachbarten Arealen die Ursache für die Entstehung eines Empyems.
- **Lymphangitis**: Eine Entzündung der intra- und subkutanen Lymphbahnen, oft ausgehend von kleineren Hautläsionen oder lokalen Infektionen, nennt man Lymphangitis. Typisch ist ein scharf begrenzter Streifen im Verlauf der infizierten Lymphbahnen. Erreger sind meist Staphylokokken oder Streptokokken.
- **Lymphadenitis**: Bei einer Lymphadenitis handelt es sich um eine Entzündung oberflächlicher und/oder tiefer gelegener Lymphknoten. Wie bei der Lymphangitis sind auch hier häufig Staphylokokken oder Streptokokken als Auslöser anzutreffen. Lokale Infektionen führen zu regionären, systemische Infektionen zu multifokal auftretenden schmerzhaften Lymphknotenschwellungen.
- **Sepsis**: Ausgelöst durch eine massive Bakteriämie kann es zur generalisierten, vital bedrohlichen Infektion des Körpers kommen.

FRAGE

Was sind die Unterschiede einer **Follikulitis**, eines **Furunkels** und eines **Karbunkels**?

Antwort Es handelt sich um **lokale** Entzündungen der Haut mit verschiedener Ausdehnung. Eine **Follikulitis** ist eine isolierte Entzündung eines **Haarfollikels**. Durch eine Ausweitung auf die **Talgdrüsen** kommt es zur Perifollikulitis, auch **Furunkel** genannt. **Konfluierende Furunkel** nennt man **Karbunkel**. Eine solch großflächige Infektion kann ausgedehnte epifasziale Nekrosen verursachen.

FALLBEISPIEL

Ein 23-jähriger Mann kommt in die Klinik. Seit gestern leide er zunehmend unter Fieber und Abgeschlagenheit. Er gibt an, er habe starke Halsschmerzen. Seine Sprache ist kloßig, die zervikalen Lymphknoten sind stark geschwollen und es besteht ein massiver Speichelfluss. Seit 1 Stunde habe er auch zunehmend Atemnot.

FRAGE

An was denken Sie bei diesem Krankheitsbild?

PLUS

Die häufigste Differenzialdiagnose ist die akute stenosierende Laryngotracheitis, auch als Pseudokrupp bekannt, eine virale Infektion der oberen Atemwege. Hier tritt typischerweise bellender Husten auf. Betroffen sind meist Kleinkinder bis zum 4. Lebensjahr.

Antwort Die Symptomatik ist typisch für eine **Epiglottitis**, eine **bakterielle Infektion** der Epiglottis und ihrer Umgebung. Früher wurde die Entzündung häufig durch Haemophilus influenzae verursacht. Seit Einführung der Impfung gegen Haemophilus findet man jetzt häufiger Strepto- oder Staphylokokken als Entzündungsauslöser. Das Krankheitsbild bedarf einer sofortigen parenteralen Gabe eines **Antibiotikums** (Amoxicillin/Clavulansäure oder Cefuroxim) unter permanenter Intubationsbereitschaft (intensivmedizinische Überwachung!). **Glukokortikoide** (ggf. sehr hoch dosiert) und **Epinephrin-Inhalation** wirken abschwellend auf die Schleimhäute. Eine eventuelle Intubation bei Epiglottitis sollte dem erfahrenen Arzt vorbehalten bleiben. Sie sollte primär fiberoptisch wach nasal erfolgen. Ultima Ratio (frustrane Intubation bei geschwollenen Atemwegen) ist die Notfalltracheotomie, Koniotomie oder das überbrückende Ventilieren mit einer Ravussin-Kanüle. Der Patient bleibt intubiert, bis die Atemwege abgeschwollen sind. Dies gelingt unter adäquater Therapie meist innerhalb von 24–48 Stunden.

MERKE

Die Letalität der akut stenosierenden Epiglottitis liegt bei Kindern wegen der schmalen Atemwege bei 5–10 %.

FALLBEISPIEL

Ich möchte Ihnen von folgendem Fall berichten: Eine 65-jährige Frau leidet seit 2 Tagen unter starken kolikartigen Schmerzen im gesamten Bauchraum. Seit gestern hat sie Fieber bis 39,5 °C. Den letzten Stuhlgang hatte sie vor 3 Tagen. Erbrochen hat sie nicht. Bei der Untersuchung zeigt sich der typische Befund eines akuten Abdomens. Radiologisch erkennt man freie intraabdominelle Luft und geblähte Darmschlingen. Laborchemisch zeigt sich eine Leukozytose von 17.000/µl. Das C-reaktive Protein (CRP) liegt bei 287 mg/l. Es wird zunächst eine explorative Laparoskopie durchgeführt. Dabei findet sich eine ausgedehnte Sigmadivertikulose mit einer Sigmaperforation. Vor allem im linken Unterbauch finden sich Fibrinbeläge. Im gesamten Abdomen lässt sich gelblich-braunes Sekret absaugen als Ausdruck einer Vier-Quadranten-Peritonitis. Der Chirurg erweitert die Operation zu einer Laparotomie und führt eine Sigmoidektomie durch. Es wird ein endständiger Anus praeter angelegt (OP n. Hartmann). Postoperativ kommt die Patientin auf die Intensivstation. Schon während der Operation war sie hypoton und benötigte deshalb Katecholamine und viel Volumen zur Kreislaufstabilisierung. Postoperativ wird sie nachbeatmet. Ihr Kreislauf wird zunehmend instabiler. Sie benötigt Noradrenalin in hohen Dosen und ein Atemminutenvolumen von über 15 l/min. Der Sauerstoffbedarf steigt auf 60 % O_2.
Eine arterielle Blutgasanalyse ergibt folgende Werte:

Hb:	9,4 g/dl
pH:	7,28
BE:	–11 mmol/l
PCO_2:	32 mmHg
PaO_2:	59 mmHg
SaO_2:	93 %
Laktat:	7,2 mmol/l
Kalium:	3,8 mmol/l
Natrium:	132 mmol/l
Calcium:	1,01 mmol/l

FRAGE

An was denken Sie, wenn Sie von diesem Fall hören?

PLUS

Hippokrates hat schon 400 Jahre v. Chr. das Krankheitsbild der Sepsis folgendermaßen beschrieben: „Es handelt sich um eine Krankheit, die 7–14 Tage nach der Verwundung als ein Fieber beginnt, das verursacht wird durch eine Materie, die fault und die häufig mit dem Tode endet."

Antwort Anamnese, Klinik und Verlauf sprechen für eine schwere **Sepsis.** Es handelt sich dabei um ein generalisiertes Infektionsgeschehen, das Auswirkungen auf den gesamten Körper und seine Organe hat. Insgesamt müssen drei Kriterien erfüllt sein:

1. Nachweis einer infektiösen Ursache (mikrobiologisch oder klinisch gesichert oder vermutet)
2. Nachweis eines SIRS (Systemic Inflammatory Response Syndrome)
3. Organdysfunktionen, die ursächlich auf die Inflammation zurückzuführen sind.

FRAGE

Was habe ich mir unter einem **SIRS** vorzustellen?

Antwort Ein SIRS umfasst verschiedene Kriterien, die Zeichen einer generalisierten Inflammation sind. Mindestens zwei dieser Kriterien müssen erfüllt sein, um in Kombination mit dem Nachweis oder dem Verdacht auf ein Infektionsgeschehen und mindestens einer infektionsbezogenen Organdysfunktion die Diagnose einer Sepsis stellen zu dürfen. Diese **Kriterien** sind:

- Hyperthermie > 38 °C oder Hypothermie < 36 °C
- Tachykardie (> 90/min)
- Tachypnoe (> 20/min) und/oder arterieller PCO_2 < 33 mmHg und/oder Beatmung
- Leukozytose > 12.000/µl oder Leukopenie < 4.000/µl und/oder Linksverschiebung im Differenzialblutbild > 10 %

FRAGE

Können Sie mir etwas zur Interpretation der Blutgasanalyse sagen? Wie gehen Sie hier vor?

Antwort Bei der Interpretation einer arteriellen BGA wird zunächst der pH-Wert betrachtet. Der normale pH-Wert beträgt 7,4. Bei Werten < 7,35 handelt es sich um eine Azidose, bei Werten > 7,45 um eine Alkalose. Eine Azidose kann respiratorische (Gasaustausch- und Ventilationsstörungen) oder metabolische Ursachen (verschiedene internistische und chirurgische Krankheitsbilder, Sepsis, Nierenversagen etc.) haben. Eine Alkalose kann ebenfalls respiratorisch (Hyperventilation) oder metabolisch bedingt sein.

In der BGA der Patientin findet man eine metabolische Azidose, was man am pH-Wert, am negativen Base-Excess und am hohen Laktat erkennen kann. Die metabolische Azidose wurde respiratorisch teilweise kompensiert ($CO_2\downarrow$). Die BGA zeigt zudem eine Hypoxie ($PO_2\downarrow$, $SaO_2\downarrow$). Die metabolische Azidose ist Folge der Sepsis durch eine Organminderperfusion.

FRAGE

Welche Veränderungen können infolge einer **Sepsis** auftreten?

Antwort Organdysfunktionen infolge einer Sepsis können je nach Ursache und Ausprägung der Inflammation variieren. Es können ein oder mehrere Organe vom septischen Geschehen betroffen sein:

- arterielle **Hypoxämie** (PaO_2 < 75 mmHg unter Raumluft, PaO_2/inspiratorischer O_2 < 250 mmHg ohne vorbestehende kardiale oder pulmonale Ursache)
- **Hypotonie** (systolischer Blutdruck < 90 mmHg oder arterieller Mitteldruck < 70 mmHg) über mehr als 1 Stunde trotz ausreichender Volumengabe ohne Nachweis anderer Schockursachen (→ **septischer Schock**)
- **akutes Nierenversagen** (Urinausscheidung < 0,5 ml/kg KG/h über mindestens 1 Stunde trotz ausreichender Volumenzufuhr oder **Kreatininanstieg** > 2-fachem Referenzbereich des entsprechenden Lebensalters)
- ARDS (Acute Respiratory Distress Syndrome)
- akute **Enzephalopathie** (Unruhe, Desorientiertheit, Delir, reduzierte Vigilanz)
- **Thrombozytopenie** < 100.000/µl oder **Thrombozytenabfall** > 30 % innerhalb von 24 Stunden
- **metabolische Azidose** (Basendefizit < – 5 mmol/l) oder Laktat > 1,5-mal oberhalb des Referenzbereichs
- Leberfunktionsstörungen
- disseminierte intravasale Gerinnung (**DIC**)

Unbehandelt kommt es zum Multiorganversagen.

MERKE

Blutkulturen sollten immer **vor** dem Beginn einer Antibiose, nach Möglichkeit in der frühen Fieberphase abgenommen werden!

FRAGE

Sie erwähnten den Begriff des **septischen Schocks**. Wann spricht man von einem septischen Schock?

Antwort Man spricht von einem septischen Schock, wenn zu einer nachgewiesenen **Infektion**, ein **SIRS** und eine **refraktäre Hypotonie** über mindestens 2 Stunden trotz ausreichender Volumenzufuhr dazukommt. Der septische Schock hat eine **Letalität bis zu 60 %**.

FRAGE

Wie kommt es zu einer Sepsis?

Antwort Bakterien führen über eine Ausschüttung von verschiedenen Stoffen (u. a. **Endo- und Exotoxine**) zu einer Aktivierung von Makrophagen und dendritischen Zellen. Diese schütten Chemo- und Zytokine, Lipidmediatoren und O_2-Radikale aus, die systemische Entzündungsreaktionen auslösen. Es kommt zu einer **Schädigung des Gefäßendothels** und infolge dessen zur **Hyperzirkulation**. Die Mikrozirkulation, die periphere O_2-Ausschöpfung und -verwertung auf Zellebene werden reduziert. Die Verschlechterung der Mikrozirkulation verursacht eine **Organminderperfusion und -hypoxie**.

Das Laktat steigt. Es entsteht eine metabolische Azidose. Diese versucht der Organismus durch eine Steigerung des Atemminuten- und des Herzzeitvolumens zu kompensieren. Dies führt zu einem erhöhten Sauerstoffbedarf und -verbrauch. Präkapilläre Gefäße reagieren auf den Abfall des pH-Werts schneller als postkapilläre Gefäße mit einer Gefäßdilatation. Das Blut „versackt" im Kapillarbett und es kommt zum septischen **Schock**. Als Erreger findet man vor allem Staphylococcus aureus als grampositiven Keim und E. coli als gramnegativen Keim. Nicht selten handelt es sich jedoch um Mischinfektionen.

FRAGE

Kennen Sie sog. **„Sepsismarker"**?

Antwort **Prokalzitonin** ist ein sensitiver und spezifischer Marker der schweren Sepsis. Bei Plasmakonzentrationen von < 0,5 ng/ml gilt eine schwere Sepsis als ausgeschlossen, bei Werten > 10 ng/ml ist das Vorliegen einer Sepsis in Kombination mit der charakteristischen Klinik so gut wie sicher. Das **C-reaktive Protein** (CRP) ist ein Bestandteil des unspezifischen Abwehrsystems und wird in der Leber gebildet. Es steigt bei einer entzündlichen Reaktion innerhalb von 6–48 Stunden an und ist damit das am schnellsten reagierende Akute-Phase-Protein. Es ist jedoch nicht spezifisch für die Diagnose einer Sepsis. Es kann auch erhöht sein bei geriatrischen Patienten oder Patienten, die mit Immunsuppressiva, Steroiden oder Antibiotika behandelt werden. Es eignet sich gut zur **Verlaufskontrolle** einer bakteriellen Infektion.

FRAGE

Wie **therapieren** Sie einen Patienten mit einer bakteriellen Sepsis?

PLUS

Natriumbikarbonat zur Pufferung einer Azidose wird erst ab einem pH < 7,10 oder bei einem Base Excess (BE) < –10 mmol/l gegeben.

PLUS

Noradrenalin bewirkt durch seine Wirkung am Alpha-1-Rezeptor eine Vasokonstriktion und wirkt Beta-Rezeptoren-vermittelt positiv inotrop.

Antwort Primär ist eine **kausale Therapie** anzustreben. Dies beinhaltet eine chirurgische oder medikamentöse Behandlung der Infektion. Zudem gehören zur Therapie und zum Monitoring bei der Sepsis:

- **Optimierung** von **Hämodynamik** und **Sauerstofftransport** durch adäquate **Flüssigkeitszufuhr**, **Katecholamine** (primär Noradrenalin, bei kardialem Versagen evtl. Dobutamin) und bei massiver Anämie die Gabe von Erythrozytenkonzentraten
- Anlage einer Arterienkanüle zur **invasiven Blutdruckmessung**
- Anlage eines zentralvenösen Katheters (**ZVK**)
- Messung der hämodynamisch wichtigen Parameter (HZV, Rechts-links-Shunt, Lungenwasser etc.) mittels **PICCO-System**
- Intubation und maschinelle **Beatmung** bei einer **respiratorischen Insuffizienz** (nach Möglichkeit druckunterstützte Spontanatmung mit ausreichend hohem Positive Endexpiratory Pressure = PEEP)
- Stabilisierung des **Säure-Basen-Haushalts** in gewissem Rahmen (z. B. durch Gabe von Katecholaminen und Volumen, evtl. auch Natriumbikarbonat, evtl. **Nierenersatzverfahren**, respiratorische Unterstützung)

- enterale oder/und parenterale Ernährung, um eine katabole Stoffwechsellage zu minimieren
- **Einstellung** des **Glukosestoffwechsels** auf Normalwerte (→ ggf. Insulinperfusor)
- Einsatz von Nierenersatzverfahren bei unzureichender oder fehlender Elimination von renal auszuscheidenden Stoffwechselprodukten sowie fehlender Osmoregulation der Niere (Regulation des Wasser-, Elektrolyt- und Säure-Basen-Haushalts)
- Gabe von Vitaminen und Spurenelementen
- Thrombose- und Ulkusprophylaxe (Prävention von Thrombosen und Stressulzera)

Bei den Nierenersatzverfahren unterscheidet man **Hämofiltration** und **Hämodialyse**. Dabei ist die Hämofiltration im Rahmen der schweren Sepsis aufgrund der geringeren Auswirkungen auf das Herzzeitvolumen (HZV) zu präferieren. Die Hämofiltration scheint zudem positive Auswirkungen auf den Verlauf der Sepsis durch das Filtern der Chemo- und Zytokine zu haben. Ob der Einsatz von Hydrokortison als Stoßtherapie im septischen Schock von Vorteil ist, ist noch nicht eindeutig geklärt.

2.2 Asepsis und Antisepsis

FRAGE

Auf welche Art und Weise können Sie **Mikroorganismen** weitgehend vom Patienten **fernhalten**?

Antwort Drei Begriffe spielen in der **Infektionsprophylaxe** eine wichtige Rolle: Asepsis, Antisepsis und Sterilisation. Mit deren Entwicklung ging die Komplikationsrate nach Operationen entscheidend zurück.

- **Asepsis**: Pathogene Keime werden vom Patienten ferngehalten (steriles Arbeiten).
- **Antisepsis**: Alle übertragbaren Krankheitserreger werden durch physikalische oder chemische Desinfektion vernichtet.
- **Sterilisation**: Alle vermehrungsfähigen Keime, egal ob pathogen oder nicht, werden vernichtet (Instrumentensterilisation).

2.3 Spezielle Infektionen

FRAGE

Das Bakterium **Bacillus anthracis** ist der Erreger eines sehr gefährlichen Krankheitsbilds, das in der Zeit nach dem Terroranschlag auf das World Trade Center im September 2001 häufig in den Medien auftauchte. An welches Krankheitsbild denke ich?

PLUS

Die charakteristische Form des grampositiven Stäbchens mit mittelständiger Spore erinnert an ein Bambusrohr.

Antwort Bacillus anthracis ist ein unbewegliches, aerobes und grampositives Stäbchen. Es verursacht das charakteristische Krankheitsbild des **Milzbrands**. Die Übertragung erfolgt durch erkrankte Tiere bzw. Tierprodukte über verletzte Haut oder durch Stechmücken. Die Inkubationszeit liegt bei 2–7 Tagen. In 95 % der Fälle kommt es zum **Hautmilzbrand**. Zunächst zeigt sich eine einfache Hautrötung, gefolgt von einer Papel, die sich im weiteren Verlauf in eine schmerzlose, mit trübem Inhalt gefüllte Blase umwandelt. Oft schwillt das betroffene Körperareal ödematös an, und es kommt zu einer Lymphadenitis. Der Prozess selbst kann schließlich geschwürig zerfallen. Es folgen Fieber und toxische Allgemeinerscheinungen. Vital bedrohlich können Milzbrandsepsis oder -meningitis sein.

Lungen- und **Darmmilzbrand** sind wesentlich gefährlichere Varianten der Infektion. Lungenmilzbrand manifestiert sich zunächst als grippaler Infekt, der zu einer hämorrhagischen Pneumonie führt. Der Allgemeinzustand verschlechtert sich rapide. Ohne eine sofortige Therapie verläuft die Krankheit letal. Darmmilzbrand tritt noch seltener auf als Lungenmilzbrand. Er entsteht nach dem Verzehr sporenhaltigen Fleisches. Es kommt zu einer hämorrhagischen Enteritis.

Der **Erregernachweis** gelingt im Blutausstrich, in Kulturen, im Tierversuch, durch fluoreszierende Antikörper, im Hämagglutinintest und Präzipitationstest an Tierprodukten. Therapiert wird der Milzbrand mit hoch dosierten **Penicillingaben** (Hautmilzbrand: 10 Mega IE, Lungen-, Darmmilzbrand und Milzbrandsepsis 20–40 Mega IE tgl.). Bei Penicillinallergie appliziert man Makrolide oder Tetrazykline. Chirurgisch wird die Infektion nicht angegangen.

FALLBEISPIEL

Ein schwer kranker Patient erreicht Sie mit dem Rettungswagen. Er ist somnolent, tachykard und hypoton. Das Hautkolorit ist gelblich, blass und erscheint zyanotisch. Bei der klinischen Untersuchung fällt Ihnen am Oberschenkel eine ältere Wunde auf, die wie gekochter Schinken aussieht und der ein süßlich-fader Geruch entströmt. Bei Berührung spüren Sie ein Knistern.

FRAGE

An was denken Sie bei dem Krankheitsbild?

TIPP

Ein charakteristisches Krankheitsbild, das heutzutage in den Industrieländern nur noch sehr selten auftritt. Es ist jedoch in seiner Klinik so eindeutig, dass immer wieder gern danach gefragt wird.

Antwort Das Wundbild ist typisch für eine Wundinfektion mit anaeroben Erregern. Bevorzugt findet man das grampositive, sporenbildende **Clostridium perfringens**, den Auslöser des **Gasbrandes**. Verantwortlich für das schwere Krankheitsbild sind bakterielle Ektotoxine und Enzyme, die über die Zerstörung von Zellmembranen zu Zellnekrosen führen. Die Inkubationszeit liegt bei Stunden bis zu wenigen Tagen. In ¾ der Fälle handelt es sich um Mischinfektionen (E. coli, Streptococcus faecalis und andere Enterokokken). Es kommt zur Hämo- und Myolyse. Die Hälfte der Gasbrandinfektionen tritt nach einem Trauma auf, etwa ein Drittel postoperativ (v.a. nach Kolon-OPs und Cholezystektomien) und in einem Drittel der Fälle bleibt die Ursache unbekannt. Bei Durchblutungsstörungen, Diabetes und Neoplasien kann die

Infektion als Rarität auch spontan auftreten. Gefährdet sind vor allem tiefe, verschmutzte Wunden oder Wundtaschen. Typisch ist der **süßlich-fade Geruch** der Wunde, der durch **Gewebezerfall** und **Gasbildung** zustande kommt. Weiterhin bedeutsam für die klinische Diagnose ist das **„Schneeballknistern"** beim Palpieren der Wunde. Radiologisch imponiert eine **Federung** der betroffenen **Muskulatur**. Unbehandelt kommt es aufgrund des Zelluntergangs zu **Schock**, **Sepsis** und im weiteren Verlauf zu **Multiorganversagen**.

FRAGE
Welche **Behandlungsmöglichkeiten** stehen Ihnen zur Verfügung?

Antwort Die Wunde muss großzügig exzidiert und gereinigt werden. **Nekrosen** werden **abgetragen** und Wundtaschen eröffnet. Es erfolgt in der Regel **kein primärer Wundverschluss**, um die Lebensbedingungen für die anaeroben Erreger zu verschlechtern und die Wunde postoperativ regelmäßig spülen und reinigen zu können. Oft handelt es sich um Mischinfektionen, daher sollte eine **Breitbandantibiose** (z. B. mit Penicillin G und Metronidazol) erfolgen. Der Patient bedarf einer intensivmedizinischen Therapie. Ob eine hyperbare Oxygenierung erfolgversprechend ist, ist nicht eindeutig geklärt. Ultima Ratio ist eine Amputation der betroffenen Extremität, wenn das Krankheitsbild trotz adäquater Therapie weiter fortschreitet.

FRAGE
Welches infektiöse Krankheitsbild gilt als **Berufskrankheit bei Fleischern**?

Antwort Sie sprechen das **Erysipeloid** an, das nach seinem speziellen Erscheinungsbild auch Rotlauf genannt wird. Der Erreger, **Erysipelothrix rhusiopathiae**, gelangt aus infiziertem Fleisch oder Fisch, seltener aus Abwässern über kleine **Hautwunden** oder -risse in den Körper. Nach einer Inkubationszeit von 1–4 Tagen kommt es am Ort der Verletzung lokal zu Juckreiz, Spannungsgefühl, einem **livid-rötlichen Erythem** mit scharfer Begrenzung und Tendenz zu zentraler Abblassung. Nur selten kommt es zu einem **generalisierten Krankheitsbild** mit Fieber, scharlachähnlichem Ausschlag, Arthritis, Endokarditis und Meningitis. Nach Diagnosestellung (Kultur) sollte die betroffene Extremität ruhig gestellt werden, lokal mit **Trypaflavinlösung** und systemisch **antibiotisch** (Penicillin) behandelt werden. Nach meist afebrilem Verlauf heilt das Krankheitsbild innerhalb von 2–3 Wochen folgenlos aus.

FALLBEISPIEL
Ein 45-jähriger Gärtner hat sich beim Rosenschneiden in den Finger gestochen. Wegen Schmerzen und einer leichten Schwellung entschließt er sich, am nächsten Tag einen Arzt aufzusuchen.

FRAGE
Welche Frage müssen Sie dem Patienten unbedingt stellen?

Antwort Bei jeder Verletzung muss der Tetanusschutz des Patienten erfragt werden. **Tetanus**, auch Wundstarrkrampf genannt, wird durch den widerstandsfähigen sporenbildenden Anaerobier **Clostridium tetani** verursacht. Mikroskopisch imponiert der Erreger als grampositives Stäbchen. Man findet ihn ubiquitär, bevorzugt aber in feuchtem Holz, Erde oder im menschlichen Darm. Besonders infektionsgefährdet sind tiefe, gekammerte und nekrotische Wunden. Dort trifft der Erreger auf optimale Lebensbedingungen.

FRAGE

Der Patient hatte die letzte Tetanusimpfung vor 12 Jahren. Wie gehen Sie nun weiter vor?

Antwort Eine Grundimmunisierung gegen Tetanus erfolgt normalerweise bis zum 15. Lebensmonat durch vier Impfungen. Danach reicht eine Auffrischimpfung alle 10 Jahre. Der Patient besitzt keinen ausreichenden Tetanusimpfschutz, denn die letzte Impfung liegt mehr als 10 Jahre zurück. Bei kleineren Wunden, so wie in dem von Ihnen beschriebenen Fall, genügt eine Auffrischimpfung mit **Tetanustoxoid** (0,5 ml Tetanol®). Heutzutage wird simultan gegen Diphtherie geimpft. Eine simultane Gabe von **Tetanusimmunglobulin** (250 IE Tetagam®) ist nur indiziert bei sehr tiefen und verschmutzten Wunden.

FRAGE

Beschreiben Sie das typische Krankheitsbild einer **Tetanusinfektion**!

Antwort Die Inkubationszeit von Tetanus beträgt 1–24 Tage. In seltenen Fällen findet man Spätinfektionen mit einer Latenz von einigen Monaten. Dabei gilt das Prinzip: Je später die Erkrankung beginnt, desto leichter ist in der Regel der Krankheitsverlauf (➤ Tab. 2.1).

Häufig treten Zwerchfellkrämpfe mit Singultus und Dyspnoe auf. Körpertemperaturen bis 42 °C sind keine Seltenheit. Zur intensivmedizinischen Therapie gehören die großzügige **Wundtoilette**, Antibiose (in der Regel Penicillin), eine **Immuntherapie**, **Kortikosteroide** zur Neuroprophylaxe, **Muskelrelaxation**, **Krampfprophylaxe** oder **-therapie** und, in der Regel unvermeidbar, eine kontrollierte maschinelle **Beatmung**. Die **Letalität** nach Ausbruch der Erkrankung beträgt auch bei optimaler Behandlung **bis zu 30 %**.

Tab. 2.1 Krankheitssymptome einer Tetanusinfektion

Typische Krankheitssymptome	Unspezifische Krankheitssymptome
• Risus sardonicus • Trismus • Opisthotonus (Krämpfe, v.a. in der Rückenmuskulatur)	• Kopfschmerzen • Schwindel • Schlaflosigkeit • Schwitzen • Myalgien • schmerzhafte Muskelkrämpfe

Der Begriff „Wundstarrkrampf" beschreibt die Klinik sehr treffend!

MERKE

FALLBEISPIEL

Ein 16-jähriges Mädchen kommt aufgeregt in die Notaufnahme. Im Park habe sie ein zahmes Eichhörnchen gestreichelt. Plötzlich habe das Tier sich erschreckt und sie in den Arm gebissen. Sie zeigt Ihnen daraufhin eine kleine Wunde im Bereich des Handrückens.

FRAGE

Was sagen Sie zu dem Fall?

Antwort Frei lebende Tiere, die sich ungewöhnlich zahm verhalten, können **tollwutinfiziert** sein. Das **Rabiesvirus**, ein Rhabdovirus, befindet sich im Speichel des infizierten Tiers. Im Körper gelangt es über periphere Nervenbahnen und über das **Rückenmark** ins **Gehirn**. Die Inkubationszeit beträgt in der Regel 1–3 Monate. Wird die Infektion symptomatisch, verläuft sie meist letal. Initiale Krankheitssymptome sind Kopfschmerzen, Übelkeit, Erbrechen und **Speichelfluss**. **Hydrophobie**, **Schluckstörungen**, unklare Wesensveränderungen und **Paralysen** sind Anzeichen der fortgeschrittenen Infektion. Aufsteigende Lähmungen führen ohne Therapie zur respiratorischen Insuffizienz.

Die Diagnose wird durch die Anamnese gestellt sowie nach Möglichkeit durch die serologische Blutuntersuchung des verdächtigen Tiers und bei Krankheitsausbruch durch die typische Klinik. Ein Nachweis des Erregers im Blut des Patienten gelingt erst nach Ausbruch der Erkrankung. Bei Verdacht auf eine Tollwutinfektion muss eine sofortige **postexpositionelle Impfung** (aktiv/passiv) mit einer **HDC**- (Human Diploid Cell) oder **PRVC**- (Purified Rabies Vero Cell) Vakzine erfolgen. Bei schon vorhandenen Krankheitssymptomen muss ein **Anti-Tollwut-Hyperimmunglobulin** (z. B. Berirab®) injiziert werden, evtl. in Kombination mit **Interferon** intramuskulär. Die **Wunde** wird **großzügig exzidiert** und bedarf postoperativ einer offenen Wundbehandlung.

TIPP

Auch in diesem Fall an den Tetanusschutz denken!

FRAGE

Jetzt einmal zu einer Infektion, die noch vor wenigen Jahren in jedermanns Munde war, jetzt aber wieder etwas in der Versenkung verschwunden ist: **HIV**. Können Sie die Krankheit kurz charakterisieren? Mich interessiert vor allem die heute gebräuchlichste **Klassifikation**.

Antwort Das HI-Virus (➤ Abb. 2.1) ist ein **RNA-Retrovirus** und befällt **T4-Helfer-Lymphozyten**, **Makrophagen** und die **Langerhans-Zellen** der Haut. Über deren Vernichtung kommt es zur allgemeinen Immunabwehrschwäche mit dem bekannten Krankheitsbild **AIDS** (acquired immunodeficiency syndrome).

Die am meisten verwendete Einteilung der HIV-Infektion ist die **CDC-Klassifikation** (➤ Tab. 2.2). Es gibt zudem eine **Laborklassifikation** der CDC (➤ Tab. 2.3).

PLUS

Das HI-Virus wurde gleichzeitig im Oktober 1984 von Luc Montagnier im Pasteur-Institut in Paris und von Robert Gallo in den USA identifiziert.

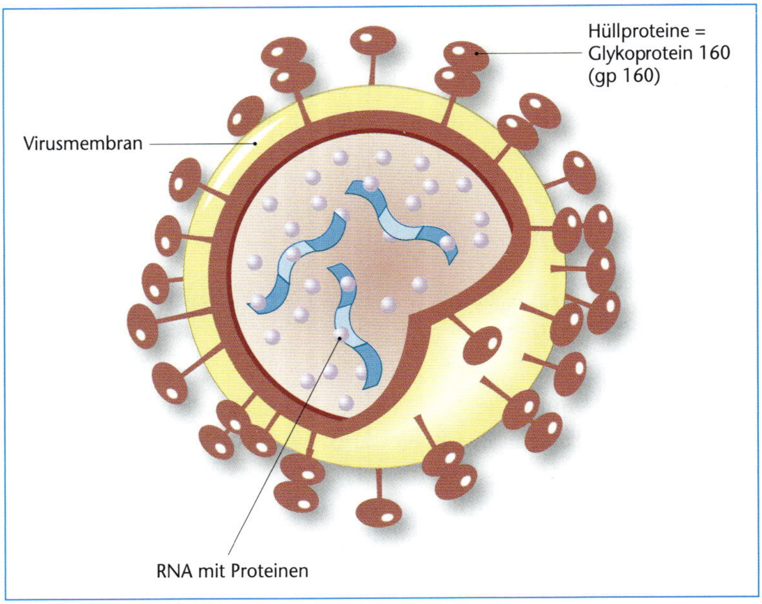

Abb. 2.1 HI-Virus [L141]

Tab. 2.2 Einteilung der HIV-Infektion nach der CDC(Centers for Disease Control and Prevention)-Klassifikation

Stadium	Symptome
A	asymptomatisch
B	• Fieber > 38,5 °C über mindestens 1 Monat • Diarrhö • orale Kandidiasis • ♀: Kandidiasis der Vulva und Vagina • Gewebeveränderungen an der Cervix uteri • multisegmentaler und rezidivierender Herpes zoster • periphere Neuropathien • orale Haarleukoplakien • Beckenentzündungen
C	• manifestes Immunmangelsyndrom (AIDS) • starker Gewichtsverlust (Wasting-Syndrom) • Enzephalopathien • opportunistische Infektionen • maligne Erkrankungen

FRAGE

Sieht die **Prognose** heute noch genauso traurig aus wie noch vor etwa 5 Jahren?

Antwort Der Verlauf der HIV-Infektion hat sich verlängert bei deutlicher Verbesserung der Lebensqualität. Zur **Behandlung** der HIV-Infektion stehen derzeit Medikamente aus vier Wirkstoffklassen zur Verfügung:

- **nukleosidale Reverse-Transkriptase-Inhibitoren** (NRTI oder „Nukes", ➤ Tab. 2.4) hemmen den für die Virusvermehrung notwendigen Boten-

Tab. 2.3 Laborklassifikation der CDC

Kategorie	**Anzahl der CD4-Zellen/µl**
Kategorie 1	≥ 500 CD4-Zellen/µl
Kategorie 2	200–499 CD4-Zellen/µl
Kategorie 3	< 200 CD4-Zellen/µl
Beispiel: Ein Patient mit einem **Kaposi-Sarkom** und T4-Helferzellen von 350/µl wäre demnach in einem HIV-Stadium C2.	

Tab. 2.4 Therapieempfehlungen gemäß den Deutsch-Österreichischen Leitlinien der antiretroviralen Therapie der HIV-1-Infektion

NRTI	**Kombination mit**
Tenofovir + Emtricitabin	• NNRTI • PI/r • INI
Abacavir + Lamivudin	
Tenofovir + Lamivudin (Alternative)	

stoff, das Enzym reverse Transkriptase. Folgende Wirkstoffe gehören zu dieser Gruppe: Lanuvudin, Abacavir, Tenofovir, Emtricitabin
- **nichtnukleosidische Reverse-Transkriptase-Inhibitoren** (NNRTI) wie Efavirenz, Nevirapin und Rilpivirin hemmen ebenfalls die Virusvermehrung.
- **geboosterte Protease-Inhibitoren** (PI/r) (z. B. Atazenavir, Darmavir, Lopinavir, Fosamprenavir, Saquinavir)
- **Integrase-Inhibitor** (Raltegravir)

Die Zahl der zugelassenen Einzelsubstanzen und Kombinationspräparate ist auf weit über 20 angewachsen. Trotz aller Fortschritte auf dem Gebiet der HIV-Therapiemöglichkeiten konnte bisher noch kein Medikament gefunden werden, das den Ausbruch der Krankheit verhindert oder den Erreger komplett vernichtet. Von einem Therapieerfolg spricht man bei einer Plasmavirämie < 50 HIV-RNA-Kopien. Dies sollte 3–4 (max. 6) Monate nach Therapiebeginn erreicht werden. Die schlechteste Prognose haben Neugeborene, die sich bei ihrer Mutter intrauterin infiziert haben.

Eine **Kombination aus 2 NRTI** wird wiederum kombiniert mit einem **NNRTI**, einem **PI/r** und einem **INI**. Die jeweiligen Stoffgruppen enthalten einzelne Medikamente, die bei bestimmten Erkrankungen (Leber!), in der Schwangerschaft oder bei Kinderwunsch kontraindiziert sind.

2.4 Therapie und Prophylaxe infektiöser Erkrankungen

FALLBEISPIEL

Ein 31-jähriger Mann hat sich vor 2 Tagen bei der Reparatur seines Autos am Unterarm verletzt. Er gibt an, die Wunde sei seit gestern etwas geschwollen und schmerzhaft. Heute habe er eine deutliche dunkle Beule mit einem roten Rand bemerkt.

FRAGE

Was halten Sie von dem geschilderten Fall?

TIPP

Der Chirurg hat einen wichtigen Grundsatz: „ubi pus, ibi evacua" (Eiteransammlungen entfernen!).

Antwort Anamnese und klinischer Befund sprechen für einen **Unterarmabszess**. Dieser muss gemäß dem chirurgischen Prinzip „ubi pus, ibi evacua" **eröffnet** und **entlastet** werden. Nekrosen und die Abszesskapsel werden entfernt. Am Ende der Operation wird eine **Drainage** (Lasche oder Easy-Flow®) eingelegt, damit evtl. nachlaufender Eiter abfließen kann. Die Wundbehandlung sollte primär offen erfolgen. Bei größeren Defekten wird ein VAC-System angewendet. Bleibt die Wunde nach der Abszessentfernung sauber, kann bei größeren Wundflächen ein sekundärer Wundverschluss oder eine Spalthauttransplantation erfolgen.

FRAGE

Was versteht man unter **perioperativer Antibiotikaprophylaxe**? Wann ist sie empfehlenswert?

PLUS

1929 wurde Penicillin von Sir Alexander Fleming entdeckt; es wurde jedoch erstmals im 2. Weltkrieg bei Verwundeten eingesetzt.

Antwort Eine perioperative Antibiose ist eine Ultrakurzzeitprophylaxe, um zu Beginn eines operativen Eingriffs einen maximalen Medikamentenspiegel im Gewebe zu erlangen. Dieses Verfahren führte zur drastischen **Senkung der Wundinfektionen** von früher 30–50 % auf jetzt 3–10 %. Die perioperative Antibiose empfiehlt sich vor **allem bei längeren Operationen**, bei denen die Wundfläche lange mit der Umgebungsluft in Berührung kommt, oder bei Operationen, bei denen **körperfremdes Material** (z. B. ein Vicrylnetz, orthopädische Prothesen, Osteosynthesen, Gefäßprothesen) implantiert wird. Vor Operationen, bei denen bakteriell besiedelte Organe eröffnet werden, wie z. B. **Darmoperationen**, wird in den meisten Fällen ebenfalls eine perioperative Antibiose gegeben. Die erste Antibiotikagabe sollte ½ Stunde vor Hautschnitt erfolgen, um einen optimalen Wirkspiegel bei Hautschnitt zu erzielen. Je nach intraoperativer Situation oder Länge des Eingriffs kann intraoperativ eine zweite Antibiotikagabe erforderlich oder auch ein postoperatives Weiterführen der Antibiose erwogen werden. Bei offenen Frakturen sollte eine **Single-Shot-Antibiose** möglichst frühzeitig erfolgen. Reserveantibiotika sollten bei jeder Prophylaxe nach Möglichkeit vermieden werden.

FRAGE

Was ist ein **Panaritium** und wie behandeln Sie es?

Antwort Unter einem Panaritium versteht man eine **abszedierende Entzündung** eines **Fingers oder Zehs** im Bereich des Nagels. Im Volksmund wird es auch „Umlauf" genannt. Kleine Hautverletzungen dienen bakteriellen Erregern als Eintrittspforte und verursachen dort zunächst eine lokale Infektion. Klinisch imponieren die klassischen Entzündungszeichen. Durch Ausweitung der Infektion auf die Hand bzw. den Fuß kann eine **Phlegmone** der Hohlhand oder des Fußes entstehen. Breiten sich die Erreger auf Unterarm bzw. -schenkel aus, kommt es zu generalisierten Krankheitssymptomen wie

Fieber, Schüttelfrost, reduziertem Allgemeinbefinden und im weiteren Verlauf zur Sepsis. Der Eiterherd muss saniert (inzidiert) werden. Eine **offene Wundbehandlung**, **Wundbäder** und regelmäßige **Verbandswechsel** ermöglichen die Wundheilung und verhindern Reinfektionen.

FRAGE

Immer wieder hört man in den Medien von aggressiven „Killerbakterien", die einen Menschen innerhalb von 24 Stunden „auffressen". Welches Krankheitsbild könnte damit gemeint sein?

Antwort Es könnte sich um eine **Fasciitis necroticans** handeln. Dies ist eine sich fulminant ausbreitende Infektion, die als Leitsubstanz **Muskelfaszien** wählt. Unbehandelt verläuft sie letal und selbst bei schnellem Therapiebeginn endet sie in bis zu **30 % aller Fälle tödlich**. Eine bakterielle Mischflora aus grampositiven Kokken, gramnegativen Aerobiern und anaeroben Bakterien stellt einen optimalen bakteriellen Synergismus dar. Dieser begünstigt die **lawinenartige Erregeraussaat entlang der Muskelfaszien**. Die Aerobier reduzieren den O_2-Gehalt des Gewebes und schaffen so optimale Bedingungen für Anaerobier. Endotoxine führen zur Thrombozytenaggregation mit Komplementbindung. Durch Heparinaseproduktion der Anaerobier kommt es zu einer **Thrombosierung** und **Nekrosebildung**.

Beginnend mit Juckreiz und Rötung an umschriebener Stelle, kommt es rasch zu lividen ausgedehnten Schwellungen und Nekrosen im Bereich von Haut- und Weichteilen. Die typische Krepitation im Gewebe, die durch Gasbildung zustande kommt, kann zur Fehldiagnose eines Gasbrands führen. Die Patienten bieten je nach Ausdehnung der Nekrosen ein hochseptisches Krankheitsbild mit **Fieber** und **septischen Kreislaufverhältnissen.** Ohne schnelle Therapie kommt es im weiteren Verlauf zum **Multiorganversagen**. Der Allgemeinzustand verschlechtert sich rapide. Die Diagnosestellung gelingt durch Anamnese, Untersuchung, Sonografie der betroffenen Körperareale und intraoperativen Abstrichen. Die sicherste Methode, eine Fasciitis nachzuweisen, ist die **CT**. Typischerweise finden sich charakteristische Lufteinschlüsse entlang der Muskelfaszien.

PLUS

Eine Sonderform der Fasciitis necroticans ist die Fournier-Gangrän, die von der Genital- oder Glutealregion ausgeht. Ihr Namensgeber war der Erstbeschreiber Fournier.

FRAGE

Das ist sehr schön, dass Sie so viel über dieses seltene Krankheitsbild wissen. Können Sie uns abschließend auch noch etwas zur **Therapie** erzählen?

Antwort Nur eine frühzeitige Operation mit **großzügiger Abtragung der Haut**, des **Subkutangewebes** und der **nekrotischen Faszien** kann das Leben des Patienten retten. Um ein Fortschreiten der Infektion zu verhindern, sind oft wiederholte Operationen erforderlich. Eine breite Antibiose unterstützt die chirurgische Therapie. Der Patient bedarf wegen der enormen Flüssigkeitsverluste und des hoch septischen Krankheitsbilds mit drohendem Multiorganversagen **intensivmedizinischer Betreuung**. An eine Deckung der meist ausgedehnten Defekte ist oft erst nach Wochen oder Monaten zu denken.

KAPITEL

3 Chirurgische Notfälle

3.1 Lungenembolie

FALLBEISPIEL

Eine 63-jährige Frau klagt am ersten postoperativen Tag nach Implantation einer Knieprothese abends über Luftnot und stechende atemabhängige Schmerzen hinter dem Sternum. Sie ist blass, die Lippen sind leicht zyanotisch. Die Haut ist kaltschweißig. Die Patientin ist sehr unruhig und gibt an, sie habe Angst. Klinisch imponieren eine Tachypnoe von 40/min und eine Tachykardie von 140/min. Die Halsvenen erscheinen gestaut.

FRAGE

An was denken Sie bei dieser Anamnese und Klinik und was müssen Sie differenzialdiagnostisch ausschließen?

Antwort Anamnese und klinische Symptomatik sprechen am ehesten für eine **Lungenembolie**. Differenzialdiagnostisch sind auszuschließen:

- akuter Myokardinfarkt, Aortendissektion
- Pneumothorax, Pleuropneumonie
- Perikardtamponade
- anaphylaktische Reaktion
- Status asthmaticus

Eine psychogene Hyperventilation scheint in diesem Fall aufgrund der Zyanose unwahrscheinlich.

TIPP

Man sollte nur Diagnosen erwähnen, über die man etwas zu erzählen weiß. Es lohnt sich, Gebiete, auf denen man besonders sicher ist, an den Anfang bzw. ans Ende der Aufzählung zu setzen. Viele Prüfer greifen gern das erste oder das letzte Stichwort auf.

FRAGE

Wie **diagnostizieren** Sie eine Lungenembolie?

Antwort Es handelt sich bei einer Lungenembolie durch den mehr oder weniger ausgedehnten Verschluss der pulmonalarteriellen Gefäße um ein vital bedrohliches Krankheitsbild. Aus diesem Grund bedarf es einer schnellen Diagnostik. Sie sollte nach Möglichkeit wenig invasiv sein.

- **EKG**: Ein EKG ist schnell und einfach durchführbar. Typische EKG-Zeichen im Sinne einer Rechtsherzbelastung finden sich jedoch nicht bei allen Patienten. Das EKG dient vor allem dem Ausschluss von kardialen Differenzialdiagnosen.
  - T-Negativierung in V_1 bis V_3 (ca. 25 %)
  - S_IQ_{III}-Typ (tiefes S in Ableitung I und tiefes Q in Ableitung III, ca. 20 %)
  - Rechtsschenkelblock, P pulmonale (P-Erhöhung)
  - Veränderungen des Lagetyps im Vergleich zu einem eventuell vorhandenen Vor-EKG

PLUS

Selbst bei ausgedehnten Lungenembolien kann die Röntgenaufnahme des Thorax unauffällig sein. Viele Prüfer sehen diese diagnostische Möglichkeit daher mit großem Vorbehalt!

PLUS

D-Dimere entstehen bei der Fibrinolyse durch Proteolyse.

- **arterielle Blutgasanalyse**: PaO_2-Abfall, $PaCO_2$-Abfall (durch kompensatorische Hyperventilation) in der arteriellen Blutgasanalyse
- **D-Dimer** im Labor: Ein negatives D-Dimer schließt eine Lungenembolie sicher aus. Ein positives D-Dimer kann allerdings auch durch andere Krankheitsbilder verursacht werden.
- **ZVD-Messung**: Anstieg des zentralen Venendrucks, obere Einflussstauung (gestaute Halsvenen!)
- **Echokardiografie** (transthorakal oder transösophageal): Nachweis einer akuten Rechtsherzbelastung und damit eines hämodynamisch wirksamen thrombembolischen Ereignisses, evtl. auch flottierende Thromben im rechten Vorhof oder Ventrikel
- **Spiral-CT des Thorax** mit Kontrastmittel: Typisch sind Gefäßabbrüche und eine Verminderung der Kontrastmittelaufnahme in den nachgeschalteten Lungenarealen. Das Thorax-CT ist zudem ein optimales Tool, um Differenzialdiagnosen auszuschließen (wie einen Pneumothorax, eine Pneumonie, einen Pleuraerguss und eine Aortendissektion).
- **Perfusions- und Ventilationsszintigrafie**: Ventilations- und Perfusionsszintigrafie sind nichtinvasiv und haben eine geringe Strahlenbelastung. Ein Normalbefund schließt eine Lungenembolie mit hoher Wahrscheinlichkeit aus (negativer Vorhersagewert bis zu 98 %). Diese Methode ist an vielen kleinen Krankenhäusern nicht verfügbar und wird dank der schnellen Verfügbarkeit eines CT nur noch selten durchgeführt.
- **Pulmonalisangiografie**: Die Pulmonalisangiografie, heute überwiegend als digitale Subtraktionsangiografie durchgeführt, stellte vor allem früher die Referenzmethode in der Diagnostik einer Lungenembolie dar. Durch die schnelle Verfügbarkeit des Spiral-CT hat sie ihren Stellenwert weitgehend verloren.

Ein konventionelles Röntgenbild des Thorax ist in der Regel nicht hilfreich in der Diagnostik der Lungenembolie.

Differenzialdiagnosen zur Lungenembolie sind:

- Myokardinfarkt
- maligne Arrhythmien
- Perikardtamponade, Perikarditis
- Pneumothorax
- Pneumonie, Pleuraerguss
- akute Aortendissektion
- Interkostalneuralgie

FRAGE

Sehr gut! Diese Patientin hatte tatsächlich eine Lungenembolie. Wie sehen Ihre **Erstmaßnahmen** aus?

Antwort Zunächst geht es um die Sicherung der Vitalfunktionen. Dazu gehören primär **Sauerstoffgabe** und **Oberkörperhochlagerung** der Patientin. Die Atemarbeit wird erleichtert und das Sauerstoffangebot erhöht. Die Patientin muss auf eine Intensivstation verlegt und monitorisiert werden. Die Anlage einer Arterienkanüle zur invasiven Blutdrucküberwachung und Abnahme

Tab. 3.1 Einteilung der Lungenembolie nach Grosser

Stadium	I	II	III	IV
Klinik	leichte Dyspnoe und thorakale Schmerzen	akute Dyspnoe, Tachypnoe, Tachykardie, thorakale Schmerzen	akute schwere Dyspnoe, Unruhe, Zyanose, thorakale Schmerzen, evtl. Synkope	kardialer Schock, evtl. Reanimation
Arterieller Druck	normal	leicht erniedrigt	niedrig	Schock
MPAP	normal	normal bis leicht erhöht	25–30 mmHg	> 30 mmHg
PaO_2	> 80 mmHg	70–80 mmHg	60–70 mmHg	< 60 mmHg
Betroffene Gefäße	periphere Äste	Segmentarterien	pulmonalarterieller Ast (> 50 % der Lungenstrombahn)	Hauptstamm, mehrere Lappenarterien (> 66 % der Lungenstrombahn)

arterieller Blutgasen ist sinnvoll. **Opiate** (z. B. Morphin) erhöhen die Atemantriebsschwelle für CO_2 und lindern die Dyspnoe. Sie wirken zudem sedierend. Benzodiazepine (Diazepam, Midazolam) wirken ebenfalls sedierend und anxiolytisch. Sie sind nur in geringem Ausmaß kardiodepressiv, dürfen jedoch vor allem in Kombination mit Opiaten wegen der Gefahr der Atemdepression nur mit Bedacht und unter laufendem Monitoring eingesetzt werden. Ein sofortiger Therapiebeginn mit Heparin ist indiziert. Je nach Kreislaufsituation kann der Einsatz von Katecholaminen zur Schockbekämpfung erforderlich werden. Bei einer respiratorischen Insuffizienz sind Intubation und Beatmung indiziert.

FRAGE

Welche **Stadien** der Lungenembolie sind Ihnen bekannt?

Antwort Lungenembolien werden meist nach Grosser in vier Stadien eingeteilt (➤ Tab. 3.1), die sich an der **Klinik**, dem **arteriellen** und **pulmonalarteriellen Druck**, dem **Sauerstoffpartialdruck des Bluts** sowie dem Ausmaß der **Verlegung der pulmonalen Strombahn** orientieren.

FRAGE

Wie **therapieren** Sie eine Lungenembolie nach Abschluss der Erstmaßnahmen?

Antwort Ziele der Therapie sind die hämodynamische Stabilisierung, das Verhindern eines Thrombuswachstums und eine Rekanalisation der embolisierten Gefäße. Die Therapie richtet sich nach dem Stadium der Lungenembolie.

Stadium I und II:

- Heparisierung mit Heparin 5.000–10.000 IE als Bolus, danach Dauerperfusor mit 800–1.200 IE/h (Ziel-PTT 1,5- bis 2-fache des normalen Werts)
- Kontrollierte Volumengabe zur Erhöhung der rechtsventrikulären Vorlast
- Nitroperfusor zur Reduktion des pulmonalarteriellen Drucks und bei massiv gestauten Halsvenen (nur bei normalen Blutdruckwerten)

- Katecholamingabe
- leichte Mobilisation bei fehlender Rechtsherzbelastung
- Umstellung des Heparins auf Rivaroxaban nach einigen Tagen

Stadium III und IV:

- systemische Lysetherapie
- Schockbehandlung
- prolongierte Reanimation bei Kreislaufstillstand
- absolute Bettruhe

Eine Lyse wird mit **Streptokinase**, **Urokinase** oder **rt-PA** (**R**ecombined **T**issue **P**lasmin **A**ctivating **F**actor) durchgeführt. rt-PA scheint vor allem bei fulminanten Embolien von Vorteil zu sein. Vor einer Lyse sollte ein Type & Screen erfolgen, damit schnell Erythrozytenkonzentrate bei Blutungskomplikationen verfügbar wären.

Die Lyse **reduziert** die **Thrombusmasse** in der pulmonalarteriellen Strombahn und senkt somit die Rechtsherzbelastung. Eine notfallmäßige **interventionelle** oder **operative Therapie** kann indiziert sein, wenn die systemische Lyse erfolglos bleibt. Die interventionelle Therapie besteht aus einer **kathetergestützten Thrombusfragmentation**, ggf. in **Kombination mit einer lokalen Lyse** und einer Embolektomie mit einem Saugkatheter ausgehend von der V. femoralis. **Operativ** erfolgt eine Embolektomie in der Regel unter Einsatz der **Herz-Lungen-Maschine**. Im Anschluss an die Akuttherapie der Lungenembolie erfolgt eine orale Antikoagulation mit Cumarinderivaten über mindestens 6 Monate. Ein Vena-cava-Schirm (Greenfield- oder Mobin-Uddin-Schirm) wird aufgrund der Möglichkeit eines Auftretens schwerwiegender Komplikationen nur noch selten implantiert.

MERKE Eine systemische Lysetherapie führt in 2 % der Fälle zu spontanen intrazerebralen Blutungen, bei postoperativen Patienten in 20 % d. F. zu schweren Nachblutungen!

FRAGE

Was ist das **D-Dimer** und wie werten Sie es?

Antwort Das D-Dimer ist ein **Fibrinspaltprodukt** des Fibrins durch Plasmin. Ein Anstieg des D-Dimers im Plasma entsteht durch eine Aktivierung der Blutgerinnung und der darauffolgenden Fibrinolyse. Deshalb findet sich ein erhöhter D-Dimer-Spiegel bei einer Vielzahl verschiedener Krankheitsbilder wie bei Lungenembolien, disseminierter intravasaler Gerinnung und Venenthrombosen, aber auch bei fibrinolytischen Therapien. Gesunde Menschen haben in der Regel eine D-Dimer-Konzentration im Plasma von < 0,4 mg/l. Normwerte sind in der Regel Ausdruck eines dynamischen Gleichgewichts zwischen Gerinnung und Fibrinolyse. Das D-Dimer ist somit eine hoch empfindliche Messgröße, die bereits bei schwachen oder lokal begrenzten fibrinolytischen Aktivitäten erhöht ist. Das D-Dimer sollte bestimmt werden bei Verdacht auf:

- Lungenembolie
- Thrombose
- Verbrauchskoagulopathie

Ein negatives Ergebnis schließt bei entsprechendem klinischem Verdacht eine Lungenembolie bzw. eine Thrombose mit 97-prozentiger Wahrscheinlichkeit aus.

FRAGE
Kennen Sie noch andere Ursachen, die eine Erhöhung des D-Dimer bewirken können?

Antwort Das **D-Dimer** besitzt eine **hohe Sensibilität**, jedoch eine **geringe Spezifität**. Das bedeutet, dass auch andere Erkrankungen einen erhöhten D-Dimer auslösen können wie:

- Leukämien
- Sepsis
- Tumoren (v. a. Ovarialkarzinom, Lungentumoren)
- Komplikationen während der Schwangerschaft
- intra- und postoperativ
- Abstoßungskrisen nach Transplantationen
- körperlicher und seelischer Stress

3.2 Polytrauma

FRAGE
Wie definieren Sie den Begriff **„Polytrauma"**?

Antwort Unter einem Polytrauma versteht man eine **Verletzung mehrerer Organe** oder **Körperteile**, wobei mindestens eine Verletzung oder die Kombination mehrerer Verletzungen potenziell **lebensbedrohlich** ist. Davon zu unterscheiden sind **Mehrfachverletzungen**, bei denen die Vitalfunktionen **nicht** lebensbedrohlich gestört sind, wozu es aber im weiteren Verlauf, z. B. als Folge einer Sepsis oder eines ARDS, kommen kann.

FRAGE
Kennen Sie eine **Schweregradeinteilung** bei Polytraumen?

Antwort Man unterteilt Polytraumen in drei Schweregrade nach Schweiberer (➤ Tab. 3.2):

FRAGE
Worin sehen Sie die **größten Gefahren** für einen Patienten mit einem Polytrauma?

PLUS
Für einen polytraumatisierten Patienten mit einer Körpertemperatur unter 33 °C liegt die Letalität bei fast 100 %!

Antwort Man muss zwischen Problemen der Akutphase und Komplikationen in der Spätphase eines Polytraumas unterscheiden. **Komplikationen** in der **Akutphase** sind:

Tab. 3.2 Einteilung der Schweregrade eines Polytraumas nach Schweiberer

Schweregrad I	• mäßig verletzter Patient • normaler arterieller pO_2 • keine Schocksymptomatik, geringe Letalität • z. B. leichtes gedecktes Schädel-Hirn-Trauma kombiniert mit Extremitätenfrakturen und/oder stabilen Frakturen des Achsenskeletts (Becken, Wirbelsäule), kleinere Wunden und Weichteildefekte
Schweregrad II	• schwer verletzter Patient ohne akute vitale Bedrohung • Zeichen eines leichten hämorrhagischen Schocks, Blutverlust bis zu 25 % des zirkulierenden Volumens leicht erniedrigter arterieller pO_2 • z. B. Schädel-Hirn-Trauma II. Grades in Kombination mit offenen oder Trümmerfrakturen der Extremitäten, komplexe Beckenfrakturen, instabile Wirbelsäulenfrakturen, ausgedehnte Wunden und Weichteilverletzungen • Letalität 5–10 %
Schweregrad III	• lebensbedrohlich verletzter, meist bewusstloser Patient • geschätzter Blutverlust des zirkulierenden Blutvolumens bis 50 % und darüber → schwerer hämorrhagischer Schock, arterieller $pO_2 < 60$ mmHg • z. B. Schädel-Hirn-Trauma III. Grades, schweres Thorax- und/oder Bauchtrauma häufig in Kombination mit komplizierten Frakturen, Wunden mit starker Blutung • Letalität 30 % und mehr

- hämorrhagischer Schock durch hohen Blutverlust (z. B. nach Leber-, Milz- und Aortenrupturen, Beckenringfrakturen, Aortendissektion etc.)
- spinaler Schock (Verletzung des Rückenmarks, Verletzungen von epi- und subduralen Gefäßen → periphere Vasodilatation durch Sympathikusblockade)
- intrakranielle Blutungen nach Schädel-Hirn-Trauma
- Thoraxverletzungen mit Bronchus- oder Tracheaabriss sowie Verletzung größerer thorakaler Gefäße oder des Herzens, Pneumothorax, Spannungspneumothorax
- Perikardtamponade und Arrhythmien (Herzkontusion)
- Elektrolytveränderungen und Gerinnungsstörungen
- Hypothermie (beinahe jeder polytraumatisierte Patient ist unterkühlt!)

Komplikationen in der **Spätphase** eines Polytraumas sind:

- pulmonale Komplikationen (ARDS = Acute Respiratory Distress Syndrome)
- Hirnödem nach Schädel-Hirn-Trauma
- Gerinnungsstörungen durch Verbrauchskoagulopathie
- sekundäres Nierenversagen (Therapie: ausreichende Volumentherapie, evtl. Gabe von Aldosteronantagonisten!)
- Stoffwechselveränderungen (verminderte Glukosetoleranz, erhöhter Katabolismus)

Diese Komplikationen werden auch als „Zweitkrankheit“ des Polytraumas bezeichnet.

MERKE

Bei einem Polytrauma geht es bei der Erstversorgung zunächst um die Erhaltung der Vitalfunktionen (ABC-Regel). Nach der Akutphase kann es noch einmal zu einer bedrohlichen „Zweitkrankheit" kommen, dazu gehören Schockfolgen (z. B. ARDS, akutes Nierenversagen) und Stoffwechselentgleisungen.

FRAGE

Wie gehen Sie bei der **Erstversorgung** eines Polytraumas im Schockraum vor?

Antwort Wichtig ist bei der Erstversorgung von polytraumatisierten Patienten eine interdisziplinäre Zusammenarbeit der Chirurgen und Unfallchirurgen mit Radiologen, Anästhesisten, Neurochirurgen und gegebenenfalls anderen Fachdisziplinen wie z. B. den Gesichts- und Kieferchirurgen oder den Urologen. Priorität hat zunächst die **Sicherung der Vitalfunktionen**. Dabei wird weiterhin nach der ABC-Regel vorgegangen. „A" steht dabei für Airway = Atemweg, „B" für Breathing = Atmung und „C" für Circulation = Kreislauf. Die Maßnahmen erfolgen meist parallel, sollten Hand in Hand laufen und umfassen folgende Aktionen.

- **Intubation und Beatmung, Auskultation, CO_2-Messung, endotracheales Absaugen** über den liegenden Tubus (Aspiration? Blut? → Lungenkontusion, Bronchusabriss, Hämatopneumothorax etc.)
- großzügiger **Volumenersatz**, eventuell **Katecholamingabe** zur Stabilisierung der Herz-Kreislauf-Verhältnisse (Anlage großlumiger venöser Zugänge!), evtl. Bluttransfusionen („Schockblut" = 0 neg. Konserven)
- Thoraxdrainage bei Pneumothorax
- **Abdomen-Sonografie** (freie Flüssigkeit, schlechtes Hb und instabiler Kreislauf? → sofortige explorative Laparotomie)
- **invasives Monitoring** (arterielle Blutdruckmessung, zentraler Venenkatheter [evtl. Shaldon-Katheter], Dauerkatheter)
- **Röntgendiagnostik** (CT-Schädel und -HWS, Thorax, restliche Wirbelsäule, Becken, ggf. Extremitäten, ggf. CT-Thorax und -Abdomen)
- Sinnvoll ist es, möglichst viele Informationen über den Schwerverletzten (Verletzungsmuster) vom Rettungsteam zu erhalten, um alle Kollegen vor dem Eintreffen des Patienten informieren zu können, um Infusionen und das Beatmungssystem vorzubereiten, das Ultraschallgerät schon zu starten und eventuell eine OP vorzubereiten.

PLUS

Bei der Reanimation geht man seit 2010 nicht mehr nach der ABC-Regel vor. Neu heißt es „CAB" für Circulation, Airway, Breathing (Kreislauf, Atemwege, Beatmung)!

FRAGE

Sie sprachen das Thema **Hypothermie** an. Mit welchen **Folgen** rechnen Sie durch Hypothermie?

Antwort Hypothermie führt zu schwerwiegenden Komplikationen durch ihre Wirkung auf verschiedene Organsysteme:

- **Herz/Kreislauf** → Bradykardie, Hypotonie, < 30 °C Rhythmusstörungen, zwischen 20 und 30 °C schwer therapierbares Kammerflimmern
- **Atmung** → mit zunehmender Hypothermie sinken die Atemfrequenz und das Tidalvolumen; ab ca. 24 °C tritt eine Apnoe auf

- **ZNS** → die abfallende Körpertemperatur dämpft das ZNS, bei 33 °C Bewusstseinsstörungen, bei 30 °C Bewusstlosigkeit
- **Gerinnung** (→ > 33 °C Störung der Thrombozytenadhäsion und -aggregation, < 33 °C relevante Beeinträchtigung der plasmatischen Gerinnung)

FALLBEISPIEL

Ein 23-jähriger Mann ist auf einer Landstraße mit dem Motorrad frontal in den Gegenverkehr gerast. An der Unfallstelle ist er leicht tachykard und ein wenig blass, scheint aber erstaunlicherweise keine schweren Verletzungen zu haben. Die Lunge ist beidseits belüftet und das Abdomen weich. Er ist wach und ansprechbar und bewegt alle Extremitäten. Er wird mit dem Rettungsdienst in das nächstgelegene Krankenhaus gebracht. Beim Eintreffen dort wird er plötzlich instabil. Der Puls schnellt nach oben bis auf 180 Schläge pro Minute, der Blutdruck ist nicht mehr messbar. Über der linken Thoraxhälfte kann man kein Atemgeräusch auskultieren. Mit dem Ultraschall sehen Sie Blut im Thorax. Es wird eine Thoraxdrainage gelegt und innerhalb von 2 Minuten laufen schwallartig ca. 2 l Blut ab. Daraufhin wird die Thoraxdrainage abgeklemmt. In der Zwischenzeit wurde der Rettungshubschrauber bestellt, auf dem Sie stationiert sind, um den Patienten in ein Krankenhaus der Maximalversorgung zu transportieren. Sie finden einen extrem bleichen Patienten im Kreislaufstillstand. Der Patient wird reanimiert.

FRAGE

An welche Diagnose denken Sie?

Antwort

Der Patient hat eindeutig einen Kreislaufstillstand durch einen **hämorrhagischen Schock.** Da er primär an der Unfallstelle und während des Transports noch kreislaufstabil war, könnte es sich um ein **zweizeitiges Blutungsereignis** handeln. Dass der Patient bei einem solch **massiven Trauma** keine Verletzung haben soll, ist fast ausgeschlossen. Sehr wahrscheinlich liegt in diesem Fall eine **zweizeitige Aortenruptur** vor. Die Blutung ist möglicherweise anfänglich durch die Adventitia und die Pleura noch gebremst worden. Irgendwann haben diese Barrieren nicht mehr standgehalten und es kam zu einer massiven intrathorakalen Blutung. Chancen, den Patienten noch zu retten, gibt es praktisch keine.

FALLBEISPIEL

Ich möchte Ihnen von einem interessanten Fall berichten: Eine 84-jährige Patientin mit osteoporotischen Wirbelkörpereinbrüchen L2–L4 und massiven Schmerzen stellt sich beim Neurochirurgen vor. Dieser führt bei der Patientin eine **Vertebroplastie** durch. Die Patientin war wegen einer zerebrovaskulären Insuffizienz oral antikoaguliert. Der aktuelle Quick-Wert beträgt 44 %. Der Anästhesist lehnt eine Spinalanästhesie ab und informiert den operativen Kollegen über die Gerinnungssituation. Dieser möchte die Operation trotzdem durchführen. Die Patientin ist sehr blass, obwohl das Ausgangs-Hb bei luxuriösen 13,8 g/dl liegt. Die Operation und die Narkose verlaufen weitgehend unauffällig. Einmalig tritt eine kurze Blutung bei der Vertebroplastie in Höhe L2 links auf, die aber durch Kompression schnell sistiert. Postoperativ wird die Patientin in den Aufwachraum verlegt. Dort verbleibt sie etwa 2 Stunden mit stabilen Vitalparametern, ist aber noch sehr müde. Dann erleidet sie einen plötzlichen Blutdruckabfall, der nur kurzzeitig mit Ephedrin behoben werden kann.

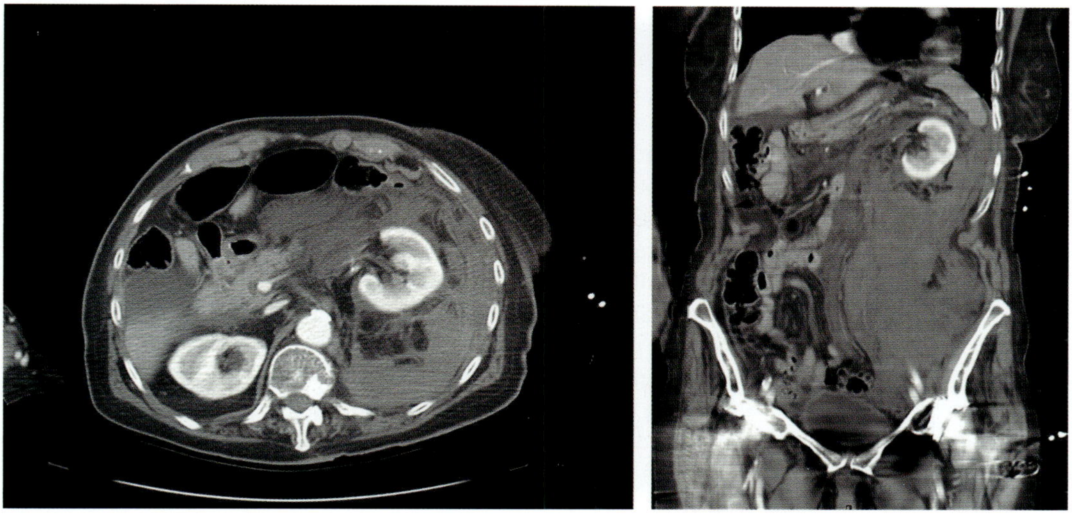

Abb. 3.1 CT der Patientin [T769]

Die Patientin wird schließlich auf die Intensivstation verlegt und mit einer Arterienkanüle versorgt. Sie benötigt Noradrenalin in hohen Dosen. Es wird ein Hb bestimmt. Dieses liegt bei 6,8 g/dl. Die Patientin wird sofort ins CT gefahren, das folgende Bilder liefert (➤ Abb. 3.1).

FRAGE

Was ist passiert? Was sehen Sie auf dem CT?

Antwort Der klinische Verlauf und der Hb-Abfall sprechen für ein Blutungsereignis. Im CT sieht man ein massives **retroperitoneales Hämatom** vom Becken bis unter das Diaphragma. Die linke Niere ist durch das Hämatom nach ventral verdrängt worden, ebenso die intraperitonealen Organe. Der Magen ist komplett aus dem Bauchraum in den Thorax verdrängt und befindet sich als Upside-Down-Magen im Thorax. **Blutungsquelle** ist vermutlich ein paravertebrales Gefäß auf Höhe des zweiten Lendenwirbels links, wo es während der Operation zu einer Blutung gekommen ist. Um die Blutung zu stillen, müsste eine sofortige Revision erfolgen. Die Patientin benötigt Erythrozytenkonzentrate und eine sofortige operative Revision mit Blutstillung.

FALLBEISPIEL

Eine junge Frau hat mit dem Pkw einen Selbstunfall gehabt und ist frontal gegen einen Baum gefahren. Im Auto saßen noch zwei weitere Personen. An der Unfallstelle sind Trümmerteile des Autos verteilt. Die Fahrertür lässt sich nicht öffnen, und die Feuerwehr hat schon mit der Bergung begonnen. Passanten vervollständigen das Chaos. Die Fahrerin ist bewusstlos und blutet aus der Nase und aus einem Ohr. Die Atmung ist tachypnoisch und flach, die Haut blass. Der Beifahrer ist ebenfalls sehr blass und gibt Schmerzen im Brustkorb an. Zudem sind seine Beine zwischen Armaturenbrett und Sitz eingeklemmt. Der ca. 12-jährige Junge auf der Rückbank hat anscheinend mehr Glück gehabt. Auch er ist blass, gibt nur Schmerzen am Unterarm an, der Ihnen merkwürdig deformiert erscheint.

FRAGE
Was machen Sie als Notarzt?

PLUS
Ein Larynxtubus kann auch in sitzender Position eingeführt werden. Er ist gut geeignet, um im Notfall (Reanimation, respiratorische Insuffizienz etc.) die Atemwege schnell und einfach zu sichern und daher optimal für den Einsatz im Rettungsdienst.

Antwort An einem Unfallort mit mehreren Verletzten ist die Koordination des Vorgehens extrem wichtig. Je nach Ausmaß der Verletzungen ist es gelegentlich nötig, weitere Hilfe anzufordern. Wichtig ist zudem, sich an ein bestimmtes Schema zu halten:

- **Sicherung der Unfallstelle** (Eigen- und Fremdschutz), **Kontaktaufnahme mit dem Einsatzleiter** der Feuerwehr
- **Triage** (Schweregrad der Verletzungen der verschiedenen Personen, Reihenfolge der Versorgung der Verletzten, Zielkrankenhäuser bestimmen und informieren)
- **Prüfung und Sicherung der Vitalfunktionen des Verletzten** (ABC!), parallel dazu evtl. Erhebung einer kurzen **Unfallanamnese** (Geschwindigkeit?) mithilfe von Zeugen zur Einschätzung von Verletzungsmustern
- **Bodycheck** von maximal 2–3 Minuten Dauer mit besonderem Augenmerk auf Bewusstsein (Schädel-Hirn-Trauma), Thorax- und Beckenstabilität, abdominelle Schmerzen, offene Wunden, Schmerzen im Verlauf der Wirbelsäule und neurologische Ausfälle
- parallel eventuell schon **Anlage von großlumigen peripheren Venenkathetern**
- **Bergung** der Verletzten mit Hilfsmaterial (Schaufelbahre, Rettungsbrett, Rettungskorsett, Halskragen, etc.)
- **Sicherung der Atemwege** (Esmarch-Handgriff), evtl. Einführen eines Larynxtubus oder Intubation (in der Regel erst nach der Bergung)
- **Reposition und Ruhigstellung von Frakturen**, evtl. **Verbandsanlage bei Blutungen**

Anschließend sollte der **Transport in eine geeignete Klinik** erfolgen. Das Personal im Zielkrankenhaus wird nach Möglichkeit über Art und Ausmaß der Verletzungen informiert, um die notwendigen Vorbereitungen für eine optimale Versorgung des Patienten treffen zu können. Zudem muss ein OP-Saal reserviert werden, falls es einer sofortigen operativen Intervention bedarf.

FRAGE
Wann, denken Sie, ist es sinnvoll, einen der Verunfallten zu intubieren?

PLUS
Die Intubation und anschließende Beatmung dient der Sicherung der Atemwege und der ausreichenden Oxygenation, um bleibenden Organschäden vorzubeugen!

Antwort Die Entscheidung, einen Verunfallten **am Unfallort zu intubieren**, ist nicht immer einfach zu treffen, da man **an der Unfallstelle** immer **erschwerte Bedingungen** antrifft (erschwerte Lagerung, evtl. schwierige Atemwege insbesondere nach Verletzungen im Gesichtsbereich). Dennoch gibt es dringende Gründe, einen Patienten noch am Unfallort zu intubieren, wie:

- Polytrauma
- tiefe Bewusstlosigkeit (GCS < 8 → Aspirationsrisiko)
- Thoraxtrauma mit respiratorischer Insuffizienz (paradoxe Atmung, Sauerstoffsättigungsabfall)
- schweres Abdominaltrauma (abdominelles Kompartmentsyndrom → Zwerchfellhochstand)
- Schädel-Hirn-Trauma
- hämorrhagischer Schock
- schwere Gesichts- und Halsverletzungen (Blutaspiration, mögliches Anschwellen und Verlegung der Atemwege)

FRAGE

Sie erwähnten das **abdominelle Kompartmentsyndrom**. Was habe ich mir darunter vorzustellen?

Antwort Der intraabdominelle Druck liegt physiologischerweise zwischen 0–5 mmHg. Er ist atemabhängig, d. h. er ist während der Inspiration höher als in der Exspiration. Ab einer **intraabdominellen Druckerhöhung** von mehr als **20 mmHg** ist von einem abdominellen Kompartmentsyndrom auszugehen. Dabei sinken sowohl die arterielle Perfusion der intraabdominellen Organe wie auch der venöse Abfluss über die V. cava inferior. Durch diesen Mechanismus kann es zu einer schweren **Minderperfusion der Bauchorgane**, v. a. der Nieren kommen. Durch den verminderten venösen kardialen Rückfluss **sinkt das Herzzeitvolumen**. Die Volumenzunahme des Abdomens führt zum **Zwerchfellhochstand** und zu einer **pulmonalen Minderbelüftung** (→ basale Atelektasen). Die Atemzugvolumina sinken. Der Patient kompensiert dies anfänglich mit einer Tachypnoe, erschöpft sich meist jedoch schnell. Es resultieren **respiratorische Insuffizienz** und **Azidose**. Durch die nach intrathorakal fortgeleitete Druckerhöhung kommt es zu einem Rückstau in die Vv. jugulares, was zu einem **Anstieg des intrazerebralen Drucks** und Hirnödem führen kann. Ein abdominelles Kompartmentsyndrom sollte schnellstmöglich therapiert werden, um einem Multiorganversagen entgegenzuwirken.

PLUS

Arterieller Perfusionsdruck (APP) = mittlerer arterieller Druck (MAP) – intraabdomineller Druck (IAP) (normal > 80 mmHg, sollte nicht < 50 mmHg liegen)

Ursachen für ein abdominelles Kompartmentsyndrom können sein:
- intraabdominelle und retroperitoneale Blutungen
- Ileus (prall gefüllte und geblähte Darmschlingen)
- Aszites, große Tumoren
- Peritonitis, Verletzungen oder Verbrennungen im Bereich der Bauchwand

FRAGE

Wie kann ich den **intraabdominellen Druck messen**?

Antwort

Die direkte Messung mittels einer Messsonde durch die Bauchwand hat man wegen Infektions- und Darmperforationsgefahr verlassen. In der Regel erfolgt die Messung **intravesikal.** Zuerst wird die Harnblase völlig entleert. Danach

Tab. 3.3 Glasgow Coma Scale [F643]

Reaktion	Glasgow Coma Scale	Punkte
Augen öffnen	spontan	4
	auf Ansprechen	3
	auf Schmerzreiz	2
	kein Augen öffnen	1
Motorik	Bewegung auf Aufforderung	6
	gezielte Reaktion auf Schmerzreize	5
	Beugebewegungen auf Schmerzreize	4
	Beugesynergismen spontan und auf Schmerzreize	3
	Strecksynergismen spontan und auf Schmerzreize	2
	keine Bewegungen	1
Verbale Reaktion	Pat. ist orientiert und antwortet auf Fragen	5
	Pat. ist desorientiert, antwortet aber auf Fragen	4
	Pat. spricht unzusammenhängende Wörter und Sätze	3
	Pat. spricht unverständliche Wörter	2
	keine verbale Reaktion	1

werden 25 (bis maximal 100) ml isotonische Kochsalzlösung über den Blasenkatheter in die Blase gespritzt. Der Katheter wird als nächstes abgeklemmt und mit einem Druckaufnehmer verbunden, der sich auf Höhe der Symphyse befindet. Die Klemme wird geöffnet und der Druck über den Druckaufnehmer gemessen. Es werden vier Messungen jeweils am Ende der Exspiration vorgenommen. Man dokumentiert den Mittelwert, vorausgesetzt, die Messungen variieren nicht extrem.

FRAGE
Was ist die **Glasgow Coma Scale**?

TIPP
Die Glasgow Coma Scale kann man sich gut selbst herleiten, wenn man sich die drei Kriterien merkt, nach denen der Bewusstseinszustand des Patienten beurteilt wird.

Antwort Die Glasgow Coma Scale (kurz: GCS genannt, ➤ Tab. 3.3) ist ein Kriterium zur Beurteilung der **Vigilanz** eines Patienten. Sie hilft am Unfallort bei der Einschätzung von Art und Schwere der Verletzungen, v. a. bei Schädel-Hirn-Traumen. Weiterhin hilft sie bei der Entscheidungsfindung zur Intubation. Beurteilt werden Augenbewegungen, Motorik und Kontaktaufnahme mit dem Patienten. Die **maximale Punktzahl** beträgt **15**, die **minimale Punktzahl 3 Punkte**.

3.3 Frakturen

FALLBEISPIEL
Ein 23-jähriger Patient hat einen Motorradunfall. Er kommt wach und ansprechbar in die Notaufnahme, ist jedoch blass und tachykard mit einer Frequenz von 140/min. Der Blutdruck liegt bei 82/51 mmHg. Der Notarzt hat beim Bodycheck festgestellt, dass der Patient massive Schmerzen im Bereich des Beckens hat. Ansonsten hat er bei der orientierenden Untersuchung keinerlei Schmerzen angegeben. Im Rettungswagen hat

der Patient 1,5 l Ringeracetat infundiert bekommen. Eine Hb-Kontrolle ergibt einen Wert von 6,3 g/dl. Der INR liegt bei 1,7 und die Thrombozyten betragen 110.000/µl. Der Radiologe findet freie intraabdominelle Flüssigkeit. Nach Anlage eines Blasenkatheters ist der Urin blutig.

FRAGE
An was denken Sie bei der Anamnese und was tun Sie?

Antwort Die Anamnese ist typisch für eine **instabile Beckenfraktur** mit schwerer Blutung. Zunächst wird versucht, den Patienten durch weitere Gabe von **Flüssigkeit** zu stabilisieren, um ihn aus der **Hypovolämie** zu bringen. Zudem benötigt der Verletzte **Erythrozytenkonzentrate**. Sinnvoll ist zudem eine Substitution von gerinnungswirksamen und antifibrinolytischen Substanzen. Man substituiert dabei **Fibrinogen** und **Gerinnungsfaktoren**. Als Antifibrinolytikum kommt Tranexamsäure (1–2 g) zum Einsatz. Der Patient befindet sich im **hämorrhagischen Schock**. Er muss zügig intubiert werden und es bedarf einer Notfallversorgung der Fraktur. Dafür bieten sich folgende Möglichkeiten:

- externe Kompression
- **Beckenzwinge**
- Fixateur externe
- Tamponade
- Angiografie und Embolisation

In modernen Schockräumen kann mittlerweile auch operiert werden. Die Beckenzwinge bietet eine schnelle Kompression und Stabilisierung von Beckenfrakturen. Weitere diagnostische und therapeutische Maßnahmen sind danach gut möglich. Sie ist CT- und MRI-tauglich und behindert weder bei einer Laparotomie, noch bei der Versorgung proximaler Femurfrakturen.

FRAGE
Ein Patient mit einer **Oberschenkelfraktur** kommt mit dem Rettungsdienst in die Notaufnahme. Die Fraktur ist **drittgradig offen**. Wie gehen Sie vor?

Antwort Durch eine offene Oberschenkelfraktur kann es zu einer massiven Blutung und zum hämorrhagischen Schock kommen. Nach Monitorisierung des Patienten zielen die ersten Aktionen auf den **Erhalt der Vitalfunktionen**. Danach sollte der Patient zügig ein **Antibiotikum** bekommen, um einer Infektion vorzubeugen. Auf Reserveantibiotika sollte dabei unbedingt verzichtet werden. Im Anschluss erfolgt die **Diagnostik**. Falls es sich um eine isolierte Verletzung des Oberschenkels handelt, reichen konventionelle Röntgenaufnahmen des Femurs unter Einbeziehung der sich anschließenden Gelenke. Im Anschluss erfolgt die operative Versorgung, in der Regel mit einem Fixateur externe bei ausgedehnten Weichteilverletzungen oder mit einem Marknagel.

FRAGE

Wir bleiben beim Thema „offene Frakturen". Was ist eine offene Fraktur und wie werden **offene Frakturen** eingeteilt?

Antwort Bei einer offenen Fraktur handelt es sich um eine Fraktur, bei der zusätzlich eine offene Wunde mit einem mehr oder weniger großen Weichteildefekt und/oder Gefäßverletzungen vorliegt. Bei der Einteilung der offenen Frakturen gibt es verschiedene Klassifikationen, die weitgehend ähnlich sind und sich an der Morphologie der **offenen Fraktur** bezüglich des **Weichteilschadens** orientieren (➤ Tab. 3.4):

Außer der Einteilung nach Tscherne und Oestern existieren weitere Einteilungen von Gustilo und Anderson und der AO (Arbeitsgemeinschaft für Osteosynthesefragen).

Tab. 3.4 Einteilung der offenen Frakturen nach Tscherne und Oestern [G351]

Grad	Klinik
I	Durchspießung der Haut von innen, unbedeutende Verschmutzung, einfache Frakturform
II	Durchtrennung der Haut, umschriebene Haut- und Weichteilkontusion, mittelschwere Kontamination, alle Frakturformen
III	ausgedehnte Weichteildestruktionen, häufig Gefäß- und Nervenverletzungen, starke Wundkontamination, ausgedehnte Knochenzertrümmerung
IV	subtotale Amputation, wobei weniger als ¼ des Weichteilmantels intakt ist und ausgedehnte Verletzungen von Nerven- und Blutgefäßen vorliegen

FRAGE

Haben Sie eine ungefähre Vorstellung, wie hoch der **Blutverlust** bei verschiedenen **geschlossenen Frakturen** sein kann?

Antwort Blutverluste bei Frakturen von Extremitäten werden durch den umgebenden Weichteilmantel weitgehend begrenzt. Daher ist der Verlust bei Extremitätenfrakturen in der Regel sehr viel geringer als bei Beckenringfrakturen oder nach schweren thorakalen oder abdominellen Traumen (➤ Tab. 3.5).

Tab. 3.5 Quantitative Einschätzung von Blutverlusten nach Burri

Beckenringfraktur	bis 5.000 ml
Oberschenkelfraktur	bis 2.000 ml
Unterschenkelfraktur	bis 1.000 ml
Armfraktur	bis 800 ml

3.4 Verbrennungen

FALLBEISPIEL

Nach einem Brand wird ein 63-Jähriger bewusstlos aus einem Haus geborgen. Er atmet flach, hat einen GCS von 3 und ist hypoton. Er hat mehrere zweit- bis drittgradige Verbrennungen. Die Haut erscheint blass, aber nicht zyanotisch. Vom Rettungsdienst hat der Patient Sauerstoff über eine Maske erhalten.

FRAGE

Worin sehen Sie Gefahren für den Patienten?

Antwort Der Patient hat eine **Rauchgasintoxikation** (Kohlenmonoxid!) erlitten. Einerseits werden die Pneumozyten direkt durch die inhalierten Rauchpartikel geschädigt. Andererseits besitzt Kohlenmonoxid eine höhere Affinität zum Hämoglobin als Sauerstoff. Der Sauerstoff wird an seiner Bindungsstelle von Kohlenmonoxid verdrängt. Dies führt zu einer Hypoxie. Im weiteren Verlauf drohen zudem ein toxisches **Lungenödem** und ein **ARDS** (Acute Respiratory Distress Syndrome). Prophylaktisch gibt man deshalb ein Kortison-Dosieraerosol. Von entscheidender Wichtigkeit ist zudem eine Beatmung mit ca. 80 % Sauerstoff, um das Kohlenmonoxid aus seiner Bindung an den Erythrozyten zu verdrängen. Der Patient muss intubiert und maschinell beatmet werden, sinnvollerweise mit einem **PEEP** (**P**ositive **E**nd-**E**xpiratory **P**ressure), um einem ARDS und einem Lungenödem entgegenzuwirken. Trügerisch ist die fehlende Zyanose bei der Rauchgasintoxikation, obwohl eine schwere Hypoxie besteht. Kontrolliert werden Oxygenation, Ventilation und Sauerstoffbedarf des Patienten durch arterielle Blutgasanalysen.

Neben der respiratorischen Problematik ist der Patient durch seine **Verbrennungen** gefährdet. Verbrennungen werden meist prozentual zu hoch, qualitativ jedoch zu niedrig eingeschätzt. Die Brandwunden sollten unter **fließendem Wasser** (Raumtemperatur!) innerhalb der ersten Stunde gekühlt werden. Dies verhindert oder verlangsamt ein Fortschreiten der Verbrennung in tiefere Hautschichten. Nach Abklärung und Stabilisierung der respiratorischen Situation sollte der Patient nach Möglichkeit in eine Spezialklinik für Verbrennungsopfer verlegt werden.

PLUS

Cave! Alte Pulsoxymetrie-Geräte können fälschlicherweise hohe O_2-Werte anzeigen, da nur zwischen desoxygeniertem und Rest-Hb (O_2-Hb, CO-HB, Met-Hb) unterschieden wird. Es gibt mittlerweile moderne Geräte, die eine genaue Differenzierung vornehmen.

MERKE

Sauerstoffkonzentrationen > 80 % bewirken eine pulmonalarterielle Vasokonstriktion und begünstigen die Entstehung von Atelektasen. Zudem ist Sauerstoff in höherer Konzentration über mehrere Stunden toxisch für die Pneumozyten.

FRAGE

Sehr richtig! Wo liegen die Gefahren, wenn man zur **Kühlung eiskaltes Wasser** verwendet?

Antwort Wird zum Kühlen eiskaltes Wasser verwendet, droht eine **Hypothermie**, die zu **Hypoperfusion**, **Gerinnungsstörungen**, **Arrhythmien** und **Wundheilungsstörungen** führen kann.

MERKE Zur Kühlung einer Brandwunde sollte kein eiskaltes Wasser verwendet werden. Bei größeren Brandwunden kann die Kälteexposition zu einer Hypothermie mit schwerwiegenden Folgen führen.

FRAGE
Wie sieht das aus mit **Volumengabe** bei Verbrennungsopfern?

Antwort Durch die Schädigung der Kapillaren verliert der Patient Flüssigkeit. Katecholamine werden hoch dosiert als Stressreaktion ausgeschüttet. Infolgedessen kommt es zu Regulationsstörungen und Minderperfusion verschiedener Organsysteme. Ausreichende **Volumensubstitution** dient der Schockprävention, sollte jedoch andererseits nicht zu hoch ausfallen, um pulmonale Komplikationen zu verhindern.

Nach der **Parkland**- oder der **Baxter-Formel** kann man den Volumenbedarf des Patienten innerhalb der ersten 24 h nach dem Ereignis berechnen:

2–4 ml Ringer-Laktat/kg KG × % verbrannte Körperoberfläche (II.–III.°)(50 % in den ersten 8 h, die restlichen 50 % in den folgenden 16 h)	**Parkland-Formel**
4 ml Ringer-Laktat/kg KG × % verbrannte Körperoberfläche (II.–III.°) in den ersten 24 h	**Baxter-Formel**

Wird die Flüssigkeitsmenge zu hoch gewählt, kann es zu folgenden Sekundärerscheinungen kommen:

- Lungenödem
- Kompartmentsyndrom an den Extremitäten
- abdominelles Kompartmentsyndrom
- erhöhte Tracheostomierate
- höhere Mortalität
- Verlängerung des Krankenhausaufenthalts

FRAGE
Wie können Sie das **Ausmaß** von Verbrennungen einschätzen?

Antwort Das Ausmaß bzw. die Verbrennungsfläche wird anhand der **Neuner-Regel** eingeschätzt (➤ Abb. 3.2).

Bei **Kindern** ist die Verteilung etwas anders. Hier nimmt der Kopf einen weit höheren Prozentsatz der Körperoberfläche ein als beim Erwachsenen.

FRAGE
Kennen Sie die **Gradeinschätzung** von Verbrennungen?

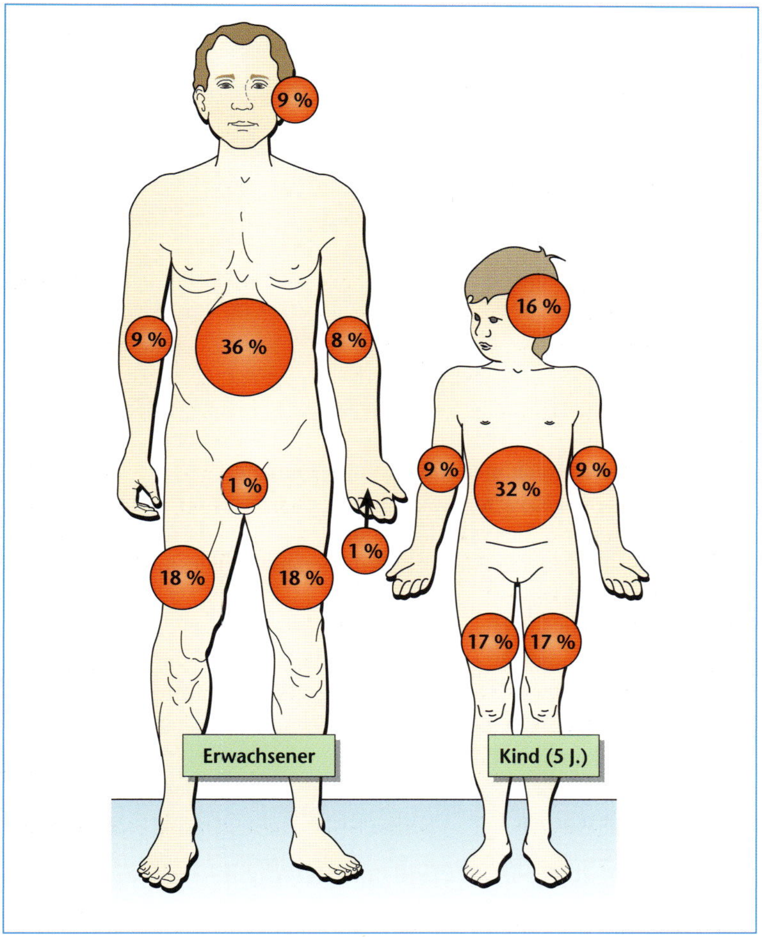

Abb. 3.2 Quantifizierung von Verbrennungen nach der Neuner-Regel [L234]

Antwort Man unterscheidet Verbrennungen Grad I–IV (➤ Tab. 3.6).

PLUS

Der Nadelstich- und der Glasspateltest erlauben eine Einschätzung der Verbrennungstiefe durch die Bestimmung der Schmerzwahrnehmung des Patienten bzw. der Durchblutung der Haut. Je weniger Schmerzen beim Nadelstichtest auftreten und je schlechter die Durchblutung beim Glasspateltest, desto hochgradiger ist die Verbrennung. Ab Grad III treten keine oder nur geringe Schmerzen beim Nadelstichtest auf.

FRAGE

Was versteht man unter dem Begriff **„Verbrennungskrankheit"**?

Antwort Der Begriff „Verbrennungskrankheit" umfasst **Regulationsstörungen** verschiedener **Organe und Organsysteme** infolge größerer, hochgradiger Verbrennungen. Das kann bei Kleinkindern schon ab 8 %, bei Erwachsenen ab etwa 15 % hochgradig (Grad III–IV) verbrannter Körperoberfläche der Fall sein. In den ersten 3 Tagen entsteht durch die **direkte Schädigung der Kapillaren** ein **Kapillarleck**, durch das Wasser ins Interstitium übertritt. Dies führt zu

- einem ausgedehnten **intravasalen Volumendefizit** und einem **Ödem** im Bereich des verbrannten Areals
- **Mikrozirkulationsstörungen**

Tab. 3.6 Einteilung der Verbrennungen

Grad	Klinisches Erscheinungsbild
I	Rötung; oberflächliche Epithelschädigung ohne Zelltod
II	a. Blasenbildung, roter Wundgrund, stark schmerzhaft; Schädigung der Epidermis und oberflächlicher Anteile der Dermis, keine Narbenbildung b. Blasenbildung, heller Wundgrund, schmerzhaft; weitgehende Schädigung der Dermis unter Erhalt der Haarfolikel und Drüsenanhängsel, Narben
III	Epidermisfetzen, nach Reinigung weißer Schorf, geringe bis keine Schmerzen; vollständige Zerstörung von Epidermis und Dermis, Ausbildung von Narben
IV	komplette Nekrose von Dermis und tiefergelegenen Strukturen

- Abfall des Herzzeitvolumens durch Volumenmangel
- **metabolischer Azidose** mit Laktatanstieg (Normwert < 2,4 mmol/l)
- Proteinverlust über die geschädigte Haut
- generalisierten Ödemen durch den reduzierten kolloidosmotischen Druck im Plasma

Es kommt zu einem Circulus vitiosus mit der Folge eines **Volumenmangelschocks** (hypovolämer Schock). Zusätzliche Gefahr droht durch eine **Schwächung der Immunabwehr** (Sepsisgefahr!). Es fallen **Toxine** aus den verbrannten Körperarealen an. Der Körper befindet sich in einer katabolen Stoffwechsellage. In der sekundären Phase der Verbrennungskrankheit werden die Ödeme rückresorbiert. Diese Phase dauert je nach Ausmaß der Verbrennungen mindestens 2–3 Wochen.

FRAGE

Wie **therapieren** Sie einen Patienten mit einer Verbrennungskrankheit?

Antwort Die primäre Therapie richtet sich vor allem auf die **Volumen-, ggf. auch Eiweißsubstitution**. Zudem bedarf der Patient einer intensivmedizinischen Behandlung und eines gezielten Wundmanagements. Der Säure-Basen-Haushalt sollte konstant gehalten, die Ausscheidung genau kontrolliert und Kalorien parenteral und/oder enteral zugeführt werden. Wichtig sind zudem **Thrombose- und Ulkusprophylaxe**.

3.5 Akutes Abdomen

FRAGE

Was habe ich mir unter einem akuten Abdomen vorzustellen?

Antwort Bei einem akuten Abdomen handelt es sich um die akute Manifestation von Erkrankungen des Bauchraums. Davon abgegrenzt werden Erkrankungen, die sich in den Bauchraum projizieren und die das Bild eines akuten Abdomens vortäuschen können. **Ätiopathogenetisch** kommen verschiedene Erkrankungen infrage (➤ Abb. 3.3), z. B.:

- **Entzündungen**: z. B. Appendizitis, Cholezystitis, Sigmadivertikulitis (→ Peritonitis)
- **Perforation eines Hohlorgans**: z. B. Magen- oder Duodenalulkus, Sigmadivertikel
- **Verschluss eines Hohlorgans**: z. B. mechanischer Ileus, Verschluss des Ductus choledochus
- **Durchblutungsstörungen**: z. B. Mesenterialinfarkt, Strangulationsileus, Invagination
- **intraabdominelle Blutungen**
- **Trauma**
- **retroperitoneale Erkrankungen**: z. B. Nierenstau bei Verschluss des Ureters durch einen Stein, Niereninfarkt, Adnexitis, Extrauteringravidität, stielgedrehte Ovarialzyste, Pankreatitis

MERKE

Extraabdominelle Erkrankungen wie Herzinfarkt, Pneumonie, Diabetes mellitus und ein Diskusprolaps können das Bild eines akuten Abdomens imitieren.

FRAGE

Wie muss ich mir die **Klinik** eines akuten Abdomens vorstellen?

Antwort Leitsymptome sind **abdominelle Schmerzen**, **Übelkeit** und **Erbrechen**. Der Allgemeinzustand ist mäßig bis stark reduziert. Unbehandelt kommt es je nach Ätiologie zu einem septischen Schock, bei Blutungen zum hämorrhagischen Schock. Bei der körperlichen Untersuchung des Patienten **(Palpation**, **Perkussion** und **Auskultation** des Abdomens) lassen sich je nach Ätiopathogenese folgende Befunde feststellen:

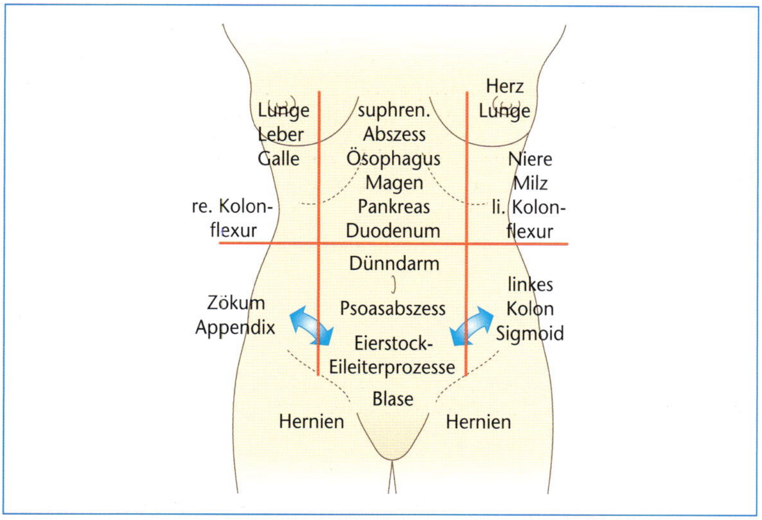

Abb. 3.3 Schmerzlokalisation bei akutem Abdomen [L234]

- bretthartes Bauchdecke mit Abwehrspannung
- intraabdominelle, oft kolikartige Schmerzen
- Resistenzen
- hoch gestellte, klingende Darmgeräusche (mechanischer Ileus, Perforation eines Hohlorgans)
- fehlende Peristaltik („Totenstille" bei paralytischem Ileus oder bei Mesenterialinfarkt)
- Narben (Bridenileus?)
- Vorwölbungen bei inkarzerierter Hernie
- Vorwölbung der Flanken bei retroperitonealen Prozessen, z. B. Pankreatitis
- bräunlich-grüne Verfärbung der Flanken (Grey-Turner-Zeichen) und/oder periumbilikal (Cullen-Zeichen) vor allem bei akuter Pankreatitis oder bei Mesenterialinfarkt
- veränderter Klopfschall (tympanitisch bei mechanischem Ileus oder nach Perforation eines Hohlorgans, gedämpft bei freier intraabdomineller Flüssigkeit)
- Strömungsgeräusche bei Aortenaneurysmen oder Nierenarterienstenosen
- Fieber (Temperaturdifferenz von 1 °C von axillär zu rektal ist typisch für eine Appendizitis)

Zur Untersuchung gehört obligatorisch der **rektale Tastbefund**. Flüssigkeitsansammlungen im kleinen Becken oder gynäkologische Erkrankungen führen zu Schmerzen im Douglas-Raum. Blut am Fingerling kann ein Hinweis auf einen rektalen Tumor oder eine Invagination sein.

3.6 Ileus

FALLBEISPIEL

Ein 83-jähriger Patient klagt über massive kolikartige Schmerzen im Bereich des gesamten Abdomens. Begonnen haben die Symptome 4 Stunden zuvor. Bei Berührung und Bewegungen sind die Schmerzen kaum zu ertragen. Der Mann hat seit dem Morgen mehrmals gallig, kotig erbrochen. Den letzten Stuhlgang hatte er vor 3 Tagen. Als Kind ist er appendektomiert worden. Bei der klinischen Untersuchung zeigen sich ein brettartes Abdomen und eine massive Abwehrspannung. Jede Berührung ist schmerzhaft, wobei der Patient nicht angeben kann, wo es am meisten weh tut. Im rechten Unterbauch palpieren sie eine walzenförmige Resistenz. Über dem gesamten Abdomen findet sich ein tympanitischer Klopfschall. Die Peristaltik ist hochgestellt und klingend. Die Körpertemperatur beträgt 39,4 °C. Hier sehen Sie die Abdomenübersichtsaufnahme des Patienten (➤ Abb. 3.4).

FRAGE

Wie lautet Ihre **Verdachtsdiagnose**?

Antwort Anamnese und Klinik sprechen für einen **mechanischen Ileus** oder **Subileus** durch eine Stenose im Bereich des Darms. Durch Dehnung

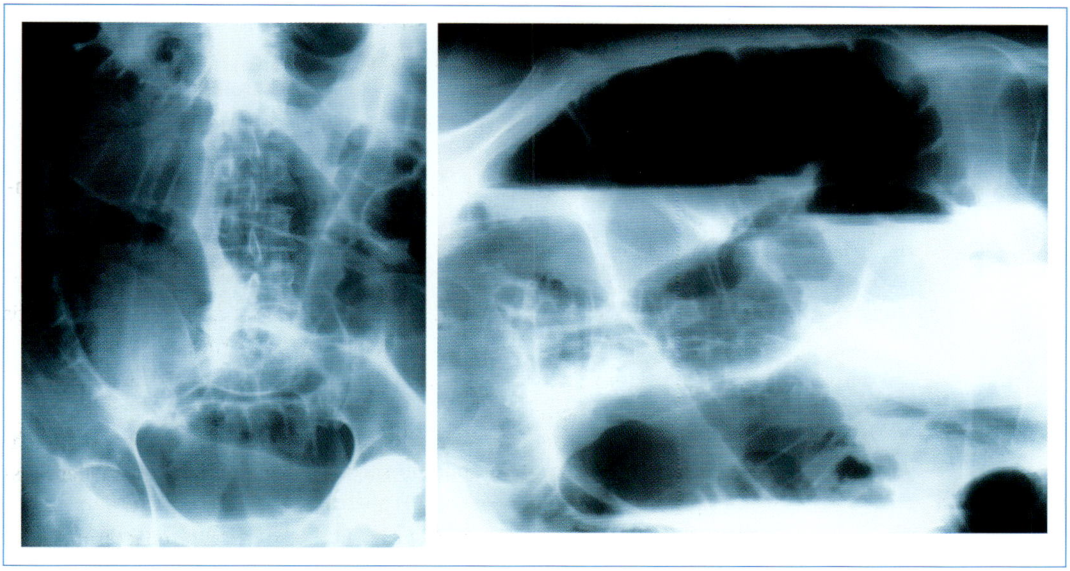

Abb. 3.4 Abdomenübersicht des Patienten [T170]

des prästenotischen Darms wird die Darmwand ischämisch. Endotoxine aus nekrotisch zerfallenen Darmzellen wirken zytotoxisch auf die Mukosazellen. Bakterien durchwandern die gedehnte ödematöse Darmwand und gelangen in den Bauchraum. Sie lösen dort eine **Peritonitis** aus, klinisch erkennbar an einer diffusen Abwehrspannung. Die Ursachen können vielfältig sein, wie z. B.

- Briden und Adhäsionen
- Tumore
- innere und äußere Hernien
- Invagination
- Entzündungen

Um die Ursache zu finden und zu beseitigen, muss primär eine diagnostische Laparoskopie erfolgen. Briden, Adhäsionen und Hernien können mehrheitlich per Laparoskopie behandelt werden. Falls Diagnose und Therapie nicht laparoskopisch erfolgen können, muss eine Laparotomie erfolgen.

FRAGE
Wie könnte man den Begriff **„Ileus"** kurz und prägnant definieren?

Antwort Ein Ileus ist eine Störung der Darmpassage durch eine **Darmlähmung** oder einen **Darmverschluss**. Dementsprechend unterscheidet man einen **paralytischen** von einem **mechanischen** Ileus.

FRAGE
Welche Möglichkeiten haben Sie, die beiden Formen zu unterscheiden?

Tab. 3.7 Ätiologie und Klinik von mechanischem und paralytischem Ileus im Vergleich

	Mechanischer Ileus	Paralytischer Ileus
Ursachen	Stenose (Adhäsionen, Tumoren, Inkarzeration, Briden)	postoperative Darmreaktion, Medikamente (z. B. Opiate), retroperitoneale Prozesse (z. B. BWK-Fraktur, Pankreatitis, Ischämie etc.)
Klinik	hochgestellte klingende Peristaltik, schwallartiges Erbrechen, Meteorismus, wenig bis gar kein Stuhlgang, kolikartige Bauchschmerzen	fehlende bis spärliche Peristaltik („Totenstille"), geblähtes Abdomen, Völlegefühl, Regurgitation von Mageninhalt, Stuhlverhalt

Antwort Wichtig ist eine sorgfältige Erhebung der Anamnese. Von besonderem Interesse sind dabei abdominelle Operationen in der Vergangenheit, internistische Erkrankungen (bes. Diabetes mellitus, Morbus Crohn, Colitis ulcerosa), Gewichtsabnahme in den letzten 3 Monaten, Nachtschweiß und veränderte Stuhlgewohnheiten (➤ Tab. 3.7). Ohne Behandlung oder eine spontane Erholung der Darmpassage geht ein mechanischer Ileus in einen paralytischen über.

FRAGE
Was sind die häufigsten **Ursachen** eines **paralytischen Ileus**?

Antwort Als Ursachen für einen paralytischen Ileus können vorliegen:
- **Entzündungen**: Peritonitis, Pankreatitis, Cholezystitis, Appendizitis
- **metabolische Veränderungen**: Azidose, Hypokaliämie
- **Toxine**: toxisches Megakolon (Komplikation einer Colitis ulcerosa)
- **Durchblutungsstörungen**: Mesenterialinfarkt
- **Innervationsstörungen**: **Morbus Hirschsprung**
- reflektorisch nach **intraabdominellen Eingriffen**

FRAGE
Welche **Untersuchungsmethoden** stehen Ihnen zur Verfügung, um die Diagnose eines Ileus zu stellen, und was schlagen Sie als **Therapie** vor?

Antwort Zur Diagnosesicherung stehen verschiedene **bildgebende Verfahren** zur Verfügung:
- Sonografie des Abdomens
- Röntgen-Abdomen-Übersicht und -Linksseitenlage
- Gastrografinschluck
- CT des Abdomens

Zunächst muss **Volumen substituiert** werden, da der Patient im Rahmen seines Ileus massive Flüssigkeitsverschiebungen in den Darm hat. Dies können mehrere Liter sein. Über eine Magensonde wird der Mageninhalt abgeleitet und der proximale Magen-Darm-Trakt nach Möglichkeit entlastet. Mit hohen peranalen Einläufen kann ein Versuch unternommen werden, die unteren Darmabschnitte zu entlasten. Ein **mechanischer Ileus** stellt immer eine Indikation zur **Operation** dar, da das Passagehindernis beseitigt werden muss. Dies sollte auch dann erfolgen, wenn schon eine Darmparalyse eingetreten ist. Demgegenüber ist man beim paralytischen Ileus äußerst zurückhaltend mit einer Operation, es sei denn, die Ursache wäre operabel, wie dies zum Beispiel beim Mesenterialinfarkt, bei Entzündungen oder bei Innervationsstörungen der Fall ist. Bei postoperativer Darmatonie bleibt es in der Regel bei einem konservativen Prozedere (Cholinesterasehemmer, Erythromycin etc.). Solange die Gründe für einen Ileus unklar sind, besteht absolute **Nahrungskarenz**.

MERKE

Bei jedem Ileus muss von einer Hypovolämie ausgegangen werden! Man sollte dementsprechend großzügig mit der Volumengabe sein.

3.7 Mesenterialinfarkt

FALLBEISPIEL

Ein 65-jähriger Patient klagt über akute abdominelle Schmerzen. Gestern habe er kurz nach dem Essen heftige Durchfälle und massive Bauchschmerzen gehabt. Zunächst habe er an eine Magenverstimmung geglaubt. 7 Stunden später waren die Schmerzen verschwunden. Trotzdem habe er sich immer schlechter gefühlt. Der Patient befindet sich in einem deutlich reduzierten Allgemeinzustand. Er ist blass und seine Haut besitzt einen verminderten Turgor. Der auffälligste Befund ist ein stark geblähtes Abdomen. Die Bauchdecke ist bretthart und extrem druckdolent. Es besteht eine nicht überwindbare Abwehrspannung. Der Klopfschall ist tympanitisch.

FRAGE

Was meinen Sie dazu?

Antwort Das Krankheitsbild bietet die typische Symptomatik eines **akuten Abdomens**. Die Anfangssymptomatik und vor allem das darauffolgende **symptomfreie Intervall** können Anzeichen für einen **Mesenterialinfarkt sein**. Meist (in 90 % der Fälle) liegt ein kompletter Verschluss der **A. mesenterica superior** vor. Die Diagnose erfolgt mithilfe von:

- Sonografie mit farbkodiertem Doppler (Abbruch oder Pendelfluss im Arterienstamm, ödematöse Darmwände, freie abdominelle Flüssigkeit)
- CT des Abdomens (mit Kontrastmittel → Kontrastmittelabbruch)
- Labor (Leukozytose, bei Sepsis evtl. Leukozytensturz)
- Abdomenübersichtsaufnahme in zwei Ebenen (Spiegelbildung, geblähte Dünndarmschlingen, nach CT nicht mehr erforderlich)
- pH-Wert (Azidose: Laktatanstieg durch Nekrosebildung)
- LDH-Verlauf (Normwerte 140–290 U/l)
- Die Angiografie hat heutzutage durch die Verbreitung des CT kaum noch einen Stellenwert. Im CT lassen sich zudem Differenzialdiagnosen stellen bzw. ausschließen.

Auffälligkeiten in der **kardialen Anamnese**, v. a. Arrhythmien (Vorhofflimmern) oder eine ausgeprägte Arteriosklerose, sollten den aufmerksamen Untersucher aufhorchen lassen. Meist wird zunächst eine explorative Laparoskopie, bei Bestätigung der Diagnose eine **Laparotomie** durchgeführt. Selten ist eine **Reperfusion** durch Embolektomie möglich. Das ischämische Geschehen ist meist schon fortgeschritten, da Symptome relativ spät auftreten. Irreversibel geschädigte ischämische Darmareale werden reseziert. Eine Anastomose der Darmenden darf nur in gut perfundiertem Gewebe erfolgen. Meist erfolgt nach 1–2 Tagen eine Second-Look-OP zur Kontrolle der Perfusion und ggf. Nachresektion von weiteren ischämischen Darmarealen.

MERKE

Typisch ist beim Mesenterialinfarkt eine **zweizeitige Schmerzproblematik** unterbrochen von einem weitgehend **beschwerdefreien Intervall**. Die erste Phase wird durch die Ischämie ausgelöst, die zweite durch die Peritonitis.

3.8 Akute gastrointestinale Blutung

FRAGE

Stichwort gastrointestinale Blutungen: Was kommt Ihnen hierbei in den Sinn?

PLUS

Etwa 5 % aller GI-Blutungen lassen sich auf ein Ulcus Dieulafoy, auch Exulceratio simplex genannt, zurückführen. Dabei handelt es sich um ein Ulkus im Bereich einer pathologischen Gefäßveränderung. Bei dem Gefäß handelt es sich um eine submukös bis mukös gelegene Arteriole, die aneurysmatisch erweitert ist.

Antwort Gastrointestinale Blutungen (GI-Blutungen) werden in Blutungen des oberen und des unteren Gastrointestinaltrakts unterteilt. Dies ist entscheidend für Diagnostik und Therapie.

Der **obere** Gastrointestinaltrakt reicht von der **Zahnreihe bis proximal des Treitz-Bands**, das den Übergang zwischen Duodenum und Jejunum markiert. Obere GI-Blutungen machen etwa 90 % aller GI-Blutungen aus. Typische Zeichen einer oberen GI-Blutung sind:

- das Absetzen von **Teerstuhl** (Meläna)
- **Kaffeesatzerbrechen** (Hämatemesis) oder blutiges Erbrechen (Ösophagus, proximaler Magen)
- evtl. hämorrhagischer Schock bei massiven Blutungen (Ösophagusvarizen-, Tumorblutungen)

Die tiefschwarze Farbe des Stuhlgangs bzw. des Erbrochenen entsteht durch Hämatin, das durch Reaktion des Hämoglobins mit saurem Magensaft entsteht.

Untere GI-Blutungen **(unterhalb des Treitz-Bands)** verlaufen klinisch meist unauffälliger. Abgesehen von weit distal gelegenen Blutungen, z. B. im Rahmen eines Hämorrhoidalleidens, sind Blutbeimengungen im Stuhlgang meist versteckt **(okkulte Blutungen)**. Diese Blutungen verlaufen oft über Monate unerkannt und werden manchmal erst bei Abklärung einer unklaren Anämie entdeckt. Die Quelle unterer gastrointestinaler Blutungen sind meist Tumoren des Kolons, Sigmas oder Rektums.

FRAGE

Es existiert eine spezielle **Einteilung** der **oberen gastrointestinalen Blutungen**. Kennen Sie diese?

Antwort Obere GI-Blutungen werden nach Forrest hinsichtlich morphologischer Kriterien in drei Stadien eingeteilt (➤ Tab. 3.8). Die Einteilung ist maßgebend für das Konzept von Diagnostik und Therapie.

- **Typ I** erfordert immer eine Therapie. Je nach Befund wird das blutende Gefäß geclippt oder mit Ätoxysklerol unterspritzt, um die Blutung zu stoppen.
- Blutungen vom **Typ IIa** nach Forrest besitzen ein hohes Rezidivblutungsrisiko, sodass zumindest eine Kontrolle des verdächtigen Bereichs erforderlich ist.
- Eine Blutung vom **Typ Forrest III** wird konservativ (Protonenpumpeninhibitoren) angegangen, da kein akutes Blutungsrisiko vorhanden ist.

Eine Operation erfolgt bei einer Läsion gemäß Forrest I, wenn die Blutung anämisierend ist und gastroskopisch nicht gestoppt werden kann.

MERKE

Ulkus-Blutung: „EURO" = **E**ndoskopie, **U**nterspritzen, **R**ezidivgefahr abschätzen, evtl. **O**P.

FRAGE

Wie könnte eine **Operation** aussehen?

Antwort Man unterscheidet bei den Operationen bei Blutungen im oberen Gastrointestinaltrakt zwischen nichtresezierenden und resezierenden Verfahren. Zu den **nichtresezierenden** Verfahren zählen je nach Ausmaß und Lokalisation der Blutung

- Übernähung
- Umstechung

Die selektive proximale Vagotomie und die Pyloroplastik dienen als Rezidivprophylaxe, sind jedoch dank der suffizienten Therapie mit Protonenpumpeninhibitoren (PPI) nur noch selten indiziert.

Resezierende Verfahren sind kleinere Magenteilresektionen, bei denen nur der geschädigte Bereich reseziert wird, oder größere Resektionen mit verschiedenen Anastomosemöglichkeiten (Billroth I und II, Y-Roux, Fußpunktanastomose nach Braun). Kleinere Magenteilresektionen können heutzutage laparoskopisch durchgeführt werden.

Tab. 3.8 Einteilung der oberen gastrointestinalen Blutungen nach Forrest

Forrest I	Zeichen der akuten Blutung	Ia) spritzende arterielle Blutung b) Sickerblutung
Forrest II	Zeichen einer stattgefundenen Blutung	IIa) sichtbarer Gefäßstumpf IIb) Läsion mit Koagel IIc) hämatinbedeckte Läsion
Forrest III	Läsion ohne Blutungsaktivität	keine Blutungszeichen erkennbar, aber positive Anamnese

KAPITEL

4 Thorax und Lunge

4.1 Thoraxtrauma

FRAGE
Welche Arten von Thoraxtraumata unterscheidet man?

Antwort Man unterteilt stumpfe und perforierende Thoraxtraumata. **Stumpfe** Verletzungen treten durch eine stumpfe Krafteinwirkung von außen auf, häufig infolge von **Verkehrs-** oder **Arbeitsunfällen.** Oft sind sie mit Rippenfrakturen assoziiert. Je nach Stärke der einwirkenden Kräfte kann es zu einer Zerreißung intrathorakaler Organe kommen.

Perforierende Verletzungen entstehen durch intrathorakales Eindringen scharfer Gegenstände, meist durch **Schuss-** oder **Stichverletzungen** oder bei **Arbeitsunfällen**. Bei reinen Stichverletzungen sind die Verletzungen auf den Stichkanal begrenzt. Bei Schussverletzungen kann es durch Fortleiten der Kräfte zu Begleitverletzungen auch entfernt gelegener Organe kommen. Bei allen Thoraxtraumata ist eine Contusio cordis möglich. Dies kann zu malignen Arrhythmien, zu einer Perikardtamponade, im Extremfall sogar zu einem Myokard- oder Papillarmuskelabriss führen. Ein Anstieg von CK-MB und Troponin (Normwert < 0,01 µg/l) findet sich regelmäßig.

MERKE
Bei jedem Thoraxtrauma kann es zu Verletzungen benachbarter Organe kommen. Entscheidend ist die Kraft, die bei dem Unfall auf den Körper eingewirkt hat!

FRAGE
Wie gehen Sie vor, wenn Sie einen Röntgen-Thorax befunden sollen?

Antwort Bei der Befundung eines Röntgen-Thorax wird systematisch vorgegangen. Man begutachtet

- den Röntgenstrahlengang (a. p. oder seitlich)
- Geschlecht des Patienten (falls erkennbar), Weichteile (Tumoren?), Skelett, Thoraxform
- Mediastinum: Größe und Form des Herzens (ca. ⅓ des Thoraxdurchmessers), Aortensklerose, künstliche Herzklappen, Herzschrittmacher, Trachea (Durchmesser 15–18 mm)
- Zwerchfellstellung (rechte Hälfte ca. 2 cm höher als links aufgrund der Leber)
- Zwerchfellgrenzen (Erguss?)
- Hiluskonfiguration (linker Hilus 1–2 cm höher als rechter)
- Lungenzeichnung (Streifung, Linien, Atelektasen, Infiltrate)
- Ausdehnung der Lunge, Pleura tumorverdächtige Verdichtungen, Verkalkungen

MERKE Wichtig ist es, aus jedem Röntgenbild das Maximum an Informationen herauszulesen. Man sollte zu einer Diagnose kommen, aber auch die in diesem Moment vielleicht nicht im Vordergrund stehenden Informationen beschreiben.

FALLBEISPIEL

Ein junger Mann kommt in die Notaufnahme. Er habe am Vortag an seinem Auto gearbeitet und plötzlich einen Stich im Bereich der linken Brust verspürt. Jetzt tut ihm das Atmen weh und er bekomme auch immer schlechter Luft. Der Patient wird zunehmend hypoton und tachykard. Über der linken Thoraxhälfte können Sie kein Atemgeräusch auskultieren. Die Perkussion ergibt einen hypersonoren Klopfschall. Schließlich tritt eine Zyanose auf.

FRAGE

Wie lautet Ihre **Verdachtsdiagnose** und wird diese durch das Röntgenbild (➤ Abb. 4.1), das ich Ihnen gleich zeige, bestätigt?

Antwort Das Atemmuster und die Auskultation sprechen für einen **linksseitigen Pneumothorax**. Ein Pneumothorax kann spontan auftreten durch das Platzen von erweiterten Alveolen, vor allem bei körperlicher Anstrengung oder infolge eines Traumas. Blutdruckabfall und Dyspnoe deuten auf einen Spannungspneumothorax hin. Ein Spannungspneumothorax ist eine Sonderform des Pneumothorax. Die Luft gelangt während der Inspiration über einen Defekt der Pleura visceralis in den Interpleuralspalt und kann exspiratorisch aufgrund eines **Ventilmechanismus** nicht mehr entweichen. Die **Mediastinalorgane** und die **gesunde Lunge** werden **komprimiert und zur gesunden Seite hin verdrängt**. Dies führt aufseiten der gesunden Lunge durch die eingeschränkte Ausdehnung zu einer massiven Funktionseinschränkung (→ **Gasaustauschstörungen**). Durch die Kompression des Medi-

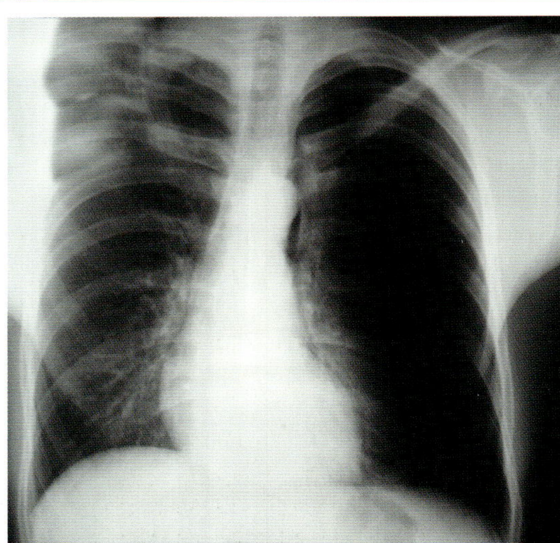

Abb. 4.1 Röntgenbild des Patienten [T197]

astinums wird zudem der venöse Rückfluss zum Herz vermindert, wie auch das Herz direkt komprimiert. Das Herzzeitvolumen sinkt (→ RR↓, HF↑).
Symptome eines Spannungspneumothorax sind:

- **Dyspnoe, Tachypnoe, paradoxe Atmung**
- **Kreislaufdepression** bis zum **manifesten Schockgeschehen**
- **obere Einflussstauung** (Stauung der Venen in der oberen Körperhälfte)

Die klinische Untersuchung zeigt

- fehlendes **Atemgeräusch**
- fehlender oder abgeschwächter **Stimmfremitus** durch fehlende Fortleitung der Luftschwingungen in luftgefülltem Lungengewebe
- hypersonorer **Klopfschall**

Mittels Röntgenbild des Thorax wird die Diagnose bestätigt. Hier erkennt man deutlich eine Transparenzzunahme der linken Thoraxhälfte und die Verdrängung des Mediastinums nach rechts. Die pulmonalen Gefäße der betroffenen Seite können nicht bis zum Thoraxrand nachvollzogen werden.

FRAGE

Was versteht man unter einer **paradoxen Atmung**?

Antwort Bei einer paradoxen Atmung **senkt** sich der Thorax in der **Inspirationsphase** und **hebt** sich in der **Exspirationsphase**. Dies verhindert eine suffiziente Atmung. Die Folgen sind Hypoxie und Hyperkapnie (CO_2-Anstieg). **Gründe** für eine paradoxe Atmung können sein:

- instabiler Thorax (Rippenserienfrakturen)
- einseitige Phrenikusparese
- Verlegung der oberen Atemwege (Fremdkörper, Laryngospasmus, Trachealstenose, Tracheomalazie, zurückgefallene Zunge bei tiefer Bewusstlosigkeit, Tumor)
- schwere COPD (Chronic Obstructive Pulmonary Disease), Status asthmaticus
- Relaxanzienüberhang nach Intubationsnarkose

Eine paradoxe Atmung bedarf einer zügigen kausalen Therapie. Je nach Ursache muss der Patient zudem intubiert, mit einer Maske assistiert beatmet oder mit einer nichtinvasiven Ventilationshilfe (Noninvasive Ventilation = NIV) versorgt werden.

MERKE

Ein **Spannungspneumothorax** stellt eine akute vitale Bedrohung dar, sodass er gelegentlich auch ohne vorherigen radiologischen Nachweis entlastet werden muss.

MERKE

Bei der paradoxen Atmung (Senken des Thorax in der Inspiration, Heben des Thorax in der Exspiration) entwickeln sich unbehandelt Hypoxie und Hyperkapnie!

FALLBEISPIEL

Ein 69-jähriger Mann mit einer seit Jahren bestehenden COPD wird von seiner Frau im Bad liegend aufgefunden. Er klagt über linksthorakale Schmerzen und Dyspnoe. Der Notarzt injiziert dem Patienten unter der Verdachtsdiagnose „Myokardinfarkt" 10 mg Morphin, 250 mg Acetylsalicylsäure und 5.000 IE Heparin. Beim Eintreffen im Krankenhaus hat der Patient ein Hb von 5,4 g/dl. Der Quick-Wert beträgt 32 % und die PTT 72 s.

Die Thrombozyten sind auf 45.000/µl abgefallen. Der Patient ist in einem schlechten Allgemeinzustand. Die Haut ist kaltschweißig und bläulich-blass. Der Blutdruck liegt bei 75/45 mmHg und die Herzfrequenz beträgt 156/min, das Hämoglobin liegt bei 6,2 g/dl. Sie erkennen eine kleine Prellmarke links am thorakoabdominalen Übergang. Zudem zeigt der Patient ein paradoxes Atemmuster.

FRAGE
Stimmen Sie mit der **Diagnose** des Notarztes überein?

TIPP
Das Fallbeispiel ist ungewöhnlich, aber leider in der Praxis nicht ganz so selten, wie es scheint.

Antwort Die Diagnose „Myokardinfarkt" liegt sehr nah und präklinisch ist eine exakte Diagnose schwierig. Der weitere Verlauf deutet jedoch auf eine andere Diagnose hin. Die Laborergebnisse, die Prellmarke und die übrige Klinik sind eher Hinweise auf das Vorliegen einer **intrathorakalen** oder **intraabdominellen Blutung** als Folge des Sturzes im Bad. Eine **Sonografie** des Abdomens und des unteren Thorax dient dem Ausschluss freier intraabdomineller Flüssigkeit bzw. eines blutigen Ergusses. Ein CT-Thorax und -Abdomen ergänzen und vervollständigen die Diagnostik.

FRAGE
Sie haben recht. In diesem speziellen Fall hat es sich wirklich um eine Fraktur der VIII.–XI. Rippe links gehandelt mit ausgedehntem **Hämatothorax**. Was glauben Sie, haben die Kollegen gemacht?

PLUS
Der 4. Interkostalraum (ICR) liegt ungefähr auf Höhe der Mamille.

Antwort Zunächst müssen die Vitalzeichen stabilisiert werden. Da der Zustand des Patienten eine vitale Bedrohung darstellt, werden viele der folgenden Aktionen parallel und in interdisziplinärer Zusammenarbeit erfolgen.

- Beatmung (Intubation) wegen respiratorischer Insuffizienz
- Anhebung des Hämoglobins durch Erythrozytenkonzentrate
- Gabe von Gerinnungsfaktoren (Fibrinogen, Gerinnungsfaktoren z. B. Prothomblex®, PPSB®) und eines Antifibrinolytikums (Tranexamsäure)
- evtl. Frischplasma (FFP = Fresh Frozen Plasma) bei massivem hämorrhagischem Schock
- Thrombozytenkonzentrat
- Thoraxdrainage (Bülau-Drainage im **4.–5. ICR** in der **hinteren Axillarlinie)** mit einem Sog von 15–20 cmH_2O

Eine Punktion unterhalb des 5. ICR birgt die Gefahr einer Verletzung von Oberbauchorganen (z. B. links Milz, rechts Leber). Ist die intrathorakale Blutung zu stark und nach Normalisierung der Gerinnungsparameter nicht selbstlimitierend, muss eine Thorakoskopie oder Thorakotomie zur Blutstillung erfolgen.

4.2 Tumoren

FRAGE
Aus wie vielen **Segmenten** setzt sich die **rechte**, aus wie vielen die **linke Lunge** zusammen?

Antwort Die rechte Lunge besteht aus zehn Segmenten, die kleinere linke Lunge setzt sich aus neun Segmenten zusammen. Sie sind folgendermaßen verteilt (> Tab. 4.1, > Abb. 4.2).

FRAGE
Welche **körperlichen Untersuchungsmöglichkeiten** haben Sie bei der Lunge?

Antwort Zur körperlichen Untersuchung der Lunge sollte man all seine Sinne nutzen.
- Augen: Form des Thorax, Asymmetrien, Hautfarbe, Deformitäten, Ernährungszustand, Atemmuster, Einsatz der Atemhilfsmuskulatur
- Ohren:
  - Auskultation (pathologische Geräusche: grobe oder feinblasige Rasselgeräusche, abgeschwächtes oder aufgehobenes Atemgeräusch, Giemen, Stridor, verlängertes Exspirium)

Tab. 4.1 Lungensegmente

	Rechte Lunge	Linke Lunge
Oberlappen	3 Segmente	5 Segmente
Mittellappen	2 Segmente	–
Unterlappen	5 Segmente	4 Segmente

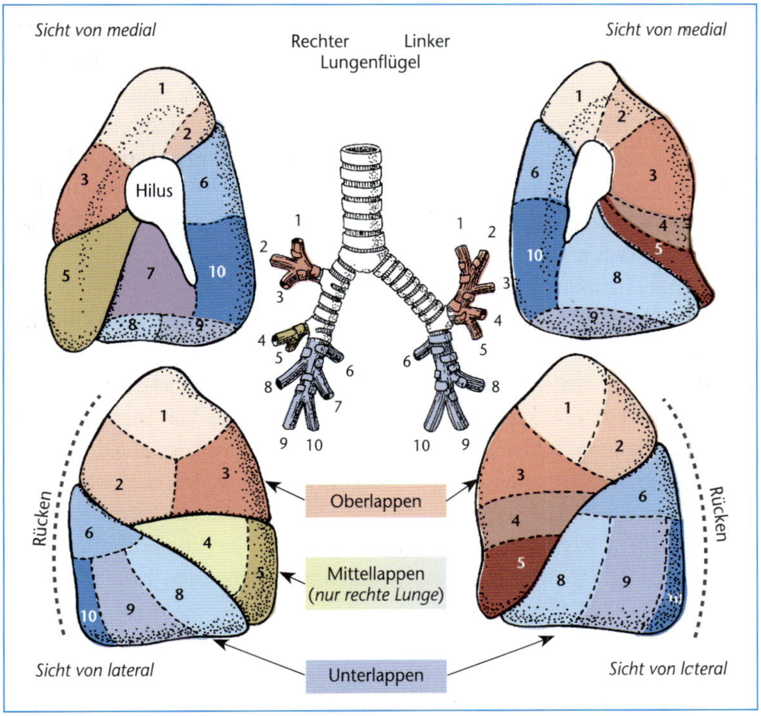

Abb. 4.2 Aufteilung der Lunge in Lappen und Segmente [L190]

– Klopfschall: Perkussion hypersonor oder hyposonor (bei hyposonorem Klopfschall → Auskultation → bei Erguss kein Atemgeräusch)
– Streichen und Hören → Luft oder Gewebe?
– Stimmfremitus → Fortleitung der Stimme des Patienten über die belüftete Lunge (luftgefülltes Lungengewebe leitet die Schwingungen fort)

Wichtig ist immer ein Seitenvergleich beider Lungen. Dies hilft bei der Interpretation der Untersuchungsergebnisse.

FALLBEISPIEL

Ein 62-jähriger Mann stellt sich bei einem Internisten vor mit rechtsseitigen **Brustwandschmerzen** und leichter **Dyspnoe**. In den letzten 3 Monaten habe er sich sehr abgeschlagen gefühlt. In der Nacht schwitze er massiv und er habe ungewollt 4 kg abgenommen. Die Schmerzen sind atemabhängig und belasten ihn sehr. Das Röntgenbild ist unauffällig. Im CT erkennt man außer ausgedehnten degenerativen Veränderungen im Bereich der BWS eine kleine homogene Verdichtung im Bereich der VI. Rippe. Aus diesem Grund wird der Patient zu Ihnen geschickt. Der Patient wird operiert und der kleine Befund am Thorax wird entfernt. Sie finden Gewebe im Sinne einer gutartigen Veränderung. 2 Wochen später kommt der Patient wegen seiner Schmerzsymptomatik erneut ins Krankenhaus. Geplant ist eine epidurale Infiltration mit Kortison im Bereich der BWS. Er beschreibt zunehmende Müdigkeit und Luftnot bei Belastung. Der Schmerztherapeut schickt den Patient deshalb zu Ihnen. Bei der körperlichen Untersuchung stellen Sie fest, dass rechts kein Atemgeräusch vorhanden ist. Der **Klopfschall** ist **hyposonor**. Sie machen einen **thorakalen Ultraschall** und stellen fest, dass der Patient rechts einen ausgedehnten Pleuraerguss hat.

FRAGE

An was denken Sie bei der Anamnese?

PLUS

B-Symptomatik = unerklärliches Fieber > 38 °C, Nachtschweiß, ungewollter Gewichtsverlust (> 10 % des KG in 6 Monaten)

Antwort Aufgrund der **B-Symptomatik,** der Brustwandschmerzen und des einseitigen **Pleuraergusses** sollte man vor allem an einen malignen Prozess im Bereich des Brustkorbs denken. Dabei muss trotz der negativen Ergebnisse im CT an ein **Pleuramesotheliom** gedacht werden.

Typische Symptome des Pleuramesothelioms sind:

- Brustwandschmerzen
- Dyspnoe, Hustenreiz
- Abgeschlagenheit
- Gewichtsverlust

Differenzialdiagnostisch ausgeschlossen werden müssen andere maligne intrathorakale Tumore, aber auch extrathorakale Tumore. Die Therapie richtet sich beim Pleuramesotheliom nach dem Ausmaß des Tumors und dem Allgemeinzustand des Patienten. Bei einem **kurativen Therapieansatz** werden zunächst eine **Chemotherapie**, danach eine **OP** und schließlich eine **Radiatio** durchgeführt. Die **palliative Therapie** ist limitiert auf **Chemotherapie.** Bei rezidivierenden Pleuraergüssen kann eine thorakoskopische **Talkumpleurodese** erforderlich werden.

FRAGE

Kennen Sie den **Hauptrisikofaktor** des **Pleuramesothelioms**?

Antwort Der bekannteste Risikofaktor für die Entstehung eines Pleuramesothelioms ist die **Asbestexposition.** 70–80 % aller Pleuramesotheliome lassen sich darauf zurückführen. Bevorzugt sind Männer betroffen (80 %). Nikotinabusus ist ein weiterer Risikofaktor. Treffen beide Risikofaktoren zu, ist das Risiko, an einem Pleuramesotheliom zu erkranken, um ein Vielfaches höher. Aktuell liegt die Erkrankungswahrscheinlichkeit bei ca. 1,1/100.000 Einwohnern, jedoch mit steigender Tendenz.

FALLBEISPIEL

Im rechten Lungenoberfeld fällt Ihnen eine **kreisrunde homogene Raumforderung** auf. Der Patient ist ein 24-jähriger kachektischer **Drogenabhängiger**, der seit Längerem wegen einer **chronischen Bronchitis** in hausärztlicher Behandlung ist.

FRAGE

Welche Diagnosen kommen Ihnen im Zusammenhang mit der Vorgeschichte des Patienten in den Sinn?

Antwort Chronischer Drogenabusus führt zu einer allgemeinen Schwächung der Immunregulation des Organismus. Daher denke ich am ehesten an ein entzündliches Geschehen. Aufgrund des radiologischen Befunds und der Anamnese kämen daher differenzialdiagnostisch infrage:

- pulmonaler Abszess
- Bronchiektasen
- Tuberkulose

Mögliche Differenzialdiagnosen sind des Weiteren eine Sarkoidose oder ein Lymphom. Auch ein Bronchialkarzinom muss trotz des jugendlichen Alters des Patienten ausgeschlossen werden.

FRAGE

Sehr richtig. Dieser Patient hatte eine **Tuberkulose**. Wie können Sie Ihre **Diagnose** sichern?

Antwort Tuberkulose wird durch Mykobakterien, meist Mycobakterium tuberculosis ausgelöst und wird per Tröpfcheninfektion übertragen. Typische Symptome sind:

- Husten
- gelb-grüner Auswurf
- eventuell Brustschmerzen
- Allgemeinsymptome wie Fieber, Gewichtsabnahme, Appetitlosigkeit, Nachtschweiß und Müdigkeit
- gelegentlich **Hämoptoe**

Die BSG ist oft stark erhöht **(Sturz-BSG)**. Der traditionelle **Tuberkulin-Test** (nach Mendel-Mantoux) hat viel von seinem Stellenwert verloren, da vor allem die Spezifität enttäuschend ist. Aus diesem Grund wurden **Bluttests** entwickelt, die auf dem Nachweis einer **Freisetzung von Interferon-γ aus Lymphozyten** beruhen. Diese Tests sind genauso sensibel, jedoch spezifischer als der Tuberkulin-Test, der auch nach BCG-Impfung (Bacillus-Calmette-Guérin) oder Kontakten mit anderen Mykobakterien positiv ausfallen kann. In der **Röntgen-Thoraxaufnahme** fällt die Diagnose „Tuberkulose" gelegentlich auch erfahrenen Radiologen schwer. Zur Erfassung vergrößerter Lymphknoten oder Kavernen sind Schichtaufnahmen und ein CT-Thorax erforderlich.

Bakteriologische Untersuchungen von **Sputum**, **Magennüchternsaft** und bronchoskopisch entnommenem **Bronchialsekret** haben einen hohen diagnostischen Stellenwert. Eine mikroskopische Untersuchung nach Ziehl-Neelsen-Färbung und das Anlegen einer Bakterienkultur ermöglichen den direkten Erregernachweis. Noch schneller als eine Bakterienkultur (ca. 4 Wochen) führen das **BACTEC-Verfahren** (1 Woche) bzw. **eine PCR auf Mykobakterien-DNA** (1 Tag) zum Ergebnis. Oft sind wiederholte Untersuchungen erforderlich. Liegt zusätzlich eine Meningitis vor, muss eine Liquorpunktion vorgenommen werden. Typischerweise ist der Liquor klar. Es finden sich Lymphozyten und niedrige Glukosewerte. Bronchoskopisch oder operativ gewonnenes Gewebe muss histologisch untersucht werden. Zu erwarten sind käsige Nekrosen mit epitheloidzellhaltigem Granulationsgewebe.

FRAGE

Wie sieht zurzeit die **Behandlung** der Tuberkulose aus?

TIPP

Therapie: Zunächst über **2** Monate **4** Medikamente, dann über **4** Monate **2** Medikamente (24 kommt früher als 42).

Antwort Es gibt ein **Standardschema** für die Tuberkulosetherapie, das in fast ganz Europa angewendet wird. Man verabreicht **vier Tuberkulostatika:**

- **Isoniazid**: bakterizid
- **Rifampicin**: bakterizid
- **Pyrazinamid**: gegen intrazelluläre Keime in saurem Milieu
- **Ethambutol**: bakteriostatisch

Diese werden in folgender Dosierung und Behandlungsintervallen verabreicht (➤ Tab. 4.2).

FALLBEISPIEL

Als Zufallsbefund wird bei einem 19-jährigen Patienten im Röntgen-Thorax eine fast **kreisrunde röntgendichte Raumforderung** in der rechten Thoraxhälfte entdeckt. Der Tumor ist **paravertebral** rechts lokalisiert. Der Patient ist beschwerdefrei. Nach Ausschluss einer Tuberkulose oder anderer entzündlicher Prozesse entfernen Sie den Tumor.

Tab. 4.2 Aktuelle Tuberkulose-Therapieschemata (H = Isoniazid, R = Rifampicin, Z = Pyracinamid, E = Ethambutol)

Medikament	Tägliche Gabe in mg/kg KG (Minimum – Maximum)	Intermittierende Gabe (3x/Woche) in mg/kg KG (Minimum – Maximum)
H	5 (4–6) max. 300 mg Kinder: 10 mg/kg max. 300 mg/d	10 (8–12) max. 900 mg
R	10 (8–12) max. 600 mg	10 (8–12) max. 600 mg
Z	25 (20–30)	35 (30–40)
E	15 (15–20)	30 (20–35)
Initialphase: 4 Medikamente für **2** Monate: **2HRZE**		
Fortsetzungsphase: 2 Medikamente für **4** Monate: **4HR**		

FRAGE

Mit welchem **histologischen Ergebnis** rechnen Sie am ehesten, wenn Sie bei Ihren Überlegungen das Alter des Patienten, Konfiguration und Lokalisation der Raumforderung berücksichtigen?

Antwort Das jugendliche Alter und die fehlende Klinik deuten auf eine gutartige Raumforderung hin. Differenzialdiagnostisch möglich sind:

- Pleuratumoren (z. B. Lipome, Neurinome, Chondrome oder benigne Pleuramesotheliome)
- Lungentumoren (z. B. Papillome, Hamartome, Leiomyome, Hämangiopericytome etc.)
- neuronale Tumoren

Die **paravertebrale** Lokalisation spricht für einen Tumor **neuronalen** Ursprungs. Dazu zählen gutartige Neurinome, Schwannome, Neurofibrome, aber leider auch bösartige wie z. B. Neurosarkome und Meningeome.

FRAGE

Für welche **primären Tumoren** bildet die Lunge das **Hauptmetastasierungsorgan**?

Antwort Hämatogene oder seltenere lymphogene Metastasen in der Lunge stammen bevorzugt von folgenden Primärtumoren:

- Nierenzellkarzinom
- Magenkarzinom
- Hodenkarzinom
- Mammakarzinom
- Schilddrüsenkarzinom
- Osteosarkom

Gelegentlich handelt es sich um Metastasen eines kontralateralen Bronchialkarzinoms. Eine Ausbreitung per continuitatem ist eher selten.

FRAGE

Warum spricht man bei der **chronischen Bronchitis** immer von einer **Ausschlussdiagnose**?

Antwort Laut WHO ist eine **chronische Bronchitis** definiert als eine Form der Bronchitis, bei der an den meisten Tagen während **mindestens 3 Monaten** innerhalb von **2 Jahren Husten und Auswurf** auftreten. Der häufigste Auslöser ist chronischer Tabakkonsum. Aber auch Staubexposition, nebliges und kaltes Wetter, extreme Hitze und Reizgase stellen auslösende Faktoren dar. Oft geht die chronische Bronchitis in eine COPD über. Die Symptome einer chronischen Bronchitis sind recht unspezifisch und können auch bei anderen Erkrankungen der Lunge auftreten. Die **bedeutendste** und schwerwiegendste **Differenzialdiagnose** ist das **Bronchialkarzinom**. Deshalb sollte im Verlauf einer chronischen Bronchitis zum Ausschluss von Rundherden immer eine Röntgenaufnahme der Lunge angefertigt werden.

FALLBEISPIEL

Eine 63-jährige Frau mit langjährigem Nikotinabusus sucht Sie in Ihrer Praxis auf. Sie berichtet, dass sie seit 3 Monaten unter einer hartnäckigen Bronchitis leidet. Zudem habe sie bemerkt, dass sie in letzter Zeit weniger belastbar und häufig sehr müde sei. In der Nacht würde sie sehr viel schwitzen und zudem habe sie in den letzten 4 Wochen 3 kg an Gewicht verloren. Sie veranlassen eine Röntgenaufnahme des Thorax und sehen dieses Röntgenbild (➤ Abb. 4.3).

FRAGE

Wie lautet Ihre **Diagnose**?

Antwort Anamnese und Röntgenbild legen den Verdacht nahe, dass es sich um ein **Bronchialkarzinom** handelt. Um meine Diagnose zu erhärten, veranlasse ich folgende Untersuchungen:

- Labor → **Tumormarker** (SCA + CYFRA 21–1 beim Plattenepithelkarzinom, NSE + NCAM beim kleinzelligen Karzinom, CEA beim Adeno- und großzelligen Karzinom, TPA allgemein)
- Untersuchung von **Sputum** (Zytologie!)
- **CT** des Thorax
- **Bronchoskopie** (mit Biopsie und Bronchiallavage, evtl. ergänzt durch transbronchiale Lungenbiopsie)
- **MRT** (v. a. bei Pancoast-Tumoren, Infiltration der Wirbelsäule etc.)
- transthorakale Nadelbiopsie (bei peripher lokalisierten Tumoren)
- Sputumzytologie

In Sonderfällen sind weitere Untersuchungen erforderlich wie eine Thorakoskopie, Mediastinoskopie oder eine Lymphknotenbiopsie. Zum weiteren **Staging** (Fernmetastasen?) benötigt man zusätzliche bildgebende Diagnostik wie ein **MRT** des **Schädels**, ein **Abdomen-CT** und eine **Skelettszintigrafie**. In größeren Zentren kann ein Ganzkörper-PET-CT durchgeführt werden.

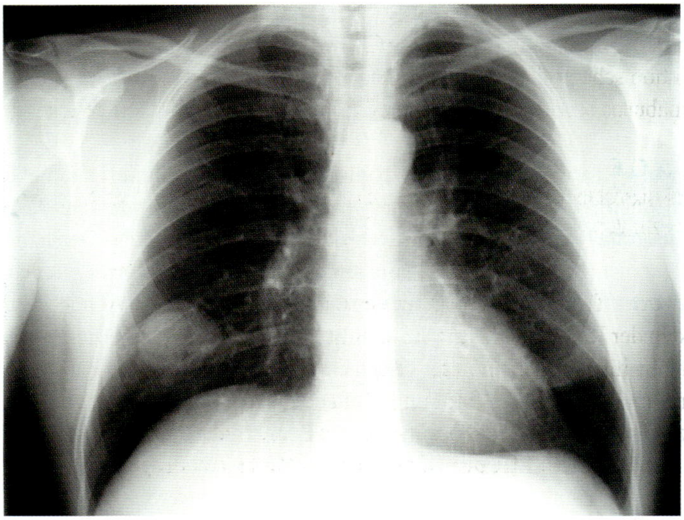

Abb. 4.3 Röntgen-Thorax der Patientin [T421]

PLUS

Die Funktionsdiagnostik liefert wichtige Kriterien für die Therapiemöglichkeiten, v. a. für das Ausmaß einer OP. Die prognostisch bedeutsamste Größe ist das exspiratorische Einsekundenvolumen bei forcierter Exspiration (FEV_1).

PLUS

Gemäß dem Euler-Liljestrand-Mechanismus korreliert die Perfusion mit der Ventilation und umgekehrt! Wenig durchblutete Areale werden weniger belüftet und wenig ventilierte Areale werden weniger durchblutet.

Metastasen sind dabei je nach Histologie des Tumors vor allem im ZNS, in der Leber, den Nieren, Nebennieren und im Knochen zu finden. Zur Überprüfung der **Operabilität** des Patienten sind Lungenfunktionsuntersuchungen wie die **Ventilations-** und **Perfusionsszintigrafie**, eine **arterielle Blutgasanalyse** und ein **Lungenfunktionstest** indiziert. Mittels **Echokardiografie** und evtl. Ergometrie wird die kardiale Funktion verifiziert.

FRAGE

Welche Informationen erhoffen Sie sich von der **Lungenventilations-** und **Perfusionsszintigrafie**?

Antwort Die arterielle BGA und ein Lungenfunktionstest erlauben eine Aussage über die gemeinsame Funktion beider Lungen, nicht jedoch über die Funktion der einzelnen Lunge. Der Lungenfunktionstest ist zudem stark abhängig von der Compliance des Patienten. Eine **Lungenperfusionsszintigrafie** ermöglicht eine zuverlässige Einschätzung der **Perfusion verschiedener Lungenareale** und eine Quantifizierung eines bestehenden Rechts-links-Shunts. Die **Ventilationsszintigrafie** mithilfe von radioaktiv markierten Edelgasen liefert eine exakte Aussage über die Belüftungsverhältnisse beider Lungen. Diese Informationen sind bei der Frage nach der **Operabilität** eines Bronchialkarzinoms unerlässlich.

PLUS

Bei einem Patient mit einem Bronchialkarzinom, mit einem paraneoplastischen Syndrom kann nicht von einem kurativen Therapieansatz ausgegangen werden.

FRAGE

Nennen Sie die **Hauptrisikofaktoren** des **Bronchialkarzinoms**.

Antwort Langjähriges starkes **Rauchen** (15–30 Jahre) gilt als Risikofaktor Nummer eins. Eine spezielle Genkonstellation erhöht das Risiko, an einem Bronchialkarzinom zu erkranken. 85–90 % aller malignen Lungentumoren lassen sich auf eine Nikotinanamnese zurückführen. Karzinogene aus **Umweltgiften** oder **industriellen Substanzen** spielen demgegenüber eine eher untergeordnete Rolle. Sehr selten entstehen primäre Bronchialkarzinome im Bereich von **Lungen-** oder **Kavernennarben**. Bronchialkarzinome als Folge natürlicher **Strahlenbelastung** (Radon) machen etwa 4–8 % der Tumoren aus. Eine HIV-Infektion scheint das Auftreten eines Bronchialkarzinoms zu begünstigen. Nikotinabusus bewirkt bei allen anderen Faktoren eine Risikopotenzierung.

FRAGE

Der Risikofaktor **Rauchen** trifft für einen histologischen Typ des Bronchialkarzinoms nicht zu. Von welchem Typ spreche ich?

Antwort Das **Adenokarzinom** der Lunge ist der einzige histologische Typ, für den der Risikofaktor „Rauchen" nicht zutrifft. Als weiterer Unterschied zu anderen histologischen Typen des Bronchialkarzinoms sind **Frauen** ungefähr 6-mal häufiger betroffen als Männer. In etwa 70 % der Fälle sind Adenokarzinome der Lunge **peripher** lokalisiert und neigen aufgrund gefäßinvasiven Wachstums zur **frühen hämatogenen Metastasierung**.

TIPP

Die einzige Ausnahme einer Erkrankung sollte man immer im Kopf haben.

MERKE

Hauptrisikofaktor für ein Bronchialkarzinom ist nach wie vor das Rauchen – einzige Ausnahme ist das Adenokarzinom der Lunge.

FRAGE

In welchem Bereich ist der **Altersgipfel** des **Bronchialkarzinoms** zu suchen? Wie ist die **Geschlechtsverteilung** und wie ist die Entwicklung in den letzten Jahren?

Antwort Der Altersgipfel des Bronchialkarzinoms liegt **zwischen** dem **55.** und dem **75. Lebensjahr**. Der Zeitpunkt der Exposition mit einem Risikofaktor liegt jedoch meist Jahre zurück. **Männer** sind etwa 4-mal häufiger betroffen als Frauen. Beim Mann ist es **die häufigste tumorbedingte Todesursache**, bei der Frau der zweithäufigste Tumor nach dem Mammakarzinom. In den letzten Jahrzehnten hat das Bronchialkarzinom vor allem bei Frauen durch die Zunahme von weiblichen Raucherinnen erheblich zugenommen.

FRAGE

Wie sehen die **Metastasierungswege** des Bronchialkarzinoms aus?

Antwort Die Ausbreitung des Bronchialkarzinoms erfolgt **per continuitatem** in

- die kontralaterale Lunge
- die benachbarten Organe und Strukturen (Pleura, Perikard, Ösophagus, V. cava superior, Nn. phrenici und laryngeus recurrens, Plexus brachialis, Ganglion stellatum)

Eine **lymphogene** Metastasierung setzt **frühzeitig** ein und erfolgt primär

- ins **Mediastinum** (perihilär, periösophageal, paratracheal)
- in die **kontralaterale Lunge** (häufiger von links nach rechts).

Eine **hämatogene** Streuung von Tumorzellen erfolgt in

- **Leber**
- **Skelett**
- **Nieren**
- **Nebennieren**
- **ZNS** (v. a. beim kleinzelligen Bronchialkarzinom)

FRAGE

Welche **histologischen Typen** des Bronchialkarzinoms sind Ihnen geläufig?

Antwort Bronchialkarzinome werden histologisch nach der WHO-Klassifikation eingeteilt. Klinisch von besonderer Bedeutung wegen der Unterschiede in der Therapie und Prognose ist die Unterteilung in kleinzellige Karzinome (SCLC) und nichtkleinzellige Karzinome (NSCLC). Kombinationen der verschiedenen Typen kommen vor.

- **kleinzellige Karzinome (15–20 %)**:
  - Oat-cell-Typ (Haferzell-Typ)
  - Intermediär-Typ
  - Kombinationstumor (zusätzlich Plattenepithel- und Adenokarzinom-Anteile)

- **nicht kleinzellige Karzinome (ca. 75 %)**:
  - Plattenepithelkarzinom (30–40 %)
  - Spindelzellkarzinom
  - Adenokarzinom (25–30 %)
  - großzelliges Karzinom (< 10 %)
- **sonstige** (sehr selten):
  - Karzinoid
  - adenoidzystisch
  - mukoepidermoid

FRAGE
Wie sieht die **Stadieneinteilung** des **kleinzelligen** Bronchialkarzinoms aus?

Antwort Das kleinzellige Bronchialkarzinom kann man wie alle anderen Bronchialkarzinome nach der TNM-Klassifikation einteilen. Der Einfachheit halber wird es gelegentlich auch nach Holoye in zwei Stadien eingeteilt:

- **limited disease (LD)**: Der Tumor ist auf einen Hemithorax begrenzt. Es findet sich keine größere Obstruktion, keine Infiltration der V. cava und keine Rekurrensparese.
- **extensive disease (ED)**: Beide Seiten des Thorax sind betroffen. Häufig bestehen ein Pleuraerguss und Atelektasen. Die V. cava kann infiltriert sein und es kann eine Rekurrensparese vorliegen.

Zusätzlich kann es zu einer extrathorakalen Ausbreitung mit Befall supraklavikulärer Lymphknoten und Fernmetastasen kommen. Kleinzellige Bronchialkarzinome haben von allen Bronchialkarzinomen die schlechteste Prognose. Bei Erstdiagnose sind sie meist schon metastasiert. Je nach Tumorstadium wird entweder eine **isolierte Chemotherapie** oder eine **kombinierte Radiochemotherapie** durchgeführt. Die 5-Jahres-Überlebensrate liegt bei 5–10 %.

FRAGE
Wie sieht die **TNM-Klassifikation** demgegenüber aus?

Antwort Die TNM-Klassifikation des Bronchialkarzinoms orientiert sich ebenfalls an der **räumlichen Ausdehnung, ist aber wesentlich detaillierter** (➤ Tab. 4.3). Je nach Differenzierungsgrad teilt man darüber hinaus in G1 (hoch differenziert) bis G4 (undifferenziert) ein.

FRAGE
Welche **Therapieoptionen** haben Sie beim **nicht kleinzelligen** Bronchialkarzinom?

Antwort Beim nicht kleinzelligen Bronchialkarzinom richtet sich die Therapie nach der Ausdehnung des Tumors, dem Lymphknotenbefall und der Metastasierung. Tumorstadien **T1–3** (N0, N1) werden in der Regel, wenn sie funktionell operabel sind, reseziert. Lymphknotenmetastasen werden ebenfalls reseziert. Nicht resezierbare Tumorstadien werden zunächst einer neoadjuvanten Chemotherapie oder einer Radiochemotherapie zugeführt. Bei

Tab. 4.3 TNM-Klassifikation der Lungentumoren [G336]

Tx	**positive Zytologie** (Sputum, Bronchialsekret), aber Tumor weder radiologisch noch bronchoskopisch darstellbar
Tis	Carcinoma in situ
T1	Tumor **< 3 cm** ohne Kontakt zu Pleura visceralis oder Hauptbronchus
T2	Tumor **> 3 cm** oder Ausbreitung in den Hauptbronchus oder Infiltration der viszeralen Pleura oder tumorbedingte partielle Atelektase. Abstand von der Hauptkarina mindestens 2 cm
T3	Infiltration von Brustwand/Zwerchfell/Perikard/mediastinaler Pleura; totale Atelektase oder obstruktive Pneumonie der gesamten Lunge oder Hauptbronchusbefall < 2 cm zur Karina
T4	Infiltration von Mediastinum/Herz/großen Gefäßen/Trachea/Speiseröhre/Karina/Wirbelkörper oder maligner Pleuraerguss
N1	Lymphknotenmetastasen ipsilateral intrapulmonal, peribronchial oder hilär
N2	Lymphknotenmetastasen ipsilateral mediastinal oder subkarinal
N3	Lymphknotenmetastasen kontralateral hilär oder mediastinal bzw. ipsilateral oder kontralateral supraklavikulär oder im Bereich der Mm. scaleni
M1	Fernmetastasen, einschließlich getrennter Tumorherde in einem anderen Lappen

einer Tumorverkleinerung kann möglicherweise eine Operation durchgeführt werden, gefolgt von einer postoperativen Radiochemotherapie.

Tumoren im Stadium **T4** und Tumoren mit **Fernmetastasen** können nicht kurativ behandelt werden. Hier verfolgt man ein palliatives Konzept mit Radiochemotherapie, Stenteinlage, Laser- oder Kryotherapie mittels Bronchoskopie sowie frühzeitigem Beginn einer suffizienten Schmerztherapie.

FRAGE

Welche Arten von **Lungenresektionen** sind Ihnen geläufig?

Antwort Die Wahl des Operationsverfahrens ist abhängig von Lage und Ausdehnung des Tumors sowie von eventuell vorhandenen Lymphknotenmetastasen. Dabei kommen folgende Verfahren zum Einsatz:

- **atypische Resektion (Wedge-Resektion)**: Bei peripher gelegenen kleineren Tumoren ohne Lymphknotenmetastasen wird diese extraanatomische Lungenteilresektion heutzutage meist thorakoskopisch durchgeführt.
- **Lobektomie oder Bilobektomie**: Der Lappenbronchus und seine begleitenden Gefäße werden direkt am Hauptbronchus abgesetzt. Auch dieser Eingriff wird vielfach über eine erweiterte Thorakoskopie vorgenommen.
- **Pneumektomie**: Die gesamte Lunge wird direkt am Hauptbronchus abgesetzt. Das Verfahren besitzt keine bessere Prognose im Vergleich zur Lobektomie oder Bilobektomie, ist jedoch indiziert bei zentral gelegenen Tumoren.
- **erweiterte Resektionsverfahren**: Es werden infiltrierte Nachbargewebe (Thoraxwand, Perikard, Pleura, Diaphragma etc.) reseziert und ggf. mithilfe künstlicher Materialien gedeckt.

Eine systematische **Lymphadenektomie** ist regelmäßiger Bestandteil jeder offenen Thorakotomie oder Thorakoskopie.

FRAGE

Welche **Komplikationen** können nach diesen Operationen auftreten?

Antwort Es können folgende Komplikationen auftreten:
- Bronchusstumpfinsuffizienz
- Pneumonie
- Atelektasen
- Herzrhythmusstörungen, Rechtsherzversagen
- Pleuraerguss
- Blutung
- Empyem
- chronischer Thoraxschmerz, Läsionen intrathorakaler Nerven

TIPP
Für einen Studenten ohne weitgehende praktische Erfahrung eine schwierige Frage. Eher eine Hilfe für den Prüfer bei der Notenentscheidung „gut" oder „sehr gut".

FRAGE

Die **Myasthenie** als paraneoplastisches Syndrom beim kleinzelligen Bronchialkarzinom hat einen Eigennamen. Ist Ihnen dieser geläufig?

Antwort Es handelt sich um das **Lambert-Eaton-Syndrom**, ein myasthenieähnliches Krankheitsbild. Verursacht wird es durch Antikörper gegen Kalziumkanäle, wodurch es zu einer Hemmung der präsynaptischen Freisetzung von Acetylcholin kommt. Meist in der **Beckengürtelmuskulatur** beginnend, breitet sich die Muskelschwäche in der **proximalen Muskulatur** aus. Im Gegensatz zur Myasthenia gravis nimmt die Muskelkraft bei Übung zu.

Als **Ursachen** für ein Lambert-Eaton-Syndrom finden sich in 60 % Tumoren wie v. a. das kleinzellige Bronchialkarzinom, das Lymphosarkom und andere Karzinome, aber auch Autoimmunerkrankungen wie das Sjögren-Syndrom, eine rheumatoide Arthritis oder eine Autoimmunthyreoiditis. Bei Therapie der Grunderkrankung (bei Tumorerkrankungen Resektion, Radiatio, Chemotherapie) bessern sich die Symptome des Lambert-Eaton-Syndroms oder sistieren komplett. Die Gesamtprognose des Tumors ist jedoch davon unabhängig und wird nicht verbessert.

TIPP
Das Lambert-Eaton-Syndrom ist schon vom IMPP bevorzugt gefragt worden, sodass man zumindest schon einmal etwas davon gehört hat.

FRAGE

Was ist ein **Pancoast-Tumor**?

Antwort Ein Pancoast-Tumor ist eine Sonderform des Bronchialkarzinoms bezüglich der Lokalisation. Er hat seinen primären Ausgangspunkt im Bereich der oberen Lungenfurche und befindet sich somit im Bereich der **Lungenspitze** oder der **Pleurakuppe**. Aufgrund seiner speziellen Lokalisation infiltriert er frühzeitig das umgebende Gewebe, d. h. Muskeln, Plexus brachialis, Sympathikusgrenzstrang, Rippen und Wirbelsäule. Je nach Ausdehnung des Tumors imponieren folgende Symptome:
- Horner-Trias
- neurologische Ausfälle im Bereich der oberen Extremität (Paresen, Sensibilitätsstörungen, Schmerzen, Muskelatrophien)
- Schmerzen im Bereich der Rippen, des Schultergürtels oder des Arms

- obere Einflussstauung
- Schweißsekretionsstörungen des entsprechenden oberen Körperviertels

Pancoast-Tumoren sind in der Regel einem operativen Eingriff nicht zugänglich und werden deshalb bevorzugt einer Radiatio, eventuell auch einer Radiochemotherapie zugeführt.

FRAGE
Nennen Sie die typischen Symptome der **Horner-Trias**.

Antwort Die Horner-Trias besteht aus **Miosis**, **Ptosis** und **Enophthalmus**, wobei Letzterer durch die verengte Lidspalte lediglich vorgetäuscht wird. Ätiopathogenetisch handelt es sich um eine **Schädigung** des **zervikalen Grenzstrangs** und/oder des **Ganglion cervicale superius**, z. B. durch Tumorinfiltration, Gefäßaneurysmen, Traumen (insbesondere Geburtstraumen), Infektionen oder multiple Sklerose. Assoziiert mit der Augensymptomatik tritt meist ein Ausfall der Schweißsekretion in dem betroffenen Körperareal auf.

MERKE Horner-Trias: Miosis, Ptosis, Enophthalmus.

FRAGE
Was fällt Ihnen spontan beim Stichwort **„dreischichtiges Sputum"** ein?

PLUS
Bei dreischichtigem Sputum handelt es sich um Speichel, trüben Schleim und gelblichen Eiter.

Antwort Dreischichtiges Sputum findet man typischerweise bei **Bronchiektasen.** Dabei handelt es sich um eine Schleimhauthypertrophie bei progredienter Schwäche der Bronchialwände. Dies führt zu einer Erweiterung der Segment- und Subsegmentbronchien. Es gibt **angeborene Störungen** (z. B. bei Mukoviszidose) oder **erworbene**, wie sie im Rahmen einer schweren COPD, nach rezidivierenden Infektionen, sowie nach einer Tuberkulose auftreten können.

Typisches Symptom von Bronchiektasen sind das von Ihnen beschriebene dreischichtige Sputum, vor allem morgens auftretender **produktiver Husten** (mundvolle Expektorationen), **Hämoptysen**, **rezidivierende Infekte** sowie in fortgeschrittenem Stadium eine respiratorische Insuffizienz mit **Hypoxie und Hyperkapnie**. Die Therapie erfolgt nach Möglichkeit konservativ mittels **Mukolytika**, **Atemtherapie** und bei Infektexazerbation mittels intermittierender **Antibiose**. Bei schwerer Einschränkung des Allgemeinzustands und Versagen der konservativen Therapie muss der Herd operativ saniert werden.

4.3 Drainagen

FRAGE
Zählen Sie einige **Indikationen** zur Anlage einer **Pleuradrainage** auf.

Antwort Eine Pleuradrainage wird bei folgenden Krankheitsbildern gelegt:
- Pneumothorax
- Pleuraerguss

- Hämatothorax
- Pleuraempyem
- nach Lungenoperationen

FRAGE

Nennen Sie die zwei gebräuchlichsten **Pleurasaugdrainagen** und beschreiben Sie ihre Charakteristika.

Antwort Die zwei heute gebräuchlichsten Verfahren sind die Bülau-Drainage und die Monaldi-Drainage.

- **Bülau-Drainage**: Zum Legen einer Bülau-Drainage wird die Haut im 4.–5. ICR in der hinteren Axillarlinie inzidiert, bis zum 4. ICR untertunnelt und dort die Pleura punktiert. Der Katheter wird interpleural bis etwa auf Höhe des 1.–2. ICR hochgeschoben.
- **Monaldi-Drainage**: Die Punktionsstelle liegt in Höhe des 2. ICR in der Medioklavikularlinie. Vor allem notfallmäßig wird dieser Ort zum Legen einer Drainage gern gewählt, da wegen der weit kranial gelegenen Eintrittsstelle ein geringes Verletzungsrisiko intraabdomineller Organe (Leber, Magen, Milz) besteht.

Die Drainage wird fixiert und die Wunde ringsum fest verschlossen. Danach wird ein **Sog** von **15–20 cmH_2O** angeschlossen, um ein optimales Entfalten der Lunge und/oder ein gutes Drainageresultat zu ermöglichen. Nach Anlage einer Pleuradrainage sollte eine **Röntgen-Thoraxaufnahme** zur Kontrolle der Drainagelage und des Therapieerfolgs angefertigt werden.

TIPP

Eine beliebte Frage im Fachbereich Chirurgie.

FRAGE

Wie lange verbleibt eine Pleurasaugdrainage im Pleuraspalt?

Antwort Die **Verweildauer** richtet sich nach dem **Behandlungserfolg** und Grund für die Einlage der Thoraxdrainage. Bei entzündlichen Pleuraergüssen oder einem Pneumothorax mit einer kleinen Fistel genügen manchmal wenige Tage, um den Erguss abzuleiten, bzw. die Lunge komplett zur Entfaltung zu bringen. Bei tumorösen Ergüssen bedarf es oft rezidivierender Thoraxdrainagen, weil der Erguss immer wieder nachläuft. Voraussetzung für das Ziehen der Thoraxdrainage beim Erguss oder postoperativ ist eine maximale Fördermenge von ca. 50–100 ml/d. Beim Pneumothorax hängt die Liegedauer von der Größe des Lecks ab. Die Drainage darf vor dem Ziehen nicht mehr fisteln, was bedeutet, dass keine Luft mehr in den Interpleuraspalt gelangt. Regelmäßige Röntgenuntersuchungen der Lunge ermöglichen eine Verlaufskontrolle des Drainageerfolgs. Vor Entfernen der Pleuradrainage nach Pneumothorax wird diese zunächst für mindestens 1 Stunde abgeklemmt. Im Röntgen-Thorax sollte dann keine oder nur noch minimal Luft im Pleuraspalt zu erkennen sein. Dann kann die Drainage entfernt werden. Am nächsten Tag empfiehlt es sich, ein Kontroll-Thoraxbild zu machen.

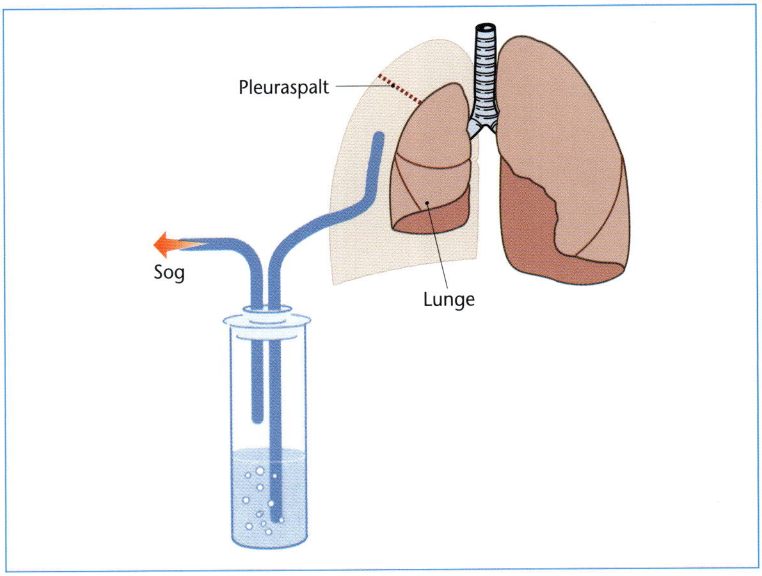

Abb. 4.4 Pleurasaugdrainage [L141]

FRAGE
Können Sie uns bitte das **Prinzip** einer **Pleurasaugdrainage** aufzeichnen?

Antwort Ja, gern (➤ Abb. 4.4).

FRAGE
Was müssen Sie beim Legen einer Pleuradrainage berücksichtigen?

Antwort Das Legen einer Pleuradrainage ist zwar ein kleiner Eingriff, sollte jedoch mit großer Sorgfalt erfolgen. Deshalb müssen einige Grundsätze unbedingt beachtet werden:

- **Asepsis**: Das Arbeiten unter aseptischen Bedingungen ist wegen hoher Infektionsgefahr von Pleura und Lunge Pflicht.
- **Lage der Punktionsstelle**: Da unterhalb der Rippen Interkostalgefäße und -nerven verlaufen, muss die Punktionsstelle der Pleura direkt oberhalb der Rippe gewählt werden.
- **Höhe des Zugangs**: Einen zu kaudal gelegenen Punktionsort sollten Ungeübte meiden, da vor allem auf der rechten Seite abdominelle Organverletzungen drohen. Deshalb ist in akuten Notfällen lieber ein höherer Zugang, bevorzugt im 2. ICR medioklavikular (Monaldi), zu wählen.

KAPITEL

5 Herzchirurgie

5.1 Angeborene und erworbene Herzfehler

FRAGE

Können Sie mir eine einfache **Einteilung** kongenitaler Herzvitien nennen?

Antwort Man unterscheidet grundsätzlich zwischen azyanotischen und zyanotischen Herzfehlern. Bei diesen beiden wird eine weitere Unterteilung bezüglich der Lungenperfusion vorgenommen (> Tab. 5.1).

MERKE

Einteilung der Herzvitien:
- Zyanose/Azyanose
- normale/verminderte/vermehrte Lungenperfusion

Tab. 5.1 Einteilung von Herzvitien

	Azyanotische Herzfehler	Zyanotische Herzfehler
Verminderte Lungenperfusion		• Fallot-Tetralogie • Trikuspidalklappenstenose/-atresie • Ebstein-Anomalie (Verlagerung der Trikuspidalklappe nach apikal in den rechten Ventrikel) • Truncus arteriosus communis
Normale Lungenperfusion	• Pulmonalstenose • Aortenstenose • Aortenisthmusstenose	
Vermehrte Lungenperfusion	• Vorhofseptumdefekt (ASD) • Lutembacher-Syndrom (ASD Typ II + Mitralstenose) • AV-Kanal-Defekte • Ventrikelseptumdefekt (VSD) • persistierender Ductus arteriosus Botalli	• Transposition der großen Arterien • totale Lungenfehlmündung

FRAGE

Erzählen Sie uns doch ein wenig zum **Ventrikelseptumdefekt** (VSD). Wie wird er eingeteilt?

TIPP

Die häufigsten Herzfehler sollte man im Kopf haben. Nach seltenen Herzfehlern wird in der Regel nicht gefragt! Der VSD macht ca. 40 % aller kongenitalen Herzvitien aus.

Antwort Der Defekt des Ventrikelseptums ist der häufigste angeborene Herzfehler (1,3–4,7 auf 1.000 Lebendgeborene). Es handelt sich dabei um eine offene Verbindung zwischen linker und rechter Herzkammer. In etwa 50 % der Fälle tritt ein VSD kombiniert auf mit anderen kardialen Fehlbildungen. Das Ventrikelseptum ist unterteilt in einen kleineren membranösen (Septum membranaceum) und einen größeren muskulären Anteil. Aufgrund der Druckverhältnisse in den Herzkammern besteht zu Beginn meist ein Links-rechts-Shunt, d. h. Blut tritt aus der linken Kammer in die rechte Kammer über. Je nach anatomischer Lokalisation unterscheidet man (➤ Abb. 5.1):

- **perimembranösen VSD**: Der Defekt ist im bindegewebig-fibrösen Teil des Ventrikelseptums lokalisiert. Es besteht oft ein enger Bezug zur Trikuspidalklappe und zum His-Bündel. Es handelt sich mit 80 % um die häufigste Form des VSD.
- **muskulärer VSD**: Etwa 20 % aller VSD sind im muskulären Anteil des Septums lokalisiert. Das muskuläre Ventrikelseptum wiederum kann in drei Bereiche unterteilt werden: Inlet-Septum, Septum trabeculare und Outlet- oder infundibuläres Septum. Defekte in diesen Bereichen treten auf als:
  - **Inlet-VSD oder AV-Kanaldefekt,** der unmittelbar distal der Trikuspidalklappe liegt. Dieser VSD ist zum Trikuspidalring nur durch diesen selbst ohne zusätzliche Muskelbündel begrenzt. Er ist mit 6 % aller VSD relativ selten.
  - **rein muskulärer VSD** (VSD des Septum trabeculare), der oft schwierig zu diagnostizieren ist, da er von Muskeltrabekeln partiell oder komplett überdeckt werden kann. Er ist komplett von Myokard umgeben und tritt mit einer Häufigkeit von ca. 10 % auf.

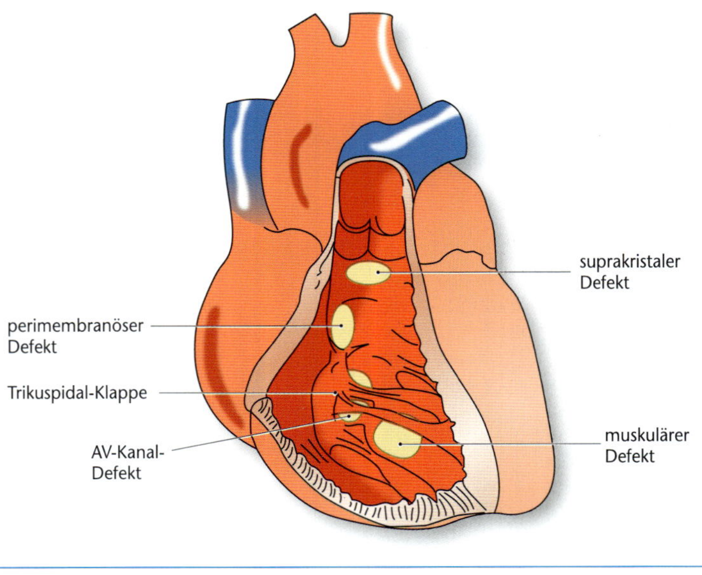

Abb. 5.1 Schematische Darstellung verschiedener Ventrikelseptumdefekte [L141]

- **infundibulärer VSD** (auch Outlet-, Konus- oder suprakristalliner VSD), der kranial von der Pulmonalisklappe, kaudal rein muskulär begrenzt wird. Das Reizleitungszentrum und die Trikuspidalklappe sind relativ weit entfernt. Er ist oft vergesellschaftet mit einem Truncus arteriosus communis. Isoliert tritt er nur selten auf (4 %).

Vor allem Inlet-VSD und der VSD vom AV-Kanaltyp besitzen oft enge Beziehungen zum His-Bündel, das nahe des inferioren Rands des Defekts in das Septum eintritt und auf der linksventrikulären Seite nach apikal zieht. Größe und Lage des Ventrikelseptumdefekts bestimmen Klinik und Hämodynamik des Defekts.

MERKE

Der Ventrikelseptumdefekt ist der häufigste angeborene Herzfehler und tritt oft in Kombination mit anderen Herzfehlern auf (in 50 % der Fälle).

FRAGE

Wie **diagnostizieren** Sie einen Ventrikelseptumdefekt?

Antwort Bei großen Ventrikelseptumdefekten zeigen bereits junge Säuglinge ausgeprägte Symptome der Herzinsuffizienz (Schwitzen, Atemnot, bronchopulmonale Infekte, Gedeihstörungen). Die Diagnostik dient dem Nachweis und der Lokalisation des Defekts sowie seiner hämodynamischen Auswirkungen vor allem auf den pulmonalen Kreislauf und den linken Vorhof und Ventrikel. Begleitdefekte oder komplizierende Auswirkungen können aufgedeckt werden. An apparativer Diagnostik stehen zur Verfügung:

- **Echokardiografie mit Farb- und CW-Doppler, ggf. transösophageal**:
  - Volumenbelastung des linken Ventrikels und des Vorhofs
  - genaue Lokalisation des Defekts
  - Bestimmung der Flussgeschwindigkeit über den VSD → Rückschluss auf intrakardiale Druckverhältnisse
  - Bestimmung der Klappenfunktion, insbesondere der Aorta
  - Abschätzung der pulmonalen und rechtsventrikulären Druckverhältnisse
- **EKG**:
  - kleiner Defekt: keine Veränderungen
  - mittelgroßer Shunt: Linksherzhypertrophie
  - großer Shunt und Druckgleichheit: biventrikuläre Hypertrophie
  - Eisenmenger-Reaktion: Rechtsherzhypertrophie
  - Überdrehter Linkstyp → Inlet-VSD
- ggf. Herzkatheteruntersuchung oder Angiokardiografie bei interventionellem Therapieansatz oder zur Bestimmung der Widerstandsverhältnisse im Hinblick auf eine Operabilität bei großem VSD
- ggf. Kardio-MRT
- ggf. Röntgen-Thorax (meist entbehrlich)
  - Herzgröße
  - Lungenperfusion
  - Pulsoxymetrie bei bestehendem Rechts-links-Shunt

Diese Informationen sind in der Regel im 1. Lebensjahr ausreichend zur Indikationsstellung für eine Operation. Pharmakologische Tests wie die Anreicherung der Inspirationsluft mit O_2, NO oder inhalative Prostanoide können Aufschluss über die Reversibilität der pulmonalen Druckerhöhung geben.

FRAGE

Wann würden Sie einen Ventrikelseptumdefekt **korrigieren**?

Antwort Kurz nach der Geburt ist der pulmonalarterielle Widerstand noch physiologisch erhöht. Deshalb zeigt sich die **hämodynamische Relevanz** des Defekts **erst in den ersten Lebenswochen**, wenn der pulmonalarterielle Widerstand abnimmt. Man unterscheidet danach zwischen restriktiven und nichtrestriktiven Defekten. Restriktive Defekte trennen die Druckverhältnisse zwischen den Ventrikeln weitgehend. Von einem kleinen restriktiven Defekt spricht man, wenn das **Verhältnis der Lungenperfusion zum Systemdurchfluss** (Qp : Qs-Verhältnis) < **1,5 : 1** ist. Diese Defekte sind klinisch meist asymptomatisch. Bei den nichtrestriktiven VSD kommt es zunehmend je nach Größe des Defekts zu einer Druckannäherung beider Ventrikel. Sie haben ein Qp : Qs-Verhältnis > 1,5 : 1 bis sogar > 3 : 1. Bei solch großen Links-rechts-Shunts treten schnell die typischen Symptome der Herzinsuffizienz beim Säugling in Erscheinung wie:

- Tachypnoe
- Schwitzen
- Trinkschwäche
- Gedeihstörungen

Ventrikelseptumdefekte sollten vor Auftreten dieser klinischen Zeichen **altersunabhängig operativ korrigiert** werden. **Chronische Überbelastung der Lungenstrombahn** führt zu Umbauprozessen. Diese führen wiederum langfristig zu einem erhöhten pulmonalarteriellen Widerstand und letztlich zu umgekehrten links- und rechtsventrikulären Druckverhältnissen. Dies verursacht eine **Shunt-Umkehr** im Sinne eines **Rechts-links-Shunts**, der sog. **Eisenmenger-Reaktion**. Eine Korrektur-OP sollte auf jeden Fall vorher erfolgen. Insgesamt kann man sagen, dass große Defekte mit pulmonalem Hypertonus im 1. Lebensjahr operiert werden sollten. Mit der Korrektur mittelgroßer Defekte wartet man nach Möglichkeit bis zum Abschluss des Säuglingsalters, vor allem dann, wenn Verkleinerungstendenzen fehlen und eine Volumenbelastung des linken Vorhofs und der Kammer persistiert. **Kleine Defekte**, insbesondere apikal-muskulär gelegene, können sich innerhalb des 1. Lebensjahrs **spontan verschließen**. Muskuläre Defekte können einen Verschluss durch akzessorisches Bindegewebe vortäuschen und einen „Aneurysma-VSD" bilden. Bei **lang bestehendem**, nicht korrigiertem VSD mit chronischer rechtsventrikulärer Belastung kommt es zu einer **Hypertrophie der Trabekel** mit der Gefahr einer infundibulären Stenose. Jeder noch so kleine VSD führt zu **Verwirbelungen** im Bereich des Endokards, die das **Endokarditisrisiko** erhöhen. Indikationen, auch einen kleinen Defekt zu verschließen, bestehen bei Ausbilden einer Aortenklappeninsuffizienz und nach Endokarditis.

Defekte in Nähe der Aortenklappe mit Prolaps einer Klappentasche sollten zügig verschlossen werden, um einer Aortenklappeninsuffizienz vorzubeugen.

MERKE

FRAGE

Wie sieht die **operative Therapie** aus?

Antwort Der Standardzugang zur Korrektur eines Ventrikelseptumdefekts ist die **mediane Sternotomie**. Der Verschluss erfolgt unter kardiopulmonalem Bypass (extrakorporale Zirkulation, unter Anschluss an die distale Aorta und die Vv. cavae inferior und superior) meist **rechtstransatrial durch die Trikuspidalklappe**, in absoluten Ausnahmefällen transventrikulär (selten beim anterioren muskulären VSD erforderlich). Der Defekt wird mittels **Patch** verschlossen. Eine **Direktnaht** kann bei sehr kleinen VSD erfolgen. Eine Banding-Operation der A. pulmonalis bleibt Ausnahmefällen (multiple Löcher im Septum, muskulärer VSD unterhalb des Moderatorbandes) vorbehalten. An interventionellen Verfahren gewinnt der Verschluss mittels **Okkluder-Systemen** immer mehr an Bedeutung, vor allem bei der Versorgung mittelgroßer muskulärer Defekte.

FRAGE

Was ist die sog. **Eisenmenger-Reaktion**?

Antwort Bei einer zusätzlichen Druckbelastung des pulmonalarteriellen Systems durch die bei einem Links-rechts-Shunt erhöhte pulmonale Perfusion kommt es zu Umbauprozessen im Verlauf der pulmonalarteriellen Strombahn. Dies führt zu einer **irreversiblen pulmonalarteriellen Vaskulopathie** und Obstruktion. Steigt der **pulmonalarterielle Widerstand** über den **systemarteriellen Widerstand** kommt es zu einer **Shuntumkehr** (Links-rechts-Shunt → Rechts-links-Shunt) mit Zyanose und dem Unvermögen, bei Belastung das Herzzeitvolumen zu steigern. Dieses Phänomen wird als Eisenmenger-Reaktion bezeichnet. Wenn eine Eisenmenger-Reaktion eingetroffen ist, bleibt als ultimative Option nur eine kombinierte **Herz-Lungen-Transplantation**.

PLUS

Der normale mittlere pulmonalarterielle Druck liegt zwischen 12–16 mmHg. Von einer pulmonalen Hypertonie spricht man bei Druckwerten von > 25 mmHg in Ruhe und > 30 mmHg bei Belastung.

FRAGE

Für den Eingriff benötigen Sie die Hilfe der Herz-Lungen-Maschine. Können Sie uns kurz das **Prinzip der extrakorporalen Zirkulation** erläutern?

Antwort Die **extrakorporale Zirkulation** (EKZ) erfolgt mittels einer Herz-Lungen-Maschine (➤ Abb. 5.2). Sie setzt sich aus folgenden Funktionselementen zusammen:

- Blutpumpeneinheit (Zentrifugalpumpe)
- Membranoxygenator
- Wärmeaustauscher

Aufgrund der **Thrombogenität** der Kanülen und Leitungen wird der Patient zunächst **vollheparinisiert** (Heparin 2–3 mg/kg KG i. v.). Während der Ma-

PLUS

Die Entwicklung der Herz-Lungen-Maschine dauerte mehr als 20 Jahre. Erst 1953 konnte eine Vorhofverbindung unter extrakorporaler Zirkulation operiert werden.

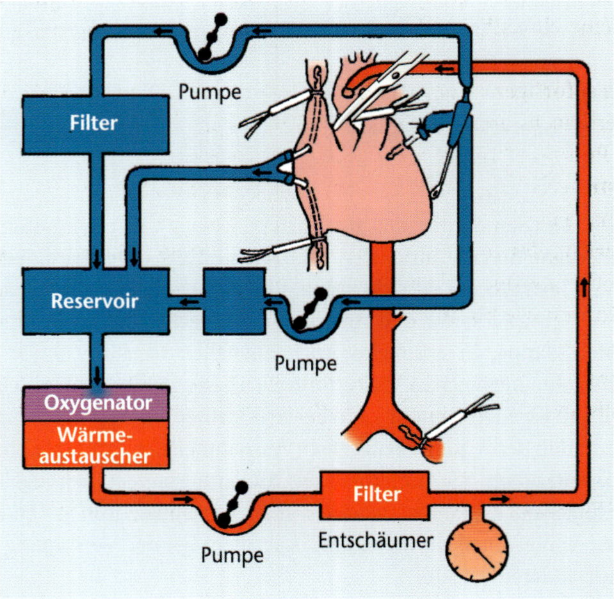

Abb. 5.2 Schema einer Herz-Lungen-Maschine [L106]

schinenzeit wird die Gerinnung des Patienten mittels des **ACT-Tests** (activated coagulation time, Norm: 80–100 s, unter EKZ 400–600 s) überwacht. Zu geringe Heparinisierung führt zur Bildung von Mikrothromben mit der Gefahr von Embolien und Verstopfung des Oxygenators sowie zur Aktivierung der Gerinnung. Nach der Heparinisierung wird eine **Kanüle** aus Silikon in die **Aorta** eingeführt. Ein evtl. auftretender **reflektorischer Blutdruckanstieg** muss zügig therapiert werden, um ein Abspringen der Aortenklemme oder ein Einreißen der Aorta zu verhindern. Danach wird ein **Spezialkatheter über die Vv. cavae superior und inferior in den rechten Vorhof** eingeführt.

Ein ableitendes Schlauchsystem transportiert das Blut mithilfe einer **Zentrifugalpumpe** zur Herz-Lungen-Maschine. Das desoxygenierte Blut wird dort über einen **Oxygenator** mit Sauerstoff angereichert und gelangt dann in einen **Wärmeaustauscher**, der die Temperatur des Bluts absenkt. Das gekühlte und oxygenierte Blut wird über die Aortenkanüle in den Patientenkreislauf zurückgeleitet. Die Kardioplegielösung wird in den Koronarkreislauf infundiert, was zum Herzstillstand führt. Hypothermie und reduzierter Sauerstoffverbrauch unter Kardioplegie stellen die beste Protektion für das Myokard dar. Zudem wird das Herz relaxiert, was die Operationsbedingungen verbessert. Am Schluss der Intervention wird das Blut wieder erwärmt. Falls das Herz nach dem Aufwärmen nicht spontan defibrilliert, wird eine perikardiale Defibrillation mit 10–40 J durchgeführt. Nach Entfernen der Kanülen wird das Heparin mithilfe von **Protamin** partiell antagonisiert.

FRAGE

Welche Anforderungen stellen Sie an die **Kardioplegielösung**?

Antwort Über die genaue Zusammensetzung der Kardioplegielösung besteht keine einheitliche Meinung, wohl aber an deren Anforderungen. Sie sollte:

- einen **sofortigen Herzstillstand** induzieren zur Minimierung des Energieverbrauchs und des Energieverlustes des Myokards,
- eine **Pufferfunktion** besitzen wegen der anaeroben Azidose,
- **Substrate** für eine aerobe und anaerobe Energiereserve für das Myokard beinhalten,
- **hyperosmolar** sein zur Verminderung des Myokardödems durch die Hypothermie und Ischämie,
- Zusätze zur **Membranstabilisierung** beinhalten, um Nekrosen zu verhindern.

Meist werden hyperkaliäme Lösungen verwendet, die einen diastolischen Herzstillstand während der Depolarisationsphase hervorrufen.

FRAGE

Worum handelt es sich bei einem **offenen Ductus arteriosus Botalli**?

Antwort Ein offener Ductus arteriosus Botalli ist eine über die ersten Lebensmonate persistierende, in der Fetalzeit notwendige **Gefäßverbindung** zwischen A. pulmonalis und Aorta. Beim Fetus wird die nicht ventilierte Lunge weitgehend von der Perfusion ausgeschlossen. Beim reifen Neugeborenen verschließt sich der Ductus Botalli postnatal innerhalb von 72 Stunden. Der obliterierte Duktus bildet das spätere **Lig. arteriosum** zwischen Aorta und Truncus pulmonalis. Persistiert der Duktus, kommt es zu einem **Links-rechts-Shunt** zwischen System- und Lungenkreislauf. Typisch für einen persistierenden Ductus Botalli ist, dass bei normalen Druckverhältnissen in der Pulmonalarterie und in der Aorta sowohl in der Systole als auch in der Diastole Blut aus der Aorta in die Pulmonalarterie übertritt. Dies führt zu einer Volumenbelastung des linken Ventrikels. Der pulmonale Kreislauf erfährt je nach Größe des Shuntvolumens ebenfalls eine ausgeprägte Volumenbelastung und es kann langfristig zu einer pulmonalen Hypertonie und einer Widerstandserhöhung im Lungenkreislauf kommen. Dies führt im weiteren Verlauf zunächst zu einer Rechtsherzbelastung mit rechtsventrikulärer Hypertrophie. Wenn der pulmonalarterielle Widerstand den des Systemkreislaufs übersteigt, kommt es zum Rechts-links-Shunt. Klassischerweise ist dann die untere Körperhälfte zyanotisch, während die obere Körperhälfte eine normale Sauerstoffsättigung besitzt **(Harlekin-Zyanose)**. Sehr enge Duktus können hämodynamisch unbedeutend sein. Typisch bei der Auskultation ist ein sog. „Maschinengeräusch". Der Nachweis und die Darstellung des Duktusflusses gelingen mittels echokardiografischen Farbdopplers.

PLUS
Der Anteil isolierter offener Ductus Botalli an den kongenitalen Herzvitien liegt bei ca. 10 %.

FRAGE

Wann **behandeln** Sie einen offenen Ductus Botalli?

Antwort Ein asymptomatischer Duktus muss nicht zwingend behandelt werden, stellt jedoch ein erhöhtes Endokarditisrisiko dar. Ein interventioneller oder operativer Verschluss empfiehlt sich aus hämodynamischen Gründen vor allem bei größeren Shuntvolumina, einer Herzinsuffizienz, einer pulmonalen Hypertonie, als Endokarditisprophylaxe oder bei Aneurysmabildung im Bereich des Ductus Botalli.

- **Interventionelle Therapie**: Die meisten persistierenden Ductus Botalli werden heutzutage katheterinterventionell mit Coil- oder Schirmtechnik verschlossen. Die Erfolgsrate liegt bei über 90 %.
- **Operative Therapie**: Die operative Therapie beschränkt sich heute auf symptomatische offene Ductus Botalli bei Frühgeborenen (Atemnot) und auf komplexe Korrekturen anderer begleitender kongenitaler Herzvitien. Dabei wird der Duktus ligiert (kleinere Defekte) oder durchtrennt und die Gefäßdefekte übernäht (größere Defekte). Nach einer Ligatur besteht ein geringes Risiko für eine Rekanalisation oder einen Restshunt.

Frühgeborene mit Atemnotsyndrom und Kinder mit kardiorespiratorischer Insuffizienz sollten möglichst früh nach Diagnosestellung operiert werden. Ansonsten wird beim reifen Neugeborenen ein Verschluss in den **ersten drei Lebensmonaten** angestrebt. In leichteren Fällen genügt eine Korrektur im Vorschulalter. Gelegentlich kommt es zu einem **Spontanverschluss**.

FRAGE

Welche **Ursachen** kommen pathogenetisch für einen Ductus arteriosus Botalli persistens infrage?

Antwort Die Hauptursachen für eine Persistenz des Ductus arteriosus Botalli sind **postpartale Hypoxie** sowie **Unreife** und **Rötelnembryopathie**. Bei reifen Neugeborenen scheint eine Persistenz eher auf eine besondere Gefäßwandstruktur oder auf eine andauernde Druckerhöhung im Pulmonalkreislauf, bedingt durch eine Gefäßverdickung im Bereich der Alveolen, zurückzuführen zu sein.

FRAGE

Was ist eine **Fallot-Tetralogie**?

Antwort Bei einer Fallot-Tetralogie handelt es sich um den am häufigsten auftretenden **zyanotischen Herzfehler** (10 %), bestehend aus:

- **infundibulärer und valvulärer Pulmonalisstenose**
- **rechtsventrikulärer Hypertrophie**
- **Ventrikelseptumdefekt**
- weiter, über dem Ventrikelseptum **reitender (anteponierter) Aorta**

Durch die muskuläre Einengung des Ausflusstrakts (Infundibulumstenose) und die enge dysplastische Pulmonalklappe kommt es zur Rechtsherzbelastung. Zudem ist die pulmonale Perfusion eingeschränkt, sodass es im Bereich der peripheren Pulmonalarterien zu Gefäßhypoplasien und/oder -stenosen kommt. Die Volumenbelastung des rechten Ventrikels führt zu einer muskulären Hypertrophie und im Verlauf zu einer Obstruktion des rechten Herzens. Übersteigt der Druck des rechten den des linken Ventrikels, tritt über den großen Ventrikelseptumdefekt ein Teil des venösen Bluts direkt in den linken Ventrikel über (Rechts-links-Shunt). Das arteriovenöse Mischblut gelangt in die über dem VSD reitende Aorta. Abhängig von der Stenose der Ausstrombahn des rechten Ventrikels und der Größe des Ventrikelseptumdefekts kommt es zu einer Abnahme der arteriellen Sauerstoffsättigung (Zyanose). Die Perfusion der Lungenstrombahn ist entsprechend reduziert. Typische **Symptome** sind:

- lautes Systolikum links parasternal
- Zyanose (Sauerstoffsättigung < 85–90 % unter Raumluft)
- Tachydyspnoe (abhängig vom Schweregrad des Herzfehlers, meist in früher Säuglingszeit beginnend)
- im Spätstadium Trommelschlägelfinger/-zehen, Uhrglasnägel und Gingivahyperplasie

FRAGE

Wie sichern Sie Ihre **Diagnose**?

Antwort Die Diagnosesicherung gelingt anhand der typischen Anamnese, der Klinik und mithilfe der **Farbechokardiografie**. Das **EKG** dient der Aufdeckung von Herzrhythmusstörungen und einer rechtsventrikulären Hypertrophie (Rechtstyp). Durch die **Pulsoxymetrie** und arterielle Blutgasanalysen kann der **Hypoxämiegrad** bestimmt werden. Eine **Röntgenaufnahme des Thorax** zeigt zwar ein normal großes, aber untypisch konfiguriertes Herz **(Holzschuhform)**. Auch im MRT können die anatomischen und teilweise auch die funktionellen Veränderungen dargestellt werden. Im **Labor** finden sich regelmäßig eine Polyglobulie und ggf. ein Eisenmangel. Eine **Herzkatheterisierung** ist meist entbehrlich und nur bei sehr hypoplastischen Pulmonalarterien zur Information über die Druck- und Widerstandsverhältnisse im rechten Ventrikel (erhöhte Werte) und in der Pulmonalisstrombahn (erniedrigte Werte) indiziert. Zudem können abnorm verlaufende Koronararterien, muskuläre Ventrikelseptumdefekte und aortopulmonale Kollateralen diagnostiziert werden.

PLUS

Die Erbanlage für die Fallot-Tetralogie ist in 10 % der Fälle auf dem Chromosom 22 lokalisiert. Die Fehlbildung tritt somit familiär gehäuft auf.

FRAGE

Wenn Sie mir jetzt auch noch etwas zur **Therapie** erzählen können, bin ich sehr beeindruckt!

Antwort Eine elektive **Korrektur** der Fallot-Tetralogie wird in der Regel im Verlauf des **1. Lebensjahrs** angestrebt, um irreversiblen Veränderungen des Herzens wie zunehmender Fibrosierung und Herzrhythmusstörungen entgegen zu wirken. Ebenso sollen andere Komplikationen durch den komplexen Herzfehler vermieden werden, wie Hypoxämien aller Organe, insbesondere des ZNS, hypoxämische Anfälle, Hirnembolien und -abszesse sowie Thrombosen. Ist eine primäre, endgültige Operation nicht möglich, wird vor allem im frühen Säuglingsalter oder bei hypoplastischen Pulmonalarterien zunächst ein Palliativeingriff durchgeführt. Dabei wird ein Shunt zwischen A. subclavia und der ipsilateralen A. pulmonalis angelegt **(Blalock-Taussig-Shunt)**. Dies führt zu einer verbesserten Lungenperfusion. Hypoplastische oder stenotische Pulmonalarterien werden durch den vermehrten Blutfluss

PLUS

Die erste OP einer Fallot-Tetralogie wurde 1944 von Blalock praktiziert. Die pathophysiologische Theorie stammte von Hélène Taussig.

PLUS

Neugeborene, deren Überleben in den ersten Wochen prostaglandinabhängig ist durch medikamentöse Dilatation der pulmonalen Strombahn, werden schon in den ersten 4 Lebenswochen operiert.

dilatiert, der linke Ventrikel entlastet und die Oxygenierung verbessert. Diesen Shunt belässt man für 2–3 Monate, bis sich der Allgemeinzustand verbessert hat. Der endgültige Korrektureingriff sollte primär nach 6–18 Monaten erfolgen. Bei der Operation wird der Ventrikelseptumdefekt mit einem Patch verschlossen und die obstruktive Infundibulummuskulatur reseziert. Eventuell wird eine zusätzliche pulmonale Valvulotomie erforderlich.

FRAGE

Was versteht man unter einer **Aortenklappenstenose** bzw. einer **-insuffizienz** und wodurch werden sie **verursacht**?

PLUS

Die **Aortenklappen-Öffnungsfläche** beträgt bei **gesunden** Menschen **3,5–5 cm^2**. Eine Öffnungsfläche < 0,7 cm^2 und ein Druckgradient zwischen linkem Ventrikel und Aorta > 50 mmHg entsprechen einer schweren Aortenklappenstenose.

Antwort Eine **Aortenklappenstenose** ist eine Verengung der linksventrikulären Ausflussbahn im Bereich der Klappen **(valvulär)**, oberhalb der Klappenebene **(supravalvulär)** oder unterhalb der Klappenebene **(subvalvulär)**, wobei die erworbenen Aortenklappenstenosen meist valvulär, die kongenitalen (ca. 3–6 %) eher supra- oder subvalvulär sind. Die meisten erworbenen Aortenklappenstenosen entstehen im Rahmen von:

- degenerativen Veränderungen und Kalzifizierung (v. a. in höherem Lebensalter)
- rheumatischen Endokarditiden durch infektallergische Mitbeteiligung bei Streptokokkeninfekten (Streptokokken der Gruppe A, seltener C und G)
- direkten bakteriellen Endokarditiden (Staphylokokken, Streptokokken Gruppe D, Enterokokken)

Durch gezielte Antibiotikagabe ist die Aortenklappenstenose nur noch selten das Endresultat einer Endokarditis. Sie ist seitdem eher eine Erkrankung des höheren Alters (> 65 Jahre). Durch die Verengung der linksventrikulären Ausflussbahn kommt es zu einer Druckbelastung des linken Ventrikels und somit zu einer **Linksherzhypertrophie**. In fortgeschrittenem Stadium kommt es zur Linksherzdekompensation. Die Aortenklappenstenose hat von allen erworbenen Herzklappenfehlern unbehandelt die schlechteste Prognose. Typisch ist zudem das **kombinierte Auftreten mit Koronarstenosen**, sodass es im Verlauf häufig zu Myokardinfarkten kommt.

Bei einer **Aortenklappeninsuffizienz** entsteht ein Reflux aus der Aorta in den linken Ventrikel während der Diastole. Dies führt zu einer chronischen linksventrikulären Volumenbelastung. Ursachen einer Aortenklappeninsuffizienz sind:

- rheumatisches Fieber oder bakterielle Endokarditiden
- Aortitis (z. B. bei Syphilis)
- Erweiterung der Aortenwurzel (z. B. beim Marfan-Syndrom, Ehlers-Danlos-Syndrom oder atherosklerotisch bedingt)
- Dissektion der Aorta descendens
- kongenitale Anomalien
- Leckagen nach Aortenklappenersatz

Die Diagnose einer Veränderung im Bereich der Aortenklappe wird durch **Echokardiografie**, **Doppler-Echokardiografie**, Lävokardiogramm und Aortografie gestellt. Durch die Echokardiografie gelingt eine direkte Messung und Darstellung der Veränderungen. Indirekte Informationen liefert die Doppler-Echokardiografie über eine Messung des Druckgradienten zwischen linkem

Ventrikel und der Flussbeschleunigung im Bereich der Aortenklappenstenose, bzw. des Pendelvolumens bei der Aortenklappeninsuffizienz.

FRAGE

Wie **behandeln** Sie eine Aortenklappenstenose, wie eine Aortenklappeninsuffizienz?

Antwort Kongenitale **Aortenstenosen** werden, auch wenn sie asymptomatisch sind, einer **Kommissurotomie** zugeführt. Eine **Valvuloplastie** kann bei symptomatischer Aortenklappenstenose bei multimorbiden Patienten indiziert sein. Leichte asymptomatische Aortenklappenstenosen werden nicht zwingend operiert oder medikamentös therapiert. Vor allem Diuretika und Nachlastsenker werden zurückhaltend eingesetzt, da diese eine schon vorhandene Hypotonie kritisch verschärfen können. Aortenklappenstenosen mit einer Klappenöffnungsfläche von weniger als 0,9 cm^2, einem Druckgradienten zwischen linkem Ventrikel und Aorta von mehr als 50 mmHg und Aortenklappenstenosen mit Symptomen (insbesondere Synkopen, Angina pectoris, myokardiale Dekompensation) sollten einem **Klappenersatz** zugeführt werden.

Bei der **Aortenklappeninsuffizienz** können primär Diuretika und Nachlastsenker (v.a. ACE-Hemmer) eingesetzt werden. Bahnt sich eine Dekompensation an, muss auch hier operiert werden. Man unterscheidet zwischen **Herzklappenersatz**- und Rekonstruktionsverfahren (➤ Tab. 5.2). Bei den mechanischen Klappen ist ihre lange Haltbarkeit von Vorteil. Von Nachteil ist jedoch, dass die Patienten lebenslang orale Antikoagulanzien (Vitamin-K-Antagonisten) einnehmen müssen. Dies ist nach biologischem Klappenersatz nicht erforderlich. Biologische Klappen degenerieren jedoch nach einigen Jahren, sodass die Patienten möglicherweise zu einem späteren Zeitpunkt wiederum eine neue Klappe benötigen. **Rekonstruktive** Verfahren sind nicht für jeden Aortenklappendefekt geeignet und es kommt gelegentlich zu Rezidiven. Alle Klappenarten erfordern eine lebenslange **Endokarditisprophylaxe**.

MERKE

Endokarditisprophylaxe: Vor allem bei zahnärztlichen, aber auch bei urologischen, gynäkologischen, internistischen, dermatologischen, orthopädischen oder herzchirurgischen Eingriffen werden dem Patienten 30–60 Minuten zuvor Antibiotika verabreicht.

FRAGE

Wann führen Sie eine **Rekonstruktion** oder einen **Ersatz der Aortenklappe** durch?

Tab. 5.2 Operative Therapie der Aortenklappenfehler

Aortenklappenrekonstruktion	Aortenklappenersatz
• Klappensprengung mittels Katheter/Kommissurotomie • offene Kommissurotomie • Klappenringeinpflanzung bei Insuffizienzen	• mechanische Klappe (Kugel-, Flügel-, Zweiflügelklappe) • biologische Klappe (Schweine-, Rinderperikardklappe, Homograft)

Antwort Eine Rekonstruktion oder ein Ersatz der Aortenklappe wird bei Aortenklappenstenosen oder -insuffizienzen durchgeführt, die folgende **Kriterien** erfüllen:

- Symptome (rezidivierende Synkopen, Angina pectoris oder kongestives Herzversagen)
- signifikanter Druckgradient zwischen linkem Ventrikel und Aorta (> 50 mmHg) mit normalem Herzzeitvolumen oder niedriger Gradient bei reduziertem Herzzeitvolumen
- Klappenöffnungsfläche < 0,9 cm^2
- progrediente linksventrikuläre Hypertrophie, Verschlechterung der linksventrikulären Funktion oder Dilatation des linken Ventrikels
- Prothesendysfunktion durch Verwachsungen, Thromben oder paravalvuläre Leckage
- Infektion der Aortenklappe oder der Prothese trotz antimikrobieller Therapie (→ Stenose oder Insuffizienz)
- rezidivierende Embolisation einer Aortenklappenprothese unter suffizienter Antikoagulation
- septische Embolisation trotz adäquater antibiotischer Therapie
- rezidivierende Embolien aus einer verkalkten Aortenklappe

FRAGE

Wie sieht die **Prognose nach Operationen** im Bereich der Aortenklappe aus?

Antwort Die **perioperative Letalität** nach Aortenklappenersatz liegt dank moderner Operationstechnik bei etwa **2 %**, die **5-Jahres-Überlebensrate** liegt bei **80–90 %**, die **10-Jahres-Überlebensrate** immer noch bei etwa **70 %**.

FRAGE

Welcher **erworbene Herzklappenfehler** tritt am häufigsten auf? Geben Sie einen groben Überblick über die Ätiologie des Herzfehlers.

Antwort Die häufigsten erworbenen Herzklappenfehler treten an der **Mitralklappe** auf. Dabei überwiegen **Stenosen** die Insuffizienzen. Als Hauptursache gilt das **rheumatische Fieber** durch **Streptokokken der Gruppe A**. Noch nach Jahren kann es durch eine infektallergische Mitbeteiligung im Sinne einer **rheumatischen Endokarditis** zu Klappenveränderungen kommen. Als weitere Ursachen kommen der SLE (systemischer Lupus erythematodes), die rheumatoide Arthritis, eine Mukopolysaccharidose, ein Karzinoid, bakterielle Endokarditiden und Myokardischämien infrage.

MERKE Die Klappen des linken Herzens sind aufgrund ihrer größeren Belastung häufiger von degenerativen Veränderungen betroffen, als die Klappen des rechten Herzens.

5.2 Koronararterien

FRAGE
Kennen Sie **Risikofaktoren** für das **Entstehen** einer **koronaren Herzkrankheit** (KHK)?

Antwort Bei der koronaren Herzkrankheit handelt es sich definitionsgemäß um eine Manifestation der Atherosklerose in den Koronararterien. Dementsprechend finden sich die gleichen Risikofaktoren wie bei der Atherosklerose aller arteriellen Gefäße des Körpers, wie:

- Nikotinabusus
- arterielle Hypertonie
- Diabetes mellitus
- Fettstoffwechselstörungen (Hypercholesterinämie)
- genetische Disposition
- Bewegungsmangel, Stress
- Adipositas
- erhöhte Homocystein- und/oder Lipoproteinwerte
- Vaskulitiden

MERKE
Die häufigsten Risikofaktoren für eine KHK sind Rauchen, Hypertonie, Diabetes mellitus, Fettstoffwechselstörungen und eine genetische Disposition.

FRAGE
Wie **behandeln** Sie die koronare Herzkrankheit?

Antwort Primär sollten Risikofaktoren ausgeschaltet werden. Die stabile koronare Herzkrankheit wird in der Regel primär medikamentös behandelt. Die medikamentöse Therapie hat als Ziel eine Reduktion des myokardialen Sauerstoffverbrauchs. **Nitrate senken** den **peripheren Widerstand** und bewirken eine **venöse** und **arterielle Vasodilatation**. Sie **senken** somit **Vor- und Nachlast**. **Kalziumantagonisten** reduzieren durch eine Senkung der Nachlast und eine Vasodilatation ebenfalls die myokardiale Belastung. **Betablocker** vermindern die Kontraktilität und die Herzfrequenz und führen zu einer Reduktion des myokardialen Sauerstoffverbrauchs. **ACE-Hemmer** kommen ebenfalls oft zum Einsatz. Additiv sollten prophylaktisch ASS in niedriger Dosierung (100 mg/d) und Statine bei Hypercholesterinämie eingenommen werden. Bei schwerer, medikamentös nicht beherrschbarer koronarer Herzkrankheit wird eine Koronarangiografie durchgeführt. Bei der Untersuchung kann als Therapie je nach Befund eine **PCI** (**P**ercutaneous **C**oronary **I**ntervention) erfolgen. Zum Einsatz kommen folgende mehr oder weniger invasive Verfahren:

- **PTCA** (**P**ercutaneous **T**ransluminal **C**oronary **A**ngioplasty): Mittels eines Ballonkatheters werden kurzstreckige Stenosen erweitert. Häufig werden Stents implantiert, die ein Offenhalten der Koronararterie gewährleisten sollen. Nach einer Stentimplantation erfolgt in der Regel eine kombinierte Therapie mit ASS und Clopidogrel zur Thrombozytenaggregationshemmung.

PLUS
Die interventionelle Therapie der koronaren Herzerkrankung wurde durch die Einführung der Ballondilatation von Andreas Grüntzig 1977 initiiert.

- **Rotablation**: Arteriosklerotische Plaques werden einem rotierenden Kopf abgefräst.
- **Laserangioplastie**: Arteriosklerotische Plaques werden mit einem Excimer-Laser aufgelöst.

Die zwei letztgenannten Verfahren stellen bislang noch keine klinische Routine dar. Je nach Anzahl betroffener koronarer Gefäße, der linksventrikluären Pumpfunktion und Komorbiditäten wird entschieden, ob eine PCI oder ein **aortokoronarer Bypass** (mit autologen Venen, arteriellen Grafts; evtl. anderen Conduits) durchgeführt wird (➤ Abb. 5.3).

FRAGE

Woher entnehmen Sie das **Material** für einen **aortokoronaren Bypass**?

Antwort Aortokoronare Bypassoperationen werden mithilfe der Herz-Lungen-Maschine unter Kardioplegie, bei nur einem Bypass gelegentlich auch am schlagenden Herzen durchgeführt. Es kommen die verschiedensten Kombinationen freier Venen und/oder freier bzw. gestielter Arterientransplantate zum Einsatz:

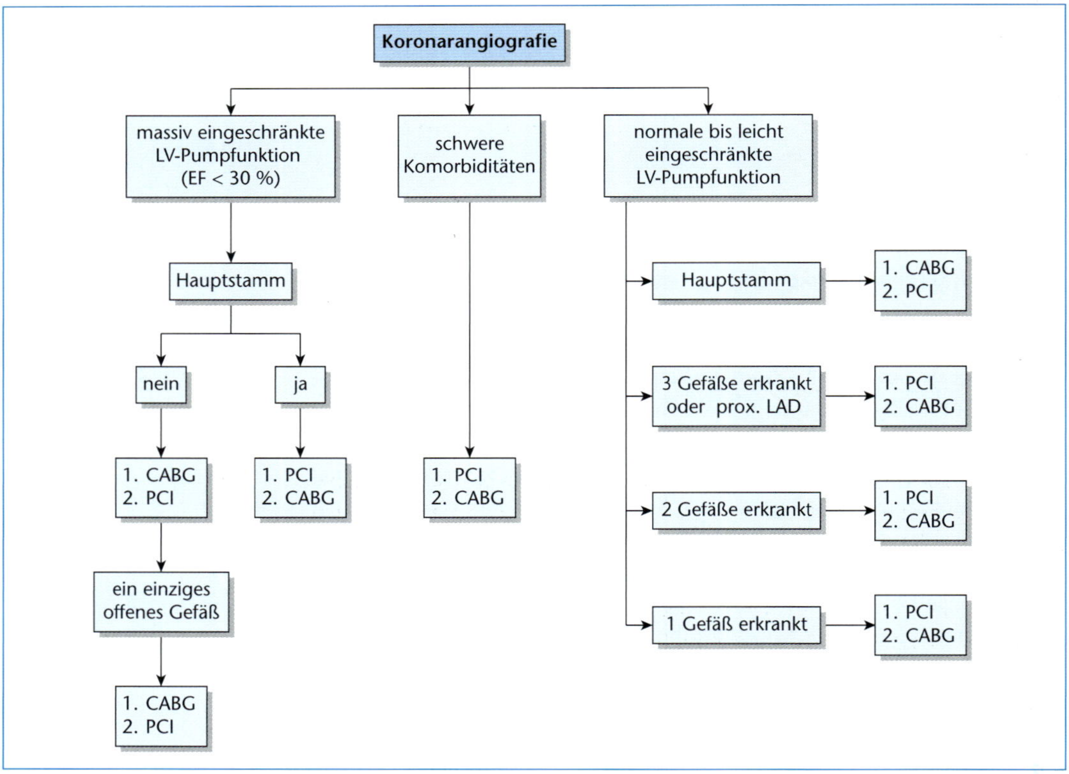

Abb. 5.3 Behandlung der KHK. CABG = Coronary Artery Bypass Graft; PCI = Percutaneous Coronary Intervention; LAD = Left Anterior Descendens Artery; EF = Ejektionsfraktion [L231]

- autologe Veneninterponate (V. saphena magna und/oder parva)
- arterielle Grafts (A. thoracica interna – Syn. für A. mammaria interna –, A. radialis, A. gastroepiploica)

Postoperativ werden die Patienten intensivmedizinisch überwacht. Die Flüssigkeitszufuhr wird restriktiv gehandhabt, um eine übermäßige Volumenbelastung des Herzens zu vermeiden. Die Patienten werden **heparinisiert** und gleichzeitig mit **ASS** behandelt. Zur Prophylaxe und Therapie postoperativer Arrhythmien wird ein passagerer Schrittmacher für die ersten Tage belassen.

FRAGE
Mit welchen **Komplikationen** rechnen Sie **nach** einer Herzoperation und wann treten diese gewöhnlich auf?

Antwort In den **ersten 3 Tagen** postoperativ ist am ehesten mit Komplikationen zu rechnen wie:

- Arrhythmien
- Bypassverschluss, Myokardinfarkt
- Nachblutung, Perikarderguss
- Linksherzdekompensation, Lungenödem
- akutes Nierenversagen
- Infektionen
- Sternumdehiszenz
- Herz-Kreislauf-Stillstand (meist durch Kammerflimmern, Bypassverschluss oder akute Linksherzdekompensation)

TIPP
Eine schwierige Frage, wenn man nicht schon in der Herzchirurgie gearbeitet hat. Dessen ist sich auch der Prüfer bewusst und erwartet nur Antworten, die man sich mit etwas Nachdenken erarbeiten kann.

5.3 Herzschrittmacher

FRAGE
Wie erfolgt die operative **Implantation** eines **Herzschrittmachers**?

Antwort Die Implantation eines Herzschrittmachers ist prinzipiell kein besonders komplizierter Eingriff. Infraklavikulär wird die **V. cephalica** freigelegt und je nach Schrittmachertyp werden via V. subclavia ein oder zwei Elektroden zum Herzen vorgeschoben. Eine Lagekontrolle erfolgt unter Durchleuchtung, durch Messung des Übergangswiderstands und der Reizschwelle. Danach werden die **Reizelektroden** im **Vorhof** und/oder im **Ventrikel** verankert und mit dem Schrittmacher verbunden. Der **Schrittmacher** selbst wird **subkutan** im Bereich des M. pectoralis major verlegt.

FRAGE
Welche Schrittmachertypen gibt es?

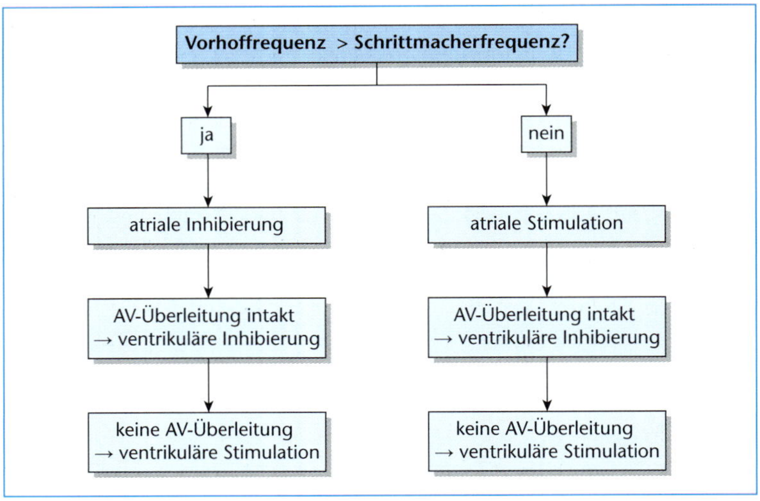

Abb. 5.4 Beispiel für die Funktion eines DDD-Schrittmachers [L231]

TIPP

Handelt es sich um einen getriggerten Schrittmacher, so fällt die Impulsabgabe bei Spontanerregung in die Refraktärphase, beim inhibierten Schrittmacher wird die Impulsabgabe bei Spontanerregung inhibiert.

Antwort Schrittmacher unterscheiden sich durch die Art der Stimulation, der Wahrnehmung und der Betriebsart. Welcher Schrittmachermodus gewählt wird, ist abhängig vom jeweiligen Krankheitsbild. Die Stimulation kann entweder nur im **Vorhof** (**A** = Atrium), im **Ventrikel (V)** oder im **Vorhof** und im **Ventrikel gleichzeitig** (doppelt = **D**) erfolgen (= 1. Buchstabe der Kodierung). Der Ort der Wahrnehmung (Detektion) wird an 2. Stelle kodiert (A = Atrium, V = Ventrikel, D = Atrium und Ventrikel). Man wählt zwischen drei Betriebsarten: **getriggert (T)**, **inhibiert (I)** oder **beides (D)**. Nach diesen drei Kriterien wird der jeweilige Schrittmacher mit drei Buchstaben kodiert. Das sieht bei einigen ausgewählten Arrhythmien folgendermaßen aus:

- permanenter AV-Block: **DDD-Schrittmacher** → Stimulation und Wahrnehmung sowohl im Vorhof als auch im Ventrikel; Betriebsart: getriggert und inhibiert
- Bradyarrhythmie bei chronischem Vorhofflimmern: **VVI-Schrittmacher** → Stimulation und Wahrnehmung im Ventrikel; Betriebsart: inhibiert
- Sinusknotensyndrom ohne tachykarde Phasen: **AAI-Schrittmacher** → Stimulation und Wahrnehmung im Vorhof; Betriebsart: inhibiert

5.4 Herztransplantation

FRAGE

Wie stellen Sie die **Indikation** zur Herztransplantation?

Antwort Eine Herztransplantation ist die Ultima Ratio beim Vorliegen einer **therapierefraktären dekompensierten Herzinsuffizienz** (finale myogene Herzinsuffizienz) mit einer Lebenserwartung von wenigen Wochen bis Monaten. Die Auswurffraktion (**Ejektionsfraktion** = EF) ist in der Regel

< **20 %**. Weitere Indikationen stellen andere **medikamentös, interventionell** und **chirurgisch nicht therapierbare Herzerkrankungen** dar. Die häufigsten Ursachen sind die **koronare Herzkrankheit** (ca. 45 %) und **Kardiomyopathien** (ca. 45 %). Angeborene und erworbene Herzvitien und komplexe ventrikuläre Arrhythmien nach Myokarditis spielen mit etwa 5 % eine eher untergeordnete Rolle, ebenso wie die Retransplantationsnotwendigkeit nach Abstoßungsreaktion nach Herztransplantation. Bei massiver pulmonaler Hypertonie mit einer Auswurfleistung des rechten Ventrikels < 30 % muss eine kombinierte Herz-Lungen-Transplantation durchgeführt werden.

Spender und Empfänger müssen **AB0-kompatibel** sein. Entscheidend bei den Organkriterien sind zudem die Größe und Funktion des Spenderherzens. Da die **Ischämiezeit** möglichst kurz gehalten werden muss (**max. 3–4 Stunden**), unterbleiben die routinemäßige Untersuchung der HLA-Merkmale und das Rhesus-Matching. **Postoperativ** bedarf der Patient einer **Immunsuppression** mit einer Kombination aus Ciclosporin A, Azathioprin und Prednisolon.

FRAGE

Können Sie sich ungefähr vorstellen, wie hoch die **1-Jahres-Funktionsrate** nach einer Herztransplantation ist?

Antwort Durch eine gute postoperative Versorgung, perioperative Antibiotikaprophylaxe und eine ausreichende Immunsuppression werden zurzeit **1-Jahres-Funktionsraten** von etwa **80 %** erreicht. Die **5-Jahres-Überlebensrate** liegt nach einer Herztransplantation bei ungefähr **60–75 %**. Wegen der andauernden Gefahr einer Abstoßungsreaktion sollten regelmäßige Kontrolluntersuchungen durchgeführt werden. Die Letalität einer spät erkannten Abstoßungsreaktion beträgt 5–10 %.

MERKE

Die perioperative Letalität bei Herztransplantationen liegt zwischen 5 und 10 %! Die 1-Jahres-Funktionsrate liegt bei 80 %, die 5-Jahres-Überlebensrate bei 60–75 %.

5.5 Perikard

FRAGE

Welche **Befunde** erwarten Sie bei einer **konstriktiven Perikarditis**?

Antwort Hauptursachen einer konstriktiven Perikarditis sind **postoperative fibrotische Veränderungen** nach Herz-Thorax-Eingriffen und die **Tuberkulose.** Die Symptome der konstriktiven Perikarditis ähneln denen einer Rechtsherzinsuffizienz. Das verengte Perikard behindert vor allem die Ventrikelfüllung. Dies führt zu einer **Reduktion** der **Auswurfleistung**, einer **Verminderung** der **Blutdruckamplitude** bei **kompensatorischer Tachykardie**. Eventuell tritt ein **atemunabhängiges Reibegeräusch** („Lederknarren, Lokomotivgeräusch") auf. Die Herzgröße ist normal bis klein. Die Diagnose ge-

PLUS

Von der Heilung einer konstriktiven Perikarditis berichtete erstmals Paul Santy im Jahre 1939.

lingt mittels klinischen Befunds, Röntgen-Thoraxaufnahme und Echokardiografie. Im EKG finden sich oft in allen Ableitungen ST-Strecken-Veränderungen und eine Niedervoltage (< 0,5 mV). Die Therapie besteht aus einer Dekortikation (**Perikardektomie**) und einer Behandlung der Grunderkrankung.

FRAGE

Wie **punktieren** Sie einen **Perikarderguss**?

PLUS

Die Klinik einer akuten Perikardtamponade umfasst die „**Becks-Trias**" (Hypotonie, Halsvenenstauung, leise Herztöne) und einen Pulsus paradoxus (inspiratorischer Blutdruckabfall > 10 mmHg bei normaler Atmung).

Antwort Die perikardiale Flüssigkeitsmenge eines Gesunden liegt zwischen 15 und 50 ml. Je nach Dehnbarkeit des Perikards und auslösender Grunderkrankung kann es zu ausgedehnten Perikardergüssen kommen, die von wenig bis schwer symptomatisch sein können. Die Punktion sollte unter **laufendem EKG** und **sonografisch** gesteuert vorgenommen werden. Die Punktionsstelle **liegt unterhalb** des **Processus xiphoideus**. Die Nadel wird unter ständiger Aspiration langsam in Richtung des linken Sternoklavikulargelenks vorgeschoben. Hat man das Ziel erreicht, kann die Punktionsnadel durch eine Drainage ersetzt werden. Der Punktionserfolg zeigt sich durch sofortige Besserung des Zustands des Patienten, Anstieg des Blutdrucks, Abnahme der Herzfrequenz und der oberen Einflussstauung. Komplikationsmöglichkeiten sind **perforierende Verletzungen** des Myokards und der Koronararterien sowie ein Pneumothorax durch eine akzidentelle Pleurapunktion. Liegt ein großer Perikarderguss vor, so sollte das **Ableiten** der Flüssigkeit **stufenweise** erfolgen, um eine akute rechtsventrikuläre Dilatation zu verhindern.

KAPITEL

6 Gefäßchirurgie

6.1 Arterien

FRAGE

Was ist ein Aneurysma, wodurch wird es verursacht und welche Formen von Aneurysmen gibt es?

Antwort Ein Aneurysma ist eine umschriebene Erweiterung einer Arterie. Die Ursachen, die zu einem Aneurysma führen können, sind:

- **degenerative Prozesse** im Rahmen einer Arteriosklerose, eines Diabetes mellitus, einer Hypertonie oder als Folge einer zystischen Medianekrose Erdheim-Gsell
- **mykotische** und **bakterielle** Infektionen (z. B. Lues)
- **genetisch vererbte Bindegewebsdysplasien** (z. B. Marfan- oder Ehlers-Danlos-Syndrom)
- **inflammatorische** Veränderungen (z. B. als Folge einer granulomatösen Takayasu-Arteriitis, einer Sonderform des degenerativen Wandschadens)

Je nach betroffenen Wandschichten der arteriellen Gefäße unterscheidet man folgende Formen (➤ Abb. 6.1):

- Ein **Aneurysma verum** ist eine lokalisierte Aufweitung einer Arterie, die alle Gefäßwandschichten betrifft.
- Durch eine Längsspaltung der Arterienwand im Bereich der Mediaschicht kommt es zu einem **Aneurysma dissecans.** Es entsteht ein inneres („wahres") und ein äußeres („falsches") Lumen. Die äußere Begrenzung des falschen Lumens ist dünner als die innere Begrenzung (Intima- und Media-

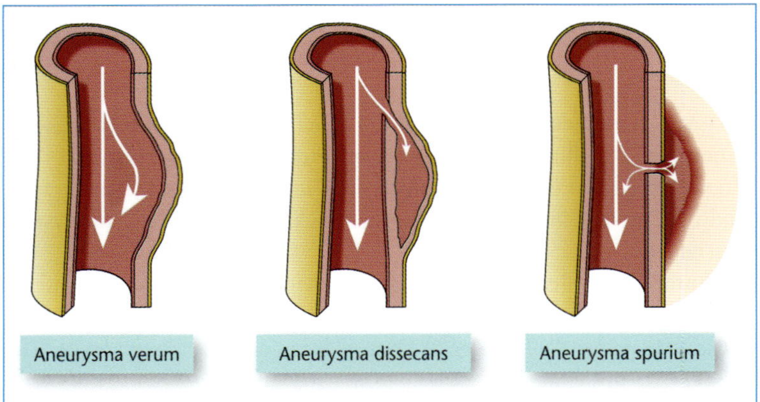

Abb. 6.1 Aneurysmaformen [L141]

schicht). Der Ort des primären Einrisses wird als Eintrittspforte (Entry), der Wiedereintritt des Bluts ins Gefäßlumen als Re-Entry bezeichnet. Ein Aneurysma dissecans kann mehrere Entries und Re-Entries haben. Als Hauptursachen gelten **Medianecrosis idiopathica cystica,** kongenitale Erkrankungen wie z. B. das **Marfan-Syndrom,** Hypertonie und Arteriosklerose.

- Ein **Aneurysma spurium** wird auch als falsches Aneurysma bezeichnet. Es handelt sich um eine mit Endothel ausgekleidete und von einer Bindegewebskapsel umgebene perivaskuläre und blutgefüllte Gewebshöhle, die mit dem Arterienlumen in Verbindung steht. Falsche Aneurysmen entstehen oft iatrogen durch Gefäßpunktionen und Katheteruntersuchungen.

FRAGE

Worin liegt der Unterschied zwischen einem Aneurysma und einer **Ektasie**?

Antwort Bei einer Ektasie handelt es sich um eine **Aussackung** einer ansonsten **intakten Gefäßwand**, während bei einem Aneurysma mindestens eine Wandschicht defekt ist.

FRAGE

Welcher Abschnitt der **Bauchaorta** ist am häufigsten von einem Aneurysma betroffen?

Antwort Am häufigsten betroffen von einem Aortenaneurysma ist die infrarenale Aorta (ca. 95 % aller Aortenaneurysmen). Die Inzidenz liegt bei den über 65-jährigen Männern knapp bei 3%. Männer sind insgesamt etwa 5× häufiger betroffen als Frauen.

MERKE Aortenaneurysmen treten zu 95 % im infrarenalen Abschnitt der Aorta abdominalis auf.

FRAGE

Sagt Ihnen die **Einteilung** nach **Stanford** und nach De Bakey etwas?

Antwort Es handelt sich bei dabei um eine **Einteilung von Aortendissektionen** bezüglich ihrer Lokalisation. Die neuere Stanford-Klassifikation orientiert sich am **Ort der Eintrittspforte** des Bluts in das falsche Lumen, während bei der Einteilung nach De Bakey die **Ausbreitung des Aneurysmas** entscheidend ist.

- **Stanford Typ A** (ca. ⅔ aller Aortendissektionen): Obligat ist eine Dissektion der Aorta ascendens (**De Bakey I**). Die Dissektion kann sich jedoch nach distal über die Iliakalgefäße hinaus bis in die Arteriae femorales (**De Bakey II**) ausdehnen.
- **Stanford Typ B** (ca. ⅓ aller Aortendissektionen): Hier ist die Aorta ascendens unversehrt. Hauptsächlich ist die Aorta descendens betroffen. Die

Dissektion beginnt in den meisten Fällen 2–4 cm unterhalb des Abgangs der Arteria subclavia links (**De Bakey III**).

Typ A nach Stanford (De Bakey I und II) treten am häufigsten zwischen der 5. und 6. Lebensdekade, Typ B (De Bakey III) meist erst ab der 6. Lebensdekade auf.

FALLBEISPIEL

Sie untersuchen einen 73-jährigen Patienten, der sich wegen rezidivierender stechender Schmerzen im Bereich des Thorax und des Epigastriums bei Ihnen vorstellt. Bei der klinischen Untersuchung fallen Ihnen im Oberbauch ein pulsierender Tumor und ein systolisches Strömungsgeräusch auf.

FRAGE

Welche **differenzialdiagnostischen** Überlegungen müssen Sie sich machen?

MERKE

Jeder Patient kann „Läuse und Flöhe" haben!

Antwort Anamnese und klinische Untersuchung lassen spontan vor allem wegen des pulsierenden Oberbauchtumors an ein **Bauchaortenaneurysma** denken. Differenzialdiagnostisch kommen infrage:

- thorakale Ereignisse (**Lungenembolie**, **Myokardinfarkt)**
- abdominelle Erkrankungen (**Ulcus ventriculi** oder **duodeni**, akute Pankreatitis, symptomatische Cholezystolithiasis)

Möglich wäre jedoch auch, dass der Patient als Zufallsbefund ein Aortenaneurysma hat, die Ursache seiner Schmerzen jedoch an einem anderen Ort zu suchen ist.

FRAGE

Gibt es **Risikofaktoren** für die Entstehung eines **Aortenaneurysmas**?

Antwort Die Risikofaktoren für die Entwicklung eines Aortenaneurysmas sind vielfältig und ähneln den Faktoren, die zu einer **Atherosklerose** führen. Dies sind vor allem:

- männliches Geschlecht (5-mal häufiger als Frauen)
- Rauchen
- Hypertonie
- Hypercholesterinämie
- pAVK, Arteriosklerose
- Alter
- Adipositas
- genetische Disposition und Erkrankungen (z. B. Marfan-Syndrom)

FRAGE

Welche **Diagnostik** führen Sie beim Verdacht auf ein abdominelles Aortenaneurysma durch?

PLUS
Die DSA (digitale Subtraktionsangiografie) ist das Ergebnis einer digitalen Verarbeitung zweier Röntgenbilder, einmal ohne und einmal mit Kontrastmittel. Dadurch entsteht eine Darstellung der Gefäße ohne störende Überlagerungen.

Antwort Symptome eines Aortenaneurysmas können sehr unspezifisch sein oder ganz fehlen. Daher kommen **bildgebende Verfahren** zum Einsatz wie:
- Sonografie des Abdomens und Duplex-Scan/Farbdoppler
- CT
- MRT (bei speziellen Fragestellungen oder bei Kontrastmittelallergie)
- DSA/Angiografie (dient der Aneurysmadarstellung, der Darstellung abgehender Gefäße – wichtig für die OP-Planung – und dem **Nachweis begleitender Gefäßverschlüsse**)

FRAGE
Welche **weiteren Symptome** können im Rahmen eines Aortenaneurysmas zusätzlich in Erscheinung treten?

Antwort Neben Schmerzen im Bereich des Aneurysmas und einem pulsierenden Bauchtumor können zusätzlich auftreten:
- **radikulär ausstrahlende Schmerzen** durch Druck des Aneurysmas auf radikuläre Wurzeln
- **Anurie** oder **Oligurie** bei Einbezug der Nierenarterien mit renalen Perfusionsstörungen
- **Mesenterialinfarkt** (→ Darmischämie) bei Beteiligung des Truncus coeliacus
- **Rückenschmerzen** durch Arrosion der Wirbelsäule bei Penetration des Aneurysmas nach dorsal
- **Oberbauchschmerzen** durch Druck auf Nachbarorgane
- **diffuse Abdominalschmerzen** mit Ausstrahlung ins Becken
- postaneurysmatische **Ischämien** durch Embolien aus dem Bereich des Aneurysmas

FRAGE
Ab **welcher Größe des Aneurysmas** würden Sie den Patienten operieren?

Antwort Grundsätzlich kann jedes Aneurysma rupturieren. Das **Rupturrisiko** steigt mit zunehmendem Durchmesser des Aneurysmas. So haben Aneurysmen mit einem Durchmesser > **5 cm** ein spontanes Rupturrisiko von etwa 10 %, solche mit einem Durchmesser > 7 cm ein spontanes Rupturrisiko bis zu 75 %. Daher sollten alle **symptomatischen** Aortenaneurysmen und, wenn der Allgemeinzustand und die Vorerkrankungen des Patienten dies erlauben, alle Aneurysmen > **5 cm** oder bei einer **Größenzunahme innerhalb kurzer Zeit** operiert werden. Patienten unter einer chronischen immunsuppressiven Therapie scheinen ein erhöhtes Risiko für eine Ruptur zu besitzen. Eine exakte Einschätzung des individuellen Rupturrisikos ist allerdings nicht möglich.

MERKE Das Rupturrisiko eines Aortenaneurysmas steigt mit zunehmender Größe. Daher sollten alle symptomatischen, aber auch alle asymptomatischen Aortenaneurysmen > 5 cm Durchmesser operiert werden.

FRAGE

Wie würden Sie bei einem abdominalen Aortenaneurysma **therapeutisch** vorgehen?

PLUS

In 30 % existieren akzessorische Nierenarterien. Eine Ligatur oder Überstentung dieser Gefäße führt zu partiellen Nierengewebsnekrosen.

Antwort Es gibt zwei therapeutische Optionen beim abdominalen Aortenaneurysma:

1. endovaskuläre Aortenrekonstruktion (EVAR)
2. offene Aortenrekonstruktion mit Gefäßersatz (Y-Graft, Rohrprothese)

Welches Verfahren für den jeweiligen Patient infrage kommt, muss per Bildgebung (Angio-CT, MRT, DAS-Angiografie) unter Berücksichtigung des Allgemeinzustands des Patienten entschieden werden. 15 % aller Patienten mit Aortenaneurysma sind aufgrund der Aneurysmamorphologie, der Abgangsgefäße oder des Abstands der proximalen Aneurysmabegrenzung zu den Aa. renales nicht für ein endovaskuläres Verfahren geeignet.

Bei der **EVAR** wird, ausgehend von der A. femoralis oder A. ilaca, transarteriell ein endovaskulärer **Stent** (**Fullwall-Stent**) in den Aneurysmabereich geführt, dort verankert und aufgespannt.

Ziel der konventionellen **offenen Aortenrekonstruktion mit Gefäßprothese**, die immer indiziert ist bei disseziierten Aortenaneurysmen, ist der **Ersatz** der **aneurysmatischen Strombahn** durch eine **Gefäßprothese**. Diese kann je nach Lage und Ausdehnung des Aneurysmas eine **Rohrprothese** oder eine **Bifurkationsprothese** (Y-Graft) sein. Handelt es sich um ein suprarenales Aortenaneurysma, muss eine Reinsertion beider Aa. renales in die Prothese erfolgen.

Unabhängig vom operativen Verfahren müssen präoperativ die abgehenden Gefäße und alle übrigen abdominellen Gefäße mithilfe der Angio-CT, DSA-Angiografie und eventuell MRT beurteilt werden. Wichtig ist hier vor allem der Zustand der A. mesenterica superior und inferior, des Truncus coeliacus und der Aa. renales, sowie evtl. vorhandene akzessorische Nierenarterien. Am Ende des Eingriffs muss die Perfusion beider Beine sowie die distale Darm- und Glutealzirkulation überprüft werden. Schwere intra- und perioperative Komplikationen (v. a. Einriss des Aneurysmas, Blutung, Pneumonie, Darmatonie) bei einer EVAR sind eher die Ausnahme. Aus diesem Grund ist die **primäre Mortalität** nach **EVAR geringer** als nach einer offenen Aortenrekonstruktion mit Graft und scheint vor allem bei multimorbiden Patienten von Vorteil zu sein. Etwas häufiger sind dagegen Spätkomplikationen wie eine Stentdislokation, eine fehlende Abdichtung des Aneurysmas durch den Stent (**Endoleckage**), Knickbildungen und **Prothesenschenkelverschüsse** (→ periphere Ischämien). Langzeitstudien werden zeigen, welches Verfahren individuell je nach Indikation und Patient geeigneter ist.

FALLBEISPIEL

Während des Einsetzens einer Gefäßprothese infolge eines ausgedehnten Bauchaortenaneurysmas musste bei einem 70-jährigen Patienten die A. mesenterica inferior ligiert werden.

FRAGE

Was ist Ihre Meinung: Ist das für den Patienten schlimm?

Antwort Normalerweise nein. Über die **Riolan-Anastomose** kann die Durchblutung des Colon descendens bis in den Sigmabereich aufrechterhalten werden. Bei der Riolan-Anastomose handelt es sich um eine **Gefäßarkade zwischen** den Ästen der **A. colica media** und der **A. colica sinistra** im Bereich der linken Kolonflexur. Klinisch bedeutsam ist die Verbindung im Fall einer Ligatur der A. mesenterica inferior. Wenn die Anastomosierung nicht ausreichend ist oder die A. mesenterica superior oder der Truncus coeliacus eine Stenose aufweisen, muss die A. mesenterica inferior in die Gefäßprothese reinseriert werden, da es sonst zu einer Ischämie und Nekrose des Colon descendens kommt. In den meisten Fällen ist die A. mesenterica inferior bei Patienten mit einem Aortenaneurysma jedoch schon primär verschlossen und die Perfusion von Sigma und Colon descendens über die Riolan-Anastomose gewährleistet. Ein **Angio-CT** liefert präoperativ die entsprechenden notwendigen Informationen, um zum einen das richtige OP-Verfahren wählen, zum anderen intraoperativ die notwendigen Schritte tätigen zu können.

FALLBEISPIEL

Bei einem 64-jährigen Patienten wird aufgrund eines Aneurysmas im aortoiliakalen Übergang eine **EVAR** (**e**ndo**v**askuläre **A**orten**r**ekonstruktion) mit einem Fullwall-Stent durchgeführt. Die Operation verläuft gut. Postoperativ scheidet der Patient immer weniger aus, bis die stündliche Urinmenge nur noch 5–10 ml/h beträgt. Das Kreatinin steigt bis zum Abend des 1. postoperativen Tags auf 177 mmol/l. Der Patient fühlt sich subjektiv wohl bei suffizienten Kreislaufverhältnissen.

FRAGE

Von diesem Patienten habe ich Ihnen ein Röntgenbild mitgebacht (➤ Abb. 6.2). Was meinen Sie zu dem Fall? Wie lautet Ihre **Diagnose** und was würden Sie machen?

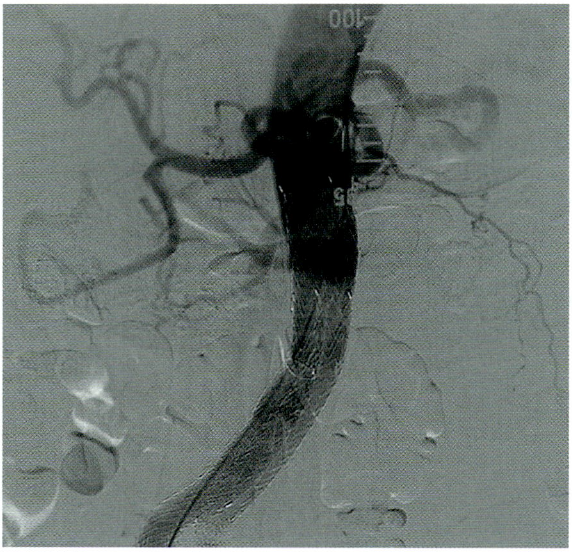

Abb. 6.2 Postoperative DSA-Angiografie der Aorta descendens und ihrer Abgänge bis zur Aufzweigung in die Aa. iliacae bei liegendem EVAR-Stent [O924]

Antwort Die Entwicklung der Retentionswerte und der Urinproduktion sowie das Röntgenbild, bei dem es sich um eine DSA-Angiografie handelt, legen den Verdacht nahe, dass entweder der endovaskuläre Stent bei der Operation **nicht korrekt platziert** wurde oder dass nach der Operation eine **Dislokation** des Stents stattgefunden hat. Dies hat dazu geführt, dass der Stent beide Nierenarterienabgänge verlegt und die Nieren infolgedessen nicht mehr perfundiert werden. Der Truncus coeliacus dagegen füllt sich mit Kontrastmittel. Um die Nieren in ihrer Funktion allenfalls erhalten zu können, muss die Nierenstrombahn umgehend wieder eröffnet werden. Dies kann in der Regel nur über eine Laparotomie erfolgen, bei der die Aorta abgeklemmt und eröffnet wird, der dislozierte Stent entfernt und die **aortale Strombahn** mithilfe einer **Y-Prothese** wiederhergestellt wird. Während und nach der Operation ist darauf zu achten, dass die Kreislaufverhältnisse stabil gehalten werden, damit die Niere postoperativ optimal perfundiert wird und sich eventuell wieder erholen kann.

FRAGE
Wie stellen Sie sich die Klinik eines plötzlichen **arteriellen Verschlusses** an den Extremitäten vor?

Antwort Ein plötzlicher Verschluss einer größeren Arterie einer Extremität verursacht eine charakteristische Klinik, die unter dem Ausdruck der 6 Ps nach Pratt zusammengefasst wird:

- **pain** = Schmerz
- **pulselessness** = Pulslosigkeit
- **paralysis** = Lähmung
- **paraesthesia** = Sensibilitätsstörung
- **paleness** = Blässe
- **prostration** = Schock

Meist handelt es sich beim Verschlussmaterial um **Emboli,** die sich von thrombosierten Bereichen oder aus Arealen mit Verwirbelungen gelöst haben. Dieses Material stammt bevorzugt aus dem Herzen, z. B. bei Vorhofflimmern. Akute Gefäßverschlüsse treten fast immer kombiniert mit **vorbestehenden Gefäßschäden** auf, wie sie bei der peripheren arteriellen Verschlusskrankheit oder traumatisch vorkommen.

FRAGE
Was versteht man unter einem **Tourniquet-Syndrom**?

Antwort Das Tourniquet-Syndrom, auch „Stauschlauch"-Syndrom genannt, stellt eine postischämische Stoffwechselveränderung des Organismus dar. Es tritt nach längeren Ischämiezeiten von Extremitäten auf. Kritisch ist eine Ischämiezeit > 6 h, in Einzelfällen auch weniger. Durch die Ischämie erfolgt der Stoffwechsel auf anaerobem Weg. Es kommt zunächst zu einem lokalen Laktatanstieg, zu einem Zerfall von Muskelzellen und so zu einem Anstieg von Kalium und Myoglobin. Durch Reperfusion werden diese Substanzen aus dem vorher ischämischen Gebiet freigesetzt. Infolgedessen kommt es zu

PLUS
Postoperativ sollte unbedingt die Kreatinkinase (CK) bestimmt werden! Ein Anstieg korreliert mit einer Nekrose von Muskelzellen. Es droht ein akutes Nierenversagen **(Crush-Niere)**!

Azidose (Laktatanstieg), **Muskelschwellung**, **Rhabdomyolyse**, **Hyperkaliämie**, **Gerinnungsstörungen** und einer **Myoglobulinurie** mit drohendem akutem Nierenversagen (Crush-Niere). Prophylaktisch wird eine forcierte Diurese (Volumengabe, Diuretika) durchgeführt. Der Patient bedarf einer intensivmedizinischen Überwachung und Behandlung.

MERKE Ein Tourniquet-Syndrom ist eine intensivpflichtige Erkrankung!

FALLBEISPIEL

Eine 71-jährige Patientin landet bei Ihnen auf der Intensivstation. Sie wurde zu Hause von ihrem Ehemann auf dem Boden liegend bewusstlos aufgefunden. Der Notarzt intubierte die Frau bei einem GCS von 5 und Verdacht auf eine intrazerebrale Blutung oder Ischämie. Eine CT des Schädels zeigt einen alten Infarkt rechts parietal, jedoch keinen Hinweis auf neuere Ischämien oder eine Blutung. An weiteren Vorerkankungen sind Ihnen eine Hypertonie, eine koronare und hypertensive Herzkrankheit, ein Diabetes mellitus Typ 2 und eine chronische Niereninsuffizienz bekannt. Als Sie versuchen, die Patientin aufwachen zu lassen, wird sie verzögert wach, bewegt aber alle Extremitäten. Am 3. Tag können Sie die Patientin extubieren. Am Abend fällt Ihnen plötzlich auf, dass das gesamte **linke Bein** der Patientin **zyanotisch**, **kalt und blass** ist. Die immer noch somnolente Patientin jammert, weil sie anscheinend Schmerzen hat. Es wird eine CT-Angiografie durchgeführt.

FRAGE

Was erkennen Sie in der **CT-Angiografie** (➤ Abb. 6.3)? Und glauben Sie, dass die Patientin das überlebt hat?

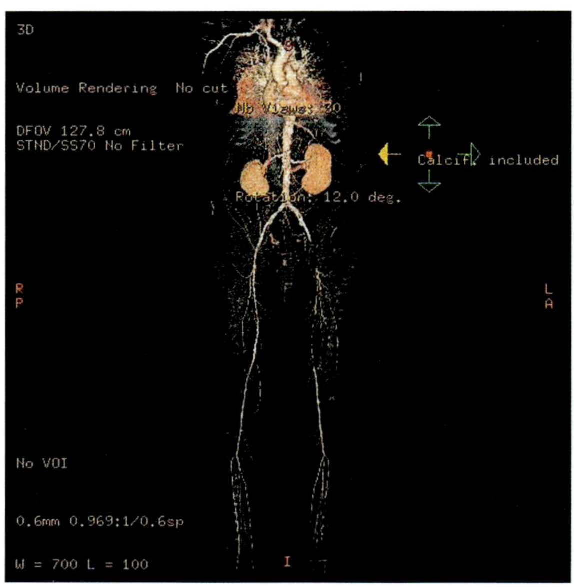

Abb. 6.3 CT-Angiografie [O924]

Antwort Man erkennt subtotale **Stenosierungen beider Aa. iliacae communes** und einen langstreckigen **kompletten Verschluss** der **A. femoralis superficialis** links. Die arteriellen Gefäße sollten schnellstmöglich wieder eröffnet werden, um eine **Reperfusion** und somit einen Erhalt des linken Beins zu erreichen. Da das Ereignis sich so schnell entwickelt hat, liegt der Verdacht nahe, dass es sich um ein **embolisches Geschehen** handelt. Der Chirurg kann versuchen, die **Gefäßstrombahn** mithilfe eines **Fogarty-Katheters** (Ballonkatheter) wieder zu eröffnen. Gelingt dies nicht, müsste die gesamte Strombahn durch Bypässe ersetzt werden. Da man jedoch nicht genau weiß, über welche Strecke die Strombahn verstopft ist, ist die Operation ein sehr schwieriges Unternehmen. Ich persönlich glaube nicht, dass die schon vorher schwer kranke Patientin dieses akut dazugekommene Geschehen überlebt hat.

FRAGE

Sie haben recht. Der Versuch, eine Embolektomie durchzuführen, schlug fehl, da die komplette arterielle Strombahn verschlossen war. Die Patientin hat das Ganze leider nicht überlebt. Bleiben wird doch gerade noch bei den unteren Extremitäten. Sagt Ihnen der Begriff **Leriche-Syndrom** etwas?

Antwort Ein vollständiger oder inkompletter **Aortenverschluss** im Bereich der **Bifurkation** führt zum Leriche-Syndrom. Man unterscheidet zwei Formen: ein akutes und ein chronisches Leriche-Syndrom. Beim **akuten** Verschluss beider Beckenstrombahnen kommt es zu einer kompletten Ischämie beider Beine. Diese muss schnellstmöglich behoben werden, weil das Krankheitsbild sonst tödlich verläuft. Symptome sind plötzlich auftretende Schmerzen in beiden Beinen und bei der Untersuchung aufgehobene Leisten- und periphere Pulse. Beim **chronischen** Leriche-Syndrom stehen **Blasenentleerungsstörungen**, **Impotenz** und **Muskelatrophien** an den unteren Extremitäten im Vordergrund. Bei sehr langsamen Verläufen können sich Kollateralen, insbesondere ein Kollateralkreislauf zwischen A. mesenterica inferior und A. iliaca interna, ausbilden.

Bei akuten Verschlüssen variiert die **Ischämietoleranz** der verschiedenen Gewebe zwischen 4 und 12 Stunden, bis es zu **irreversiblen Schäden** kommt:

- Muskulatur: 4–6 Stunden
- Haut: < 10 Stunden
- Periphere Nerven: < 12 Stunden
- Bindegewebe: > 12 Stunden

PLUS

Ein Grundsatz Leriches war: „Die Chirurgie ist in der biologischen Ordnung immer eine Handlung gegen die Natur." Er selbst war begeisterter Operateur, der enormen Einfluss auf die Entwicklung der Gefäßchirurgie hatte.

FRAGE

Erläutern Sie eine **Stadieneinteilung** der **peripheren arteriellen Verschlusskrankheit** (pAVK).

Antwort Klinisch bedeutsam ist die **Einteilung der pAVK nach Fontaine** (➤ Tab. 6.1). Sie beschreibt den klinischen Schweregrad von Durchblutungsstörungen der unteren Extremitäten.

Tab. 6.1 Einteilung der pAVK nach Fontaine

Stadium I	Stenose oder Verschluss ohne Beschwerden
Stadium II	IIa: Claudicatio intermittens (Gehstrecke > 200 m) IIb: Claudicatio intermittens (Gehstrecke < 200 m)
Stadium III	Ruheschmerz, v. a. der Akren, im Liegen (Nachtschmerz)
Stadium IV	• trophische Störungen, Nekrosen (trockene Gangrän) • sekundäre Infektion der Nekrosen (feuchte Gangrän)

FRAGE

Welche **Risikofaktoren** spielen bei der Entstehung der pAVK eine Rolle?

Antwort Die häufigsten Risikofaktoren sind:

- Nikotinabusus
- arterielle Hypertonie
- Hyperlipidämie
- Diabetes mellitus
- Adipositas
- Hyperurikämie

MERKE Die Risikofaktoren der pAVK sind praktisch identisch mit denen der koronaren Herzkrankheit: Rauchen, Hypertonie, Hyperlipidämie und Diabetes mellitus.

FRAGE

Welche schnelle Darstellungsmethode des **Pulsstatus** wird am häufigsten verwendet? Können Sie mir diese am Beispiel einer AVK Stadium IIb vom Oberschenkeltyp rechts demonstrieren?

TIPP

In vielen Prüfungsräumen befindet sich eine Tafel. Wenn möglich, sollte man ein sog. „Pulsmännchen" zeichnen.

Antwort Zur raschen und effektiven Befunddokumentation bietet sich eine schematische Zeichnung an (➤ Abb. 6.4).

Dementsprechend unterscheidet man eine pAVK vom **Becken-** (Aorta, A. iliaca), **Oberschenkel-** (A. femoralis und A. femoralis profunda) und **Unterschenkeltyp** (A. poplitea mit ihren Aufzweigungen in A. fibularis, A. tibialis anterior und posterior).

FRAGE

Um den Verdacht auf eine pAVK zu erhärten, bietet sich eine einfache und preiswerte **Untersuchungsmethode** an, die an Gymnastikübungen erinnert. Können Sie sich denken, welche Untersuchungsmethode ich meine?

Antwort Da Sie auf Gymnastik anspielen, wird es sich um die **Lagerungsprobe** nach **Ratschow** handeln. Die Untersuchung erfolgt in zwei Phasen:

- Phase I: Der auf dem Rücken liegende Patient soll die Beine 2 min lang senkrecht nach oben heben und in dieser Position Tretübungen machen. Pathologisch ist ein Abblassen der Haut oder eine Claudicatio.
- Phase II: Nach Aufsitzen und Hängenlassen der Beine erfolgt bei gesunden Beinen innerhalb der ersten 5–10 s eine Rötung (reaktive Hyper-

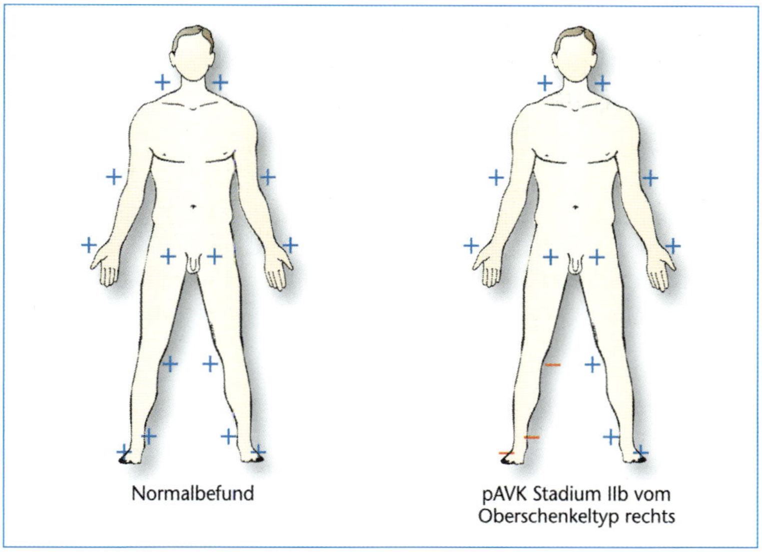

Abb. 6.4 Schema für den Pulsstatus [L141]

ämie). Eine Füllung der Venen sollte innerhalb von 20 s zu beobachten sein. Pathologisch ist eine verspätete und länger andauernde Nachrötung. Wichtig ist bei der Untersuchung vor allem der Seitenvergleich. Finden sich pathologische Reaktionen, erhärtet sich der Verdacht auf eine pAVK. Weitere Untersuchungen sollten folgen.

FRAGE
An welche **Untersuchungen** denken Sie da?

Antwort Die Klinik der pAVK ist richtungsweisend für die Diagnose. Zur Komplettierung der Diagnostik gehören:
- Gehstreckenmessung
- farbkodierte Duplexsonografie und Messung der Verschlussdrücke der Arterien
- digitale Subtraktionsangiografie (DSA)
- Angio-CT
- Röntgen der Extremität (Ausschluss einer Osteomyelitis)
- klinisch-neurologische Untersuchung

FRAGE
Wie würden Sie eine **pAVK therapieren**?

Antwort Eine konservative Therapie ist geeignet in den **Stadien I und IIa**. Diese beinhaltet das **Ausschalten** von **Risikofaktoren**, **Gehtraining**, eventuell eine medikamentöse Therapie mit **vasoaktiven Substanzen** (Pentoxifyllin, Naftidofuryl) und rheologische Maßnahmen **(Hämodilution)**. Bei kurzstreckigen Stenosen z. B. der Becken- oder Femoralarterien von maximal 10 cm wird eine **perkutane transluminale Angioplastie** (PTA), eventuell mit Stent und anschließender Therapie mit Cumarinderivaten oder Thrombozytenaggregationshemmern (ASS, Clopidogrel), durchgeführt.

Medikamente wie Prostanoide hemmen die Thrombozytenaggregation und wirken vasodilatativ. Der Einsatz von Prostaglandin E_1 und Iloprost ist für die Stadien III–IV zugelassen, Cilostazol für Stadium II. Eine klare **OP-Indikation** ergibt sich in den Beschwerdestadien **III** und **IV** nach **Fontaine** mit Ruheschmerz und Gewebeuntergang, falls die Gefäßsituation eine Operation zulässt. Die Operationsmöglichkeiten variieren je nach Lokalisation der pAVK (➤ Tab. 6.2).

FRAGE

Was versteht man unter einer **Thrombangitis obliterans**?

Antwort Die Thrombangitis obliterans, auch **Morbus Winiwarter-Buerger** genannt, ist eine **schubweise** verlaufende **Panarteriitis** der kleinen und mittleren Gefäße. Typisch sind ein segmentaler Befall und eine sekundäre Thrombosierung. Klinisch imponieren folgende Symptome:

- **akrale Zyanose**
- Schmerzen
- Kältegefühl
- Phlebitis migrans et saltans
- Nekrosen in den Akren

Die Diagnostik erfolgt mithilfe der Farbduplex-Sonografie und der MR-Angiografie. Dort zeigen sich multiple Finger- und Zehenarterienverschlüsse sowie die für das Krankheitsbild typischen „**Korkenzieher-Kollateralen**". Die Therapie erfolgt durch Ausschalten von Risikofaktoren (Nikotinabstinenz), Gabe von Prostaglandin E_1 (Alprostadil, Iloprost), Acetylsalicylsäure 100 mg/d und eventuell eine **Sympathikolyse** (Vasodilatation).

Tab. 6.2 Operationsmöglichkeiten der pAVK

Lokalisation	OP
Aorta	Rohrprothese, Y-Prothese
A. iliaca communis	iliako-iliakaler Crossover-Bypass oder Y-Prothese, Thrombendarteriektomie (TEA)
A. femoralis superficialis mit Abgangsstenose der A. femoralis profunda, offene A. poplitea	Profundaplastik (Patchplastik mit autologer Vene oder Gefäßprothese)
langstreckiger Verschluss der A. femoralis superficialis bis distal der Kniekehle, evtl. mit Abgangsstenose der A. femoralis profunda	Profundaplastik und femoropoplitealer Bypass
Verschluss im Bereich der A.-poplitea-Trifurkation	femorokruraler Bypass, Amputation bei ausgedehnten Nekrosen (Gangrän) und hohem Risikoprofil des Patienten

FRAGE

Die Karotisstenose ist eine der häufigsten Ursachen der **zerebrovaskulären Insuffizienz**, auch kurz CVI genannt. Kennen Sie eine Einteilung der CVI?

Antwort Die zerebrovaskuläre Insuffizienz wird je nach Klinik in vier Stadien eingeteilt (➤ Tab. 6.3).

FRAGE

Welche **diagnostischen Verfahren** stehen Ihnen zur Diagnose einer **Karotisstenose** zur Verfügung?

Antwort Neben **Anamnese**, Erhebung von **Risikofaktoren** und **Auskultation** stehen mehrere diagnostische Methoden zur Verfügung:

- **Karotis-Doppler-Sonografie**: Frequenzerhöhung über der Stenose, retrograder Fluss über der A. supratrochlearis
- **farbkodierte Duplexsonografie**: Stenosegrad? Arteriosklerotische Plaques? Morphologie?
- **Angiografie** (als selektive intraarterielle digitale Subtraktionsangiografie): Stenosegrad? Morphologie und Ausdehnung der Stenose? Zustand der intrakraniellen Gefäßstrombahn?

Eine **SPECT** (Single-Photon-Computerized-Tomography) und eine **PET** (Positronenemissionstomografie) liefern Aussagen über die Gehirnperfusion und den Stoffwechsel im Seitenvergleich. Mittels **Schädel-CT** und **MRT** lassen sich ältere ischämische Herde nachweisen.

PLUS

Eine **Amaurosis fugax** ist eine reversible, wenige Sekunden bis Minuten dauernde Erblindung eines Auges durch einen kurzfristigen Verschluss der A. centralis retinae. Sie tritt oft im Rahmen einer TIA auf, wenn der Perfusionsdruck der Arterie via A. ophthalmica als Kollateralast zwischen den Aa. carotis externa und interna nicht ausreichend ist.

PLUS

Die intraarterielle digitale Subtraktionsangiografie kann in ihrer selektiven Form in 1,2 % der Fälle neurologische Defizite verursachen.

FRAGE

Wann würden Sie eine **Karotisstenose behandeln** und welcher Therapie geben Sie den Vorzug?

Antwort Eine Indikation zur OP ist bei der CVI im Stadium II, in Ausnahmefällen auch im Stadium I bei hochgradigen Karotisstenosen, im Stadium III ohne Bewusstlosigkeit und im Stadium IV bei stark regredienter neurologischer Symptomatik gegeben. Die operative Therapie besteht in einer **Thrombendarteriektomie** in Verbindung mit einem **Karotisgefäßpatch**. Mit dem Patch soll verhindert werden, dass postoperativ eine Stenose persistiert. Bei der Thrombendarteriektomie wird das Gefäß abgeklemmt, eröffnet und anschließend die Gefäßintima mit den an ihr fixierten Plaques herausgetrennt. Nach Möglichkeit werden Karotisdesobliterationen in **Regionalanästhesie**

Tab. 6.3 Stadieneinteilung der zerebrovaskulären Insuffizienz

Stadium I	asymptomatische Stenosen und Verschlüsse, Apoplexierate 2–5 %
Stadium II	TIA (transitorische ischämische Attacke) → reversibel: Dauer < 24 h PRIND (prolongiertes ischämisches neurologisches Defizit) → reversibel: Dauer > 24 h
Stadium III	großer ischämischer Schlaganfall, manifester Insult mit allenfalls partiell reversibler neurologischer Symptomatik
Stadium IV	komplette Apoplexie mit bleibendem neurologischem Defizit

(Anästhesie des Plexus cervicalis) durchgeführt. Dies ermöglicht eine zeitnahe Überwachung von Vigilanz und motorischen Fähigkeiten des Patienten, der während der Operation, insbesondere nach Abklemmen der A. carotis, seine motorischen und kognitiven Fähigkeiten (Drücken der kontralateralen Hand, Zählen) demonstrieren muss, um zu zeigen, dass die Perfusion der ipsilateralen Hirnhälfte durch Kollaterale oder Gefäße der kontralateralen Seite ausreicht. Der Blutdruck wird während der Operation invasiv überwacht (kontinuierliche arterielle Blutdruckmessungen), um intraoperative Hypo-/Hypertoniephasen schnell erkennen und therapieren zu können (Katecholamine/Perlinganit). Treten nach dem Abklemmen der A. carotis neurologische Defizite auf, muss der Chirurg einen Shunt anlegen, der während der Operation eine Minimalperfusion aufrechterhält. Wird die Operation in Allgemeinanästhesie durchgeführt, sollte das intraoperative Monitoring perioperative transkranielle Doppleruntersuchungen, EEG und die Messung somatosensorischer Potenziale und Stumpfdruckmessungen beinhalten.

FALLBEISPIEL

Eine 54-jährige Frau erleidet seit einiger Zeit bei körperlicher Anstrengung immer wieder Schwindelattacken. Die Symptomatik sei besonders schlimm bei Bewegung des linken Arms. Sie sei schon zweimal bewusstlos geworden, danach sei es ihr jedoch wieder gut gegangen.

FRAGE

Wie lautet Ihre **Verdachtsdiagnose** und welche Möglichkeiten haben Sie, um sie zu erhärten?

PLUS

Das Subclavian-Steal-Syndrom ist neben einer Stenose im Bereich des Aortenbogens ein Krankheitsbild, bei dem schon eine simple beidseitige Blutdruckmessung zur Diagnose führen kann.

Antwort Die Anamnese ist typisch für ein **Subclavian-Steal-Syndrom**. Es handelt sich dabei um einen **Verschluss oder eine hochgradige Stenose der A. subclavia proximal der A. vertebralis**. In 80 % der Fälle ist die linke Seite betroffen. Die Inzidenz in der Bevölkerung ist mit 5 % recht hoch, wobei die meisten Patienten beschwerdefrei sind und die Diagnose oft nicht bekannt ist. Bei vermehrter Armperfusion (z. B. bei Belastung des Arms) kommt es zu einem retrograden Fluss in der ipsilateralen A. vertebralis (Steal-Effekt, „Subclavia-Anzapfsyndrom"). Dem Zerebralkreislauf wird Blut entzogen. Es treten vertebrobasiläre Ischämiezeichen, gelegentlich aber auch hemisphärale Symptome auf. Die Patienten klagen über intermittierende Schwindelattacken, **Ataxie**, plötzliches Hinstürzen (Drop-Attacks), **Sehstörungen** und **Parästhesien**. Außerdem können Brachialgien, insbesondere bei Belastung des Arms, auftreten (Ruhe- und Belastungsischämie). Bei Patienten mit A.-mammaria-interna-Bypass kann eine Angina pectoris auftreten (**Coronary-Subclavian-Steal-Syndrom**).

Blutdruckdifferenzen (systolisch > 40 mmHg = 100 % Subclavian-Steal-Syndrom) zwischen beiden Armen sind wegweisend für die Diagnose. Eine **Farbdoppler-Untersuchung** und als invasivere Methode die **Angiografie** zeigen die Strömungsumkehr in der A. vertebralis. Zudem können andere Gefäßanomalien nachgewiesen oder ausgeschlossen werden, mit denen man in ca. 50 % der Fälle rechnen muss. Therapie der Wahl ist die PTA (**per**kutane **t**ransluminale **A**ngioplastie), evtl. mit **Stenteinlage**. Nur bei stark ausgeprägter Symptomatik ist eine Operation indiziert. Dabei wird entweder ein anatomischer Bypass von der Aorta zur A. subclavia oder ein extraanatomischer Bypass zwischen beiden Aa. subclaviae oder zwischen der homolateralen A. carotis communis und der A. subclavia angelegt. Ursächlich liegt dem Subclavian-Steal-Syndrom meist eine Arteriosklerose zugrunde.

FRAGE

Was versteht man unter einem **Thoracic-outlet-Syndrom**?

Antwort Unter dem Begriff Thoracic-outlet-Syndrom werden alle neurovaskulären **Kompressionssyndrome** der **oberen Thoraxapertur** subsumiert. Betroffene Strukturen sind der Plexus brachialis, die A. subclavia und/oder die V. subclavia. Ätiologisch findet man folgende Veränderungen:

- Kostoklavikularsyndrom (durch Steilstand, Exostosen oder Kallusbildung der ersten Rippe)
- Skalenussyndrom (durch Skalenushypertrophie oder -fibrose, fibrotische atypische Bänder)
- Halsrippe (0,1–1 % der Bevölkerung)
- HWS-Distorsion
- Absinken des Schultergürtels im Alter
- überschießender Kallus bei Klavikulafraktur

Die Klinik ist abhängig von den komprimierten Strukturen. Bei Kompression des **Plexus brachialis** stehen neurologische Symptome des Arms im Vordergrund wie Parästhesien und motorische Schwäche. Wird die **A. subclavia** komprimiert, ist der betroffene Arm leicht ermüdbar und hypotherm. Bei Kompression der **V. subclavia** bestehen ein Schwere- und Spannungsgefühl sowie eine livide Verfärbung des Arms. Die Therapie erfolgt meist **konservativ** im Sinne von physikalischen und ergotherapeutischen Maßnahmen. Eine Indikation zur Operation ist bei Patienten gegeben, die die obere Extremität aus beruflichen Gründen viel belasten, oder bei Komplikationen durch die Erkrankung, wie

- Nervenschäden
- Thrombosen
- Ischämien

Die operative Therapie ist darauf ausgerichtet, die kostoklavikuläre Engstelle zu überwinden. Dies passiert durch eine komplette **Resektion der ersten Rippe** oder einer Halsrippe, falls vorhanden, und aller fibromuskulären Bänder. Der Zugang erfolgt meist transaxillär (OP nach Atkins).

6.2 Venen

FRAGE

Nennen Sie mir doch bitte die wichtigsten **Risikofaktoren** für das Entstehen einer **tiefen Bein- und Beckenvenenthrombose**.

PLUS

Virchow hat schon im Jahr 1856 die Trias von Stase, Gefäßwandalteration und Hyperkoagulabilität als auslösende Faktoren beschrieben.

Antwort Klassische Risikofaktoren für Thrombosen der tiefen Beinvenen sind:

- Immobilisation (v. a. nach orthopädischen Operationen)
- Schwangerschaft mit Abflussstörungen in den Beckenvenen
- maligne Tumoren mit paraneoplastischer Erhöhung der Koagulabilität
- abdominelle Tumoren, die mit einer Einengung der Beckenstrombahn einhergehen
- Östrogentherapien, Ovulationshemmer
- Adipositas
- Sepsis
- venöse Fehlbildungen (popliteale Venenaneurysmen, Kava-Anomalien)

Auch **Gerinnungsanomalien**, wie ein Faktor-V-Leiden, Mangel an Antithrombin, Protein C, Protein S und ein Antiphospholipidsyndrom führen über eine Hyperkoagulabilität des Bluts zu einem hohen Thromboserisiko.

FRAGE

Können Sie mir zum **Faktor-V-Leiden** etwas mehr erzählen?

Antwort Das Faktor-V-Leiden ist der am häufigsten auftretende erbliche Risikofaktor für Thrombosen. Es handelt sich dabei um einen **genetischen Defekt** von Faktor V. Dieser spielt eine wichtige Rolle bei der Aktivierung der Blutgerinnung. Er wird normalerweise durch Proteolyse von **aktiviertem Protein C** (APC) wirkungslos gemacht. Ist Faktor V genetisch verändert, kann er von aktiviertem Protein C nicht angegriffen werden. Es besteht eine sog. **APC-Resistenz**. Durch das so entstandene Ungleichgewicht zwischen gerinnungshemmenden und gerinnungsaktivierenden Faktoren kommt es zur erhöhten Thromboseneigung **(Thrombophilie)**.

FRAGE

Wie stellen Sie die **Diagnose** einer Phlebothrombose des Beins?

PLUS

Immer mehr an Bedeutung gewinnt die Bestimmung des D-Dimers. Eine ausgedehnte Phlebothrombose ohne ein erhöhtes D-Dimer ist quasi ausgeschlossen.

Antwort Anamnese und körperliche Untersuchung geben erste Hinweise auf das Vorliegen einer Phlebothrombose. Charakteristisch sind:

- zyanotische, livide Verfärbung der betroffenen Extremität
- Schmerzen, Krämpfe
- Umfangzunahme, gespannte Haut
- Überwärmung
- Druckschmerz und erhöhte Konsistenz der Muskulatur

Die **Kompressionssonografie** stellt die apparative Untersuchungsmethode der Wahl bei Verdacht auf tiefe Beinvenenthrombose dar. Sie hat die **aszendierende Phlebografie** weitgehend in der Diagnostik der Phlebothrombose verdrängt, da diese nicht mehr generell verfügbar ist. Besteht der Verdacht auf eine Ausbreitung der Thrombose bis in die V. cava, so ist eine **CT mit Kontrastmittelgabe** zwingend erforderlich zur Beurteilung der kranialen Thrombusausdehnung, für die Differenzialdiagnostik zwischen Kavathrombose und Kavaanomalie sowie zum Ausschluss extravasaler Tumoren. Ansonsten haben CT (hohe Strahlenbelastung) und MRT (hoher apparativer Aufwand) keinen Stellenwert in der Routinediagnostik der tiefen Venenthrombose (TVT). Die Diagnose stützt sich somit auf die typische Anamnese, Klinik, körperliche Untersuchung und die Kompressionssonografie.

FRAGE

Wie würden Sie einen Patienten mit Verdacht auf eine Phlebothrombose körperlich untersuchen?

Antwort Bei der Untersuchung des Patienten werden folgende Zeichen überprüft:

- **Lowenberg-Test**: Die Kompression des Oberschenkels mittels Blutdruckmanschette mit einem Druck zwischen 60 und 120 mmHg wird am betroffenen Bein als schmerzhaft empfunden.
- **Meyer-Druckpunkte**: Der Patient klagt über Druckschmerz im Verlauf der V. saphena magna hauptsächlich im Bereich der Perforanszuflüsse.
- **Ducuing-Zeichen**: Die Wadenmuskulatur schmerzt bei Druck.
- **Homan-Test**: Bei Dorsalflexion des Fußes treten Wadenschmerzen auf.
- **Payr-Zeichen**: Druck auf die Fußsohle schmerzt.

Diese Zeichen bzw. Tests sind nicht beweisend, jedoch wegweisend für die Diagnose einer Phlebothrombose.

FALLBEISPIEL

Ein 45-jähriger Mann, der einen Langstreckenflug hinter sich hat, kommt mit einem livide verfärbten Bein in die Poliklinik. Der Beinumfang ist im Vergleich zur Gegenseite deutlich größer und der Patient klagt über Schmerzen sowohl im Oberschenkel als auch im Unterschenkel. Die körperliche Untersuchung und die apparative Diagnostik bestätigen die Diagnose einer tiefen Beckenvenenthrombose.

FRAGE

Wie **behandeln** Sie den Mann?

Antwort Die Therapie von tiefen Venenthrombosen (TVT) richtet sich vor allem darauf, **Komplikationen** wie eine **Lungenembolie** und ein **postthrombotisches Syndrom** zu vermeiden. Aus diesem Grund wird der Patient zunächst mit einem niedermolekularen Heparin oder **Fondaparinux antikoaguliert**. Thrombusbeseitigende Maßnahmen wie eine **Thrombolyse**, eine **Thrombektomie** oder eine kathetergestützte pharmakomechanische Thrombektomie bleiben aufgrund des Risikos schwerer Komplikationen **jungen Patienten mit ausgedehnter Ersthrombose** und kurzer Anamnese vorbehalten. Um einem postthrombotischen Syndrom vorzubeugen, hat sich die **Kompression** der betroffenen Extremität bewährt. Die früher strikt geforderte **Immobilisation** hat bezüglich der Inzidenz einer Lungenembolie **keine Vorteile** gebracht. Aus diesem Grund werden Patienten mit einer TVT nicht mehr immobilisiert, es sei denn, es ist aus Schmerzgründen erforderlich.

FRAGE

Mit welchen **Komplikationen** müssen Sie im Verlauf einer Venenthrombose, aber auch **nach** einer **Thrombektomie** oder **Thrombolyse** rechnen?

Antwort Komplikationen der Thrombektomie sind:

- **Lungenembolie**
- **postthrombotisches Syndrom** (tritt unbehandelt in 80 % der Fälle ein)
- **frühe Rezidivthrombose** (vor allem nach inkompletter Thrombektomie)
- **Venenruptur** durch den Fogarty-Katheter bzw. Ringstripper mit der Notwendigkeit, die Vene komplett freizulegen
- **Herzinsuffizienz** (bei großer AV-Fistel)
- **Steal-Syndrom,** insbesondere bei vorbestehender pAVK und großlumiger AV-Fistel

Als Spätkomplikation tritt in etwa 5 % der Fälle bei iliofemoraler Thrombektomie ein **postthrombotisches Syndrom** innerhalb der ersten 5 Jahre nach OP auf.

FRAGE

Gibt es **Kontraindikationen** für eine **Lyse**?

Antwort Eine Lyse hat viele Kontraindikationen. Hierunter fallen folgende Vorerkrankungen oder Gegebenheiten:

- kurz zuvor stattgefundene Operation
- hypertensive Krise
- frisches Magen-Darm-Ulkus
- Aortenaneurysma > 3 cm
- zerebraler Insult < 6 Monate
- fortgeschrittenes Malignom
- ZNS-Operation < 3 Monate
- Z. n. intramuskulärer Injektion (!)
- hohes Lebensalter
- Pankreatitis, Endokarditis und Sepsis
- Vena-cava-Filter als Prophylaxe von Lungenembolien

FRAGE

Was haben wir uns unter einem **postthrombotischen Syndrom** vorzustellen?

Antwort Als postthrombotisches Syndrom bezeichnet man eine **chronisch venöse Insuffizienz**, die als Folge einer Thrombose der tiefen Bein- und Beckenvenen auftritt. Die chronisch venöse Insuffizienz wird nach **Widmer** in **drei Stadien** eingeteilt, die sich am klinischen Erscheinungsbild orientieren.

- Stadium I: Ödem, perimalleoläre Körbchenvenen, Corona para phlebectatica paraplantaris
- Stadium II: Stauungsdermatitis, Hyperpigmentierung, Lipodermatosklerose
- Stadium III: florides oder abgeheiltes Ulcus cruris

Das postthrombotische Syndrom wird verursacht durch eine **Störung des venösen Abflusses** als Folge einer **tiefen Beinvenenthrombose,** vermutlich durch Klappeninsuffizienz, und eines chronischen retrograden venösen Flusses in den tief gelegenen Venen. Kommt es infolge einer Thrombose zu einer chronisch venösen Insuffizienz, so bezeichnet man diese als sekundäre chronisch venöse Insuffizienz, die von einer primären chronisch venösen Insuffizienz abzugrenzen ist.

FRAGE

Wie können Sie den Patienten vor einer Phlebothrombose **postoperativ schützen**?

Antwort Bei der Pathogenese einer Phlebothrombose spielen meist mehrere Faktoren zusammen. Am bekanntesten ist die sog. **„Virchow-Trias"**. Dazu gehören:

- **Schäden der Gefäßwand** (besonders Endothelschäden)
- **Verlangsamung des Blutflusses** (Erweiterung der Blutgefäße)
- **Veränderung der Blutzusammensetzung** (hohe Viskosität)

Vor allem der zweite Faktor spielt postoperativ eine wichtige Rolle. Prophylaktisch sollte man bei bettlägerigen Patienten oder bei Ruhigstellung einer Extremität eine **Low-Dose-Heparinisierung** durchführen. Dies erfolgt bevorzugt mit niedermolekularen Heparinen gewichtsadaptiert subkutan. Begleitend sollten **Kompressionsstrümpfe** getragen werden, die die venösen Gefäße verengen und den Abstrom des Bluts erleichtern. Eine längere postoperative Immobilisation sollte nach Möglichkeit vermieden werden. Die beste Thromboseprophylaxe ist die **frühe Mobilisation** des Patienten.

MERKE

Zur Prophylaxe einer postoperativen Thrombose sollte der immobilisierte Patient eine Low-Dose-Heparinisierung mit niedermolekularen Heparinen erhalten. Zusätzlich sind Kompressionsstrümpfe hilfreich; die beste Prophylaxe ist die frühzeitige Mobilisierung.

FRAGE

Was ist eine **Phlegmasia coerulea dolens**?

Antwort Eine Phlegmasia coerulea dolens ist die Extremform einer (per-)akuten ausgedehnten (Mehretagen-)Thrombose einer Extremität. Es kommt zu einem massiven Weichteilödem und sekundär zur Aufhebung der kapillären Perfusion und zu einer arteriellen Kompression. Klinisch stehen **Schmerzen**, **Zyanose** und **Ödeme** im Bereich der betroffenen Extremität im Vordergrund. Die Venen sind gestaut, die Haut ist im Gegensatz zur Phlebothrombose kühl und bläulich verfärbt. **Nekrosen, gangränöse Veränderungen** und ein **hypovolämischer Schock** durch das Versacken des Bluts in der Extremität stellen lebensbedrohliche Komplikationen für den Patienten dar. Im Spätstadium finden sich **neurologische** und **motorische Ausfälle** als Zeichen der neuronalen und muskulären Nekrose. Endstadium ist die sog. **venöse Gangrän**. Die Mortalität der Phlegmasia coerulea dolens liegt zwischen 20 %

PLUS

Eine Phlegmasia coerulea dolens, insbesondere mit akralen Nekrosen, tritt oft paraneoplastisch im Rahmen von Tumorerkrankungen auf.

und 50 %, die Amputationsrate bei ca. 20 %. Vital bedrohliche Komplikationen der Phlegmasia coerulea dolens sind:

- hypovolämischer Schock
- Verbrauchskoagulopathie
- akutes Nierenversagen
- Gangrän

Eine Phlegmasia coerulea dolens ist ein akuter angiologischer Notfall und bedarf einer sofortigen Intervention, bestehend aus einer **Thrombektomie** und einer Heparinisierung. Eine Fasziektomie dient der Entlastung der arteriellen Kompression und somit der Wiederherstellung der Perfusion. Zudem wird ein regelmäßig entstehendes Kompartmentsyndrom entlastet. Bei Versagen der operativen Thrombektomie kann eine Lyse versucht werden. Bleibt die Therapie erfolglos, kommt es zu ausgedehnten Nekrosen, sodass der Chirurg eine Grenzzonenamputation durchführen muss. Zu den Akutmaßnahmen gehören zudem eine intensivierte Therapie des Schocks und der regelmäßig auftretenden Verbrauchskoagulopathie.

Nach erfolgreicher Rekanalisation des Venensystems bedarf der Patient einer prophylaktischen langfristigen oralen **Antikoagulation** (Cumarinderivate).

FRAGE

Wir haben die ganze Zeit von den Beinen gesprochen. Jetzt gehen wir einmal eine Etage höher. Was ist ein **Paget-von-Schroetter-Syndrom**?

Antwort Eine **Thrombose der V. subclavia** oder der **V. axillaris** führt zum Paget-von-Schroetter-Syndrom. Die Klinik ähnelt der einer Thrombose der unteren Extremität mit Schwellung, einer lividen Verfärbung, Schmerzen und Schweregefühl im Arm. Bei chronischem Verlauf bilden sich sichtbare Kollateralkreisläufe (u. a. Rete axillaris). **Pathogenetisch** bedeutsam können sein:

- Verengung der kostoklavikulären Einstrombahn (Thoracic-Inlet-Syndrom, ca. 70 %)
- iatrogen (< 20 %) durch Dialyseshunts, Katheter, Port- und Schrittmachersysteme
- Trauma (Frakturen < 10 %) und Überanstrengung
- Polyglobulie
- bei Frauen: langjährige Einnahme hormoneller Antikonzeptiva, oft in Kombination mit Rauchen
- Tumoren oder Lymphknotenvergrößerungen in der Axilla oder im Mediastinum (< 1 %)
- iatrogen entlang eines zentralvenösen Katheters

Die Diagnose gelingt anhand der typischen Anamnese, Klinik, Inspektion und Palpation. Duplexsonografie, Röntgenaufnahmen des Thorax und der HWS in zwei Ebenen und allenfalls eine Phlebografie unter Belastung des Arms bestätigen die Diagnose. Ein **konservativer** Therapieansatz beinhaltet Hochlagerung, Wickeln des betroffenen Arms (Kompression) und Antikoagulation (zunächst niedermolekulares Heparin, dann 3 Monate Cumarinderivate). Bei Versagen der konservativen Therapie und rezidivierenden Thrombosen kann eine **lokoregionale Lyse** mit rt-PA erfolgen. Gegebenenfalls, vor allem bei rezidivierenden Thrombosen, wird eine **operative Therapie** erforderlich. Hier stehen je nach Ätiologie des Krankheitsbilds zur Auswahl:

- Beseitigung des Einflusshindernisses
- Stent-PTA
- Thrombektomie der V. axillaris/V. subclavia mit AV-Fistel cubital (Ausnahme)

FRAGE

Wo liegen die **Hauptrisikofaktoren** für den Erwerb einer **Varikosis**?

Antwort Hauptrisikofaktoren für den Erwerb einer Varikosis sind:

- Bindegewebsschwäche
- Klappeninsuffizienz
- postthrombotisches Syndrom
- Adipositas, Schwangerschaft, Kompression des Abflussgebiets, z. B. durch Tumoren
- erhöhter hydrostatischer Druck, z. B. durch langes Stehen und Sitzen
- unzureichende Muskelpumpe durch unzureichende Bewegung

In unserer „zivilisierten" Gesellschaft sind diese prädisponierenden Faktoren auf dem Vormarsch, sodass eine Varikosis immer häufiger auftritt.

FRAGE

Wie führen Sie den **Perthes-Versuch** im Rahmen der Diagnostik der Varikose durch?

Antwort Mit dem Perthes-Test wird die **Funktion** bzw. **Durchgängigkeit** der **tiefen Beinvenen** und der **Vv. perforantes** zwischen oberflächlichen und tiefen Beinvenen getestet. Proximal der sichtbaren Varizen wird dem Patienten am Oberschenkel ein Stauschlauch angelegt. Die Stauung unterbindet den oberflächlichen venösen Abfluss. Nun fordert man den Patienten auf, umherzugehen und beobachtet, ob sich die Varizen leeren oder gestaut bleiben. Leeren sich die Varizen vollständig, sind die Vv. perforantes und das tiefe Venensystem durchgängig und ihre Venenklappen arbeiten suffizient. In diesem Fall beruht die Varikose auf einer Klappeninsuffizienz der V. saphena magna und kann operativ durch eine Ligatur der oberflächlichen Venen und der V. saphena magna (Crossektomie) behandelt werden. Bleiben die Venen gefüllt, muss von einer Abflussstörung des tiefen Venensystems ausgegangen werden. Eine Entfernung des oberflächlichen Venensystems wäre kontraindiziert.

FRAGE

Mit welchem **Test** können Sie den **Abfluss der oberflächlichen Venen** überprüfen?

PLUS
Schon 1907 wurden die ersten Varizen von Babcock operiert, nach dem die auch heute noch gebräuchlichste Methode des Venen-„Strippings" benannt wurde. Er erfand eine Metallsonde, die die Venenwand komplett aus ihrem Bett reißt und ähnlich wie einen Strumpf auszieht.

Antwort Der **Trendelenburg-Test** dient der Untersuchung des oberflächlichen Venensystems. Der Patient muss die Beine hochlagern. Die Varizen werden danach zweimal ausgestrichen. Danach wird die V. saphena magna am proximalen Oberschenkel durch einen Stauschlauch oder eine Blutdruckmanschette komprimiert. Der Druck darf dabei nicht oberhalb des arteriellen Blutdrucks liegen. Der Patient wird nun aufgefordert, unter Beibehaltung der Stauung aufzustehen. Füllen sich die Varizen innerhalb von 10 s, so handelt es sich um eine **Perforansinsuffizienz**. Die Kompression wird nach 30 s gelöst. Füllen sich die Venen von proximal nach distal, so handelt es sich um eine **Klappeninsuffizienz** der V. saphena magna.

6.3 Lymphgefäße

FRAGE
Was ist eine **Lymphangitis**?

PLUS
Die Lymphangitis ist im Volksmund wegen der charakteristischen roten Streifen auch unter dem Ausdruck der „Blutvergiftung" bekannt.

Antwort Bei einer Lymphangitis handelt es sich um eine **bakterielle Infektion** der Lymphbahnen. Bevorzugte Erreger sind **Streptokokken** und **Staphylokokken**, die meist aus lokalen peripheren Infektionsherden stammen. Die Entzündung schreitet über die Lymphbahnen fort und verursacht charakteristische **rote Streifen**. Die erste „Filterstation" sind die nachgeschalteten Lymphknoten. Gewöhnlich entsteht dort eine schmerzhafte Schwellung im Sinne einer **Lymphadenitis**. Gelangen Keime über das Lymphgefäßsystem via Cisterna chyli in das venöse Gefäßsystem, entsteht eine **Bakteriämie**, die bei schlechter Abwehrlage, hoher Keimzahl oder extrem aggressiven Keimen zu einer Sepsis führen kann.

FRAGE
Welche Faktoren können zu einer **Lymphknotenschwellung** führen?

Antwort Für eine Lymphknotenschwellung kommen ätiologisch folgende Ursachen infrage:

- entzündliche Prozesse im Zuflussgebiet der Lymphknoten
- Leukämien
- Lymphome (Hodgkin- oder Non-Hodgkin-Lymphome)
- Kollagenosen, z. B. Lupus erythematodes
- Metastasierung eines malignen Tumors
- Sarkoidose

FALLBEISPIEL
Nach totaler Thyreoidektomie bei medullärem Schilddrüsenkarzinom erhält eine 61-jährige Patientin eine postoperative Radiatio. 2 Wochen nach der Bestrahlung entsteht ein kleiner Hautdefekt im Bereich des linken Sternoklavikulargelenks, aus dem sich eine gelbliche seröse Flüssigkeit entleert. Trotz ausgiebiger Wundbehandlung persistiert die Sekretion, nimmt sogar eher zu.

FRAGE
Was halten Sie davon?

Antwort Anamnese und Symptomatik sprechen für das Vorliegen einer **Lymphfistel**. Ursächlich kommen sowohl die stattgefundene Operation als auch die postoperative Radiatio infrage. Die Durchtrennung bzw. Schädigung größerer Lymphgefäße kann zu Retentionszysten oder Fisteln führen. Die Therapie einer Lymphfistel gestaltet sich oft schwierig und zeitaufwendig. Bei kleineren Fisteln können schon **komprimierende Verbände** zum Ausheilen führen, während größere Fisteln meist der **operativen Ausschälung** und Unterbindung des Zuflusses bedürfen. In den letzten Jahren hat sich die **Vakuumtherapie** zur offenen Wundbehandlung sehr bewährt. Selbst größere Defekte werden gut drainiert. Vom Wundgrund und von den Wundrändern her sprosst Granulationsgewebe in den Defekt ein und es kommt zur sekundären Wundheilung. Bei großen Lymphfisteln kann es zu großen Proteinverlusten kommen.

KAPITEL

7 Hernien

FRAGE

Definieren Sie bitte den Begriff „Hernie". Was ist der Unterschied zwischen einer **Hernie** und einem **Prolaps**?

Antwort Das Wort „Hernie" leitet sich ab von dem griechischen Wort **hernos**. Übersetzt ins Deutsche bedeutet es Spross, Knospe, Vorwölbung. Unter einer Hernie wird das Austreten intraabdomineller Organe oder Organteile in eine abnorme Ausstülpung oder in Lücken oder Nischen des Abdomens verstanden. Eine **Hernie** besteht aus einer **Bruchpforte**, einem **Bruchsack** und dem **Bruchinhalt**. Bei einem **Prolaps** handelt es sich um einen Vorfall von Eingeweiden durch eine Lücke des Peritoneums, der nicht von Peritoneum bedeckt ist.

TIPP

Eine oft gestellte Examensfrage. Hier kommt es auf drei Schlagworte an: „Bruchsack", „Bruchinhalt" und „Bruchpforte".

FRAGE

Beschreiben Sie mögliche **Symptome** einer Inguinalhernie.

Antwort Leistenhernien sind die häufigsten Hernien mit 75 %. In 10–15 % treten sie beidseits auf. Symptome einer Leistenhernie sind:

- eine **Schwellung** oder **Vorwölbung** der **Leiste**
- **Druckgefühl**
- **ziehende Schmerzen**

Verstärkt werden die Beschwerden durch Niesen, Pressen, körperliche **Anstrengung** oder das **Heben** schwerer Lasten. Bei ausgedehnten Befunden oder bei sehr schlanken Patienten kann man den Bruch frühzeitig durch die Bauchwand tasten. Bei adipösen Patienten kann die Hernie oft erst bei sehr ausgedehnten Befunden getastet werden. Stuhlunregelmäßigkeiten und peranaler Blutabgang sind bei einer unkomplizierten Leistenhernie eher selten. Das Ausmaß der Beschwerden korreliert oft nicht mit der Größe der Hernie.

FRAGE

Wie **untersuchen** Sie einen Patienten, bei dem Sie den Verdacht auf eine **Inguinalhernie** haben?

Antwort Nur in sehr ausgeprägten Fällen ist eine Vorwölbung des Bruchsacks im Bereich der Leiste inspektorisch erkennbar. Eine Palpation des Leistenkanals erfolgt über den Anulus inguinalis superficialis im Stehen und im Liegen (beim Mann über das Skrotum, bei der Frau meist nicht möglich). Man lässt den Patienten husten (**Hustenanprall**) und **Pressen**, damit der Bruchsack durch den Leistenkanal vorgedrückt wird. Dabei untersucht man die Konsistenz, die Größe und die Schmerzhaftigkeit des Bruchs. Zudem wird die Lage des Bruchs in Bezug zum Leistenkanal und beim Mann zum Skrotum eruiert. Finden sich ein weiter innerer Leistenring und eine schlaffe Hinterwand (Transversalisfaszie), liegt eine „weiche" Leiste vor. Die Palpation der Bruchpforte sollte **beidseitig** erfolgen, um einen Seitenvergleich vornehmen zu können. Beidseitige Hernien sind keine Seltenheit. Unter den bildgebenden Verfahren eignet sich besonders die **Sonografie** oder auch die **CT** zur Darstellung einer Leistenhernie.

FRAGE
Leistenhernien werden in **zwei Typen** unterteilt. Auf welche Einteilung möchte ich hinaus?

PLUS
Die Vasa epigastrica bilden die Trennlinie der direkten zu den indirekten Leistenhernien.

Antwort Man unterscheidet direkte und indirekte Hernien (➤ Tab. 7.1, ➤ Abb. 7.1).

MERKE

Als Eselsbrücke kann man sich merken: **Direkte Hernien** treten **direkt durch die Bauchdecke** und nicht durch den inneren Leistenring.

FRAGE
Welche Strukturen finden Sie im **Leistenkanal**?

Antwort Beim Mann befinden sich folgende Strukturen im Leistenkanal:
- Funiculus spermaticus
- Ductus deferens
- Vasa deferentia
- Vasa testicularia
- Plexus pampiniformis
- M. cremaster
- Ramus genitalis des N. genitofemoralis
- Bei der Frau ziehen die Ligamenta teres uteri durch den Leistenkanal

FRAGE
Wie **therapieren** Sie einen Leistenbruch?

Antwort Jede Leistenhernie sollte **operativ** saniert werden, da es zu einer Inkarzeration kommen kann, indem der Bruchinhalt in der Bruchpforte einklemmt. Die meisten Leistenhernien werden langfristig symptomatisch durch Schmerzen und Beschwerden vor allem bei körperlicher Anstrengung. Da man die operative Sanierung teilweise (OP nach Lichtenstein) sogar in Lokalanästhesie durchführen kann, sind selbst hohes Alter, ein reduzierter Allgemeinzustand oder schwere kardiopulmonale Erkrankungen keine Gründe, von einer Operation abzusehen. Das früher noch vielfach gebräuchliche **Bruchband** hat somit höchstens noch antiquarischen Stellenwert. Gefürchtete **Komplikationen** einer Inguinalhernie sind:

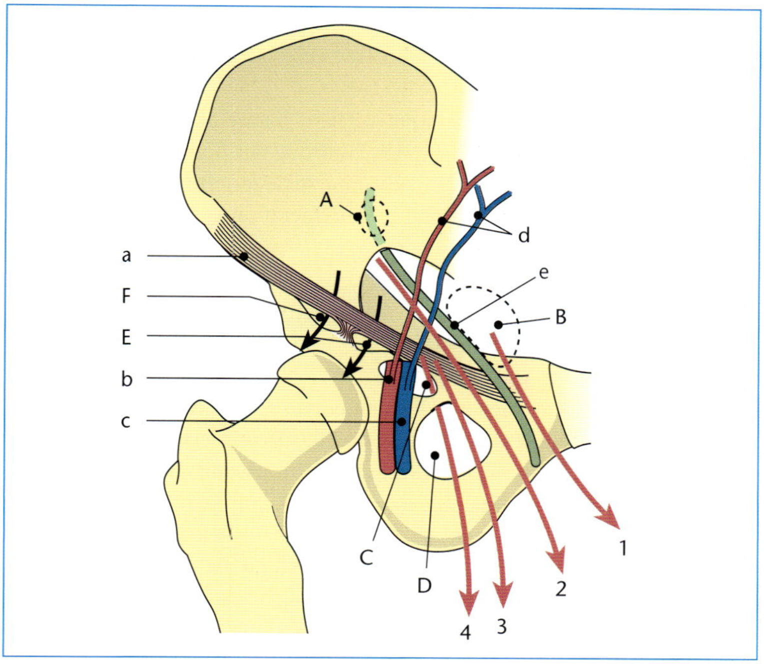

Abb. 7.1 Anatomie der Bruchpforten [L106]
1 = direkte Leistenhernie; 2 = indirekte Leistenhernie; 3 = Schenkelhernie; 4 = Hernia obturatoria (a = Lig. inguinale, b = A. femoralis, c = V. femoralis, d = Vasa epigastrica, e = Ductus deferens; A = Anulus inguinalis internus, B = Anulus inguinalis externus, C = Fossa ovalis, D = Foramen obturatum, E = Lacuna vasorum, F = Lacuna musculorum)

Tab. 7.1 Einteilung der Leistenhernien

	Indirekte Hernien	**Direkte Hernien**
Häufigkeit	ca. 65 % aller Leistenhernien	ca. 35 % aller Leistenhernien
Ursache	• angeboren: fehlender Verschluss des Processus vaginalis • erworben: Erweiterung des inneren Leistenrings	immer erworben
Bruchpforte	innerer Leistenring (**lateral** der epigastrischen Gefäße)	Bauchdecke **direkt** („Hesselbach-Dreieck" = Locus minoris resistentiae) **medial** der epigastrischen Gefäße in der Fossa inguinalis medialis
Austrittspforte	äußerer Leistenring	äußerer Leistenring

- Inkarzeration, Strangulation
- Ileus
- Entzündungen und Blutungen

MERKE

Wegen der Gefahr der Inkarzeration sollte grundsätzlich jede Leistenhernie operiert werden.

FRAGE
Was versteht man unter einer Inkarzeration?

Antwort Unter einer Inkarzeration versteht man eine Einklemmung des Bruchsacks in der Bruchpforte mit Abschnürung der Blutgefäße. Daraus resultiert eine Ischämie des Bruchinhalts. Eine inkarzerierte oder strangulierte Hernie stellt eine Notfallindikation für eine Operation dar.

FRAGE
Welche **OP-Verfahren** kommen zur Therapie einer Leistenhernie infrage?

PLUS
Bei Kindern wird normalerweise nur der Bruchsack reseziert und der Defekt übernäht (OP nach Halsted-Ferguson).

Antwort Es gibt verschiedene OP-Methoden zur Leistenkanalrevision und -rekonstruktion. Ziel aller OP-Verfahren ist das **Reponieren** des **Bruchsacks mitsamt Inhalt** und eine **Verstärkung** der **Hinterwand** des **Leistenkanals**, um einem erneuten Bruch vorzubeugen. Zurzeit kommen offene und minimalinvasive Verfahren zum Einsatz. Bei den offenen Verfahren führt man vor allem bei Männern > 40 Jahre meist eine OP nach **Lichtenstein**, bei Männern < 40 Jahre eine OP nach **Shouldice** (bei Kindern alternativ auch nach Bassini, Kirschner oder Halsted-Ferguson) durch. Die minimalinvasiven Verfahren eignen sich besonders für Rezidiv- oder beidseitige Leistenhernien. Hier gibt es zwei Verfahren: die **t**rans**a**bdominale **p**rä**p**eritoneale Netzimplantation **(TAPP)** oder die **t**otal-**e**xtra**p**eritoneale Netzimplantation **(TEP)**.

FRAGE
Können Sie kurz das **Vorgehen** bei den offenen Operationen beschreiben?

Antwort Ziel der OP nach **Shouldice** ist eine Wiederherstellung der normalen anatomischen Verhältnisse. Die tiefste tragende Bauchwandschicht wird fortlaufend doppelt vernäht. Nach Spaltung der Fascia transversalis wird der Samenstrang aus den Fasern des M. cremaster gelöst und der M. cremaster reseziert. Der Bruchsack wird ebenfalls reseziert. Die Transversusaponeurose wird inzidiert, ggf. teilweise reseziert und durch eine zweireihige fortlaufende, nicht resorbierbare Naht gedoppelt. Nach der Fasziennaht erfolgt die abschließende Hautnaht. Die Verschieblichkeit der einzelnen Schichten der Bauchdecke bleibt erhalten.

Bei der Leistenhernienreparation nach **Lichtenstein** wird die Bruchpforte spannungsfrei verschlossen. Der M. cremaster wird nicht reseziert, sondern intraoperativ mit dem Samenstrang auf die Seite gezogen. Danach wird über der Bruchpforte ein Kunststoffnetz mit der obersten Muskelschicht des Leistenkanals vernäht. Der innere Leistenring wird auf diesem Weg verstärkt. Nach Verschluss der Faszie erfolgt die Hautnaht. Bei der OP nach Lichtenstein gibt es weitere leicht modifizierte Verfahren, bei denen zusätzlich ein Schirmchen hinter den inneren Leistenring gesetzt und dieser (wenn primär zu weit) durch eine Naht verengt wird.

FRAGE
Welchem Verfahren würden Sie den Vorzug geben?

Antwort Das Verfahren nach **Shouldice** ist zurzeit noch die Methode der Wahl beim **jungen Patienten** mit **kleiner primärer Hernie**. Bei jungen Patienten mit **großer primärer Hernie**, bei **über 40-Jährigen**, bei **Rezidivhernien** und bei beidseitigen Hernien jeder Größe wird zunehmend das Verfahren nach **Lichtenstein** oder ein minimalinvasives Verfahren gewählt, da die Tendenz zur geringeren Invasivität, früheren Belastungsmöglichkeit und größeren Rezidivsicherheit geht. Auch bei großen Hernien, adipösen oder älteren Patienten sowie schwacher Bauchdecke sollte eher das Verfahren nach Lichtenstein oder ein minimalinvasives Verfahren gewählt werden.

FRAGE
Welche **OP-Risiken** müssen Sie einkalkulieren?

Antwort Bei allen OP-Methoden kann der **Samenstrang** mitsamt Hodengefäßen **verletzt** werden. Auch postoperative **Orchitiden** sind nicht ungewöhnlich. Eine Verletzung oder Entzündung des Samenstrangs bzw. der Hoden kann zur **Hodenatrophie** bzw. sogar zum Hodenverlust führen. Weitere typische Komplikationen sind:

- Verletzung des Ductus deferens (→ **Infertilität**)
- Nervenschädigung oder -einklemmung (besonders gefährdet: N. ilioinguinalis und N. genitofemoralis) mit der Folge **neuropathischer Schmerzen** im Bereich der Leiste und Skrotum
- Stenosierung der V. femoralis durch OP-Nähte **(Beinvenenstauung)**
- **Nachblutungen**, **Hämatome** und **Abszessbildung**
- Rezidiv
- Hämatom, Infekt
- Hodenatrophie durch Verletzung der Hodengefäße
- Harnverhalt
- Hodenhochstand
- bei Netzimplantation: Netzdislokation, Netzinfektion, Fremdkörperreaktion

Vor allem bei operativen Verfahren, bei denen körperfremdes Material zum Einsatz kommt (Vicrylnetz), besteht ein höheres Infektionsrisiko. Prophylaktisch erfolgt eine einmalige Antibiose eine halbe Stunde vor Operationsbeginn.

FRAGE
Kennen Sie auch das **OP-Verfahren** nach **Bassini**?

Antwort Das Verfahren nach Bassini wird immer seltener angewandt. Zudem existieren verschiedene OP-Variationen. Die Rekonstruktion der Leistenhinterwand ist bei allen Verfahren gleich. Am Rand des M. transversus abdominis wird eine Naht gelegt, die den M. obliquus internus, beide Ränder der gespaltenen Fascia transversalis, das Lig. reflexorum und mit dem ersten

Stich auch das Schambeinperiost umfasst. Die **Vorderwand** wird **variabel rekonstruiert** nach den Verfahren:

- **Bassini-Kirschner**: Der Samenstrang wird über die Externusaponeurose verlegt.
- **Girard**: Die Externusaponeurose wird vor dem Samenstrang gedoppelt.
- **Bassini-Hackenbruch**: Der Samenstrang wird innerhalb der Blätter der gedoppelten Externusaponeurose verlegt.

FRAGE
Können Sie mir auch noch etwas zu den **minimalinvasiven Verfahren** sagen?

Antwort Die minimalinvasiven Verfahren eignen sich besonders bei **beidseitigen Leistenhernien** und bei **Rezidivhernien**. Die Operation wird in Allgemeinanästhesie durchgeführt, da ein **Kapnoperitoneum (CO_2)** angelegt wird. Die minimalinvasiven Verfahren zeichnen sich aus durch eine **kurze Hospitalisationszeit**, geringe postoperative Schmerzen und **seltenere Irritationen des N. ilioinguinalis** oder **N. genitofemoralis**.

Von Nachteil ist jedoch vor allem bei der **TAPP** (transabdominale präperitoneale Netzimplantation), dass die Operation in die Bauchhöhle verlegt wird, wo es theoretisch zu einer **Verletzung** von Organen wie **Harnblase**, **Darm** und **größeren Gefäßen** kommen kann. Bei der **TEP** (totale extraperitoneale Netzimplantation) wird das Peritoneum nicht eröffnet. Das Operationsgebiet liegt in der Bauchdecke. Daher ist eine Verletzung intraabdomineller Organe eher die Ausnahme. Zwischen dem hinteren Blatt der Rektusscheide und dem M. rectus abdominis wird mittels Gas (CO_2) ein Arbeitsraum (Druckgradient 12 mmHg) erzeugt. Der Bruchsack wird freipräpariert und alle umgebenden Strukturen werden dargestellt. Danach wird das Netz locker der Fascia transversalis angelegt und mit Clips fixiert. Der Patient darf sich postoperativ schon nach 1 Woche wieder mehr oder weniger voll belasten.

FRAGE
Was ist eine **Schenkelhernie**?

Antwort Bei der Schenkelhernie liegt die **Bruchpforte zwischen Leistenband** und **Beckenknochen** in der **Lacuna vasorum**. Die Durchtrittsstelle der Hernie aus dem Peritonealraum durch das Septum femorale, das sich zwischen Lig. inguinale, Lig. lacunare und dem Schambein ausspannt, liegt typischerweise **medial** der **Vasa femoralia**. Betroffen sind vor allem **Frauen** ab dem 50. Lebensjahr. Bei Männern tritt eine Schenkelhernie manchmal als Spätfolge einer Leistenrekonstruktion nach Shouldice auf. Schenkelhernien verursachen oft mehr Schmerzen als unkomplizierte Inguinalhernien. Sie neigen zur **Inkarzeration** (50 % werden erst bei Inkarzeration diagnostiziert). Dabei klemmen selten Anteile des Darms ein, dafür jedoch das Omentum majus oder bei Frauen mobile Ovarien (selten). Zudem sind sie oft **nicht reponierbar**. Bei jeder Schwellung in der Leistenregion sollte man eine

Schenkelhernie ausschließen. Die Therapieoptionen sind ähnlich denen der Inguinalhernie. Die Diagnose wird meist per CT gestellt.

MERKE

„IVAN“: Innen (Bruchsack) – Vene – Arterie – Nerv (femoralis) bei der Anatomie der Leiste.

FRAGE

Welche **Symptome** erwarten Sie bei einer **epigastrischen Hernie**?

Antwort Epigastrische Hernien entstehen infolge von Lücken oder **Schwachstellen** im Bereich der **Linea alba**. Die Klinik ist oft uncharakteristisch und kann von absoluter Beschwerdefreiheit bis zu erheblichen, meist bewegungsabhängigen **Oberbauchbeschwerden** reichen, die zu Fehldiagnosen wie Ulcus ventriculi oder duodeni, symptomatische Cholezystolithiasis oder Pankreatitis führen können. Symptome wie **Übelkeit**, **Erbrechen** und **Appetitlosigkeit** passen zu einer epigastrischen Hernie, aber auch zu den differenzialdiagnostischen Erkrankungen. Bei schlanken Patienten kann der Bruch von außen **tastbar** oder sogar sichtbar sein. Bei adipösen Patienten gestaltet sich der Nachweis epigastrischer Hernien schwieriger. Die Diagnose wird mithilfe von **Sonografie** und **CT** gestellt.

Mittlerweile werden die meisten epigastrischen Hernien **minimalinvasiv** operiert. Der Bruchinhalt wird reponiert, die Bauchwand mit einem **Vicrylnetz** verstärkt und vernäht. Bei ausgedehnten Adhäsionen, intraoperativen Komplikationen oder bei sehr ausgedehnten Befunden kann eine Laparotomie erforderlich werden. Eine geplante Laparotomie ist eher Ausnahmefällen vorbehalten. Bei sehr kleinen Defekten (< 2 cm) und kräftiger Faszie wird oft eine **primär offene Fasziennaht** angelegt. Bei größeren Defekten und schwachen Faszien wird die Bauchwand mit einem Netz (**Mesh-Sublay**) verstärkt.

FALLBEISPIEL

Ein 53-jähriger, adipöser Patient klagt seit 3 Wochen über ziehende Schmerzen im linken Unterbauch. Abends sind sie besonders stark. Die Beschwerden treten bevorzugt nach Anstrengungen auf. Manchmal könne er eine kleine „Beule“ an der schmerzenden Stelle spüren. Der Hausarzt hat den Darm schon komplett endoskopisch untersucht. Der Leistenkanal erscheint palpatorisch unauffällig, ist jedoch aufgrund der Adipositas nicht sicher beurteilbar. Eine Sonografie des Abdomens führt nicht zur Diagnose, erst die CT liefert die Diagnose.

FRAGE

Was glauben Sie, hat der Radiologe in der CT entdeckt?

PLUS

Ein wirklich seltenes Krankheitsbild.

Antwort Da die körperliche Untersuchung nicht unbedingt auf eine Inguinalhernie hindeutete, könnte es sich um eine **Spieghel-Hernie** handeln. Die **Bruchpforte** liegt dabei an der vorderen Bauchwand im Bereich der **Linea semilunaris** vor dem Außenrand der Rektusscheide in der Aponeurose der Mm. transversus abdominis und obliquus internus. Als interstitielle

Hernie breitet sie sich unter der Externusaponeurose aus und ist somit sehr schwierig zu diagnostizieren. **Sonografie** und **CT** des Abdomens führen zur Diagnose.

FRAGE

Wie häufig treten **Narbenhernien** nach **Laparotomien** auf? Nennen Sie einige **Risikofaktoren**.

Antwort Narbenhernien treten nach Laparotomien in **2–10 % der Fälle** meist innerhalb des 1. postoperativen Jahres auf. Das Auseinanderweichen der Faszien ermöglicht ein Vorwölben der Bauchorgane bei intaktem parietalem Peritoneum. **Prädisponierende** Faktoren sind:

- Adipositas
- postoperative Wundheilungsstörungen
- ungünstige Schnittführung bei der Operation und große Laparotomienarben
- postoperative intraabdominelle Druckerhöhungen (Husten, Pressen)
- anlagebedingte dünne Faszien
- chronische Obstipation
- Diabetes mellitus
- hohes Lebensalter
- Hypoproteinämie
- Anämie
- Nervenverletzungen

FRAGE

Wie lange sollte man mit der **Operation** eines **Narbenbruchs** nach Laparotomie warten?

Antwort Die Operation eines Narbenbruchs sollte **frühestens** ½ **Jahr nach** einer **Laparotomie** erfolgen. Durch die Wartezeit erhöht sich die Stabilität der Faszien- und Wundränder. Zudem kann einem Rezidiv vorgebeugt werden, wenn Risikofaktoren wie z. B. eine Adipositas nach Möglichkeit reduziert werden. Bei kräftiger Bauchdecke und bei kleinen Defekten (< 2 cm) kann eine **Fasziennaht** (nach Mayo) ausreichend sein. Leider kommt es bei fast 50 % der Patienten zu einem Rezidiv. Bei schwachen Bauchdecken und sehr großen Narbenhernien muss eine Netzplastik erfolgen. Bevorzugtes Netzmaterial ist Polypropylen, bei direktem Kontakt zu intraabdominellen Organen wählt man PTFE (Polytetrafluoroethylene). Das Rezidivrisiko liegt bei 5–10 %.

FRAGE

Was versteht man unter einer **Richter-Littré-Hernie**?

Antwort Es handelt sich um eine **Bauchwandhernie**, bei der sich nicht das gesamte Darmlumen, sondern lediglich **Anteile** des **Darms** durch die **Bruchpforte** vorwölben. Die Bruchpforte ist meist klein. Deshalb ist das Risiko für eine **Inkarzeration** mit der Gefahr partieller **Darmnekrosen** hoch.

FRAGE
Was versteht man unter einer **inneren Hernie**?

Antwort Unter einer inneren Hernie versteht man eine **Protrusion von Eingeweiden** in **angeborene oder erworbene Lücken der Bauchhöhle**. Man unterscheidet zwischen echten und falschen inneren Hernien. Echte innere Hernien besitzen einen **Peritonealüberzug**. Falsche innere Hernien treten postoperativ auf und sind nicht von Peritoneum überzogen. Innere Hernien treten im Gegensatz zu äußeren Hernien äußerlich nicht in Erscheinung. **Prädilektionsorte** für das Auftreten innerer Hernien sind:

- paraduodenal (50–55 %)
- ileozökal (10–15 %)
- Foramen epiploicum (Winslowii)
- Mesosigma (ca. 5 %)
- Mesenterium (ca. 8 %)
- Lig. latum (ca. 8 %)
- supravesikal (ca. 7 %)
- postoperativ (ca. 5 %)

Innere Hernien machen ca. 1 % aller Hernien aus und sind in fast 5 % die Ursache eines **mechanischen Ileus**. Bei Komplikationen wie Ileus und **Inkarzeration** besitzen sie eine hohe Mortalität.

FRAGE
Sagt Ihnen der Begriff **Treitz-Hernie** etwas?

Antwort Es handelt sich bei der Treitz-Hernie um eine innere Hernie, bei der Darmanteile im engen **Recessus duodenalis superior** hinter dem **Treitz-Band** (Lig. suspensorium duodeni) eingeklemmt werden. Das Treitz-Band zieht von der Aorta abdominalis im Bereich des Truncus coeliacus zum Übergang des Duodenums zum Jejunum. Das Treitz-Band gilt als Grenze zwischen oberem und mittlerem Gastrointestinaltrakt und kann, da es glatte Muskulatur enthält, den Übergang zwischen Duodenum und Jejunum wie ein Schließmuskel verengen.

FRAGE
Was ist eine **Gleithernie**?

Antwort Eine Gleithernie ist eine Sonderform einer Hernie. Das prolabierte Organ bildet selbst einen Teil des **Bruchsacks**. Die betroffenen Organe (z. B. Zökum, Sigma oder Harnblase) sind nur zum Teil von Peritoneum überzogen. Ein peritonealer Bruchsack fehlt. Am häufigsten findet man den Begriff „Gleithernie“ bei der Hiatushernie des Magens.

FRAGE
Was habe ich mir unter einer **Hiatushernie** vorzustellen?

PLUS
Der Hiatus oesophageus ist die häufigste Bruchpforte. In Prüfungen wird daher am meisten nach dieser Schwachstelle gefragt.

Antwort Der Hiatus oesophageus ist der Durchtrittsort des Ösophagus durch das Zwerchfell zum Magen. Hernien in diesem Bereich unterteilt man in Gleithernien, paraösophageale Hernien und Mischformen (➤ Abb. 7.2).

Axiale Gleithernien sind mit **85 %** aller Hiatushernien am häufigsten vertreten. Der Ösophagus selbst bildet die Hernienachse. Lage- und belastungsabhängig gleitet die Kardia vom Abdomen in den Thorax und zurück.

Bei einer **paraösophagealen Hiatushernie** liegt ein Teil des Magens permanent neben dem Ösophagus im Thorax. Die Kardia liegt dabei intraabdominal. Die Maximalvariante der paraösophagealen Hernie stellt der **Upside-down-Magen** dar, wobei der gesamte Magen nach intrathorakal disloziert ist.

Kombinationen aus Gleit- und paraösophagealen Hernien bezeichnet man als **Mischhernien**.

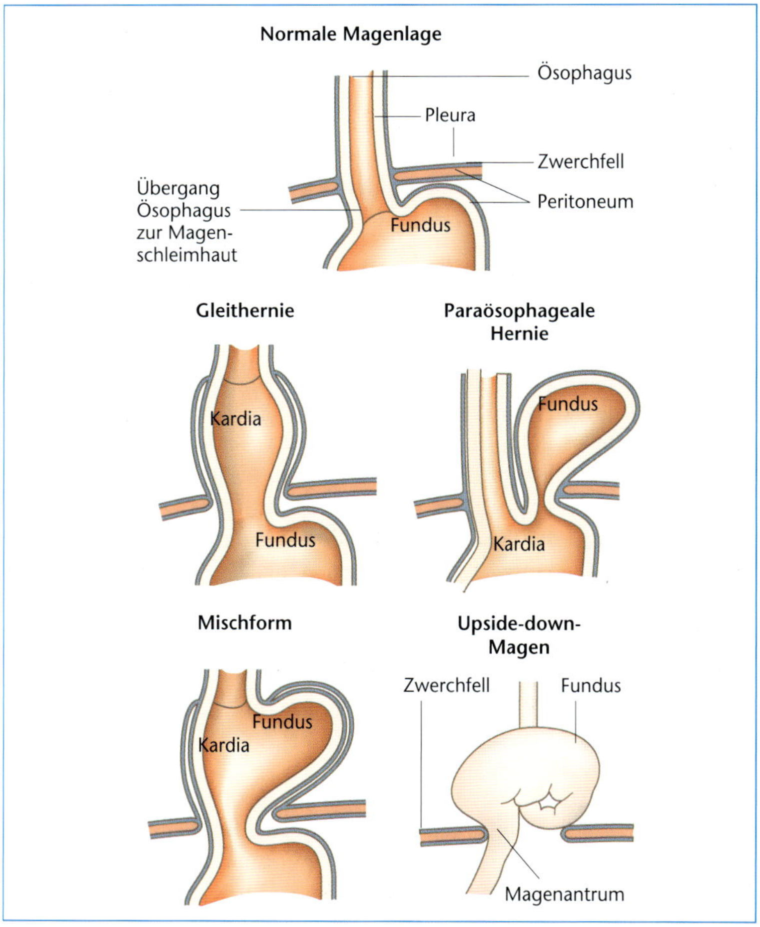

Abb. 7.2 Hiatushernien [L234]

FRAGE
Welche **Symptome** erwarten Sie bei einer Hiatushernie?

Antwort Eine Hiatushernie kann Ursache einer **Refluxkrankheit** sein. Dementsprechend finden sich Symptome wie:
- Sodbrennen vor allem nach größeren Mahlzeiten und im Liegen
- Reflux (vor allem nachts und nach größeren Mahlzeiten), Mundgeruch
- unspezifische Oberbauchbeschwerden (u. a. epigastrische Schmerzen beim Essen)
- Schluckbeschwerden
- Erbrechen

PLUS
Die chronische Refluxkrankheit wird auch als **Gastroesophageal Reflux Disease** (kurz: **GERD**) bezeichnet.

FRAGE
Was könnte die **Ursache** für die Genese einer **Zwerchfellhernie** sein?

Antwort Man unterscheidet traumatische von nicht traumatischen Zwerchfellhernien.
- **Traumatische** Hernien sind Folge einer Verletzung des Zwerchfells. Bei Zerreißung des parietalen Peritoneums handelt es sich im eigentlichen Sinne um einen Prolaps.
- **Nichttraumatische** Hernien bezeichnen einen angeborenen oder erworbenen Defekt oder eine Aplasie im Bereich des Zwerchfells. Bruchpforten bilden dabei muskuläre Schwachstellen oder erweiterte anatomische Lücken wie der **Hiatus oesophageus**, das **Trigonum sternocostale dextrum** und **sinistrum** (das linke wird auch **Larrey-Spalte** genannt), die **Bochdalek-Dreiecke**, das **Foramen venae cavae** oder der **Hiatus aorticus**.

FRAGE
Wie **behandeln** Sie eine Hiatushernie?

Antwort Jede **eingeklemmte** oder **inkarzerierte** Hernie bedarf einer sofortigen **operativen Sanierung**. Die Gefahr einer Einklemmung ist vor allem bei paraösophagealen Hernien gegeben. Deshalb sollte die Indikation zur OP bei paraösophagealen Hernien großzügig gestellt werden. Bei kleineren asymptomatischen axialen Hiatushernien kann auf eine Operation verzichtet werden.

MERKE
Als Regel gilt: Jede symptomatische Hernie sollte bei fehlenden Kontraindikationen operiert werden!

FRAGE
Wie könnte eine **Operation** einer **Hiatushernie** aussehen?

Antwort Eine elektive operative Therapie erfolgt in der Regel **minimalinvasiv** mittels **laparoskopischer Hiatoplastik**. Dabei wird eine Direktnaht des

Zwerchfells angelegt. Um den doch häufigen Rezidiven vorzubeugen, wird meist ein Netz auf der Naht fixiert. Bewährt hat sich dabei vor allem ein titanisiertes, durch Fibrin fixiertes Propylennetz. Oft wird die Operation verbunden mit einer Fundoplicatio, wobei ein Teil des proximalen Magens wie eine Manschette um die Kardia gelegt und fixiert wird, um den Mageneingang zu verkleinern und einen persistierenden Reflux zu verhindern.

FALLBEISPIEL

Eine 42-jährige Frau wird in einen Verkehrsunfall verwickelt. Ihr Auto prallte mit großer Geschwindigkeit gegen ein parkendes Auto. Beim Eintreffen in der Klinik ist die Patientin wach und ansprechbar. Sie gibt Schmerzen im Brustkorb und Luftnot an. Sie ist hypoton und tachykard, die Sauerstoffsättigung beträgt 70 %. Auf der linken Thoraxseite können Sie kein Atemgeräusch auskultieren. Stattdessen hören Sie glucksende Geräusche.

FRAGE

An welche recht **seltene Traumafolge** müssen Sie außer einem Pneumothorax oder einer Verletzung großer intrathorakaler Gefäße noch denken?

PLUS

Die rechte Zwerchfellhälfte ist wesentlich seltener von Verletzungen betroffen, da sie durch die darunterliegende Leber geschützt wird.

Antwort Nach schweren Bauch- oder Thoraxtraumen, wie sie infolge von Verkehrsunfällen, Stürzen aus großer Höhe oder durch penetrierende Verletzungen auftreten können, kann es zu einer **Zwerchfellruptur** kommen. Durch den Zwerchfellriss können Magen, Kolon, Dünndarm, Omentum, Milz, Niere, Pankreas oder Leber in den Thorax **prolabieren**. Der Patient kann je nach Ausmaß des Prolapses zunächst beschwerdefrei sein. Symptome können gelegentlich mit einer gewissen Latenz auftreten, wenn das ursächliche Trauma schon lange in Vergessenheit geraten ist. **Typische akute Symptome** für einen Prolaps von Eingeweiden in den Thorax sind:

- Schock
- eingefallenes Abdomen (gelegentlich paradoxe Atmung)
- Begleitverletzungen (Leber- und Milzruptur)

Komplizierend kann sich ein **Strangulationsileus** entwickeln. Eine besondere Schwachstelle des Zwerchfells (Locus minoris resistentiae) stellt das dünne Centrum tendineum dar.

FRAGE

Wie können Sie Ihre Verdachtsdiagnose sichern?

Antwort Zur Diagnose führen die **körperliche Untersuchung**, **Röntgenaufnahmen (eventuell mit vorheriger Kontrastmittelgabe über eine Magensonde), Sonografie** und **CT** von **Thorax** und **Abdomen.** Bei einem großen Prolaps von Darmanteilen können Darmgeräusche bei der **Auskultation** der Lunge zu hören sein.

FRAGE

Wie **behandelt** man eine traumatische Zwerchfellruptur?

Antwort Aufgrund der Prolapsgefahr intraabdomineller Organe in die Thoraxhöhle und der häufig zusätzlichen Verletzung abdomineller Organe muss der Defekt operativ gedeckt werden. Der operative Zugang erfolgt meist per **Oberbauchlaparotomie oder Laparoskopie** (v.a. bei linksseitigen Zwerchfellrupturen), seltener per Thorakotomie oder Thorakoskopie (v.a. bei rechtsseitigen Verletzungen und sekundärer Versorgung). Prolabierte Eingeweide werden reponiert. Der Zwerchfelldefekt wird übernäht. Eine Deckung mit Kutis oder lyophilisierter Dura bleibt Ausnahmefällen (großer Defekt) vorbehalten. Am Ende der Operation wird eine Pleuradrainage platziert. Wird präoperativ eine Thoraxdrainage benötigt, wird der Punktionsort höher gewählt als gewöhnlich, um Verletzungen evtl. prolabierter intraabdomineller Organe zu vermeiden.

MERKE

Eine kardiopulmonale Insuffizienz als Folge einer Zwerchfellverletzung stellt eine absolute Notfallindikation zur Operation dar.

FRAGE

Welche Krankheitsbilder fasst man unter dem Begriff **Saint-Trias** zusammen?

Antwort Wie schon der Name sagt, fasst man **drei** Krankheiten unter dem Begriff Saint-Trias zusammen: **Hiatushernie**, **Cholezystolithiasis** und eine **Sigmadivertikulose**. Bei ca. 30 % aller Patienten mit einer Hiatushernie tritt eine Saint-Trias auf. Es besteht jedoch **kein pathophysiologischer Zusammenhang**.

FRAGE

Was versteht man unter einem **Roemheld-Syndrom**?

Antwort Bei einem Roemheld-Syndrom handelt es sich um einen **gastrokardialen Symptomkomplex** bei Vorliegen einer **paraösophagealen Hiatushernie**. Postprandial kommt es zu einer Volumenvergrößerung des Bruchinhalts. Hierdurch entsteht ein Druck auf das Mediastinum, der folgende Beschwerden auslösen kann:

- Tachykardie
- Extrasystolen
- Angina pectoris
- Dyspnoe

Gleichzeitig besteht meist eine **Dysphagie**, die infolge der Stenosierung des Ösophagus durch den interponierten Magen verursacht wird.

PLUS

Ein Roemheld-Syndrom kann den Symptomen einer koronaren Herzkrankheit oder eines Myokardinfarkts täuschend ähnlich sein.

KAPITEL

8 Abdominalchirurgie

8.1 Ösophagus

FRAGE

Welche **physiologischen Engstellen** des **Ösophagus** kennen Sie und wodurch werden sie gebildet?

Antwort Es existieren drei physiologische Engstellen im Bereich des Ösophagus:

- Die **obere** Ösophagusenge wird durch den M. cricopharyngeus gebildet und stellt den Abschluss des Hypopharynx zum Ösophagus dar.
- Die **mittlere** Ösophagusenge liegt auf Höhe der Bifurkation und wird durch die Kreuzung des Ösophagus mit dem Aortenbogen hervorgerufen.
- Die **untere** Ösophagusenge (= unterer Ösophagussphinkter) entsteht durch den Durchtritt des Ösophagus durch das Zwerchfell.

TIPP

Mit Fragen zur Anatomie muss man bei chirurgischen Prüfern immer rechnen.

FRAGE

Welche Nerven sind für die **Innervation** des **Zwerchfells** und des **Ösophagus** zuständig?

Antwort Die **Innervation des Diaphragmas** erfolgt durch den **N. phrenicus**, der aus dem 3.–5. Halssegment (C3–C5) des Rückenmarks stammt und dem Plexus cervicalis zugerechnet wird. Darüber hinaus können akzessorische Nervi phrenici vorkommen aus den Halssegmenten C5–C7. Ein geringer Anteil der Zwerchfellmuskulatur wird von Ästen der Spinalnerven der hinteren Brustsegmente innerviert.

Die **Innervation des Ösophagus** erfolgt parasympathisch über Äste des **N. vagus** (Plexus oesophageus). Die sympathische Innervation erfolgt zum Teil über die Rr. oesophageales aus den Ganglia thoracica 2–6, die sich dem Plexus oesophageus anschließen. Die Nervenfasern, die die Pars cervicalis des Ösophagus versorgen, verlaufen zusammen mit den Nn. laryngei recurrentes. Sie versorgen dort die quergestreifte Muskulatur des proximalen Ösophagus. Das Zusammenspiel zwischen sympathischen und parasympathischen Nervenfasern ist entscheidend für den Schluckakt.

FRAGE

Kurz noch eine Frage zum N. phrenicus. Was passiert, wenn der **N. phrenicus** in seinem proximalen Verlauf **geschädigt** ist?

PLUS

Zusätzlich zum Zwerchfellhochstand kommt es zu einer Stimmbandparese (→ Heiserkeit).

TIPP

Es existiert ein englischer Merkspruch: „C3–4–5 keeps the phrene alive!"

Antwort Eine **einseitige Phrenikusparese** führt zum einseitigen Zwerchfellhochstand der ipsilateralen Seite. Eine beidseitige Parese verursacht einen beidseitigen Zwerchfellhochstand mit respiratorischen Einschränkungen. Ätiopathogenetisch spielen folgende Krankheitsbilder eine Rolle:

- Rückenmarksschädigung C3–5
- infiltrierende oder komprimierende Tumoren im Halsbereich und Mediastinum
- Mediastinalfibrose
- iatrogen nach Operationen im Bereich des Mediastinums oder am Hals
- Neuropathien
- nach Plexusanästhesie (Interskalenusblockade → einseitige Phrenikusparese)

Beidseitige Phrenikusparesen versuchen die Patienten mithilfe der Interkostalmuskulatur und Halsmuskulatur (Atemhilfsmuskulatur) zu kompensieren. Da diese im Normalfall jedoch nicht trainiert ist, resultiert bei akuten Ereignissen in der Regel eine **respiratorische Insuffizienz** mit dem typischen Bild einer paradoxen Atmung.

FRAGE

Was ist ein **Schatzki-Ring**? Von welchen Strukturen wird er gebildet?

Antwort In den 1950er-Jahren wurde der Schatzki-Ring erstmals durch den deutsch-amerikanischen Radiologen Richard Schatzki beschrieben. Es handelt sich dabei um eine pathologische Einengung des Ösophagus auf Höhe des Übergangs **zwischen dem Plattenepithel des Ösophagus und der Magenschleimhaut** durch eine Membran. Bei engem Ringdurchmesser kann es zur Dysphagie kommen. Die Membran enthält keine Muskulatur und kann durch Dilatation oder endoskopische Inzision beseitigt werden. Häufigste Ursache für das Entstehen eines Schatzki-Rings ist die Refluxösophagitis.

FRAGE

Beschreiben Sie **Symptomatik** und **Ursachen** einer **Achalasie**.

PLUS

Beim CREST-Syndrom handelt es sich um eine Sonderform der progressiven systemischen Sklerodermie mit Calcinosis cutis, einem Raynaud-Syndrom, ösophagealer Dysfunktion, Sklerodaktylie und Teleangiektasien.

Antwort Achalasie bezeichnet ein Krankheitsbild, bei der sich der untere Ösophagussphinkter während des Schluckakts nicht suffizient öffnet und zudem die Motilität der Muskulatur des Ösophagus gestört ist. Das Wort „Achalasie" kommt aus dem Griechischen und bedeutet soviel wie „fehlendes Nachlassen" (achalasis). Der Motilitätsstörung liegt eine **Abnahme von Ganglienzellen im Auerbach-Plexus** des tubulären Ösophagus sowie im unteren Ösophagussphinkter (Plexus myentericus) zugrunde. Während des Schluckakts kommt es zu einer ungeordneten Peristaltik des Ösophagus. Der untere Sphinkter erschlafft nicht. Eine Klassifikation der Achalasie basiert auf der hochauflösenden Manometrie (➤ Tab. 8.1).

Je nach Ausprägung der Erkrankung treten charakteristische Symptome auf wie:

- Schmerzen beim Schlucken **(Odynophagie)**, **retrosternale Schmerzen** v. a. **postprandial**, **Reflux von Magensaft**, **Foetor ex ore**

Tab. 8.1 Klassifikation der Achalasie gemäß Pandolfino et al. (2008)

Typ I	Klassische Achalasie: Die Speiseröhre zeigt wenig Kontraktionen
Typ II	Es kommt zu einer Druckbildung im Ösophagus zwischen oberem und unterem Ösophagussphinkter
Typ III	Spasmodische Form: Es kommt zusätzlich zu spastischen Kontraktionen vor allem im distalen Ösophagus

- **Dysphagie** (oft ausgeprägter für flüssige als für feste Nahrung = **paradoxe Dysphagie**), **Regurgitation** von unverdauten Nahrungsbestandteilen
- **Aspirationspneumonien** durch nächtliche Regurgitationen

Von einer primären Achalasie zu unterscheiden ist die sekundäre Achalasie. Ursachen einer sekundären oder auch Pseudo-Achalasie können sein

- **Karzinome** (insbesondere Ösophagus- und Magenkarzinome)
- Chagas-Krankheit (Infektion und Parasitose durch Trypanosoma cruzi)
- Weitere Krankheiten, die ein ähnliches Krankheitsbild verursachen können, sind die Amyloidose, Sarkoidose, eine **progressive systemische Sklerodermie** (v. a. beim CREST-Syndrom), Neurofibromatose, multiple endokrine Neoplasie (MEN 2B), die eosinophile Gastroenteritis, die chronische idiopathische intestinale Pseudoobstruktion und der Morbus Fabry (seltene kongenitale Stoffwechselstörung aus der Gruppe der lysosomalen Speicherkrankheiten)

FRAGE
Wie stellen Sie die **Diagnose** einer Achalasie?

Antwort Erste Hinweise auf das Vorliegen einer Achalasie ergeben sich aus der Anamnese. Zur weiteren Diagnostik gehören:

- **Druckmessung** (Manometrie) in unterschiedlichen Abschnitten der Speiseröhre (normaler Ruhetonus 18–24 mmHg)
- **Röntgen-Kontrastmittelschluck** (Ösophagusbreischluck mit Barium): zeigt im fortgeschrittenen Stadium das charakteristische Bild einer Sektglas- oder Sanduhr-Speiseröhre (Megaösophagus mit trichterförmiger Verengung der Kardia)
- **Ösophagogastroskopie**: Ausschluss anderer Ursachen für die Schluckstörungen, vor allem Tumorausschluss (Biopsie)!
- **Endosonografie** (nach pneumatischer Dilatation)

FRAGE
Wie **behandeln** Sie eine Achalasie?

Antwort Ziel der Therapie der Achalasie ist die Verbesserung der Symptomatik und ein Verhindern der Entstehung eines Megaösophagus. Eine kausale Therapie für die primäre Achalasie gibt es nicht.

Eine **endoskopische** Therapieoption ist die **pneumatische Ballondilatation**. Dabei wird mithilfe der Ösophagogastroskopie der Kardiamuskel dilatiert

PLUS
Im Verlauf einer Achalasie kann es bei 4–6 % aller Patienten zu einem Ösophaguskarzinom kommen.

bzw. zerrissen. Ca. 60 % der Patienten berichten meist schon nach zwei Dilatationsbehandlungen über eine deutliche Besserung der Symptomatik. Allerdings kann es bei der Behandlung in bis zu 10 % zu einer iatrogenen Ösophagusperforation kommen. Eine Alternative zur mechanischen Dilatation stellt die endoskopische Injektion von **Botulinumtoxin** (Botox®) in den unteren Ösophagussphinkter dar. Der Therapieerfolg hält ungefähr ½–1 Jahr. Danach muss die Behandlung wiederholt oder durch ein anderes Verfahren ersetzt werden. Sehr erfolgversprechend ist die perorale endoskopische Myotomie (POEM).

Neben den endoskopischen Therapieoptionen gibt es **operative** Behandlungsmethoden:

- Die heutzutage am häufigsten angewandte Operationsmethode ist die **laparoskopische extramuköse Kardiamyotonie nach Heller**: Dabei wird die Muskulatur des Mageneingangspförtners unter Schonung der Mukosa über 5–7 cm längs gespalten. Kombiniert wird das Verfahren oft mit einer Fundoplicatio (nach Nissen-Rosetti), da die Kardia nach der Myotonie meist nicht suffizient schließt. Circa 10 % aller Patienten erleiden ein Rezidiv.
- Früher war die Alternativmethode zur extramukösen Kardiomyopathie nach Heller die **transgastrische Ösophagofundostomie nach Prager**: Es handelt sich dabei um eine transgastrische retrograde linksseitige Seit-zu-Seit-Ösophagofundostomie (TSE) mit einem Verschluss der Gastrostomie kombiniert mit einer partiellen Fundoplicatio.

Bei jüngeren gesunden Patienten sollte der laparoskopischen extramukösen Kardiomyopathie der Vorzug gegeben werden, da diese die besten Langzeitergebnisse zu liefern scheint. Ältere und polymorbide Patienten sollte man eher einem endoskopischen Verfahren zuführen.

FRAGE

Welche andere Erkrankung müssen Sie bei der Diagnostik einer Achalasie ausschließen?

Antwort Wichtigste **Ausschlussdiagnose** der Achalasie ist das **Ösophaguskarzinom.** Die Symptome eines Ösophaguskarzinoms ähneln denen einer Achalasie. Sie werden deshalb auch als sekundäre Achalasie bezeichnet. Die Achalasie selbst gilt zudem als prädisponierende Erkrankung für das Entstehen eines Ösophaguskarzinoms. So kommt es bei 4–6 % aller Patienten mit einer Achalasie im Verlauf der Erkrankung zu einem Ösophaguskarzinom. Daher sollten bei einer Achalasie regelmäßige endoskopische Untersuchungen des Ösophagus erfolgen.

FALLBEISPIEL

Ich möchte Ihnen von folgendem Fall berichten: Ein 70-jähriger Patient klagt seit 2 Monaten über Leistungsabfall, Gewichtsverlust von 7 kg und seit ungefähr 1 Woche über zunehmende Schluckbeschwerden und ein Kloßgefühl im Epigastrium. Der Patient ist langjähriger Raucher und leidet seit Langem unter einem Reflux.

FRAGE

Was meinen Sie dazu?

Antwort Die Symptomatik in Kombination mit einem Gewichtsverlust muss immer an einen malignen Prozess im Bereich des Ösophagus oder des Mageneingangs denken lassen. **Risikofaktoren** für die Entstehung eines **Ösophaguskarzinoms** sind:

- Achalasie
- Refluxösophagitis und deren Komplikationen (z. B. Barrett-Ösophagus)
- Alkohol- und Nikotinabusus
- Verätzungsstrikturen
- Mangelernährung (Vitaminmangel, Eisenmangel)
- Adipositas
- schlechte Mundhygiene
- virale Infekte (z. B. Papillomaviren)
- Sklerodermie-Ösophagus (z. B. im Rahmen eines CREST-Syndroms)

MERKE

Barrett-Ösophagus: Zylinderepithelmetaplasien und -dysplasien (Syn.: **Endobrachyösophagus**).

FRAGE

Jetzt sehen Sie hier eine Röntgenaufnahme des Patienten (➤ Abb. 8.1). Bestätigt das Ihren Verdacht?

Antwort Es handelt sich um eine Kontrastmitteldarstellung des Ösophagus im seitlichen Strahlengang. Der Ösophagus ist in seinem gesamten Verlauf kontrastmittelgefüllt und es zeigen sich im Bereich des mittleren Drittels eine

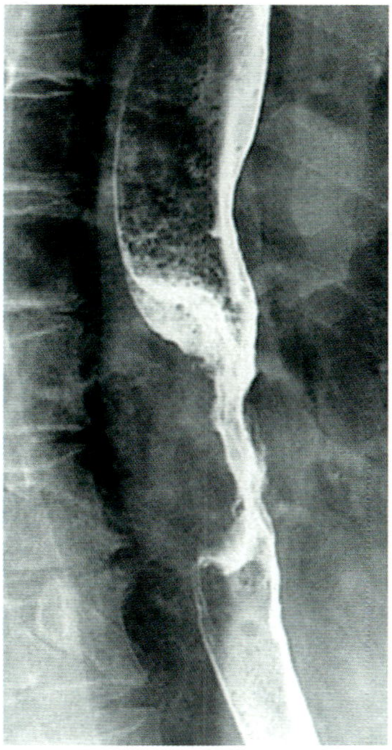

Abb. 8.1 Röntgenzielaufnahme des Ösophagus nach oraler Kontrastmittelaufnahme im seitlichen Strahlengang (Bariumbreischluck) [F297]

deutliche **Einengung** des **Lumens** und eine **Wandunschärfe**. Der stenotische Abschnitt erstreckt sich mindestens über 4–5 cm. Es handelt sich hier mit großer Wahrscheinlichkeit um ein ausgedehntes **Ösophaguskarzinom**.

FRAGE
Wie sieht Ihre weitere **Diagnostik** aus?

Antwort Sinnvolle Untersuchungen bei Verdacht auf ein Ösophaguskarzinom sind:

- **Ösophagus-Breischluck**: Wandstarre, Kantenabbruch, Stenose, prästenotische Dilatation, Füllungsdefekt, Achsenabweichung
- **Ösophagogastroskopie** mit **Biopsie** des Tumors und histologischer Untersuchung
- **Endosonografie** (Infiltration und Ausdehnung des Tumors)

Zum exakten **Tumorstaging** benötigt man weiterhin:

- CT des Abdomens und des Thorax
- PET-CT (zum Ausschluss lokoregionärer Lymphknotenmetastasen und hämatogener Fernmetastasierung)
- Skelettszintigrafie (v. a. beim Adenokarzinom frühe ossäre Metastasierung)
- Tumormarker (SCC bei Plattenepithelkarzinom, CEA und CA19-9 beim Adenokarzinom, nur zur Verlaufskontrolle geeignet)
- je nach Tumorausdehnung: Bronchoskopie, Mediastinoskopie und Laparoskopie

Die meisten Tumoren sind im mittleren Ösophagusdrittel (45–50 %), etwa 35–40 % im unteren Ösophagusdrittel und nur etwa 10–15 % im oberen Ösophagusdrittel lokalisiert. Meistens handelt es sich um Plattenepithelkarzinome (ca. 65 %, Hauptrisikofaktor: Rauchen und Alkohol), seltener, aber zunehmend häufiger um Adenokarzinome (ca. 30 %, Hauptrisikofaktor: Reflux, hauptsächlich im unteren Ösophagusdrittel lokalisiert) und ganz selten um andere Tumore (anaplastische, kleinzellige, Zylindrome, Leiomyosarkome und Karzinoide ca. 5 %).

FRAGE
Der Patient hatte tatsächlich ein Ösophaguskarzinom. Wie würden Sie ihn **therapieren**?

Antwort Die **Therapie des Ösophaguskarzinoms** richtet sich nach dem **Tumorstadium** und der Tumorart (PEC oder Adeno-Ca) und variiert dementsprechend. Es kommen folgende Verfahren zum Einsatz:

- **Endoskopische Mukosaresektion**: Bei Frühkarzinomen (intramukosaler Tumor) und prämalignen Läsionen kann eine endoskopische Mukosaresektion ausreichend sein. Bei einer Infiltration der Submokosa darf der maximale Tumordurchmesser maximal 2 cm betragen und der Tumor muss eine gute bis mittelgradige Differenzierung (G1–G2) besitzen. In der Histologie darf es keinen Anhalt für ein Ulkus und eine lymphatische oder venöse Infiltration geben. Die Abtragungsränder müssen tumorfrei sein.
- **Subtotale Ösophagektomie mit Lymphadenektomie**: T1–2 N0 M0; die Passage wird durch Magenhochzug (➤ Abb. 8.2) oder Dünndarm-/Kolon-

Interponat wiederhergestellt. Die Morbidität und Mortalität der Ösophagektomie liegen bei ~25 % (Morbidität) bzw. ~ 5 % (Mortalität). Plattenepithelkarzinome im Stadium T3 N0 M0 werden ebenfalls, wenn möglich, primär reseziert. Liegt ein suprabifurkaler Tumor mit Beziehung zum Tracheobronchialsystem vor, und ist der Patient in einem guten Allgemeinzustand, dann wird zusätzlich eine neoadjuvante Radiochemotherapie durchgeführt.
- **Neoadjuvante Radiochemotherapie vor Resektion**: bei suprabifurkalen Plattenepithelkarzinomen der Stadien T1–4 N0–1 M0 (bei infrabifurkalen Karzinomen ist die neoadjuvante Radiochemotherapie umstritten). **Laparoskopie zum Ausschluss einer lokalen Aussaat, Operation nach neoadjuvanter Radiochemotherapie** bei Adenokarzinomen T1–4 N1 M0 und T3–4 N0 M0.

Die **primäre und neoadjuvante Radiochemotherapie** besteht aus 5-Fluorouracil plus Cisplatin kombiniert mit einer Radiatio mit 40–50 Gy Gesamtdosis. So können bessere Resektionsergebnisse und signifikant höhere Überlebensraten ohne OP erzielt werden. In Studien zur primären Radiochemotherapie werden 5-Jahres-Überlebensraten bis ca. 25 % erreicht. Damit liegt die definitive Radiochemotherapie in etwa gleichauf mit der Ösophagektomie.

Eine palliative Therapie bei metastasierten Karzinomen wird ebenfalls mit einer Kombination von **Cisplatin mit 5-Fluorouracil** durchgeführt. Die Ansprechraten liegen zwischen 40 und 65 %. Die alleinige **perkutane Strahlentherapie** kann eine **Verbesserung der Schluckfähigkeit** bewirken. Wirkungsvoller ist eine **endoluminale Bestrahlung** (Brachytherapie) in **Nachladetechnik (Afterloading)**.

MERKE

Mithilfe einer präoperativen Radiochemotherapie gelingt präoperativ zum Teil eine 30- bis 50-prozentige Reduktion der Tumormasse.

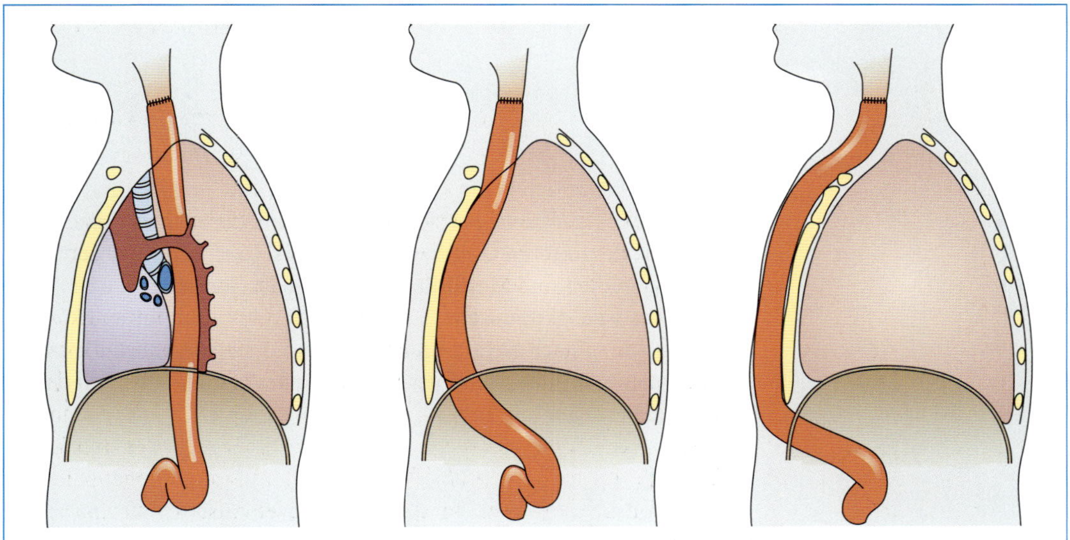

Abb. 8.2 Möglichkeiten der Magenpositionierung [L106]

FRAGE
Was versteht man unter einem **Mallory-Weiss-Syndrom**?

Antwort Ein Mallory-Weiss-Syndrom beschreibt akut auftretende, in Längsrichtung gestellte **Schleimhauteinrisse** bei **vorgeschädigter Mukosa** des **distalen Ösophagus** und der **Pars cardiaca** des **Magens**. Die Läsionen betreffen Mukosa und Submukosa. Oft findet sich ein Zusammenhang mit einer Refluxkrankheit sowie mit Alkohol- und Nikotinabusus oder mit **akuten ösophagealen Druckbelastungen** (z. B. Erbrechen).

FALLBEISPIEL
Ein 63-jähriger Patient klagt regelmäßig, etwa 1 Stunde nach dem Essen, über saures Aufstoßen. Danach leidet er zum Teil über Stunden unter retrosternalem Brennen. Sein Hausarzt diagnostiziert bei ihm eine **Refluxkrankheit**.

FRAGE
Wie würden Sie den Patienten **therapieren**, wenn Sie der behandelnde Arzt wären?

Antwort Primär wird die Therapie **konservativ** geführt. Diese besteht aus:
- dem Verzehr kleinerer und leichter Mahlzeiten (v. a. abends)
- dem Meiden von Alkohol, Nikotin und Kaffee
- einer eiweißreichen Ernährung (positiver Einfluss auf den Sphinktertonus)
- Gewichtsreduktion bei Adipositas
- Schlafen mit erhöhtem Oberkörper
- **Magensäureblocker**

Zur **medikamentösen Langzeittherapie** werden praktisch ausschließlich **Protonenpumpenhemmer** (PPI) wie Omeprazol, sein S-Enantiomer Esomeprazol, Pantoprazol, Lansoprazol und Rabeprazol eingesetzt.

FRAGE
In welche **Stadien** teilen Sie die **Refluxkrankheit** ein?

Antwort Man unterteilt die Refluxkrankheit in eine **primäre** und eine **sekundäre** Refluxkrankheit. Bei der primären Refluxkrankheit besteht eine **Insuffizienz** des **unteren Ösophagussphinkters**. Ursachen einer sekundären Refluxkrankheit sind **Motilitätsstörungen** oder Zustände gastraler Stase und **Magenausgangsstenosen**.

Die Einteilung nach **Savary** und **Miller** und die Los-Angeles-Klassifikation orientieren sich am Grad der aus der Refluxkrankheit resultierenden Schleimhautläsionen (➤ Tab. 8.2).

FRAGE
Sodbrennen ist unangenehm, aber doch eigentlich nicht gefährlich. Was meinen Sie dazu?

Tab. 8.2 Stadieneinteilung der Refluxösophagitis nach Savary und Miller und Los-Angeles-Klassifikation

	Einteilung nach Savary und Miller	**Los-Angeles-Klassifikation**
Grad I	**keine Schleimhautläsionen**	
Grad II	**einzelne Läsionen** a. oberflächlich b. tief mit fibrinoider Nekrose	**A**: isolierte Schleimhautläsionen < 5 mm **B**: isolierte Schleimhautläsionen > 5 mm
Grad II	**longitudinal konfluierende Erosionen**	**C**: konfluierende Mukosaläsionen ≤ 75 % des Gesamtumfangs des Ösophagus
Grad III	**zirkulär konfluierende Erosionen**	**D**: konfluierende Mukosaläsionen ≥ 75 % des Gesamtumfangs des Ösophagus
Grad IV	**Komplikationen** (Vernarbungen, Ulzerationen und Stenosen, Barrett-Ösophagus)	

Antwort Rezidivierendes bzw. therapieresistentes Sodbrennen kann ein Hinweis auf ein **Barrett-Syndrom** sein. Beim Barrett-Ösophagus wird die normale Schleimhaut am Übergang des Ösophagus zum Magen durch ein **schnell wachsendes Zylinderepithel** ersetzt. Dies ist Folge einer chronischen Irritation der Schleimhaut durch sauren Mageninhalt. Ein Barrett-Syndrom tritt bei ca. **10 % der Patienten mit einer Refluxkrankheit** auf. Das **Karzinomrisiko** ist im Vergleich zur gesunden Bevölkerung **40-fach erhöht**. Dies bedeutet, dass ca. 5–15 % aller Patienten mit einem Barrett-Syndrom ein Karzinom im Bereich des ösophagogastralen Übergangs entwickeln. Das Barrett-Syndrom stellt somit eine klassische Präkanzerose dar. Das Syndrom wird in ein sog. Long-Segment (> 3 cm) und ein Short-Segment Barrett-Ösophagus (< 3 cm) eingeteilt. Regelmäßige Ösophagogastroskopien ermöglichen die Früherkennung eines Karzinoms.

FRAGE

Wann würden Sie einen Patienten mit einer Refluxkrankheit operieren?

Antwort Eine operative Therapie der Refluxkrankheit ist erforderlich bei einer Persistenz des Refluxes trotz konservativer Therapie oder wenn der Patient eine lebenslange Therapie mit Protonenpumpeninhibitoren (PPI) ablehnt. Auch bei einer Refluxösophagitis in den Stadien **III** und **IV** und bei **hohem Refluxvolumen** ist eine operative Therapie indiziert. Bei normalen anatomischen Verhältnissen wird eine **anteriore Semifundoplicatio** nach **Dor** oder eine **Fundoplicatio** nach **Nissen-Rossetti** oder nach Toupet durchgeführt. Ziel ist es, den unteren Sphinkter in seiner Funktion zu unterstützen bzw. zu ersetzen. Eine Falte der Funduswand wird vor bzw. hinter dem Ösophagus hochgezogen, um diesen 270° bzw. 360° weit herumgeführt und an der Vorderwand des Magenfundus fixiert. Der Eingriff erfolgt minimalinvasiv **laparoskopisch**. Liegt eine Gleithernie vor, wird oft zusätzlich eine Hiatusplastik in Kombination mit einer Fundoplicatio und Gastropexie durchgeführt. Dabei wird der Hiatus oesophageus durch eine Naht verkleinert und der Magen am Zwerchfell fixiert.

TIPP

Chirurgische Prüfer bevorzugen in der Regel die operative Therapie, daher sollte man diese immer parat haben.

PLUS

Die anteriore Semifundoplicatio scheint weniger postoperative Dysphagien zu verursachen als die komplette Fundoplicatio nach Nissen-Rossetti.

FRAGE

Können Sie sich vorstellen, welches die häufigsten **Ursachen** für **perforierende Ösophagusverletzungen** sind?

Antwort Etwa **80 %** aller Ösophagusverletzungen entstehen iatrogen bei **endoskopischen Untersuchungen** oder Eingriffen. Ungefähr **15 %** sind Folge von **Unfällen** oder Verschlucken von **Fremdkörpern**. Extrem selten ist das **Boerhaave-Syndrom**, wobei es durch einen extremen Druckanstieg im Ösophagus, z. B. durch explosionsartiges Erbrechen nach reichhaltigem Essen oder Alkoholgenuss, zu Spontanrupturen des Ösophagus kommen kann.

FALLBEISPIEL

Nach einer Ösophagogastroduodenoskopie eines 40-jährigen Patienten treten einen Tag später starke Schmerzen im Verlauf des Ösophagus auf. Bei der Untersuchung bemerken Sie ein ausgedehntes Emphysem auf beiden Seiten des Thorax. Sie fertigen eine Röntgenaufnahme nach oraler Kontrastmittelaufnahme an und erhalten folgendes Bild (➤ Abb. 8.3).

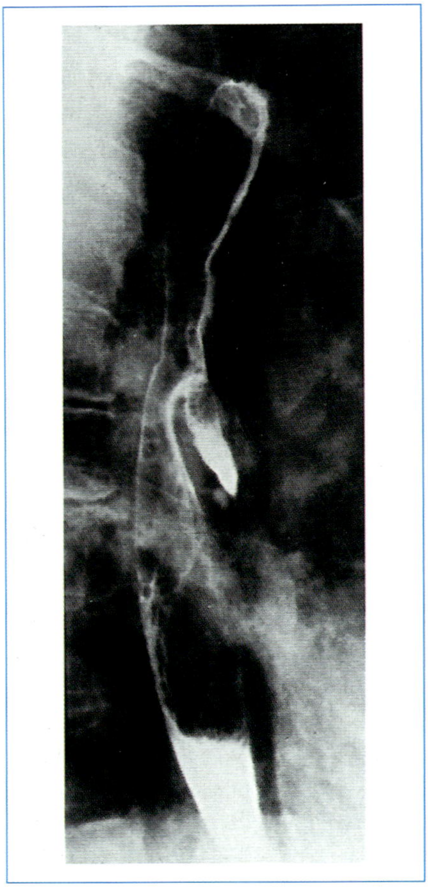

Abb. 8.3 Röntgenzielaufnahme des Ösophagus nach oraler Kontrastmittelaufnahme [R217]

FRAGE
Was sagen Sie dazu?

Antwort Die vorangegangene Gastroskopie und die Klinik des Patienten legen auch ohne bildgebende Diagnostik den Verdacht auf eine **Perforation** im Bereich des oberen Gastrointestinaltrakts nahe. Das Röntgenbild bestätigt die Verdachtsdiagnose. Man erkennt deutlich den Kontrastmittelaustritt im Bereich des Ösophagus. Im Rahmen einer Ösophagusperforation kann auch ein **Hautemphysem** im Hals-, Kopf- oder Thoraxbereich auftreten. Dies ist auf diesem Röntgenbild nicht erkennbar. Abgesehen von starken Schmerzen im Verlauf des Ösophagus ist das klinische Erscheinungsbild einer Ösophagusperforation anfangs recht unspezifisch. Erst beim Auftreten einer **Mediastinitis** treten schwere allgemeine Krankheitssymptome auf, die unbehandelt zum septischen Schock führen.

PLUS
Die Letalität einer akuten bakteriellen Mediastinitis ist mit ca. 50 % auch noch heutzutage extrem hoch.

FRAGE
Wie sieht die **Therapie** der Wahl bei Ösophagusperforationen aus?

Antwort Kleine Läsionen können zum Teil konservativ mittels Entlastung der **Speiseröhre** und des **Magens** durch eine **duodenale Ernährungssonde** therapiert werden. Größere Defekte müssen übernäht und die Naht muss mit umliegendem Gewebe (z. B. Pleura, Omentum) gedeckt werden. Dabei wird als Zugang bei proximalen Defekten die **Thorakoskopie** oder **Thorakotomie**, bei distalen Defekten eher die **Laparoskopie** oder **Laparotomie** gewählt.

MERKE
Bei Verdacht auf eine Ösophagusperforation kein Bariumkontrastmittel verwenden aufgrund der Gefahr einer akuten Mediastinitis! Kontrastmittel der Wahl ist Gastrografin.

FRAGE
Worum handelt es sich bei einem **Zenker-Divertikel**?

Antwort Beim **Zenker-Divertikel** handelt es sich um eine sackartige Ausstülpung der **Mukosa** und **Submukosa** an der dorsalen Hypopharynxwand unmittelbar kranial des proximalen Ösophagussphinkters. Man zählt es zu den **falschen** oder **Pseudodivertikeln**, da nicht die gesamte Ösophaguswand den Bruchsack bildet. Die Entstehung eines Zenker-Divertikels hat zwei wesentliche Gründe:

- **Wandschwäche** der Muskulatur **im Hypopharynx**, da der untere Anteil des quer gestreiften M. constrictor pharyngeus inferius (M. cricopharyngeus) in seinem oberen Anteil schräg, in seinem unterem Anteil quer verlaufende Fasern besitzt. Dadurch entsteht ein Locus minoris resistentia, das sogenannte **Kilian-Dreieck**, in dessen Bereich sich ein Zenker-Divertikel entwickeln kann.
- **Druckerhöhung im Hypopharynx** durch eine **Tonuszunahme des M. cricopharyngeus** und unzureichende Relaxation des darunter lokalisierten proximalen **Ösophagussphinkters.**

TIPP
Unterscheide echte von falschen Divertikeln (siehe Text)!

Ein Zenker-Divertikel wölbt sich häufiger nach links. **Echte Divertikel** sind Ausstülpungen der **gesamten Ösophaguswand**. Sie entstehen durch äußerlichen Zug kongenital persistierender Gewebebrücken zwischen Ösophagus und Trachea oder Bronchus. Aufgrund ihres Entstehungsmechanismus nennt man sie auch **Traktionsdivertikel**.

FALLBEISPIEL

Was sagen Sie zu folgendem Fall? Ein 51-jähriger Patient berichtet über Schmerzen im Bereich des Herzens, die meist schon nach minimaler Nahrungsaufnahme aufträten. Noch stundenlang nach den Mahlzeiten und vor allem nachts würge er unverdaute Nahrungsmittel hervor. Trotz guter Mundhygiene leidet er unter ständigem Mundgeruch.

FRAGE

Wie lautet Ihre **Diagnose** und welche Möglichkeiten haben Sie, diese zu sichern?

TIPP

Fallbeispiele eignen sich sehr gut, um mit dem Prüfer ein „ungezwungenes" Gespräch zu führen. Es empfiehlt sich eine ausführliche Schilderung möglicher Differenzialdiagnosen.

Antwort Die Symptomatik ist charakteristisch für ein **Ösophagusdivertikel**. Typische Symptome sind:

- **Dysphagie und Regurgitation** (v. a. nachts)
- **Bolusgefühl**, Hervorwürgen und Husten während der Nahrungsaufnahme
- Heiserkeit
- **Foetor ex ore**
- **Aspirationspneumonien**
- Kachexie in fortgeschrittenem Stadium
- **Unwirksamkeit von Medikamenten**, wenn sie im Divertikel verbleiben
- soziale Isolation aufgrund eines Rückzugs der Patienten bei ausgeprägter Symptomatik

Differenzialdiagnostisch müssen ausgeschlossen werden:

- **Ösophagitis**
- **Hiatushernie**
- Achalasie
- Roemheld-Syndrom
- **Karzinom**

Zur Diagnosesicherung empfiehlt sich die radiologische Darstellung des Ösophagus und des Divertikels mithilfe eines Kontrastmittels **(Ösophagus-Breischluck)**. Endoskopische Untersuchungen des Ösophagus bergen die Gefahr der iatrogenen Perforation. Zudem kann das Divertikel, v. a. bei engem Eingangslumen, übersehen werden. Besteht der Verdacht auf eine Ösophagusperforation, so darf die radiologische Darstellung des Divertikels nur mit einem wasserlöslichen Kontrastmittel (Gastrografin®) erfolgen. Die Therapie erfolgte früher regelmäßig offen chirurgisch. Heutzutage operiert man überwiegend endoskopisch (transoropharyngeal).

FRAGE

Wechseln wir das Thema. Gehen wir zur **bariatrischen Chirurgie**. Haben Sie den Begriff schon einmal gehört? Was ist State of the Art?

PLUS

Morbide Obesitas = Adipositas per magna.

Antwort Der Begriff der bariatrischen Chirurgie umfasst Operationen zur Gewichtsreduktion bei **morbider Obesitas**. Es gibt verschiedene operative

Möglichkeiten, Patienten mit morbider Obesitas zu helfen. Diese Therapien sollten jedoch nur zum Einsatz kommen, wenn der BMI (Körpergewicht/Körpergröße^2) über 30 liegt und frustrane Diätversuche unter ärztlicher Kontrolle mindestens über einen Zeitraum von 2 Jahren stattgefunden haben. Vor allem Folgeerkrankungen der massiven Adipositas, wie ein Diabetes, Hypertonie und Arthrosen der tragenden Gelenke wie Hüften und Knie, tragen zur Entscheidungsfindung positiv bei. Man wählt zwischen rein restriktiven Verfahren wie:

- **Gastric-Banding**: Laparoskopisch wird dabei ein **Silikonband unterhalb** der **Kardia** platziert. So wird der **Magen verkleinert.**
- **Gastric-Pacing**: Es wird laparoskopisch eine Schrittmacherelektrode in das Antrum eingebracht. Diese bewirkt über eine Dauerstimulation ein Sättigungsgefühl und verzögert die Magenpassage.
- **Magenballon**: Endoskopisch wird ein Ballon in den Magen implantiert und so das Magenvolumen verkleinert. Dies bewirkt ein schnelleres Sättigungsgefühl.

Restriktive Verfahren bewirken ein schnelleres Sättigungsgefühl, haben jedoch den Nachteil, dass Patienten flüssige kalorienreiche Nahrung noch in großen Mengen zu sich nehmen können. Sie sind daher nicht bei allen Patienten von Erfolg gekrönt.

Restriktive und **malabsoptive** Verfahren sind:

- Laparoskopischer **Magenbypass**: Minimalinvasiv wird am proximalen Anteil des Magens ein Teil mit einem Stapler abgetrennt. Der Rest wird mit dem Jejunum anastomosiert. Die Nahrung gelangt so direkt ins Jejunum. Da der erste Abschnitt der Nahrungszersetzung ausfällt, werden nicht alle Nährstoffe aufgenommen. Der distale Rest des Magens geht wie normal in das Duodenum über. Dieses wird über eine Y-Roux-Anastomose an das Jejunum angeschlossen. Es kommt bei der Nahrungsaufnahme einerseits zu einem beschleunigten Sättigungsgefühl durch die Verkleinerung des Magens und zur Malabsorption, da die Verdauungszeit und die absorbierende Fläche für einen Teil der Nahrung reduziert werden.
- **Schlauchmagen** (Gastric Sleeve): Ein Großteil des Magens wird laparoskopisch reseziert. Der Magen bekommt so eine Schlauchform. Die Kontinuität der Magendarmpassage bleibt erhalten. Es ergibt sich ein sehr schnelles Sättigungsgefühl bei der Nahrungsaufnahme. Auch beim Gastric Sleeve kann es zu einer gewissen Malabsorption kommen.

Um Mangelerscheinungen zu verhindern, müssen Vitamine, Spurenelemente, Mineralien und Eisen substituiert werden.

8.2 Magen, Duodenum

FRAGE

Erzählen Sie uns etwas über das **Magenfrühkarzinom**.

Antwort Das Magenfrühkarzinom, auch „early cancer" genannt, ist ein auf die Magenmukosa (Mukosatyp) oder auf die **Mukosa** und **Submukosa** (Submukosatyp) beschränkter Tumor, ist somit kein Magenkarzinom im Frühstadium. Es entspricht einem Tumorstadium **pT1**. Da in der Mukosa Blut- und Lymphgefäße liegen, **kann** es **metastasieren**. Die Muscularis propria des Magens ist tumorfrei. Die Diagnose „Magenfrühkarzinom" kann präoperativ im Biopsiematerial nur vermutet und muss histologisch verifiziert werden. In Europa und den USA liegt der Prozentsatz der Magenfrühkarzinome, bezogen auf die Gesamtzahl operierter Magenkarzinompatienten, zwischen 5 und 20 %, in Japan bei ca. 35–50 %. Die **5-Jahres-Überlebensrate** beim Magenfrühkarzinom liegt durchschnittlich bei über **90 %**. Früherkennung ist wie bei allen Karzinomen ein entscheidender Faktor des Therapieerfolgs. Die Diagnostik erfolgt **endoskopisch**, **endosonografisch** und **radiologisch** (Barium-Kontrastmittelschluck). Beim Magenfrühkarzinom werden entsprechend der Japanischen Gesellschaft für gastroenterologische Endoskopie folgende **makroskopische Typen** unterschieden (➤ Tab. 8.3):

MERKE Chirurgische Prüfer legen Wert darauf, dass es sich beim **Magenfrühkarzinom** um eine **Sonderform eines Karzinoms** im Bereich des Magens handelt. Ein Magenfrühkarzinom ist kein Magenkarzinom im Frühstadium, wie vielfach angenommen.

FRAGE

Kommen wir jetzt zum Magenkarzinom. Welche **Klassifikation** des **Magenkarzinoms** ist Ihnen bekannt?

Antwort Das Magenkarzinom wird nach **makroskopischen** Gesichtspunkten nach **Borrmann** in vier Typen eingeteilt:

- **Typ I**: polypös, exophytisch mit knolliger, papillärer und zottiger Oberfläche
- **Typ II**: exulzerierend und polypös mit relativ scharfer Abgrenzung zur Umgebung
- **Typ III**: ulzerierend und infiltrativ wachsend mit unscharfer Abgrenzung zur Umgebung
- **Typ IV**: diffus infiltrierend

Die Kenntnis der makroskopischen Wachstumstypen nach Borrmann ist wichtig für die gezielte Entnahme von Biopsiematerial und erlaubt eine grobe Beurteilung der Tumorausdehnung. Bei der Entnahme müssen Proben sowohl vom Rand als auch vom Grund der makroskopisch erkennbaren Läsion entnommen werden.

Tab. 8.3 Einteilung des Magenfrühkarzinoms nach endoskopischen Kriterien

Typ	Definition
I	exophytisch vorgewölbt
II	a) oberflächlich erhaben b) eben c) oberflächlich eingesenkt
III	exkaviert

FRAGE

Beschreiben Sie die histologische Einteilung von Magenkarzinomen. Kennen Sie eine weitere Einteilung, die für die Planung der Operation eine Rolle spielt?

Antwort Histologisch handelt es sich bei Magenkarzinomen fast ausschließlich um **Adenokarzinome** (90 %). Diese werden in **papilläre, tubuläre, muzinöse** und **Siegelringkarzinome** (ca. 10 %) eingeteilt. Die letzteren haben eine besonders schlechte Prognose. Zusätzlich gibt es noch adenosquamöse, squamöse und undifferenzierte Karzinome (10 %).

Eine für die Operationsplanung wichtige Einteilung ist die **Klassifikation nach Lauren**, die nach histopathologischen Kriterien anhand der karzinomverdächtigen Bereiche der präoperativ gewonnenen Biopsien erfolgt (➤ Tab. 8.4). Die präoperativ durchgeführte Klassifikation nach Lauren aus dem Jahr 1965 **entscheidet über das Ausmaß der Operation** bzw. den Abstand des Resektionsrands zum neoplastischen Prozess. Beim intestinalen Typ sollte der Resektionsrand mindestens 5 cm, beim diffusen Typ und beim Mischtyp mindestens 8 cm vom Tumor entfernt sein.

FRAGE

Wie sieht die Verteilung des Magenkarzinoms in Bezug auf seine **Lokalisation** im Magen aus und **welche Faktoren begünstigen** die Genese eines Magenkarzinoms?

Antwort Das Magenkarzinom ist am häufigsten im **Antrum** und in der **Pylorusregion** lokalisiert. Danach folgen Tumoren im Korpus, im Bereich der **Kardia** und des Fundus. In den letzten Jahren sind Tumoren **im distalen Bereich eher rückläufig, im proximalen Bereich zunehmend**. Vermutlich ist dies einerseits auf die bessere Therapie von Helicobacter pylori, andererseits auf eine Zunahme der Refluxkrankheit zurückzuführen. In **90 %** der Fälle tritt der Tumor **solitär** auf, in **10 % multizentrisch**. Gewisse genetische Faktoren scheinen eine Rolle zu spielen. So treten Karzinome des Magens bevorzugt bei Patienten mit der **Blutgruppe A** auf. Die **japanische und finnische Bevölkerung** hat ebenfalls ein erhöhtes Risiko. Zudem kennt man **präkanzeröse Faktoren** im weiteren Sinn mit geringgradig erhöhtem Karzinomrisiko wie die **familiäre Disposition, Zustand nach Magenteilresektion** und die **perniziöse Anämie**. Die Ernährung scheint ebenfalls eine wichtige Rolle zu spielen. Alkohol (vor allem hochprozentiger), nitratreiche Ernährung (kurz und scharf angebratene Speisen) und Nikotinabusus sind wichtige Faktoren für die Entstehung eines Magenkarzinoms. Zudem kennt man **Präkanzerosen** im engeren Sinn mit histolo-

PLUS

In Japan und Finnland besteht eine erhöhte Inzidenz für das Magen-Ca. Bei Emigration in ein anderes Land entspricht die Inzidenz in der zweiten Generation der des Immigrationslandes, sodass von einer ernährungsbedingten Ätiopathogenese auszugehen ist.

Tab. 8.4 Klassifikation der Magenkarzinome nach Lauren

Typ	Makroskopisches Bild	Prognose
intestinaler Typ (ca. 50 %)	drüsigenartige Tumorverbände, die gastrale und intestinale Muzine bilden, vorwiegend polypöses Wachstum, meist lokal begrenzt	tendenziell gut
diffuser Typ (ca. 40 %)	diffus infiltrativ wachsend, z. T. versprengt, weil den Zellen Adhäsionsmoleküle fehlen, eher schlecht diffenziert, typisch sind Siegelringzellen	tendenziell schlecht
Mischtyp (ca. 10 %)	keine klare Zuordnung möglich (d. h. intestinale und diffuse Anteile)	

gisch fassbaren Gewebeveränderungen mit deutlich erhöhtem Karzinomrisiko wie:

- bei schweren Formen der **chronisch-atrophen Gastritis** (Helicobacter-Gastritis, autoimmune Gastritis bei perniziöser Anämie, reaktiv chemisch-toxische Gastritis bei Gallereflux)
- intestinale Metaplasie
- **Riesenfaltengastritis** (Morbus Ménétrier)
- **Ulcus pepticum ventriculi** (maligne Entartung selten [< 1 %], meist primäre Magenkarzinome mit sekundärer Exulzeration)
- **Polyposis** des Magens

Der hyperplasiogene Polyp nach Elster besitzt keine präkanzeröse Potenz, ist aber mit einer erhöhten Magenkarzinominzidenz gekoppelt. Bekannte Risikofaktoren sollten nach Möglichkeit ausgeschaltet werden. **Jährliche Kontrollgastroskopien bei Risikogruppen** minimieren das Auftreten weit fortgeschrittener Magenkarzinome.

FRAGE
Wie sehen die **Hauptmetastasierungswege** des Magenkarzinoms aus?

PLUS
Bei der OP in kurativer Absicht wird eine Lymphadenektomie des D1- und D2-Kompartiments durchgeführt.

Antwort Das Magenkarzinom wächst infiltrierend. Da schon in der Mukosa Lymphknoten und -bahnen lokalisiert sind, ist eine frühe **lymphogene Metastasierung** möglich. Die ableitenden Lymphgefäße verlaufen zusammen mit den großen Magengefäßen der **kleinen** und **großen Kurvatur** entlang der Gefäße des **Truncus coeliacus** zum **Omentum majus**, zu den **Ligg. gastrocolicum** und **gastrolienale** und zum **Milzhilus**. Zur besseren Identifikation der Lymphknoten während der OP hat man sie in verschiedene Kompartimente eingeteilt. Im Kompartiment D1 befinden sich nur Lymphknoten in unmittelbarer Nähe des Magens. Das D2-Kompartiment umfasst alle Lymphknoten entlang der größeren Gefäße wie Leberarterie, Truncus coeliacus, Milzhilus und Milzarterie.

Eine **hämatogene** Metastasierung tritt meist erst bei weit fortgeschrittenen Karzinomen auf. Hauptmetastasierungsorgane sind **Leber**, **Lunge**, **Gehirn** und **Skelettsystem**. Zu sog. Abtropfmetastasen kommt es im Douglas-Raum und im **Ovar** (**Krukenberg-Tumor** mit Siegelringzellen).

MERKE Das Magenkarzinom wächst infiltrierend und metastasiert früh lymphogen. Hämatogene Metastasen und sog. Abtropfmetastasen treten oft erst zu einem späteren Zeitpunkt auf.

FRAGE
Was können Sie uns über die **Therapie** des Magenkarzinoms erzählen?

Antwort Die Therapie des Magenkarzinoms richtet sich nach dem Tumorstadium. Die **kurative chirurgische** Therapie des Magenkarzinoms beinhaltet in der Regel eine **komplette Gastrektomie** mitsamt der **Entfernung des Omentum minus** und **majus** und den darin liegenden **perigastrischen**

Lymphknoten. Zudem sollten die Lymphknoten im Bereich des **Truncus coeliacus** bis zur Leber und zum Milzhilus (sog. D2-Kompartiment) entfernt werden. Gelegentlich ist auch eine ⅘-Resektion des Magens möglich. Dabei muss aber auf jeden Fall ein adäquater Sicherheitsabstand zum Tumor eingehalten werden (5 cm beim intestinalen Typ bzw. 8 cm beim diffusen Typ in situ gemessen). Bei fortgeschrittenen Tumoren der oberen Magenhälfte, vor allem bei Tumorsitz an der großen Kurvatur oder bei Gesamtbefall des Magens, können eine **Splenektomie** und manchmal eine Resektion des distalen Ösophagus erforderlich werden. Wenn Lymphknoten im Bereich des Truncus coeliacus befallen sind, ist eine kurative Therapie nicht mehr möglich. Bei sehr **ausgedehnten Tumoren** wird eine **palliative Chemotherapie** durchgeführt.

FRAGE

Was verstehen wir unter einer **OP** nach **Billroth**?

Antwort Bei den Billroth-Operationen (➤ Abb. 8.4) handelt es sich um **Rekonstruktionsverfahren** nach **Magenteilresektionen**, typischerweise **⅔-Resektionen** aufgrund eines Ulkusleidens des Magens. Zum Einsatz kommen die Verfahren nach Billroth I und II. Sie unterscheiden sich in der Zusammenstellung der Anastomosen:

- **Billroth I**: Der proximale **Restmagen** wird **mit** dem **Duodenum End-zu-End** anastomosiert. Gelegentlich wird ein ausgeschalteter Jejunumabschnitt interponiert. Bei der B-I-Rekonstruktion bleibt die Duodenalpassage erhalten!
- **Billroth II**: Der proximale **Restmagen** wird **mit** dem **Jejunum End-zu-Seit** anastomosiert. Das **Duodenum** wird **proximal blind verschlossen** und dient als zuführende Schlinge für Gallen- und Pankreasgang. Das Verfahren wurde früher meist mit der Anlage einer **Braun-Fußpunktanastomose** kombiniert. Dabei wurde das Jejunum jeweils proximal und distal der Magen-Jejunum-Anastomosennaht mit einer Seit-zu-Seit-Anastomose adaptiert. Heutzutage wird meist eine **Y-Roux-Anastomose** angelegt. Der Magen wird mit dem Jejunum anastomosiert und zwischen der ausgeschalteten Duodenalschlinge und dem Jejunum wird ca. 40 cm aboral der Gastrojejunostomie eine End-zu-Seit-Anastomose angelegt.

PLUS

1881 führte Theodor Billroth die erste erfolgreiche Magenresektion durch. Die Patientin verstarb leider 4 Monate später an ihrem Tumorleiden. Was übrigens meist unbekannt ist: Billroth entdeckte als Erster den Streptokokkus.

FRAGE

Sehr gut! Was sagt Ihnen in diesem Zusammenhang der Begriff **Magenstumpfkarzinom**?

Antwort Magenresektionen **nach Billroth** führen oft zu einem **Reflux** von **Gallensäuren in** den **Restmagen**, was auch durch die Anlage einer Braun-Fußpunktanastomose nicht zuverlässig verhindert werden kann. Die aggressiven Gallensäuren verursachen eine permanente Irritation der Schleimhaut. In diesen Bereichen kann es zu einem Magenstumpfkarzinom kommen. Dies tritt wesentlich häufiger nach Billroth-II-Magenresektionen auf. Auch nach einer Latenzzeit von Jahren bis Jahrzehnten können diese Karzinome auftreten.

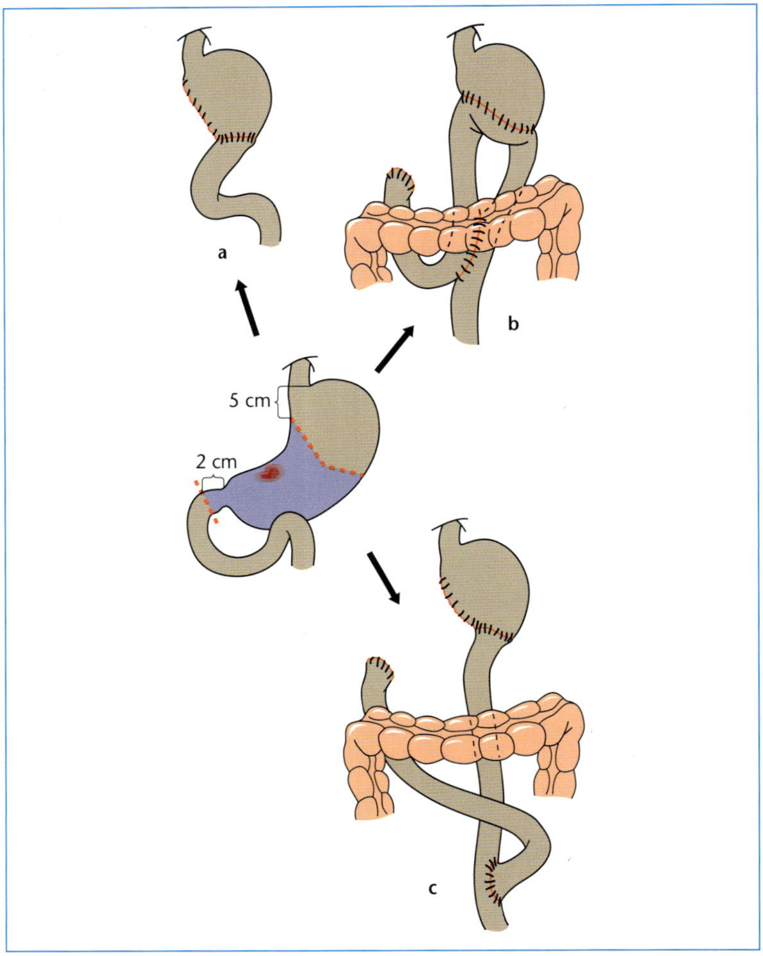

Abb. 8.4 Magenresektion [L234]
a) Billroth I
b) Billroth II (retrokolisch, Braun-Fußpunktanastomose)
c) Y-Roux (retrokolisch)

Die Operationen nach Billroth werden nur noch selten durchgeführt. Zudem kommt es durch die Anlage einer Y-Roux-Anastomose deutlich seltener zu einem Reflux. Dadurch treten Magenstumpfkarzinome nur noch sehr selten auf.

FRAGE

Beim Verfahren nach Billroth II wird das Duodenum komplett ausgeschaltet und als sog. „blinde Schlinge" mit dem Jejunum anastomosiert. Können Sie sich vorstellen, welche **Komplikationen** eine **blinde Schlinge** mit sich bringen kann?

Antwort Das sog. **Blind-Loop-Syndrom** ist eine häufige Komplikation nach B-II-Magen. Durch eine bakterielle Fehlbesiedlung des ausgeschalteten Darmabschnitts kommt es zu einer erhöhten Dekonjugation von Gallensäuren und einem erhöhten Vitamin-B_{12}-Verbrauch. Meist finden sich ein Malabsorptionssyndrom und eine erniedrigte Serum-**Vitamin-B_{12}**-Konzentration bei normalem oder erhöhtem Serum-Folsäure-Wert. Unbehandelt führt dies zur **perniziösen Anämie** und zur **funikulären Myelose**. Eine **Langzeit- oder intermittierende Antibiose (Tetrazykline)** ist gelegentlich nicht zu vermeiden. **Cholestyramin** bindet die überschüssigen Gallensäuren. **Vitamin B_{12}** muss **parenteral** substituiert werden. Hilfreich ist eine laktosefreie Diät. Bei einer Steatorrhö werden langkettige Fettsäuren durch mittelkettige Triglyzeride ersetzt. Die gleichen Symptome wie bei einem Blind-Loop-Syndrom können auch bei anderen Erkrankungen auftreten, wie bei

- Strikuren und Stenosen des Darms
- M. Crohn
- Sklerodermie
- Kurzdarmsyndrom
- Strahlenenteritis
- Pankreasinsuffizienz
- Dünndarmdivertikulose (bei älteren Patienten)

Diagnostische Tests sind Glukose- und Laktulose-H_2-Atemtests. Die Ergebnisse sind allerdings aufgrund der geringen Sensitivität nur in Kombination mit dem klinischen Bild verwertbar. Goldstandard in der Diagnostik ist der Nachweis der Bakterienüberwucherung in einer quantitativen anaeroben Kultur aus dem proximalen Dünndarmsaft. Sensitiver ist der ^{14}C-D-Xylose-Test, bei dem in 85 % der Fälle eine Stunde nach oraler Zufuhr erhöhte CO_2-Werte in der Exspirationsluft nachgewiesen werden können. Dieser Test ist bei Schwangeren und Kindern allerdings kontraindiziert.

FRAGE

Ist der **Vitamin-B_{12}-Mangel** nach Gastrektomie denn nur ein Problem des Blind-Loop-Syndroms?

Antwort Nein. Vitamin-B_{12}-Mangel ist ein weit verbreitetes Problem. Zu den Risikogruppen gehören

- ältere Patienten
- Vegetarier
- Schwangere
- Patienten mit chronischen intestinalen Erkrankungen und Status nach Resektion des Ileums
- Patienten mit Nierenerkrankungen
- Patienten nach Magen(teil)resektionen (wegen Karzinomen oder Ulzera, Magenbypass)

Die Ursachen eines Vitamin-B_{12}-Mangels sind eine **unzureichende Aufnahme** oder eine **gestörte Resorption.** Erwachsene sollten täglich 2,4 µg, Schwangere sogar 6 µg Vitamin B_{12} zu sich nehmen. Vitamin B_{12} wird im Magen durch Pepsin und Salzsäure (HCl) gespalten und pH-abhängig auf den Intrinsic-Faktor, der in den Parietalzellen des Magens gebildet wird, übertragen. Es spielt eine wichtige Rolle bei der DNA-Synthese, der Bildung und Erhaltung von Myelinscheiden, der Synthese von Neurotransmittern und der Erythropoese.

TIPP

Diese Frage zeigt wieder einmal, dass der Prüfling die Prüfung oft selbst lenken kann!

Der normale Vitamin-Spiegel beträgt 150–700 pg/ml im Plasma. Wenn eine orale Substitution nicht möglich ist, muss eine parenterale (oder intramuskuläre) Substitution erfolgen. Zur Substitution nutzt man Cyanocobalamin oder besser **Hydroxycobalamin** aufgrund seiner stärkeren Affinität zu Transportproteinen. Die Therapie beginnt mit einer Auffüllphase: In der ersten Woche werden täglich 1.000 µg i. m., in der 2. Woche 2 × 1.000 µg i. m. und in den folgenden 4 Wochen 1.000 µg i. m. 1×/Woche injiziert. In der Erhaltungsphase bzw. zur Prophylaxe des Vitaminmangels nach Gastrektomie genügt eine Injektion von 1.000 µg i. m. alle 3 Monate.

FRAGE

Nach Magenoperationen ist immer von **Dumping-Syndromen** die Rede. Mich interessieren die **pathophysiologischen Ursachen**, die bei der Entstehung eines Dumping-Syndroms eine Rolle spielen. Können Sie dazu etwas erzählen?

Antwort Für den Patienten stellen Dumping-Syndrome ein großes Problem dar. Dumping-Syndrome treten besonders häufig nach Billroth-II-Operationen auf. Man differenziert zwischen Früh- und Spätdumping:

- **Frühdumping**: Durch die rasche hyperosmolare Nahrungspassage des Restmagens kommt es schon 10–30 min postprandial zu einer Zunahme der Osmolarität des Darminhalts. Begünstigend wirkt der Verzehr von Kohlenhydraten. Flüssigkeit strömt in das Dünndarmlumen. Bis zu 20 % des Blutplasmas können in das Dünndarmlumen verschoben werden. Die starke Dehnung der Darmwand aktiviert den Parasympathikus. Zudem kommt es zur Freisetzung von Kininen (vasoaktive Substanzen wie Serotonin, Katecholamine). Ein Zusammenspiel dieser Faktoren kann zu einem postprandialen **Schwächegefühl** und ausgeprägten **hypotonen Phasen** (bis zum **Volumenmangelschock**) führen.
- **Spätdumping**: Durch den plötzlich eintretenden erhöhten Kohlenhydratreiz kommt es 2–3 h nach Nahrungsaufnahme zu einer überschießenden Insulinproduktion. Es werden vermehrt Katecholamine freigesetzt. **Herzrasen, hypertone Phasen** und Hypoglykämie können die Folgen sein.

Die Einnahme kleiner eiweiß- und fettreicher Mahlzeiten kann die Symptomatik lindern. Ausgeprägte Dumping-Syndrome können die Umwandlung eines B-II-Magens durch Einfügen der blinden Duodenalschlinge in die Darmkontinuität in einen B-I-Magen erforderlich machen.

FALLBEISPIEL

Prima. Jetzt möchte ich Ihnen von einem weiteren Patienten berichten. Vor 15 Jahren litt er an einem Ulcus ventriculi. Wie Sie sicher wissen, wurde damals noch häufig wegen eines Ulkus eine partielle Gastrektomie durchgeführt und die Wiederherstellung der Magen-Darm-Passage erfolgte meist nach dem alten Verfahren nach Billroth II. Der Mann hatte in den letzten 2 Monaten 5 kg KG verloren und litt regelmäßig unter einem stechenden Schmerz im Epigastrium. Inappetenz und Widerwillen vor allem gegen Fleisch schränkten seine Lebensqualität deutlich ein. Auffallend war auch, dass es in den letzten Monaten häufiger zu Verstopfung und dunklem Stuhlgang kam.

FRAGE
An was denken Sie bei dieser Anamnese?

Antwort Die Symptomatik könnte ein Hinweis auf das Vorliegen eines Magenkarzinoms sein. In Anbetracht der Anamnese handelt es sich vermutlich um ein **Magenstumpfkarzinom**. Nach der Tumorsicherung durch **ÖGD** (Ösophagogastroduodenoskopie) und **Biopsie** muss ein ausgedehntes **Tumorstaging** erfolgen. Danach richtet sich dann die Therapie.

PLUS
Magenstumpfkarzinome sieht man heutzutage immer seltener, da die Therapie des Ulcus ventriculi fast ausschließlich konservativ erfolgt und operative Verfahren moduliert wurden in Hinsicht auf die Rekonstruktionsmöglichkeiten der Magen-Darm-Passage.

FRAGE
Wie stellen Sie sich die **Klinik eines Magenulkus** vor?

Antwort Ein Magenulkus ist ein umschriebener **Defekt** der Magenwand, der im Gegensatz zur Erosion **über die Mukosa** hinausgeht. Patienten mit einem Ulcus ventriculi klagen typischerweise über:

- Schmerzen im Epigastrium, die bevorzugt postprandial bzw. nach einer Latenz von mehreren Stunden auftreten
- Appetitmangel
- Übelkeit
- Völlegefühl
- Erbrechen
- Druckgefühl unterhalb des Sternums

Differenzialdiagnostisch müssen eine **Gastritis**, eine **Cholezystolithiasis**, eine **Pankreatitis**, ein **Herzinfarkt** und vor allem ein **Magenkarzinom** ausgeschlossen werden.

FRAGE
Nennen Sie typische **Komplikationen**, zu denen es im Verlauf eines Magenulkus kommen kann.

Antwort Komplikationen des Magenulkus können zu lebensbedrohlichen Zuständen führen. Hierunter fallen vor allem:

- **Blutung**: Eine Blutung ist eine häufig auftretende Komplikation des Magenulkus. Sie verläuft häufig okkult. Teerstuhl (Melaena), Anämie, Blut- und Kaffeesatzerbrechen (Hämatemesis) sind charakteristische Symptome eines blutenden Magenulkus.
- **Penetration**: Die Penetration in Nachbarorgane, z. B. Pankreas, ist eine gefürchtete Komplikation, die zu akuten Entzündungen (u. a. Pankreatitis, Peritonitis) führen kann.
- **Perforation**: Selbst kleine Ulzera können perforieren. Ein perforiertes Ulkus bietet schon nach kurzer Zeit das typische Bild eines akuten Abdomens. In der Regel wird der Defekt laparoskopisch übernäht. Eine Laparotomie ist nur in seltenen Fällen erforderlich.
- **Stenose**: Ulzera neigen bei längeren Krankheitsverläufen zu Schrumpfungen. Dadurch kann es zu narbigen Stenosen des Magens kommen, was vor allem im Bereich des Magenausgangs von Bedeutung ist.

TIPP
Standardfrage! Muss man wissen.

Chronische Ulzera können Motilitätsstörungen des Magens verursachen.

- **Karzinom**: Die Entartungsrate des Magenulkus liegt etwa bei 1–3 %.

Wichtig ist der Ausschluss eines Karzinoms. Daher müssen regelmäßige **endoskopische Verlaufskontrollen** mit Entnahme von **Biopsien** erfolgen. Dies gilt insbesondere beim persistierenden Ulkus.

FRAGE

Vor ungefähr 25 Jahren wurde die Ulkusforschung sozusagen revolutioniert. Man hat 1989 einen **Keim** gefunden, der für die Entstehung eines **Ulcus ventriculi** oder **duodeni** hauptverantwortlich ist. Um welchen Keim handelt es sich?

Antwort Es handelt sich um **Helicobacter pylori**, der als Hauptauslöser von Magen- und Duodenalulzera und bakteriellen Gastritiden gilt. Die Durchseuchung in der Bevölkerung ist mit etwa 50 % extrem hoch. 70–75 % aller Magenulkus- und nahezu alle Duodenalulkus-Patienten sind Helicobacter-positiv. Es handelt sich um ein gramnegatives Stäbchen, das **peroral**, **fäkal-oral** oder **gastro-oral** übertragen werden kann. Außerdem wird eine Übertragung durch Fliegen über kontaminierte Lebensmittel diskutiert. Das **säureempfindliche Bakterium** schützt sich vor der Magensäure durch Einnisten in oder unter die Magenschleimhautbarriere und durch **Spaltung von Harnstoff in Ammoniak und Kohlensäure**. Seine schädliche Wirkung kommt außerdem zustande durch:

- die Produktion **schleimhautschädigender** und die **Immunabwehr paralysierender Enzyme.** Dies führt zu einer Entzündung, in deren Verlauf es zu einer vermehrten Gastrin- und Magensäureproduktion kommt.
- die Bildung und Sekretion **entzündungsfördernder Zytokine**, die kleine Vakuolen in den Epithelzellen bilden. Diese füllen sich langsam mit Säure, platzen im weiteren Verlauf und schädigen so das umliegende Gewebe.
- **Injektion eines Peptidoglykans** in das Innere der Epithelzellen des Magens. Dieses bindet dort an einen Rezeptor, führt zu einer **Entzündung** der betroffenen Zellen und längerfristig der gesamten Magenschleimhaut.

Begünstigende Faktoren für die Schädigung der Magenschleimhaut sind ein Missverhältnis zwischen aggressiven und protektiven Faktoren, die Einnahme von Medikamenten wie **ASS** und **NSAID**, **Stress**, ein **Hyperparathyreoidismus** oder ein **Zollinger-Ellison-Syndrom (Gastrinom)**. Eine chronische Infektion mit Helicobacter pylori gilt als einer der Hauptauslöser für **Magenkarzinome** und **MALT-Lymphome**.

FRAGE

Wie können Sie einen Helicobacter nachweisen und wie behandeln Sie ihn?

PLUS

Helicobacter lässt sich im Urease-Schnelltest im Magensaft nachweisen.

Antwort Helicobacter pylori kann man zum einen direkt **mikroskopisch** in **Schleimhautproben** aus dem **unteren Magendrittel** nachweisen. Aus den Proben kann man mittels des Helicobacter-Urease-Tests indirekt auf das Bakterium schließen, da dieses Urease produziert. Lässt man den Patient **isotopenmarkierten Harnstoff** zusammen mit Saft einnehmen, der dazu dient, die Magenpassage zu verlängern, wird der Harnstoff durch die **Urease** in **Ammoniak** und **Kohlendioxid** gespalten. Das isotopenmarkierte Kohlendioxid kann in der Exspirationsluft gemessen werden **(Atemtest)**. Außerdem kann man einen **Antikörpernachweis im Serum** (ELISA, Western-Blot) oder einen **Antigen-Nachweis im Stuhl** vornehmen.

Es gibt zwei verschiedene **Eradikationstherapien** mit jeweils **zwei Antibiotika** und einem **Protonenpumpeninhibitor** (PPI) über eine Woche:

- French-Triple (**PCA**): **P**antoprazol + **C**larithromycin + **A**moxicillin
- Italien-Triple (**PCM**): **P**antoprazol + **C**larithromycin + **M**etronidazol

Die Triple-Therapien sind nur in ca. 70 % erfolgreich, da es zunehmend **Resistenzen** auf Clarithromycin gibt. In diesen Fällen führt man die nebenwirkungsreichere **Quadruple-Therapie** durch, die aus einer Kombination eines Protonenpumpenhemmers, Tetrazyklin, Metronidazol und einem Wismutsalz über 10 Tage besteht. Diese Therapie ist in bis zu 95 % erfolgreich. Selten gibt es Reinfektionen über orale Plaques. Aktuell sind Wissenschaftler mit der **Entwicklung eines Impfstoffs** beschäftigt, um einer Infektion mit Helicobacter gänzlich vorzubeugen.

FRAGE

Was sehen Sie auf dem Röntgenbild (➤ Abb. 8.5), das ich Ihnen mitgebracht habe?

Antwort Bei dem Röntgenbild handelt es sich um eine Kontrastmitteldarstellung des Magens. Neben normaler Wandstruktur imponiert ein auffälliger Prozess im Bereich der großen Kurvatur. An einer Ausstülpung hat sich Kontrastmittel angesammelt. Die Ausstülpung ist umgeben von einer Art Wall. Es handelt sich um ein Ulcus ventriculi oder um ein Magenkarzinom. Bei einer Röntgenuntersuchung mit einem wasserlöslichen Kontrastmittel (Gastrografin®) können bei einem Ulcus ventriculi folgende radiologische Zeichen imponieren:

TIPP

Oft wird in der Prüfung ein Röntgenbild gezeigt. Es hat sich bewährt, einige typische radiologische Zeichen auswendig zu lernen, um auch bei Nichterkennen des Röntgenbilds zumindest theoretische Kenntnisse vorweisen zu können.

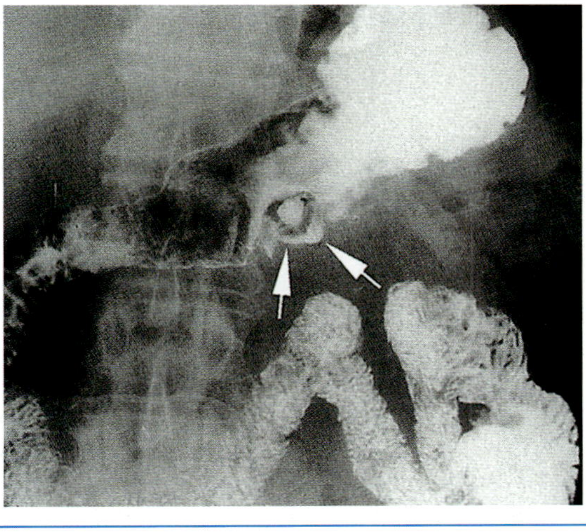

Abb. 8.5 Röntgenbild [R234]

- gestörtes Schleimhautrelief (radiäre Schleimhautfalten)
- Ulkusnische
- Ulkuskragen
- fingerartige Einziehung der Magenschleimhaut in das Magenlumen
- narbige Verziehungen
- unter Durchleuchtung erkennbare Motilitätsstörungen
- evtl. Pylorusstenose mit Magendilatation

Das Röntgen mit Kontrastmittel ist heutzutage nicht mehr üblich bei der Diagnose eines Magenulkus. Standard ist die Ösophagogastroskopie mit Probeentnahmen.

FRAGE
Worauf bezieht sich die **Einteilung** der Magen- und Duodenalulzera nach **Johnson**?

Antwort Die Klassifikation nach Johnson von 1964 richtet sich nach der **Lokalisation** bezüglich Magen und/oder Duodenum (➤ Tab. 8.5). Sie wurde ergänzt durch Angaben bezüglich der Azidität des Magensafts. Am häufigsten tritt der Typ I auf (ca. 60 %).

Tab. 8.5 Einteilung der Magen- und Duodenalulzera nach Johnson

Typ	Lokalisation
Typ I	proximal des Angulus ventriculi an der kleinen Kurvatur, Magensaft sub- bis normalazid
Typ II	**Ulcus ventriculi** an der kleinen Kurvatur mit aktivem **Ulcus duodeni** oder Narbe im Pylorus-Duodenal-Bereich, Magensaft normal bis hyperazid (kombiniertes Ulkus)
Typ III	präpylorisch, Magensaft normal- bis hyperazid

FRAGE
Was ist die **Hauptursache** des **Ulcus duodeni** und wie sieht die **Therapie** aus?

Antwort In etwa 95 % der Fälle ist **Helicobacter pylori** für die Entstehung eines Ulcus duodeni verantwortlich. Seltener tritt es auf als Folge

- einer chronischen Einnahme **nichtsteroidaler Antirheumatika**,
- von **Stress** (z. B. auf Intensivstationen),
- eines **Zollinger-Ellison-Syndroms**,
- eines **Hyperparathyreoidismus**,
- eines **duodenalen Morbus Crohn**
- einer **systemischen Mastozytose.**

Beim Nachweis von Helicobacter muss eine **Eradikationstherapie** wie beim Magenulkus erfolgen. **Protonenpumpeninhibitoren** werden meist als **Rezidivprophylaxe** weitergeführt. Risikofaktoren wie Nikotin, Stress und übermäßiger Kaffeegenuss als mögliche Verursacher einer Hyperazidität des Duodenalsafts sollten ausgeschaltet werden. Mehrfache Rezidive und

Ulkuskomplikationen können eine operative Behandlung erforderlich machen. Diese ist nur noch in Ausnahmefällen (mehrere Rezidive, Therapieresistenz) notwendig. Operative Möglichkeiten sind:

- **selektive proximale Vagotomie**
- **selektive gastrale Vagotomie mit Pyloroplastik**
- kombinierte OP (⅔-Resektion des Antrums mit einer Gastroduodenostomie)

Diese Operationen können laparoskopisch durchgeführt werden. Eine seltene postoperative Komplikation ist das **Postvagotomie-Syndrom**. Durch Entleerungsstörungen des Magens, z. B. als Folge einer Innervationsstörung des Pylorus, kommt es zu Völlegefühl, Erbrechen und häufigem Aufstoßen. Die früher regelmäßig durchgeführte trunkuläre Vagotomie ist aufgrund schwerwiegender Folgen wie Gastroplegie und vermehrte Cholezystolithiasis-Rate nicht mehr gerechtfertigt.

MERKE

Das Ulcus duodeni entsteht in 95 % der Fälle auf dem Boden einer Infektion mit Helicobacter pylori. Therapie der Wahl ist eine Eradikationstherapie.

FALLBEISPIEL

In der Notaufnahme stellt sich ein 30-jähriger Patient vor. Seit dem Morgen leide er unter unerträglichen Bauchschmerzen. Die Schmerzen hätten unter dem linken Rippenbogen begonnen und sich von dort auf den ganzen Bauch ausgedehnt. In den letzten 2 Monaten habe er vermehrt Stress gehabt. Eine ähnliche Symptomatik sei schon einmal vor einigen Wochen aufgetreten. Er habe dabei an eine Magenschleimhautentzündung geglaubt, sei jedoch nicht zum Arzt gegangen. Bisher sei er immer gesund gewesen. Bei der körperlichen Untersuchung palpieren Sie ein bretthartes, druckdolentes Abdomen. Es besteht eine ausgeprägte Abwehrspannung. Im Epigastrium tasten Sie eine deutliche Verhärtung.

FRAGE

Wie lautet Ihre **Verdachtsdiagnose**? Welche Untersuchung ist für Diagnose und Therapie entscheidend?

Antwort Es handelt sich um ein **akutes Abdomen**. Die Ursache ist aufgrund der klassischen Anamnese vermutlich ein **perforiertes Ulcus** ventriculi oder duodeni. Zur Diagnosesicherung empfehlen sich **Abdomenübersichtsaufnahmen** im Stehen und in Linksseitenlage. In der Röntgenaufnahme erwartet man freie Luft im Bauchraum. Diese projiziert sich gewöhnlich im Stehen **unterhalb** des **Diaphragmas** (rechts meist besser erkennbar als links), in Linksseitenlage auf die oben liegende rechte Körperseite. Der Nachweis **freier Luft** ist eindeutig für eine Perforation eines abdominellen Hohlorgans. Um die Diagnostik zu vervollständigen, wird meist noch ein CT des Abdomens angefertigt, um einerseits die Diagnose zu bestätigen, andererseits den genauen Ort der Perforation darzustellen und zudem Sekundärkomplikationen wie eine Blutung oder eine Penetration in Nachbarorgane auszuschließen. Ein akutes Abdomen aufgrund einer Magen- oder Duodenumperforation erfordert eine **schnelle operative Intervention**. In der Regel wird zunächst eine Laparoskopie durchgeführt und versucht, den Defekt zu übernähen. Misslingt dies oder finden sich Sekundärkomplikationen, muss eine Oberbauchlaparotomie erfolgen.

FRAGE
Haben Ulcera duodeni eine **Entartungstendenz**?

PLUS
Blutungen treten beim Ulcus duodeni häufiger auf als beim Ulcus ventriculi und sind wegen der Nähe zur A. gastroduodenalis wesentlich gefährlicher.

Antwort Das Ulcus duodeni hat keine **erhöhte Inzidenz zur malignen Entartung**. Die Komplikationen eines Duodenalulkus entsprechen ansonsten weitgehend denen des Ulcus ventriculi.
Typische **Komplikationen** sind dementsprechend:
- Perforation
- Blutung
- narbige Stenosierung
- Penetration

8.3 Dünndarm

FRAGE
Vor einer Appendektomie klären Sie den Patienten immer über das eventuelle Entfernen eines Meckel-Divertikels auf. Was haben wir uns unter einem **Meckel-Divertikel** vorzustellen?

TIPP
Für eine chirurgische Prüfung ist es sinnvoll, einige Themen aus dem Fachbereich der Embryologie aufzuarbeiten. Die Prüfer geben sich meist mit grobem Wissen zufrieden.

Antwort Ein Meckel-Divertikel ist der **persistierende**, **proximale** Teil des **Ductus omphaloentericus**. Normalerweise bildet sich dieser zwischen der 6. und 7. Fetalwoche zurück. Bei 1–3 % aller Menschen persistiert allerdings der Duktus und bildet ein Meckel-Divertikel. Man findet ein Meckel-Divertikel typischerweise ca. **80–100 cm proximal der Ileozökalklappe**. Schleimhautheterotopien von Magen- oder Pankreasschleimhaut machen das Divertikel anfällig für **Ulzera**, **Blutungen**, **Entzündung**, **Invagination** und **Perforation**. Wird es symptomatisch, kann es ähnliche Beschwerden auslösen wie eine akute Appendizitis. Bei zufälliger Diagnose während einer Laparoskopie oder Laparotomie wird es entfernt, um eventuellen späteren Komplikationen vorzubeugen.

FRAGE
Was versteht man unter einem **Peutz-Jeghers-Syndrom**?

Antwort Patienten mit einem Peutz-Jeghers-Syndrom leiden unter **intestinaler Polyposis**. Die **familiär** gehäuft auftretende Erkrankung (in 60 % auf dem Chromosom 19q auftretend, autosomal dominant vererbt) befällt bevorzugt das **Ileum**, kann aber auch andere Darmabschnitte inklusive Duodenum betreffen. 70–90 % der hamartomatösen Polypen entwickeln sich im Dünndarm. Durch Invagination des polyptragenden Dünndarmabschnitts kann es zu kolikartigen Schmerzen, zum Ileus und somit zum Vollbild eines akuten Abdomens kommen. Klinisch manifestiert sich das Peutz-Jeghers-Syndrom oft erst zwischen dem **20.** und **30. Lebensjahr**. Die Diagnose eines Peutz-Jeghers gilt als gesichert, wenn folgende Symptome bestehen:

- typische Pigmentierungen (Pigmentflecken im Lippenrot perioral, bukkal, perinasal, periokulär, akral) kombiniert mit intestinalen Hamartomen
- Hamartome und/oder typische Pigmentierungen bei positiver Familienanamnese

Histologisch handelt es sich um **Hamartome** mit allenfalls **geringem Entartungsrisiko** verglichen mit Adenomen. Allerdings ist das Risiko, im Verlauf des Lebens an irgendeinem Karzinom zu erkranken, bei PJS-Patienten 15-mal so hoch, wie bei gesunden Patienten. Dementsprechend entwickeln etwa 90 % der Patienten bis zum 65. Lebensjahr einen malignen Tumor. Neben dem Risiko für kolorektale Tumoren und Magenkarzinome besteht auch ein erhöhtes Risiko für Karzinome an

- Mamma
- Pankreas
- Dünndarm
- Lunge
- Uterus und Ovarien

Des Weiteren finden sich regelmäßig Keimleistentumoren in den Ovarien. Diese können hormonell aktiv sein und bei Mädchen zu einer Pubertas praecox führen. Bei Jungen können Keimleistentumoren eine Pseudo-Pubertas praecox verursachen. Hilfreich für die Diagnostik sind die Kapselendoskopie, bei der über eine mit einer Videokamera ausgestattete Kapsel nach dem Schlucken die komplette Darmpassage aufgezeichnet wird, sowie die Koloskopie.

FRAGE

Welche Symptome und Befunde erwarten Sie im Rahmen eines **Kurzdarmsyndroms**? Geben Sie grobe Richtlinien zur Behandlung.

Antwort Das Kurzdarmsyndrom entsteht nach **ausgedehnten Dünndarmresektionen** (z. B. im Rahmen eines Morbus Crohn) durch den Verlust an resorbierender Dünndarmfläche. **Malassimilation**, eventuell **chologene Diarrhöen**, **Flüssigkeits-** und **Elektrolytverluste** sowie **Vitaminmangelerscheinungen** stehen im Vordergrund der klinischen Symptomatik. Durch die Einnahme von **Cholestyramin** gelingt eine weitgehende Neutralisation der Gallensäuren. Fehlende Vitamine, Eisen oder Enzyme müssen substituiert werden. In schweren Fällen ist zumindest vorübergehend, ggf. auch permanent eine parenterale Ernährung erforderlich.

PLUS
Kritische Grenze der Restdarmlänge: 100 cm bei Erwachsenen, 50 cm beim Kind.

Eine **Operation** sollte spätestens ½ Jahr nach erfolgloser konservativer Therapie und bei ausreichender Restdarmlänge erfolgen. Durch **Interposition** eines **umgedrehten Dünndarmstücks** wird die Nahrungspassage durch die gegenläufige Peristaltik **(Anisoperistaltik)** verlangsamt. Dies verlängert die Kontaktzeit der Nahrung zum resorbierenden Epithel und verbessert die Resorption von Nährstoffen. In einigen Zentren kann heutzutage eine **Dünndarmtransplantation** durchgeführt werden. Dies bleibt jedoch **benignen Erkrankungen** vorbehalten, da postoperativ eine Immunsuppression mit Tacrolimus und Rapamycin erforderlich wird. Bei Tumorerkrankungen würde dies die Rezidivrate deutlich erhöhen.

8.4 Kolon, Rektum

FALLBEISPIEL

Ein 17-jähriges Mädchen kommt in Ihren Notdienst. Seit 2 Tagen leidet sie unter zunehmenden Bauchschmerzen. Diese haben sich seit 1 Tag vom Mittelbauch in den rechten Unterbauch verlagert. Das Abdomen erscheint gebläht, ist palpatorisch deutlich verhärtet mit überwindbarer Abwehrspannung. Im rechten Unterbauch tritt ein ausgeprägter Druckschmerz mit Punctum maximum am Lanz-Punkt auf. Die Differenz zwischen axillär zu rektal gemessener Temperatur beträgt 1,2 °C. Bei der digital-rektalen Untersuchung fällt Ihnen eine Resistenz bei 9 Uhr in Steinschnittlage auf. Ein Schwangerschaftstest ist negativ.

FRAGE

Wie lautet Ihre **Diagnose**? Was müssen Sie **differenzialdiagnostisch** ausschließen?

PLUS

Das häufige Ausstrahlen der Schmerzen in den Mittelbauch entsteht durch Übergreifen der peritonealen Reizung vom viszeralen auf das parietale Peritoneum.

Antwort Klinik und Untersuchungsbefund sind charakteristisch für eine **akute Appendizitis**. Die ausgeprägte Abwehrspannung ist ein Hinweis auf eine **Begleitperitonitis**.

Differenzialdiagnosen sind vielfältig. Infrage kommen:

- Erkrankungen des Ovars oder der Adnexe (Adnexitis, Perforation einer Ovarialzyste, Stieldrehung des Ovars)
- Douglas-Abszess
- Meckel-Divertikel
- entzündliche Darmerkrankungen (Morbus Crohn mit Erstmanifestation im terminalen Ileum, Colitis ulcerosa)
- Enteritis
- Divertikulitis
- Karzinome im Zökum/Colon ascendens (in jugendlichem Alter eher selten, aber nicht auszuschließen)

Eine **Ultraschalluntersuchung** des Abdomens und **Laboruntersuchungen** dienen der Diagnosefindung, wobei der Anstieg der Entzündungsparameter im Labor verzögert auftreten kann. Entscheidend sind die klinische Symptome. Ein **Schwangerschaftstest** gehört bei Frauen obligat zur Diagnostik, wobei es sich um eine normale, aber auch um eine extrauterine Schwangerschaft handeln könnte. Ein **CT-Abdomen** bleibt bei typischer Klinik und klarem Befund im Ultraschall **Ausnahmefällen** vorbehalten.

FRAGE

Ich erwähnte den **Lanz-Punkt**. Können Sie mir erklären, wo er lokalisiert ist? Kennen Sie weitere klinische Zeichen, die den Verdacht auf eine Appendizitis erhärten können?

Antwort Der **Lanz-Punkt** (➤ Abb. 8.6c) liegt auf der Linie zwischen beiden Spina iliacae anteriores superiores am Übergang des mittleren zum lateral rechten Drittels. Ein zweiter Punkt, der bei der Untersuchung meist als schmerzhaft angegeben wird, ist der **McBurney-Punkt** (➤ Abb. 8.6a). Er ist ca. 5 cm von der Spina iliaca anterior superior rechts auf der Verbindungslinie der Spina mit dem Nabel lokalisiert. Weitere Zeichen für eine akute Appendizitis sind:

- **Rovsing-Zeichen** (➤ Abb. 8.6d): Schmerzen beim Ausstreichen des Kolons in Richtung Zökum
- **Douglas-Schmerz** (➤ Abb. 8.6e): Schmerzen bei der rektalen Untersuchung
- **Blumberg-Zeichen** (Loslassschmerz; ➤ Abb. 8.6b): Schmerz im Bereich der Appendix, wenn man auf der linken Unterbauchseite eindrückt und rasch wieder loslässt
- **Psoas-Zeichen**: Schmerzen im rechten Unterbauch beim Anheben des rechten Beins
- **Baldwin-Zeichen**: Schmerzen in der rechten Flanke bei Beugung des rechten Beins

FRAGE

Jetzt eine ganz einfache Frage! Was machen Sie mit der Patientin?

Antwort Therapie der Wahl ist die **laparoskopische Appendektomie**. Durch die Laparoskopie ist eine Beurteilung des gesamten Bauchraums möglich. Dies ist vor allem auch bei nicht eindeutiger vorheriger Diagnose sinnvoll, weil auch andere Ursachen des akuten Abdomens auf diesem Weg dargestellt und behoben werden können. Auch bei perforierter Appendix ist eine laparoskopische Appendektomie möglich, da man sehr gezielt spülen

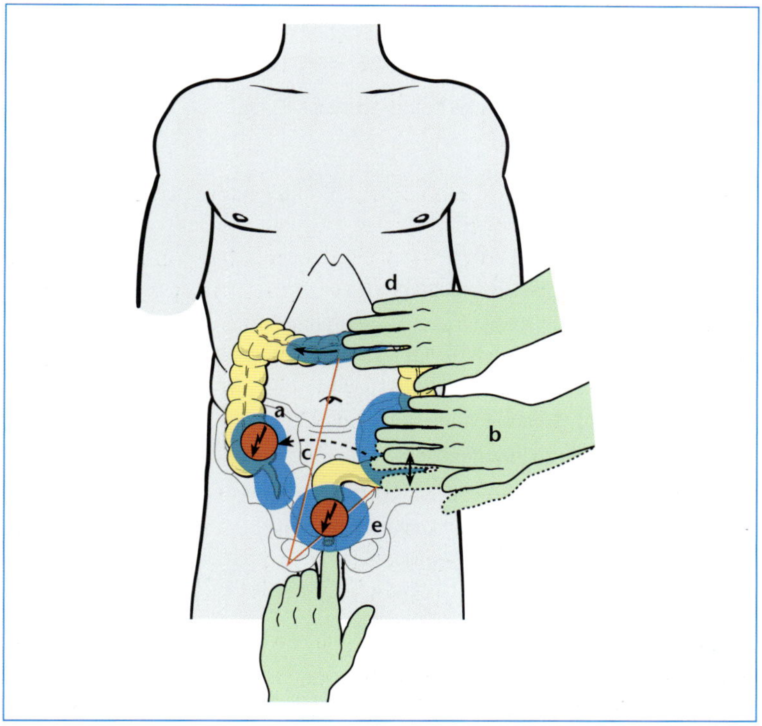

Abb. 8.6 Druck- (blau) und Schmerzpunkte (rot) zur Diagnose einer akuten Appendizitis; Erklärungen im Text [L106]

und absaugen kann. Im Vergleich zur früher üblichen offenen Appendektomie kommt es seltener zu **lokalen** Wundinfekten, **intraabdominellen Abszessen** und postoperativer **Darmparalyse**. Auch die postoperativen Schmerzen und die Hospitalisationszeit sind im Normalfall (ohne Komplikationen) geringer, bzw. kürzer nach laparoskopischer Appendektomie als nach offener Appendektomie.

FRAGE

Wie sieht die **TNM-Klassifizierung** von malignen Tumoren des **Magen-Darm-Trakts** aus?

Antwort Die TNM-Klassifizierung orientiert sich an der **Infiltrationstiefe** des Tumors, am **Lymphknotenbefall** und an eventuellen **Fernmetastasen** (➤ Tab. 8.6):

FRAGE

Früher wurden die **Kolonkarzinome** nach **Dukes** in vier Stadien eingeteilt. Diese sind weitgehend identisch mit der heutigen UICC-Stadiengruppierung (Union internationale contre le cancer), die manchmal parallel zur TNM-Klassifizierung genannt wird. Sagt Ihnen das etwas?

TIPP

Eine häufig gestellte Frage im mündlichen Examen!

Antwort Die UICC-Klassifikation umfasst vier Stadien des Kolonkarzinoms (➤ Tab. 8.7). Dabei beschreiben Stadien 0–II die Infiltrationstiefe, Sta-

Tab. 8.6 TNM-Klassifikation des Kolonkarzinoms [G336]

T	**Primärtumor**
Tx	Primärtumor kann nicht beurteilt werden
Tis	Carcinoma in situ = intraepithelial
T1	Tumor infiltriert Submukosa
T2	Tumor infiltriert Muscularis propria
T3	Tumor infiltriert durch die Muscularis propria hindurch die Subserosa oder nicht peritonealisiertes perikolisches oder perirektales Gewebe
T4	Tumor infiltriert direkt andere Organe oder Strukturen und/oder perforiert das viszerale Peritoneum
N	**Regionäre Lymphknoten**
Nx	regionäre Lymphknoten können nicht beurteilt werden
N0	keine regionären Lymphknotenmetastasen
N1	1–3 betroffene Lymphknoten
N2	a. 4–6 betroffene Lymphknoten b. ≥ 7 betroffene Lymphknoten
M	**Fernmetastasen**
Mx	Fernmetastasen können nicht beurteilt werden
M0	keine Fernmetastasen
M1	Fernmetastasen in einem Organ und/oder im Peritoneum

dium III die Lymphknotenmetastasierung und Stadium IV, ob Fernmetastasen vorhanden sind.

FRAGE
Wie macht sich ein **Kolonkarzinom** klinisch bemerkbar?

Antwort Der Tumor bleibt klinisch meist lange Zeit stumm. **Symptome** können sein:
- Veränderungen von Stuhlgewohnheiten (Diarrhö, Obstipation)
- Blutauflagerungen und Schleimbeimengungen des Stuhlgangs
- Bauchschmerzen
- unklare Gewichtsabnahme
- Ileus
- hypochrome Anämie unklarer Genese (okkulte Blutung, Leistungsknick)

FRAGE
Wie sieht die Häufigkeitsverteilung der Kolonkarzinome bezüglich ihrer **Lokalisation** aus?

Antwort Die Häufigkeitsverteilung des Kolonkarzinoms auf den Dickdarm sieht folgendermaßen aus (➤ Abb. 8.7):

MERKE Mehr als 30 % aller kolorektalen Karzinome können digital ertastet werden!

FRAGE
Welche **Arterien versorgen** den **Dickdarm**?

Antwort Aus der **A. mesenterica superior** (➤ Abb. 8.8) wird der Großteil des **Dünndarms** (A. pancreaticoduodenalis inferior, Aa. ilei und jejunales) und des **Dickdarms bis zur linken Kurvatur** versorgt. Über die **A. ileocolica** wird das Zökum, über die A. appendicularis die Appendix, über die **A. colica dextra** das rechte Hemikolon und über die **A. colica media** das Colon transversum perfundiert. Aus der **A. mesenterica inferior** entspringen die **A. colica sinistra**, die das linke Hemikolon, die **Aa. sigmoideae**, die das Sigma, und die **A. rectalis superior**, die das Rektum versorgt. Aus der A.

Tab. 8.7 Stadieneinteilung des Kolonkarzinoms nach der UICC [G336]

UICC 0	Carcinoma in situ (T_{is})
UICC I = Dukes A	T_1 und T_2 (Infiltrationstiefe maximal bis in die Lamina muscularis propria)
UICC II = Dukes B	T_3 (Infiltration der Subserosa) und T_4 (Infiltration von Nachbarorganen) ohne Lymphknotenmetastasen
UICC III = Dukes C	T_1–T_4 **mit** Lymphknotenmetastasen
UICC IV = Dukes D	jedes T jedes N **mit** Fernmetastasen

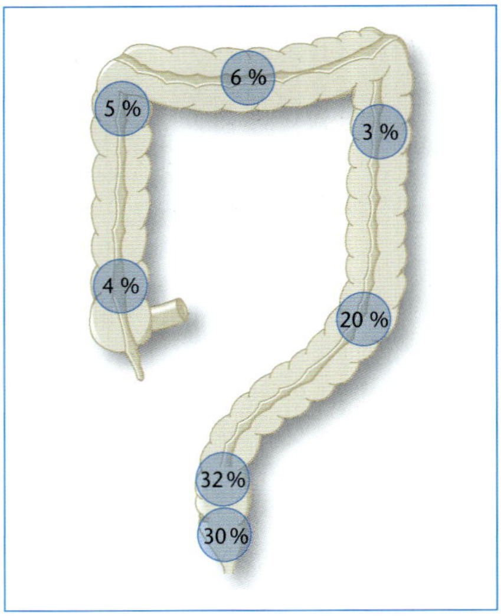

Abb. 8.7 Häufigkeitsverteilung des Kolonkarzinoms [L141]

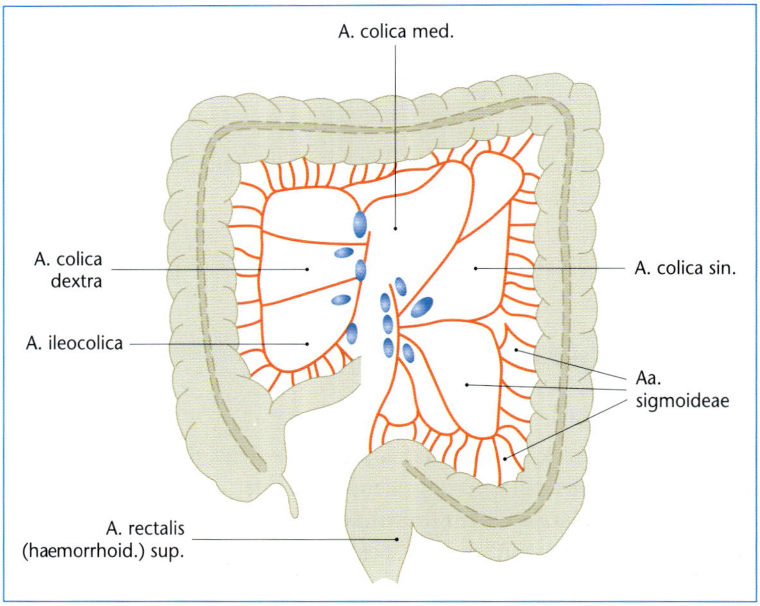

Abb. 8.8 Arterielle Versorgung des Dickdarms [L141]

iliaca interna stammen die Aa. rectales media und inferior, die ebenfalls zum Rektum ziehen.

FRAGE

Kennen Sie die **Riolan-Anastomose** und können Sie sich vorstellen, wofür sie bedeutsam ist?

Antwort Die Riolan-Anastomose ist eine **Verbindung** zwischen der **A. mesenterica superior** und der **A. mesenterica inferior**. Sie ist vor allem bedeutsam bei der Resektion von Tumoren des Colon transversum im Bereich der linken Kolonflexur. Das gesamte Gefäßstromgebiet sowie die dazugehörigen Lymphabflussbahnen mitsamt den von ihm versorgten Darmanteilen müssen reseziert werden, um einen Tumorverbleib zu vermeiden. Klinisch bedeutsam ist die Anastomose auch bei anderen Eingriffen wie bei Operationen von Bauchaortenaneurysmen, bei denen gelegentlich die A. mesenterica inferior ligiert werden muss. Kommt es zu einem akuten Verschluss der A. mesenterica inferior, wird die Perfusion über die A. mesenterica superior per Riolan-Anastomose aufrechterhalten. Da die A. mesenterica superior in der Regel großlumiger ist, gilt der Umkehrschluss bei einem akuten Verschluss dieser Arterie meist nicht.

FALLBEISPIEL

Ein 53-jähriger Patient mit einer seit 18 Jahren bekannten **Colitis ulcerosa** leidet seit etwa 2 Monaten unter Obstipation und Meteorismus. Vor 2 Tagen bemerkte er erstmals Blutbeimengungen im Stuhl. Bei einer Koloskopie wird eine Stenose entdeckt, die mit dem Koloskop nicht überwunden werden kann. Mehrere Gewebeproben werden histologisch untersucht. Sie zeigen die für die Colitis ulcerosa typischen Veränderungen, geben jedoch keinen Anhalt für Malignität. Eine CT des Abdomens liefert keine weiteren Informationen. Das CEA ist diskret erhöht.

FRAGE

Wie gehen Sie weiter vor?

Antwort Da der Patient ausgeprägte Beschwerden hat, sollte der stenotische Darmabschnitt entfernt werden, bevor es zu einem mechanischen Ileus kommt. Trotz der Befunde, die keinen Hinweis auf Malignität ergaben, muss aufgrund des langjährigen Verlaufs der Colitis ulcerosa mit aktuell erhöhten CEA-Werten ein **Kolonkarzinom** ausgeschlossen werden. Daher sollte die Operation unter onkologischen Gesichtspunkten mit Entfernung der regionalen Lymphknotenstationen und großzügigem Sicherheitsabstand zum krankhaft veränderten Darmabschnitt durchgeführt werden. Bei der Colitis ulcerosa besteht eine chronische Entzündung der oberen Schleimhautschichten (Mukosa und Submukosa). Durch Ansammlung von Leukozyten in den Krypten können Kryptenabszesse auftreten. Epitheldysplasien, die im Verlauf der Erkrankung entstehen können, können maligne entarten. Typisch ist das Vorhandensein gesunder Schleimhautinseln zwischen entzündlich veränderter Kolonschleimhaut.

MERKE

Colitis ulcerosa = proportionierte und kontinuierliche Entzündung. Das Rektum ist immer befallen. Von dort Ausbreitung der Entzündung nach proximal (selten bis ins Ileum = „backwash ileitis").

FRAGE

Ich habe Ihnen ein CT-Bild des Abdomens mitgebracht (➤ Abb. 8.9), auf dem eine weitere vital bedrohliche **Komplikation** der **Colitis ulcerosa** zu sehen ist. Was erkennen Sie?

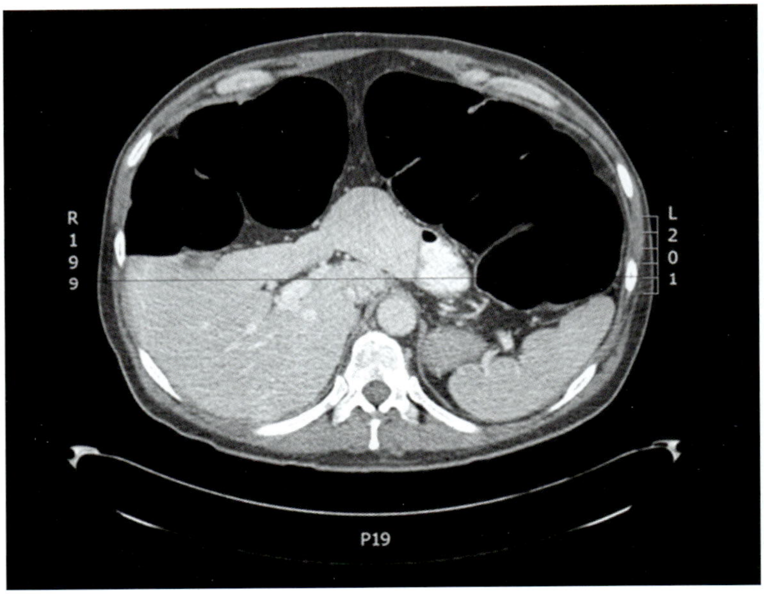

Abb. 8.9 CT Abdomen [T768]

PLUS

Neben der Colitis ulcerosa kann ein toxisches Megakolon auch durch die Chagas-Krankheit, einen M. Crohn oder eine pseudomembranöse Kolitis verursacht werden.

Antwort Auf dem Abdomen-CT sieht man vor allem ein riesiges Colon transversum. Da es ein CT-Bild eines Patienten mit Colitis ulcerosa ist, handelt es sich vermutlich um ein **toxisches Megakolon.** Dies ist eine akut vital bedrohliche Komplikation der Colitis ulcerosa mit einer irreversiblen Erweiterung eines Dickdarmabschnitts während eines entzündlichen Schubs der Erkrankung. Erstsymptome sind **Stuhlunregelmäßigkeiten** und **Meteorismus**. Im weiteren Verlauf treten **Fieber**, **Schüttelfrost** und eine Peritonitis auf. Das Krankheitsbild ist mit einer hohen Letalität assoziiert. Klinisch zeigt sich das Bild eines akuten Abdomens mitsamt seinen Komplikationen wie:

- septischen Temperaturen
- peritonitischer Abwehrspannung
- Blutdruckabfall (Maximalvariante: Schock)

Perforation und eine **Durchwanderungsperitonitis** mit nachfolgendem septischem Schock sind lebensbedrohliche Komplikationen. Therapie der Wahl ist die sofortige **Resektion** des **dilatierten Darmsegments**.

FRAGE

Wie kann man einen **Morbus Crohn** von einer **Colitis ulcerosa** unterscheiden?

PLUS

Calprotectin und Lactoferrin sind fäkale Entzündungsmarker und können beim M. Crohn erhöht sein.

Antwort Der Morbus Crohn unterscheidet sich von der Colitis ulcerosa in Lokalisation, Ausbreitung, Klinik, histologischem und radiologischem Erscheinungsbild (➤ Tab. 8.8). Die Diagnose erfolgt anhand des klinischen Erscheinungsbilds und Verlaufs sowie einer Kombination aus endoskopischen (Ileokoloskopie mit Stufenbiopsien), histologischen, radiologischen und laborchemischen Untersuchungsergebnissen.

Tab. 8.8 Morbus Crohn und Colitis ulcerosa

	Morbus Crohn	Colitis ulcerosa
Lokalisation	bevorzugt **terminales Ileum**, gesamter Gastrointestinaltrakt	obligat **Rektum**, **Kolon**, selten Ileum
Ausbreitung	**diskontinuierlich**, gesunde und betroffene Abschnitte liegen nebeneinander	**kontinuierlich**, vom Rektum ausgehend nach proximal
Symptome	abdominelle Schmerzen, Fisteln, extraabdominelle Symptome (Gewichtsabnahme, Fieber, Anämie, Entzündungen im Bereich des Auges, Arthritis)	schleimige Diarrhöen, blutige Auflagerungen, kolikartige abdominelle Schmerzen
Röntgen	Fisteln, Fissuren, Stenosen, Wandverdickungen, „Pflastersteinrelief"	**Haustrenschwund** → „Fahrradschlauch", Pseudopolyposis, Kragenknopfabszesse
Histologie	**transmurale Entzündung**, Befall mesenterialer Lymphknoten, epitheloidzellige Granulome mit mehrkernigen Riesenzellen	Entzündung auf **Schleimhaut** begrenzt, **Kryptenabszesse**
Endoskopie	**Fisteln**, glatt begrenzte Ulzerationen, **aphthenartige Läsionen**	diffuse **Ulzerationen** und Rötung, **Kontaktblutungen**

FRAGE

Wie sieht es mit der **Entartungstendenz** beim **Morbus Crohn** aus?

Antwort Im Gegensatz zur Colitis ulcerosa ist das Karzinomrisiko beim Morbus Crohn nur **unwesentlich erhöht**. Beschrieben werden selten **Dünndarmkarzinome** oder **Fistelkarzinome** der **Analregion**. Der durch einen Morbus Crohn veränderte Darm neigt zur **Fistelbildung** zwischen verschiedenen Darmabschnitten und vom Darm zu benachbarten Hohlorganen. Dies macht den Morbus Crohn langfristig zu einem chronischen chirurgischen Problem. Die **Indikation** zur **OP** sollte **zurückhaltend gestellt** werden, da selbst bei ausgedehnten Darmresektionen die Krankheit nicht zum Stillstand gebracht werden kann. Nachteile wie die Entwicklung eines **Kurzdarmsyndroms**, **postoperative intraabdominelle Adhäsionen** und **chologene Diarrhöen** überwiegen die Vorteile der Darmoperation. Leider müssen sich nach einer Krankheitsdauer von 10 Jahren dennoch zwischen 70 und 90 % aller Crohn-Patienten einer Operation unterziehen. Während die entzündliche Reaktion des akuten Crohn-Schubs eine Domäne der konservativen Therapie darstellt, kommt die Chirurgie bei der Behandlung von (narbigen!) Stenosen zum Einsatz.

PLUS

Bei der immunsuppressiven Therapie des M. Crohn kommen intermittierend Steroide, Azathioprin/6-Mercaptopyrin, Methotrexat und Anti-TNF-α-Antikörper (TNF = Tumornekrosefaktor) zum Einsatz.

FRAGE

Kommen wir noch einmal auf das Kolonkarzinom zurück. Welches **Kolonkarzinom** besitzt die **schlechteste Prognose**?

Antwort Karzinome im **tiefen Rektumbereich** bzw. im **Analbereich** haben die schlechteste Prognose, da sie früh in die Lymphknotenstationen im Bereich der iliakalen, inguinalen und mesenterialen Gefäßen metastasieren. Nach kurativer Resektion (max. T3-Tumoren) betragen die 5-Jahres-Überlebensraten beim Kolonkarzinom 60–90 % (T1: 90 %, T2: 80 %, T3: 60 %), beim Rektumkarzinom 40–90 % (T1: 90 %, T2: 70 %, T3: 40 %).

FRAGE
Nehmen wir einmal an, Sie haben einen Patienten, bei dem Sie den Verdacht auf ein **Rektumkarzinom** haben. Welche Möglichkeiten haben Sie, Ihre **Diagnose** zu sichern?

PLUS
Der immunologische FOBT (iFOBT) ist sensitiver als der Guajak-Test (gFOBT).

Antwort Zur Prophylaxe vor allem fortgeschrittener kolorektaler Tumore wird empfohlen, ab dem **50. Lebensjahr Screening**-Untersuchungen durchzuführen. Screeningtests nach **okkultem Blut im Stuhlgang** (fecal occult blood test = FOBT, immunologischer FOBT, Guajak-Test) sollen Kolonkarzinome mit einer Sensitivität von 20–40 % aufdecken. **Koloskopien sollten in 10-jährlichen Abständen**, bei Beschwerden, prädisponierenden Erkrankungen oder positiver Familienanamnese auch häufiger wiederholt werden. Wichtig ist eine regelmäßige digitale Untersuchung, da der Großteil aller kolorektalen Karzinome frühzeitig ertastet werden kann.

Bei Verdacht auf ein Rektumkarzinom werden zusätzliche Untersuchungen durchgeführt wie:
- starre Rektoskopie (dient der Diagnostik und genauen Lokalisation des Tumors)
- Endosonografie (abhängig von der Erfahrung des Untersuchers)
- Becken- und Abdomen-CT oder -MRT (auch sinnvoll zum Screening von Lebermetastasen)

Bestätigt sich die Diagnose eines Rektumkarzinoms, werden zusätzlich eine Sphinktermanometrie zwecks Funktionsdiagnostik, oft eine Zystoskopie und bei Frauen eine gynäkologische Untersuchung durchgeführt, um eine Infiltration von Nachbarorganen präoperativ auszuschließen.

FRAGE
Welche **Operationsmethoden** stehen Ihnen bei der OP eines **Rektumkarzinoms** zur Verfügung?

PLUS
Bei der radikalen Operation des Rektumkarzinoms mit TME und tiefer Anastomose wird meistens ein temporäres Stoma vorgeschaltet, um die tief sitzende Anastomose zu entlasten, damit sie suffizient verheilen kann.

Antwort Bei kurativem operativem Ansatz wird eine Resektion des Primärtumors im Gesunden vorgenommen. Das Operationsverfahren ist abhängig von der Tumorlokalisation, -größe und -differenzierungsgrad sowie von individuellen Faktoren (Allgemeinzustand, Metastasierung, etc.). Die autonomen Beckennerven sollten nach Möglichkeit zwecks Erhaltung der Kontinenz geschont werden.
- **Tumore im oberen Rektumdrittel** entfernt man 5 cm distal des Tumors und führt eine partielle Mesorektumexzision durch. Das Mesorektum sollte horizontal ohne proximale Ausdünnung durchtrennt werden.
- **Tumore im mittleren und unteren Rektumdrittel** entfernt man zusammen mit dem totalen Mesorektum (totale Mesorektumexzision = TME) bis zum Beckenboden unter Schonung des Plexus hypogastricus superior, der Nn. hypogastrici und der Plexus hypogastrici inferiores.

- **Tumore im unteren Rektumdrittel** mit einem niedrigen Malignitätsgrad (G1–2) werden mit einem Sicherheitsabstand von 1–2 cm in situ reseziert. Bei High-Grade-Tumoren (G3–4) ist ein größerer Sicherheitsabstand anzustreben. Wenn möglich, wird eine Seit-zu-End-Anastomose angelegt. Dies führt zu besseren funktionellen Ergebnissen.
- Bei **tief sitzenden Tumoren mit Infiltration des Analkanals und der Sphinkteren**, die nicht sphinktererhaltend operiert werden können, sollte eine abdomino-perineale Exstirpation unter Mitresektion des Levator ani erfolgen. Es wird ein endständiger Anus praeter angelegt.
- Bei sicherem **Nichtbefall der Lymphknoten** und einem **differenzierten T1**-Tumor **(G1–G2)** < 3 cm ist eine lokale Ausschneidung des Tumors, heutzutage meist als **TEM** (transanale endoskopische Mikrochirurgie) durchgeführt, mit einem Sicherheitsabstand von mindestens 15 mm möglich.
- Bei Tumoren, wo es primär makroskopisch so scheint, als ob man nicht kontinenzerhaltend operieren könnte, kann zunächst eine **neoadjuvante Radiochemotherapie** erfolgen. Nach 6 Wochen wird eine Neuevaluation vorgenommen, um das optimale OP-Verfahren zu planen. Je nach Erfahrung des Operateurs kann die Operation vor allem bei proximal lokalisierten Tumoren laparoskopisch durchgeführt werden. Bei Patienten mit einem **Tumorstadium UICC II oder III**, die keine neoadjuvante Radio-Chemotherapie erhalten haben, wird mit einem Abstand von 4–6 Wochen zur Operation eine **adjuvante Radiochemotherapie** durchgeführt.

MERKE

Eine Anastomose zwischen Ileum und Colon transversum wird bevorzugt als Seit-zu-Seit-Anastomose angelegt.

FRAGE

Wie sehen die **Metastasierungswege** des Rektumkarzinoms aus?

Antwort Die Metastasierungswege des Rektumkarzinoms sind **abhängig von** ihrer **Lokalisation** bezüglich ihrer zu- und abfließenden Blutgefäße und der entsprechenden Lymphbahnen. Dementsprechend metastasieren sie lymphogen entlang der **A. mesenterica inferior** und der **A. rectalis superior. Hoch sitzende** Karzinome metastasieren hämatogen über den **Plexus rectalis superior** in die **Pfortader** (→ Leber), **tief sitzende** über den **Plexus rectalis inferior** in die **V. cava inferior** (→ Lunge).

FRAGE

Kolorektale Anastomosen sind vor allem in den ersten 6–8 Tagen sehr anfällig für eine **Anastomoseninsuffizienz**. Das postoperative Prozedere hat sich in den letzten 3 Jahren etwas gewandelt. Können Sie mir dazu etwas erzählen? Nennen Sie Möglichkeiten, das Risiko einer Anastomoseninsuffizienz einzuschränken.

Antwort Früher war man der Meinung, dass Darmanastomosen in den ersten Tagen keiner Belastung ausgesetzt werden sollten. Deshalb hat man die Patienten präoperativ massiv abgeführt und sie postoperativ über mehrere Tage streng parenteral ernährt. Zudem hatten sie eine Magensonde, die den Magensaft nach außen ableiten sollte, um den Magen-Darm-Trakt nicht zu belasten. Heutzutage weiß man, dass es anders gelagerte **begünstigende Faktoren** für das Auftreten von Anastomoseninsuffizienzen gibt, wie:

- schlechte Nahttechnik (stark angezogene Nähte → Wandnekrosen)
- entzündliche Prozesse in der Umgebung der Anastomose
- massive Volumengabe intraoperativ (→ postoperative Ödemrückbildung → Anastomoseninsuffizienz)
- Durchblutungsstörungen
- Darmparalyse

Eine **frühe orale Ernährung** scheint für die Heilung der Anastomose eher förderlich zu sein. Darum beginnt man schon am OP-Tag mit oraler Flüssigkeitszufuhr (gesüßter Tee). Die enterale Nahrungsaufnahme regt die Peristaltik an. Properistaltisch wirkt auch ein **thorakaler Periduralkatheter**. Durch den Periduralkatheter kommt es zudem zu einer Perfusionssteigerung im Truncus coeliacus, was die Heilung ebenfalls günstig beeinflusst. Das parenterale **peri- und intraoperative Volumenmanagement** sollte **restriktiv** gehandhabt werden.

FRAGE

Neben Karzinomen gibt es im Kolon auch gutartige Tumoren: **Polypen**. Welche **Typen** kennen Sie und wie sieht es mit dem **Entartungsrisiko** aus?

Antwort Bei Polypen im Dickdarm handelt es sich um Schleimhautveränderungen, die breitbasig im Sinne eines villösen Adenoms, gestielt im Sinne eines tubulären Adenoms oder als Mischform (tubulo-villös), auftreten. Das **tubuläre** Adenom hat je nach Größe ein Entartungsrisiko von **5–10 %**. Der breitbasig **villöse** Polyp entartet in ca. **15–30 %**, **Mischformen** in etwa **25 %**. Polypen sollten wegen ihrer unklaren Dignität und des Entartungsrisikos endoskopisch vollständig entfernt und histologisch untersucht werden. Villöse Adenome oder Mischformen werden wie ein Malignom mit Sicherheitsabstand im gesunden Gewebe entfernt.

FRAGE

Was versteht man unter einer **Adenomatosis coli**?

Antwort Eine Adenomatosis coli ist eine autosomal vererbte Krankheit des Kolons. Nur selten treten nichtfamiliäre Adenomatosen auf. Das für die Krankheit verantwortliche mutierte Gen (Familial Adenomatous Polyposis Gen) wirkt unmutiert als Tumorsuppressor-Gen. Durch die Mutation kommt es zu einer Proliferation von Stammzellen, was zur Ausbildung multipler Adenome (> 100, im Durchschnitt 1000) im Kolon führt. Es handelt sich dabei meist um tubuläre, seltener um villöse Polypen. Die familiäre Adenomatosis coli ist eine obligate Präkanzerose mit einer **100-prozentigen Entartungsrate innerhalb von 30 Jahren nach Erstdiagnose**. Die Therapie besteht in einer Proktokolektomie mit einer Ileum-Pouch-Anastomose. Die Adenomatosis coli kann zudem mit extrakolorektalen Veränderungen einhergehen wie Tumoren (Adenome, Polypen, Karzinome) im Magen, Duodenum, Dünndarm, Bindegewebe und Skelett.

FRAGE

Sie haben auf unserem OP-Plan sicher schon einmal die Abkürzung **„TEM"** gelesen? Um welche OP handelt es sich?

Antwort „TEM“ ist die Abkürzung für **transanale endoskopische Mikrochirurgie**. Bei diesem OP-Verfahren können im Kolon oder Rektum lokalisierte Polypen und Adenome und – unter bestimmten Umständen – kleinere maligne Tumoren (T1G1–G2N0) lokal entfernt werden. Bei malignen Tumoren muss ein Sicherheitsabstand von mindestens 15 mm zum gesunden Gewebe eingehalten werden.

FRAGE

Was haben wir uns unter einer **Divertikulose** vorzustellen?

Antwort Ausstülpungen im Bereich eines Hohlorgans nach außen bezeichnet man als Divertikel. Wölbt sich nur die Schleimhaut durch Lücken in der Muscularis propria, handelt es sich um Pseudodivertikel. Bei Ausstülpungen der gesamten Wand spricht man von echten Divertikeln. Das Auftreten **multipler Divertikel** oder **Pseudodivertikel** im Bereich des Darms bezeichnet man als Divertikulose. Am häufigsten finden sich Divertikel im **Sigma**, gelegentlich findet man sie auch im Bereich des Zökums. Eine Divertikulose kann jahrelang asymptomatisch verlaufen, kann jedoch auch Probleme bereiten im Sinne von Stuhlunregelmäßigkeiten und Blutungen. **Komplikationen** können auftreten inform von:

- Divertikulitis
- Stenose
- Perforation
- Fistel (z. B. Blase-Darm)
- Abszess

Eine Divertikulitis kann je nach Lokalisation die Symptome einer Appendizitis, einer perforierten oder stielgedrehten Ovarialzyste oder einer Adnexitis vortäuschen.

FALLBEISPIEL

Bleiben wir bei der Divertikulose. Vor Kurzem wurde in unserer Klinik bei einem 29-jährigen Patienten mit einer Sigmadivertikulose eine laparoskopisch assistierte Sigmaresektion durchgeführt. In der ersten postoperativen Nacht klagte der Patient plötzlich über Kribbelparästhesien im Verlauf des N. ischiadicus. Gleichzeitig bemerkte er eine Fußheberparese. Die zuständige Pflegekraft stellte eine Tachykardie und einen sehr niedrigen systolischen Blutdruck fest. Der Patient hatte ein blasses Hautkolorit.

FRAGE

Jetzt dazu zwei Fragen: Was haben wir uns unter einer **laparoskopisch assistierten Sigmaresektion** vorzustellen? Und welches Problem könnte bei dem Patienten postoperativ aufgetreten sein?

Antwort Die **laparoskopisch assistierte Sigmaresektion** ist aktuell Therapie der Wahl bei der elektiven Operation einer Sigmadivertikulose oder eines Sigmakarzinoms. Elektiv bedeutet, dass sich der Patient in einem **entzündungsfreien Intervall** befindet. Präparation, Mobilisation und distales Absetzen des divertikulitisch veränderten Sigmas mitsamt seiner Gefäßversorgung erfolgt laparoskopisch. Über einen kleinen Wechselschnitt im Unterbauch wird das Präparat herausgeholt und auf die Bauchdecke verlagert. Das proximale Absatzende wird für die Anastomose vorbereitet. Die distale Anastomose erfolgt in der Regel mithilfe eines Staplers.

Bei der laparoskopischen Sigmaresektion ist das OP-Feld weniger übersichtlich als bei einer Laparotomie. Es besteht daher die Möglichkeit, dass kleinere blutende Gefäße übersehen werden. Genau dies scheint hier passiert zu sein. Der Patient befindet sich in einem **hämorrhagischen Schock**. Er ist tachykard, hypoton und besitzt ein blasses Hautkolorit. Die Kribbelparästhesien und die Parese sind vermutlich Folge eines ausgedehnten retroperitonealen Hämatoms. Eine schnelle Revision ist nötig zur Blutstillung und um bleibenden neurologischen Konsequenzen entgegenzuwirken.

TIPP

Ein sehr interessanter Fall! Ein Prüfer, der einem Prüfling solch eine komplexe Frage stellt, muss recht hohe Erwartungen an dessen Können haben und betrachtet ihn als ernst zu nehmenden Diskussionspartner.

FRAGE

Wie sieht das operative Vorgehen bei einer **Sigmaperforation** bei bekannten Sigmadivertikeln aus?

Antwort Bei Sigmaperforationen unterscheidet man zwischen **gedeckten** und **offenen Perforationen**, die je nach Größe des Defekts zu einer kotigen Peritonitis führen. Eine gedeckte Sigmaperforation verläuft meist protrahiert. Die Rupturstelle ist von Peritoneum und angrenzenden Organen bereits vor dem Durchbruch abgedeckt. Es entsteht lokal ein Abszess, der ein benachbartes Hohlorgan oder sogar die Bauchdecke penetrieren kann. Die Meinungen bezüglich des operativen Vorgehens gehen stark auseinander. In vielen Kliniken wird primär eine **Laparoskopie mit einer gezielten Spülung** durchgeführt. Danach wird der Patient antibiotisch bis zur kompletten Ausheilung des Divertikulitisschubs nachbehandelt, um dann sekundär eine elektive laparoskopische Sigmaresektion durchzuführen. Andere Kliniken bevorzugen die primäre notfallmäßige Laparotomie mit Sigmaresektion und Darmanastomose. Besteht schon eine **kotige Peritonitis**, unterscheiden sich die Vorgehensweisen weniger. Es wird eine **Sigmaresektion via Laparotomie** durchgeführt, danach das Colon descendens über einen Anus praeter abgeleitet. Das Rektum wird vernäht und verbleibt primär als blinder Stumpf (**OP nach Hartmann**). Der Anus praeter kann sekundär nach Ausheilung der Infektion zurückverlegt und die Darmenden können reanastomosiert werden. Eine Rückverlagerung des Anus praeter erfolgt in der Regel 2–3 Monate nach der ersten Operation.

8.5 Anus

FRAGE

Können Sie mir schematisch den **Analkanal skizzieren**?

Antwort Ja, natürlich (➤ Abb. 8.10).

FRAGE

Wozu dient das **Corpus cavernosum recti** und woraus wird es gebildet?

Antwort Das **Corpus cavernosum recti** und der **Plexus haemorrhoidalis** bilden zusammen ein **arteriell-venöses Geflecht**. Dieses wird gespeist aus drei (bis fünf) Hämorrhoidalgefäßen (in 3, 7 und 11 Uhr Steinschnittlage), Äste der **A. rectalis superior**. Das Corpus cavernosum recti trägt zum **Verschluss der Analöffnung** bei. Der Abfluss erfolgt über den **Plexus sacralis** in den Pfortaderkreislauf und über die **V. iliaca interna** in die V. cava inferior.

FRAGE

Sie haben die Lokalisationsangaben in **Steinschnittlage** erwähnt, bitte erklären Sie diese näher.

Antwort Bei der Steinschnittlagerung wird der Patient auf den Rücken mit leicht nach oben gegrätschten Beinen gelagert. Die Ortsangabe wird im Uhrzeigersinn „abgelesen", wobei 12 Uhr oben, d.h. in Richtung Os pubis, und 6 Uhr unten, d.h. in Richtung Os sacrum, liegt. Dies ermöglicht eine allgemein verständliche Ortsangabe von Prozessen im Bereich des Anus.

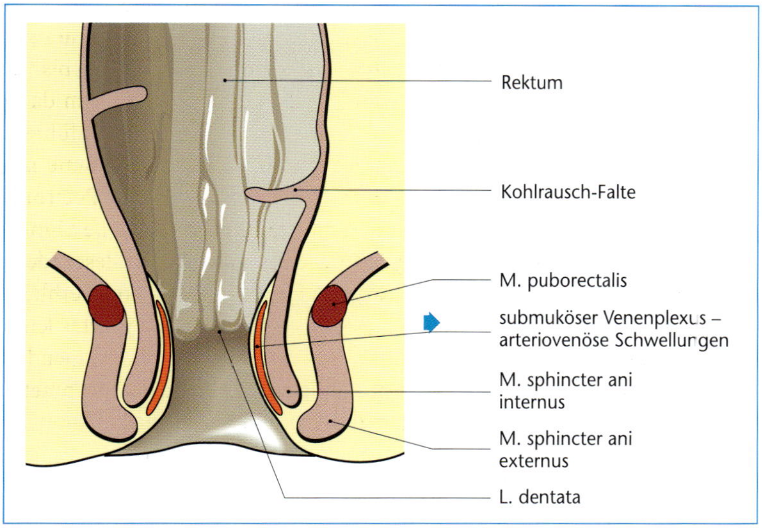

Abb. 8.10 Anatomie des Analkanals [L234]

MERKE Bei der Steinschnittlage muss besonderen Wert auf die Lagerung der Beine gelegt werden. Die Unterschenkel müssen vor allem lateral gut gepolstert werden, um den N. peroneus, der subkutan hinter dem Fibulaköpfchen liegt, nicht zu gefährden.

FRAGE

Was können Sie mir zum Thema **Hämorrhoiden** erzählen?

Antwort Hämorrhoiden sind **Hyperplasien des Corpus cavernosum recti**. Früher wurden sie als **„innere Hämorrhoiden"** bezeichnet. Meist sind sie an den Eintrittsstellen der Gefäßäste der A. rectalis superior im Bereich der **Linea dentata** lokalisiert. Man findet sie dementsprechend bevorzugt bei 3, 7 und 11 Uhr in Steinschnittlage.

Etwa 70 % aller Erwachsenen besitzen proktoskopisch nachweisbare, oft asymptomatische Hämorrhoiden. Prädisponierende Faktoren sind:

- chronische Obstipation, sitzende Tätigkeit
- Bindegewebsschwäche, Schwangerschaft
- erhöhter Sphinktertonus

Klinisch stehen Symptome wie **Blutungen**, **Juckreiz**, **Brennen**, **Nässen**, **schleimige Sekretion** und **Fremdkörpergefühl** im Vordergrund. Man unterscheidet je nach Ausmaß des Hämorrhoidalleidens und der klinischen Symptome verschiedene Stadien (➤ Tab. 8.9).

Tab. 8.9 Stadieneinteilung des Hämorrhoidalleidens

Stadium	Definition	Symptome
I	oberhalb der Linea dentata, von außen auch beim Pressen nicht sichtbar, reversibel	peranale Blutungen, selten Pruritus
II	Prolaps während des Pressakts, reponieren spontan, beginnende fibrotische Umbauprozesse	selten Blutungen, Brennen, Nässen
III	Prolaps nach Bauchpresse und Defäkation, manuelle Reposition noch möglich, Fibrose	Pruritus, Brennen
IV	kompletter Analprolaps, keine manuelle Reposition möglich	starke Schmerzen, Ulzeration

FRAGE

Früher sprach man von „inneren Hämorrhoiden". Was verstand man denn unter **„äußeren Hämorrhoiden"**?

Antwort **Perianalvenenthrombosen** wurden als „äußere Hämorrhoiden" bezeichnet, da sie von außen sichtbar sind. Sie treten, wie auch Hämorrhoiden, als Folge von **Stuhlentleerungsproblemen** oder **postpartal** auf. Es handelt sich jedoch um eine (meist mehrkammerige) **Thrombose** im **perianalen Gefäßgeflecht** durch die **Ruptur subkutaner Venen**. Charakteristisch sind

- plötzlich auftretende, stechende Schmerzen im Analbereich

- gelegentlich ein harter Knoten am äußeren Analrand
- starke Schmerzen vor allem bei der Defäkation

Ältere Perianalvenenthrombosen (> 1–2 Wochen) werden konservativ mit **Salben, Suppositorien** und Analgetika behandelt. Stuhlregulierende Maßnahmen unterstützen die Heilung. Eine **operative Therapie** ist indiziert bei frischen Befunden. Die Haut wird exzidiert und die frische, noch unorganisierte Thrombose entleert. Als Folge unbehandelter Perianalvenenthrombosen kommt es zu **Marisken** (hypertrophe, durch Überdehnung der Analhaut entstandene Hautfalten).

MERKE

Früher wurden Perianalvenenthrombosen als „äußere Hämorrhoiden" bezeichnet.

FALLBEISPIEL

Ein 34-jähriger Patient klagt seit einiger Zeit über starke brennende Schmerzen am Anus bevorzugt vor und nach der Defäkation. Er leidet chronisch unter Obstipation. Nach dem Stuhlgang treten seit 3 Wochen leichte peranale Blutungen auf.

FRAGE

An was denken Sie bei dieser Anamnese?

Antwort Die Symptomatik des Patienten spricht für einen pathologischen Prozess im Bereich des Analkanals. Ich denke da in erster Linie an eine **Perianalvenenthrombose**, einen **Perianalabszess** oder eine **Analfissur**. Der längere Krankheitsverlauf spricht am ehesten für das Vorliegen einer Analfissur. Differenzialdiagnostisch muss ein **Analkarzinom** ausgeschlossen werden.

FRAGE

Wie **behandeln** Sie den Patienten?

Antwort Konservative Behandlungsmethoden wie **anästhesierende Salben**, **Sitzbäder** und **Stuhlregulation** führen oft nur zu kurzfristigen Erfolgen. Eine **manuelle Sphinkterdehnung**, evtl. auch eine **laterale Sphinkterotomie** führen zu einer Reduktion des Sphinktertonus. Dies kann bei einer akuten Analfissur eine suffiziente Therapie sein, nicht aber bei Perianalvenenthrombosen oder -abszessen. Hier bedarf es einer operativen Sanierung. Der Befund wird komplett exzidiert. Die Wunde wird je nach Defekt und Entzündungszeichen primär vernäht oder einer offenen Wundbehandlung zugeführt. Chronische Analfissuren werden aufgrund ihrer Neigung zu Rezidiven ebenfalls exzidiert.

PLUS

Zum Ausschluss eines Karzinoms sollte eine histologische Untersuchung des entnommenen Gewebes erfolgen.

8.6 Leber

FRAGE

Wie schwer ist eine menschliche Leber und aus wie vielen **Segmenten** setzt sie sich zusammen?

Antwort Eine gesunde Leber wiegt ungefähr **1,5 kg**. Im Lig. hepatoduodenale ziehen V. portae, die A. hepatica und der Ductus hepaticus in die Leber. Die Pfortader zweigt sich, begleitet von der A. hepatica und dem Ductus hepaticus, im Leberhilus auf und teilt die Leber in zwei funktionell unabhängige Leberhälften **(Lobus dexter und sinister)**. Bei Ligatur einer der beiden Seitenäste ergibt sich eine ischämische Demarkationslinie zwischen V. cava inferior und Gallenblase. Intrahepatisch werden rechter und linker Leberlappen in Segmente unterteilt, wobei jedes Segment von einem Ast der V. portae, der A. hepatica und einem Gallengang versorgt wird. Entsprechend den extra- und intrahepatischen Aufzweigungen der Pfortader ergeben sich somit **acht Segmente** (nach Couinaud, ➤ Abb. 8.11). Die einzelnen Äste der A. hepatica propria, Pfortader und Gallengang bilden die Glisson-Trias.

MERKE 25 % des Bluts kommt über die A. hepatica communis (Ast des Truncus coeliacus) zur Leber (sauerstoffreich, nährstoffarm). 75 % des Bluts gelangt über die V. portae zur Leber (sauerstoffarm, nährstoffreich).

FRAGE
Im Zusammenhang mit der Leber erzählt man sich erstaunliche Sachen. Entfernt man ein Stück der Leber, so soll es angeblich „nachwachsen". Kann man das glauben?

PLUS
Bereits in der griechischen Sage von Prometheus wird die Regenerationsfähigkeit der Leber erwähnt: Zur Strafe, dass er den Menschen das Feuer gab, wurde er an einen Stein gekettet, und täglich fraß ein Adler die immer wieder nachwachsende Leber.

Antwort Die Leber ist ein erstaunliches Organ. **60–80 % Lebergewebeverlust** können funktionell **ausgeglichen** werden, wenn das Restgewebe gut durchblutet und in gutem Zustand ist (funktioniert nicht bei Leberzirrhose!). Nach 1 Jahr erreicht die Restleber wieder bis zu **75 %** ihres **Ausgangsvolumens**. Dieses erstaunliche Phänomen begünstigt den Einsatz der Leber als Lebendspendeorgan.

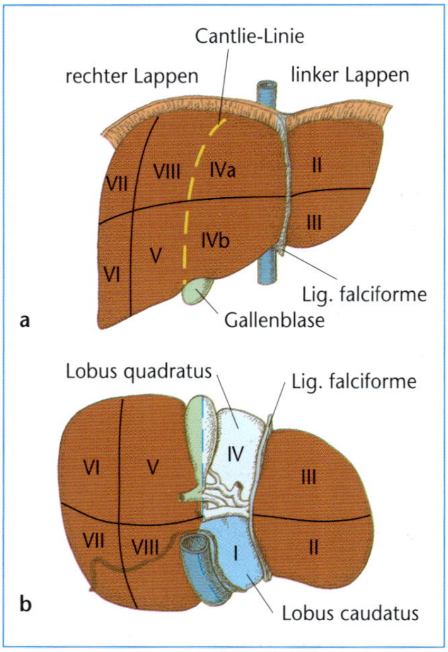

Abb. 8.11 Lebersegmente nach Couinaud [L234]
a) Ansicht von ventral
b) Ansicht von kaudal

FRAGE
Was versteht man unter einem **Pringle-Manöver**?

Antwort Das Pringle-Manöver nutzt man während **operativer Eingriffe an der Leber** (z. B. bei Leberteilresektionen). Dabei wird das **Lig. hepatoduodenale** mit V. portae und A. hepatica und Ductus hepaticus mit einer Gefäßklemme abgeklemmt, um den Blutverlust bei Operationen an dem stark durchbluteten Organ zu reduzieren. Der Ductus choledochus, der ebenfalls im Ligament verläuft, wird nach Möglichkeit nicht mit abgeklemmt. Abklemmzeiten bis zu **60 Minuten** werden in der Regel gut verkraftet. Man kann eine Präkonditionierung durchführen, indem man die Gefäße vor dem endgültigen Abklemmen 2- bis 3-mal für ca. 10 Minuten abklemmt. So kann die Ischämietoleranzzeit erhöht werden.

FALLBEISPIEL
Ein 43-jähriger Patient stellt sich bei Ihnen vor mit chronischen Schmerzen im rechten Oberbauch. Sie machen einen Ultraschall des Abdomens und entdecken im Bereich des rechten Leberlappens eine homogene, hypodense und glatt begrenzte Verdichtung. Der Patient berichtet Ihnen, er habe sich bis vor 4 Wochen für eine längere Zeit in China aufgehalten. Dort habe er einen grippalen Infekt mit hohem Fieber und Oberbauchschmerzen durchgemacht. Nach der Einnahme eines Antibiotikums hätten sich die Symptome aber rasch gebessert.

FRAGE
An was denken Sie bei dieser Anamnese?

Antwort Auslandsaufenthalt, Verlauf und Therapie des **unklaren Infekts** sowie der sonografische Leberbefund lassen an ein infektiöses Geschehen im Bereich der Leber denken. Die glatte Begrenzung der intrahepatischen Raumforderung könnte auf einen **Abszess** oder eine **Zyste** hinweisen. Eintrittspforte des Erregers können die Gallenwege oder (Rarität!) perforierende Verletzungen der Leber sein. Auch ein Einschwemmen der Erreger über die Pfortader ist möglich. Im geschilderten Fall scheint es sich um eine endogene Infektion zu handeln, da die Anamnese keinen Anhalt für eine äußere Verletzung gibt. Als Erreger kommen verschiedene **Bakterien**, aber auch Parasiten wie **Amöben** oder **Echinokokken** infrage.

TIPP
Bei jeder Erkrankung nach einem Auslandsaufenthalt in exotischen Ländern sollte man an infektiöse Ursachen einer Erkrankung denken.

FRAGE
Sie erwähnten den **Echinokokkus**. Was können Sie mir von diesem Krankheitsbild erzählen?

Antwort Man unterscheidet zwei Echinokokkusarten, **Echinococcus multilocularis** (Fuchsbandwurm) und **Echinococcus granulosus** (Hundebandwurm). Im Finnenstadium entwickeln sich **Hydatiden** zu 98 % unilokulär in der **Leber**. Sekundär kann eine **„Metastasierung"** in andere Organe wie Lunge, Niere und ZNS erfolgen. Das Parasitengewebe wächst infiltrativ und tumorähnlich in das Wirtsgewebe ein und verdrängt Organstrukturen

PLUS
Hydatiden des Fuchsbandwurms besitzen keine Kapsel und sind feinblasig, während Zysten des Hundebandwurms gekapselt, größer und meist septiert sind.

wie Gallengänge und Lebervenen, was zu schweren Komplikationen wie **Cholangitis**, **Leberabszessen**, **Ösophagusvarizen** und **-blutungen** bei **portaler Hypertension** führen kann.

Beim Hundebandwurm kann eine Therapie mit einem Benzomidazolen (Mebendazol, Albendazol) zu einem kompletten Abtöten der Erreger führen. Eine operative Intervention ist selten erforderlich. Bei einer Infektion mit Echinococcus multilocularis ist die Erkrankung häufig schon weit fortgeschritten, sodass man die Finnen des Fuchsbandwurms nicht **radikal** genug entfernen kann. Die Patienten müssen oft eine lebenslange Antibiose mit einem Benzomidazolen (Mebendazol, Albendazol) in Kauf nehmen, um ein weiteres Wachstum der Zysten und eine Ausbreitung des Erregers in andere Organe zu verhindern. Kann man den Patient operieren, muss eine intraoperative Erregeraussaat unbedingt vermieden werden. Ansonsten kann es zum Befall weiterer Organsysteme und zu schweren allergischen Reaktionen kommen. Perioperativ erhält der Patient über 2 Jahre ein Benzomidazolen (Mebendazol, Albendazol). Oft wird die Erkrankung erst nach einer Inkubationszeit von 5–15 Jahren klinisch manifest und äußert sich durch unspezifische Symptome wie **Oberbauchschmerzen** und **Ikterus**. Als serologische diagnostische Methoden finden **IHA** (indirekter Hämagglutinationstest), **ELISA** (Enzyme-linked Immunosorbent Assay), **IFT** (Immunfluoreszenz-Test) und **Western-Blot** zum Nachweis von Antikörpern Verwendung.

FRAGE

Kennen Sie Faktoren, die das Auftreten eines **hepatozellulären Karzinoms** begünstigen?

PLUS

Das Röntgenkontrastmittel Thorotrast® wurde vor vielen Jahren wegen eines erhöhten postexpositionellen Auftretens von Leberzellkarzinomen vom Markt genommen.

Antwort Es existieren folgende **Risikofaktoren** für das hepatozelluläre Karzinom:

- **Leberzirrhose**, z. B. durch Alkoholabusus oder durch chronische Verläufe einer Hepatitis B oder C (v. a. bei perinataler Infektion)
- **Aflatoxine** (u. a. Schimmelpilzgifte)
- **Chemikalien** (z. B. Arsen, Benzpyren, Aminobiphenyl)
- **Medikamente** (z. B. Anabolika)
- **Hämochromatose**
- **Alpha-1-Antitrypsin-Mangel**

FRAGE

Ovulationshemmer werden ebenfalls mit der Entstehung hepatozellulärer Karzinome in Verbindung gebracht. Können Sie dazu etwas sagen?

Antwort Unter der Einnahme von Kontrazeptiva wurden gehäuft **Adenome** oder **fokal-noduläre Hyperplasien** der Leber beobachtet. **Adenome** können gelegentlich **maligne** entarten. Kommt es unter der Einnahme von Kontrazeptiva zu einem Adenom in der Leber, so sollten sie abgesetzt werden. Bleibt eine Rückbildung des Tumors aus, müssen regelmäßige sonografische Kontrollen des Befunds erfolgen. Vergrößert sich der Befund, sollte die Raumforderung gegebenenfalls **operativ** entfernt werden. Sowohl Adenome als auch fokal-noduläre Hyperplasien nehmen ihren Ursprung von den Hepatozyten. Ihre Rezidivrate ist hoch. Eine erhöhte Inzidenz des hepatozellulären Karzinoms unter der Einnahme von Kontrazeptiva wird nicht beschrieben.

FRAGE

Kommen wir doch einmal zu den malignen Lebertumoren. Welche Arten von **malignen Lebertumoren** sind Ihnen geläufig und wie sehen die **Metastasierungswege** aus?

Antwort Primäre maligne Tumoren der Leber nehmen in der Leber selbst ihren Ursprung. Sie werden in verschiedene Typen unterteilt:

- hepatozelluläres Karzinom (ca. 90 %)
- intrahepatisches Cholangiokarzinom (ca. 5 %)
- Zystadenokarzinom der Gallengänge
- kombiniertes hepatozelluläres und Cholangiokarzinom (1 %)
- Hepatoblastom (0,5 %)
- undifferenziertes Karzinom
- Sarkom

Die Ausbreitung des Leberkarzinoms erfolgt überwiegend **hämatogen**, selten lymphogen. Hierbei sind die **peripankreatischen**, **perigastrischen** und **paraaortalen Lymphknoten** bzw. die Lymphknoten im **Leberhilus** und im **Lig. hepatoduodenale** etwa in gleicher Häufigkeit befallen. Charakteristische extrahepatische Metastasenlokalisationen sind **Lunge** (30–50 %), **Zwerchfell** (10 bis 5 %), **Skelett** (5–20 %) sowie **Nebenniere**, **ZNS** und **Peritoneum** (je 5–10 %). Etwa 60 % der hepatozellulären Karzinome weisen bei Diagnosestellung bereits Metastasen auf.

MERKE

90 % aller Tumoren in der Leber sind Metastasen anderer Tumoren, v. a. des Kolon- und Rektumkarzinoms (90 % aller hepatogenen Metastasen).

FRAGE

Welche **Untersuchungsmethoden** stehen Ihnen diagnostisch zur Verfügung?

Antwort Anamnese und klinische Untersuchung sind oft erst in fortgeschrittenem Krankheitsstadium auffällig. Einfach und schnell durchführbar ist eine Sonografie des Abdomens. Besondere Bedeutung bei der Diagnostik des hepatozellulären Karzinoms hat mittlerweile die **MRT** nach intravenöser Gabe eines leberspezifischen Kontrastmittels (Endorem®) erlangt. Da dieses nur von den Kupffer-Sternzellen des normalen Lebergewebes aufgenommen wird, ist die Kontrastmittel-MRT im Vergleich zum CT sensitiver in der Diagnostik von Lebertumoren. Die Sensitivität wird mittlerweile mit der **CT-Arteriografie** gleichgesetzt. Die Beurteilung von Gefäßinvasion oder -okklusion ist meist mittels CT und MRT möglich, sodass die Indikation zur Angiografie der Oberbauchgefäße inklusive der Splenoportografie Ausnahmefällen vorbehalten bleibt oder wenn die Informationen im Rahmen der Vorbereitungen einer lokalen Chemotherapie (Lebergefäßanatomie für Portimplantation) oder einer Chemoembolisation benötigt werden.

Entscheidende Bedeutung kommen der **klinischen Untersuchung**, der Bestimmung der **Leberfunktion** und ggf. der Klassifizierung der Schwere einer begleitenden **Leberzirrhose nach Child-Pugh** zu. Diese Informationen sind für die Therapieplanung (Resektabilität, Transplantation etc.) von großer Wichtigkeit, um eine Prognoseabschätzung vornehmen zu können und die funktionelle Resektabilität zu klären. Spezielle Leberfunktionstests wie der **Aminopyrin-Atemtest** oder der **Lidocain-Test** (MEGX) liefern zusätzliche Informationen.

FALLBEISPIEL

Ein 72-jähriger Patient mit einem durch Probeexzisionen gesicherten primären Leberzellkarzinom wird stationär aufgenommen. Im CT-Abdomen erkennen Sie eine diffuse Durchsetzung beider Leberlappen mit großen hyperdensen Strukturen. Die Lymphknoten im Leberhilus sind vergrößert.

FRAGE

In welchem **Tumorstadium** befindet sich der Patient?

PLUS

Karnofsky-Index (= AZ): Grad 0: keine Einschränkung; Grad 1: leichte Arbeit; Grad 2: keine Arbeit möglich, versorgt sich selbst; Grad 3: > 50 % am Tag sitzend/liegend; Grad 4: bettlägerig

Antwort Der Patient befindet sich im Stadium **T3N1**. Die **TNM-Klassifikation** bezieht sich nur auf primäre hepatozelluläre und Cholangiokarzinome. Neben der **Größe** des Primärtumors werden die **Lokalisation** bezüglich der Leberlappen und die **Gefäßinvasion** berücksichtigt (➤ Tab. 8.10). Von der WHO wird ein dreistufiges Grading-System empfohlen (hoch differenziert, mäßig differenziert, gering differenziert). Da die meisten Patienten mit einem hepatozellulären Karzinom zusätzlich eine Leberzirrhose haben, orientiert sich die Barcelona-Klassifikation (BCLC) zusätzlich an der Leberfunktion (➤ Tab. 8.11).

FRAGE

Welchen **Tumormarker** kontrollieren Sie, wenn Sie den Verdacht auf ein **hepatozelluläres Karzinom** haben?

PLUS

Die wichtigsten Tumormarker sollte man beherrschen. Das Alpha-Fetoprotein stellt einen wichtigen Tumormarker für hepatozelluläre Karzinome und nicht seminomatöse Keimzelltumoren (z. B. Dottersacktumore und Hodentumore) dar.

Antwort Das **Alpha-Fetoprotein** (AFP) ist der gebräuchlichste Tumormarker, der bei bis zu 70 % der hepatozellulären Karzinome erhöht ist. AFP-Werte > 50–100 ng/ml und auch niedrigere, steigende Werte sind verdächtig, Werte > 200 ng/ml sind hochverdächtig, bei positiver radiologischer Diagnostik beweisend für ein HCC. Tumormarker dienen vor allem als Verlaufs-, Kontroll- und Rezidivparameter in der Tumordiagnostik, da die Sensitivität mit 40–65 % und die Spezifität mit 75–90 % eingeschränkt ist. Ein weiterer, weniger spezifischer Tumormarker ist das **karzinoembryonale Antigen** (CEA). Es kann auch bei anderen Neoplasien des Gastrointestinaltrakts und des Bronchialsystems erhöht sein.

Tab. 8.10 TNM-Klassifikation des primären hepatozellulären Karzinoms und Cholangiokarzinoms [G336]

TNM-Klassifikation beim HCC	
Tx	Primärtumor kann nicht beurteilt werden
T0	kein Anhalt für Primärtumor
T1	solitärer Tumor ohne Gefäßinvasion
T2	solitärer Tumor mit Gefäßinvasion oder multiple Tumoren ≤ 5 cm, begrenzt auf einen Leberlappen
T3	a. multiple Tumoren > 5 cm b. multiple Tumoren > 5 cm mit Befall eines größeren Asts der V. portae oder Vv. hepaticae, beide Leberlappen betroffen
T4	Tumoren mit Invasion in Nachbarorgane (nicht der Gallenblase) oder Perforation des viszeralen Peritoneums, beide Leberlappen betroffen
N1	regionäre Lymphknotenmetastasen
M1	Fernmetastasen oder entfernte Lymphknotenmetastasen

Tab. 8.11 Barcelona-Klassifikation

Stadium	AZ (WHO)	Tumor	Leberfunktion
A1–A2	0	solitär < 5 cm	Child A, normales Bilirubin ± portale Hypertension
A3	0	solitär < 5 cm	Child A, Bilirubin erhöht
A4	0	≤ 3 Herde < 3 cm	Child A–B
B	0	groß, multilokulär	Child A–B
C	1–2	Gefäßeinbruch oder extrahepatisch	Child A–B
D	3–4	jeder	Child C

FRAGE

Erzählen Sie mir etwas über die **Therapie** eines **Leberkarzinoms**!

Antwort Nur etwa 5–15 % aller hepatozellulären Karzinome sind kurativ operabel, da sie aufgrund ihrer im Frühstadium geringen Klinik oft erst spät diagnostiziert werden. Primär einer Operation zugänglich sind Tumoren in den Stadien T1 und T2, bei denen die Tumoren auf einen Leberlappen begrenzt sind. Es kommen folgende Resektionsverfahren zum Einsatz:

- Die **periphere Resektion** ist nur bei sehr peripher gelegenen Tumoren indiziert, eher bei solitären Metastasen. Der Tumor wird mit einem Mindestabstand von 1 cm zum gesunden Gewebe reseziert.
- Bei der **Segmentresektion** wird der Tumor mitsamt seinem Lebersegment komplett entfernt. Dadurch ist der Sicherheitsabstand zum Gesunden sicher gewährleistet.
- Bei der **Hemihepatektomie** liegt die Resektionsgrenze im Bereich der V.-cava-Gallenblasen-Linie (Cantlie-Linie).

- Bei der **erweiterten Hemihepatektomie** orientiert man sich am Lig. falciforme. Stehen bleiben nur noch die Segmente II und III (nur bei ansonsten gesunder Leber möglich).
- Bei der **Mesohepatektomie** werden die mittleren Lebersegmente (IV, V und VIII) reseziert. Dies ist eine sehr aufwendige Operation, die statt einer erweiterten Hemihepatektomie durchgeführt wird, wenn zu wenig Restgewebe übrig bleiben würde.

Nicht operable hepatozelluläre Karzinome führt man einer **RFA (Radiofrequenzablation)** zu. Eine RFA kann auch durchgeführt werden, um eine Wartezeit bis zur Transplantation zu überbrücken. Ein rein palliatives Verfahren ist die **transarterielle Chemoembolisation**, die die Überlebenszeit verlängern kann. Alternativ ist auch eine **selektive intraarterielle Radiotherapie (SIRT)** möglich. Die Wirksamkeit dieser Therapie ist bisher nicht ausreichend gesichert. Eine systemische Chemotherapie ist wenig wirksam. Einzig ein Proteinkinaseinhibitor namens Sorafenib scheint die Überlebenszeit positiv zu beeinflussen. Etwa ⅓ der hepatozellulären Karzinome exprimieren Östrogenrezeptoren. Der Einsatz von Megestrol wird daher noch diskutiert. Eine lokale **Radiatio** kann allenfalls zu einer Reduktion des Leberkapselspannungsschmerzes beitragen.

FRAGE

Vorsicht, jetzt stelle ich eine kleine Fangfrage. Lassen Sie sich nicht aus dem Konzept bringen. Welches sind die **in Europa** am **häufigsten** auftretenden **Lebertumoren**?

TIPP

Die Frage ist keine bösartige Fangfrage. Eher die Absicht, die Prüfsituation etwas aufzulockern!

Antwort **90 %** aller Lebertumoren in Europa sind **Metastasen** anderer Tumoren, insbesondere des **Gastrointestinaltrakts (90 % aller Lebermetastasen)**. Die Leber stellt das häufigste Metastasenorgan überhaupt dar, lässt man die Lymphknoten außer Acht.

FRAGE

Welche **Umgehungskreisläufe bei portaler Hypertension** sind Ihnen bekannt?

Antwort Durch eine Druckerhöhung in der V. portae entsteht ein venöser Rückstau in den zuführenden Gefäßen. Es bilden sich Kollateralkreisläufe, die den Blutabfluss proximal der Pfortader gewährleisten. Man nennt diese Verbindungen **portokavale Anastomosen**:

- Die V. gastrica sinistra und die V. coronaria ventriculi suchen sich ihren Abfluss über die **Vv. oesophageae**, von dort in die V. azygos und V. hemiazygos. Von dort gelangt das Blut in die V. cava superior. Dies führt zu **Ösophagusvarizen**.
- Die **obliterierte Nabelvene** wird reperfundiert und es entsteht ein sichtbares Venengeflecht am Bauch, das man **Caput medusae** nennt. Das Blut aus diesem Venengeflecht fließt von dort in die Vv. epigastrica superior und inferior. Von der V. epigastrica superior gelangt es via V. thoracica interna und via V. brachiocephalica in die V. cava superior. Der Abfluss der V. epigastrica inferior verläuft über die V. iliaca externa in die V. cava inferior.

- Der erhöhte Druck in der V. mesenterica inferior führt zu einer Zunahme des Drucks auch im **Plexus rectalis**, der dann via V. iliaca interna in die V. cava inferior abgeleitet wird. Es entstehen sichtbare Gefäßausbuchtungen im Bereich des Analkanals.
- Ein Stau des Bluts in der Milzvene bewirkt eine Druckzunahme in den **Vv. gastricae breves.** Es entstehen **Magenfundusvarizen.**
- Gestautes Blut gelangt auch über die Vv. mesentericae via V. colica sinistra und **V. testicularis/ovarica sinistra** in die V. renalis sinistra und von dort in die V. cava inferior. Bei Männern kann so eine **Varikozele** entstehen. Ein Teil des Bluts aus den Vv. mesentericae gelangt über die **Vv. lumbales ascendentes** in die V. azygos/hemiazygos und von dort in die V. cava superior.

MERKE

Hämorrhoiden werden im Gegensatz zu den venösen rektalen Geflechten, die bei einem portalen Hochdruck enstehen, von Arterien gebildet.

FRAGE

Ab welchen Druckwerten in der V. portae spricht man von **portaler Hypertension**? Wie kommt es zum **Pfortaderhochdruck**?

Antwort Der physiologische Druck in der Pfortader liegt normalerweise **zwischen 7 und 12 mmHg**. Er ist von der Körperlage, der Atmung und dem intraabdominellen Druck abhängig. Entscheidender für die Diagnose eines portalen Hochdrucks ist der **Druckgradient zwischen V. portae und V. cava inferior**, der beim Gesunden **zwischen 3 und 6 mmHg** liegt. Die Ursache eines portalen Hochdrucks ist meist eine Widerstandserhöhung, seltener eine Zunahme des Blutflusses oder eine Kombination von beidem. Als Ursachen der Widerstandserhöhung finden sich prähepatische, intrahepatische und posthepatische Ursachen.

- **Prähepatisch** kommen Pfortader- oder Milzvenenthrombosen (Thrombose oder septischer Verschluss) und vor allem eine Kompression der Pfortader, z. B. durch Neoplasien (v. a. Pankreaskarzinom), infrage. Postnatal eingelegte Nabelschnurkatheter können in seltenen Fällen ebenfalls eine Thrombose verursachen. Ist die Leberfunktion intakt, besteht in der Regel kein Aszites. Eine sehr seltene Veränderung ist eine arterioportale Fistel.
- Bei den **intrahepatischen** Ursachen unterscheidet man **präsinusoidale, sinusoidale und postsinusoidale** Veränderungen der Leber, z. B. im Rahmen einer Leberzirrhose, einer Fibrose oder neoplastischer Erkrankungen.
- Einen **posthepatischen** Block verursachen Abflussstörungen der Lebervenen, z. B. im Rahmen einer **Rechtsherzinsuffizienz**, einer Trikuspidalinsuffizienz oder einer Pericarditis constrictiva. Seltenere Ursachen sind das Budd-Chiari-Syndroms, eine Lebervenen- oder Kavathrombose oder eine Kompression der Lebervene von außen (Tumor).

PLUS

Das Budd-Chiari-Syndrom ist ein Verschluss der Vv. hepaticae oder großer Venen, die in die V. hepatica münden.

FRAGE

Jetzt habe ich immer wieder das Stichwort **„Leberzirrhose"** gehört. Welche **Auswirkungen** hat denn eine Leberzirrhose auf den menschlichen Organismus?

PLUS

INR = **I**nternational **N**ormalized **R**atio (Normwert 1,0) ist heute weltweit die Norm bei der Messung der extrinsischen Gerinnungskaskade. Sie verhält sich umgekehrt proportional zum Quick.

Antwort Die Folgen einer Leberzirrhose sind vielfältig und können zu vital bedrohlichen Komplikationen führen, wie z. B.:

- **portale Hypertension**: Es entstehen Ösophagus- und Magenfundusvarizen, aus denen es massiv bluten kann bis zum schweren hämorrhagischen Schock.
- **Splenomegalie**: Diese kann komplizierend einen Hypersplenismus (Zunahme der funktionellen Kapazität der Milz) auslösen, wodurch es zu einem beschleunigten Abbau von Blutzellen in der Milz kommt. Die Folgen sind Anämie, Leukozytopenie und Thrombozytopenie (Panzytopenie).
- **Ausfall der hepatischen Syntheseleistungen** und der **Entgiftungsfunktion**
- **verminderte Proteinsynthese** in der Leber: Es entsteht eine Hypalbuminämie mit vermindertem intravasalem onkotischem Druck. Durch den verminderten onkotischen Druck kommt es zum Aszites und zu Ödemen.
- **verminderte Produktion von Glutamatdehydrogenase**: Ammoniak wird weniger oder gar nicht verstoffwechselt. Es kann zum Leberausfallskoma kommen.
- **verminderte Synthese von Gerinnungsfaktoren**: Es kommt zu Gerinnungsstörungen. Messparameter sind der Quick- oder der INR-Wert (Quick sinkt, INR steigt).

FRAGE

Sie erwähnten das **Leberausfallskoma**. Kennen Sie den Unterschied zum **Leberzerfallskoma**?

PLUS

Ein normaler Ammoniakwert schließt ein Leberausfallskoma sowie ein Leberzerfallskoma weitgehend aus.

Antwort Beiden gemeinsam ist ein Anstieg von Ammoniak im Plasma, der jedoch beim Leberausfallskoma meist deutlicher ausfällt. Unterscheiden kann man die beiden Komaformen an den Ursachen sowie am Verlauf. Das Leberausfallskoma zeichnet sich aus durch einen schleichenden Krankheitsverlauf, während es sich beim Leberzerfallskoma um eine akut auftretende, rasch fortschreitende Erkrankung handelt (➤ Tab. 8.12). Das Coma hepaticum unterteilt man in vier Stadien, die sich hauptsächlich in ihrem neurologischen Erscheinungsbild unterscheiden (➤ Tab. 8.13).

FRAGE

Was sagt Ihnen der Begriff **Child-Pugh-Klassifikation**?

PLUS

Die Funktion der Leber kann man grob am Zustand der Gerinnungswerte abschätzen. Ein Patient mit einer ausgeprägten Leberzirrhose hat einen hohen INR und eine Thrombozytopenie.

Antwort Die eigentliche Child-Klassifikation stammt aus dem Jahre 1964. Daran angelehnt hat sich die Klassifikation nach Pugh. Es handelt sich um Einteilungen zur **Beurteilung der Leberfunktion**. Die Pugh-Klassifikation ist etwas moderner, berücksichtigt jedoch nicht den Ernährungszustand des Patienten. Die Einteilungen sind prognostisch maßgebend und tragen ent-

Tab. 8.12 Coma hepaticum

Erkrankung	Ursachen	Ammoniak
Leberausfallskoma (exogenes Koma)	• dekompensierte Leberzirrhose • übermäßige Eiweißzufuhr • unkontrollierte Diuretika-Einnahme • Infektionen (v. a. unter Kortikosteroid-Einnahme) • chron. Alkoholkonsum • Z. n. Anlage eines portokavalen Shunts	stark erhöht (im Mittel 150–400 μg/dl)
Leberzerfallskoma (endogenes Koma)	• fulminant verlaufende Hepatitiden • schwere Intoxikationen (Knollenblätterpilz, Überdosis Paracetamol, Schwermetalle)	leicht bis mäßig erhöht (im Mittel 100–200 μg/dl)

Tab. 8.13 Stadien des Coma hepaticum [M985]

Stadium	Klinik
1	Euphorie, verwaschene Sprache, leichter Flapping-Tremor, Verlangsamung
2	inadäquates Verhalten, Schläfrigkeit, Flapping-Tremor, EKG-Veränderungen
3 (Stupor)	schläfrig, aber erweckbar, unzusammenhängende Sätze, Flapping-Tremor, EKG-Veränderungen
4 (Koma)	keine Reaktion auf Schmerzreize, kein Flapping-Tremor mehr, EKG-Veränderungen

Tab. 8.14 Klassifikation der Leberzirrhose nach Pugh [F766-001]

	1 Punkt	2 Punkte	3 Punkte
Bilirubin (mg/dl)	< 2	2–3	> 3
Albumin (g/dl)	> 3,5	2,8–3,5	< 2,8
Quick (%)	> 70	40–70	< 40
Aszites	keiner	gering bis mittel	deutlich bis massiv
Enzephalopathie	keine	Grad I/II	Grad III/IV
Pugh A: 5–6 Punkte; **Pugh B**: 7–9 Punkte; **Pugh C**: 10–15 Punkte			

Tab. 8.15 Child-Klassifikation (1964) [G350]

Child A	Bilirubin < 2 mg/dl, Albumin > 3,5 g/dl, kein Aszites, keine neurologischen Symptome, guter Ernährungszustand
Child B	Bilirubin 2–3 mg/dl, Albumin 3–3,5 g/dl, medikamentös zu vermindernder Aszites, geringe Neurologie, guter Ernährungszustand
Child C	Bilirubin > 3 mg/dl, Albumin < 3 g/dl, therapieresistenter Aszites, schwere neurologische Symptome bis zum Koma, schlechter Ernährungszustand

scheidend bei zur Lösung der Frage, ob z. B. ein Patient mit einem Lebertumor operabel ist (➤ Tab. 8.14, ➤ Tab. 8.15).

FRAGE

Wie können Sie den **Druck im Pfortadersystem senken**?

Antwort Primär wird eine **kausale** Therapie angestrebt. Ist eine kausale Therapie nicht möglich, wie z. B. beim intrahepatischen Block, wird eine medikamentöse, symptomatische und/oder operative Therapie eingeleitet. Die symptomatische Therapie beschränkt sich auf das Unterbinden von Noxen, Diätberatung, ggf. Aszitespunktionen und evtl. eine Sklerosierung von Varizen. Nichtselektive Betablocker können bis zu einem gewissen Maß den portalen Druck reduzieren. Gelegentlich kommen auch additiv Nitrate zum Einsatz.

Durch die **Lebertransplantation** ist die Indikation zu Shuntoperationen sehr selten geworden. Eine Alternative zu den portosystemischen Shunts stellt der **transjuguläre intrahepatische portosystemische Stent** (TIPS) dar. Hier wird unter radiologischer Kontrolle eine Metallgitterendoprothese auf perkutanem, transjugulärem Weg in die Leber eingebracht. Der Stent wird zwischen Leber- und Pfortadersystem platziert. Das Verfahren spielt vor allem eine Rolle während der Wartezeit auf eine Lebertransplantation und als letzte Option bei einer therapieresistenten Ösophagusvarizenblutung. Als Therapieoption letzter Wahl stehen chirurgische Verfahren wie ein **portokavaler Shunt** (Eck-Fistel), ein **mesenterikokavaler Shunt** (nach Drapanas), ein **proximal splenorenaler Shunt** (nach Linton) oder ein **distal splenorenaler Shunt** (nach Warren) zur Verfügung.

MERKE Eine portokavale Anastomose kann nur bei kooperativen Patienten durchgeführt werden, die bereit sind, eine eiweißarme Diät einzuhalten.

FALLBEISPIEL

Ein 70-jähriger Patient mit bekannter Leberzirrhose fängt zu Hause plötzlich an, Blut zu spucken. Seine Ehefrau tut das einzig Richtige und ruft den Notarzt, der den Patienten sofort in die Klinik bringt.

FRAGE

Meine Frage jetzt an Sie: Was hat der Patient und wie können Sie ihm helfen?

PLUS

Zur **Prophylaxe von Ösophagusvarizenblutungen** werden **nichtselektive Betablocker** verabreicht. Bei einer Medikamentenunverträglichkeit kann man eine endoskopische Gummibandligatur der Ösophagusvarizen vornehmen.

Antwort Die Anamnese spricht für eine **Ösophagus**- oder **Magenfundusvarizenblutung**. Sie ist vital bedrohlich und bedarf daher einer zügigen Intervention. Es müssen großlumige Zugänge zur großzügigen Volumensubstitution gelegt werden. Medikamentös kann der Druck im Pfortadersystem durch Terlipressin oder Vasopressin, evtl. auch durch Nitrate gesenkt werden. Zur Blutstillung bedient man sich primär **endoskopischer** interventioneller Verfahren. Die **Varizen** werden mithilfe von Clips **ligiert**. Gelingt dies nicht, werden die Varizen **obliteriert** mit Histoacryl. Bei Erfolglosigkeit oder bei massiver Blutung, wo eine gezielte lokale Intervention nicht möglich ist, wird eine **Ballonsonde** an den Ort der Blutung gelegt und geblockt.

Das blutende Gefäß wird somit komprimiert. Zwei verschiedene Sonden kommen zum Einsatz (> Abb. 8.12).

Die **Sengstaken-Blakemore-Sonde** wird bei isolierten Ösophagusvarizen, die **Linton-Nachlas-Sonde** bei Ösophagus- und Magenfundusvarizen eingesetzt. Nach 6–8 h wird die Sonde erstmals entblockt, bei Blutungsstillstand jedoch noch weitere 24 h zur Sicherheit vor Ort gelassen. Der Patient ist **aspirationsgefährdet** und die Sonden werden vielfach vom Patienten nicht toleriert. In solch einer Situation bedarf es einer Sedation sowie einer Intubation zu Atemwegssicherung und Aspirationsschutz. Erschwerend kommt bei der Therapie von blutenden Ösophagus- und Magenfundusvarizen hinzu, dass Patienten mit schwerer Leberzirrhose regelmäßig eine **schlechte Blutgerinnung** durch eine **Thrombozytopenie** und einen **Gerinnungsfaktormangel** haben. Gegebenenfalls sollten Gerinnungsfaktoren und Thrombozyten substituiert und ein Antifibrinolytikum (Tranexamsäure) gegeben werden.

MERKE

Geblockte Ösophagussonden dürfen maximal 12–24 h liegen bleiben: Nekrosegefahr der Schleimhaut!

FRAGE

Wie hoch ist die **Letalität** bei einer Blutung aus Ösophagusvarizen?

Antwort Etwa **20–30 %** der Patienten **versterben** an der ersten Ösophagusvarizenblutung. Dabei ist das Ausmaß der Blutung von entscheidender Bedeutung. Nach erfolgreicher Therapie kommt es in 55–65 % der Fälle zu einer Rezidivblutung, die in 25–55 % der Fälle letal verläuft.

FRAGE

Was versteht man unter einem **Budd-Chiari-Syndrom**?

Antwort Ein Budd-Chiari-Syndrom ist ein Krankheitsbild, das gekennzeichnet ist durch einen kompletten oder inkompletten Verschluss der hepatischen

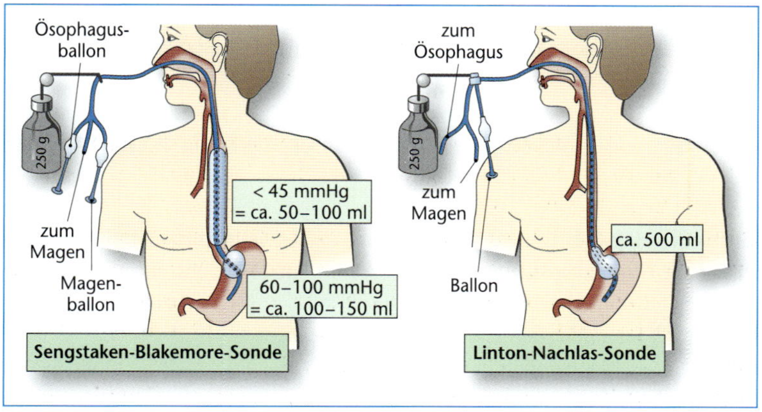

Abb. 8.12 Ösophaguskompressionssonden [L106]

Venolen und der größeren Lebervenen. Ursächlich findet sich meist eine **Thrombosierung** der Venen, seltener eine Stase durch eine Kompression von außen (z. B. durch Tumoren). Risikofaktoren sind vor allem Erkrankungen, die zu einer verstärkten Blutgerinnung (Thrombophilie) neigen, wie z. B. Faktor-V-Leiden, ein Protein-C-Mangel und ein myeloproliferatives Syndrom. Auch Pyrrolizidinalkaloide, Radiatio, Chemotherapie oder die Einnahme von pflanzlichen Alkaloiden, selten andere Substanzen wie Urethan, Thioguanin, Azathioprin und Onkotherapeutika, können Ursachen eines Budd-Chiari-Syndroms sein. Es gibt akute und chronische Verläufe. Beim akuten Verlauf kommt es innerhalb weniger Stunden zu Aszites, Ikterus, Leberzellnekrosen und einem kompletten Verschluss der großen Lebervenen. Chronische Verläufe führen unbehandelt zur portalen Hypertonie und Leberfibrose. Der Nachweis des Krankheitsbilds gelingt mittels **Duplexsonografie** und **MRT**. Im Akutfall kann eine **gezielte Lyse** erfolgreich sein, **ein transjugulärer intrahepatischer portosystemischer Shunt** kann auch noch nach Tagen zum Erfolg führen. In Ausnahmefällen kann eine **Lebertransplantation** erforderlich werden.

8.7 Gallenblase

FRAGE
Wozu dient die **Gallenblase**?

Antwort Die Gallenblase **speichert** den in der Leber produzierten **Gallensaft**. **Lebergalle** besteht aus ca. **82 % Wasser**, **12 % Gallensäuren**, **4 % Lezithin** und **Phospholipiden** sowie zu **2 % aus Bilirubin**, **Biliverdin**, **Proteinen**, **Elektrolyten** und **Cholesterin**. Durch Wasserentzug wird die Lebergalle in der Gallenblase auf 10–20 % des Ursprungsvolumens konzentriert. Der pH-Wert liegt zwischen 7,0 und 7,4. Durch Nahrungsreize werden im Duodenum Cholezystokinine freigesetzt. Diese stimulieren die Gallenblasenmuskulatur, was zu einer Kontraktion der Gallenblase mit dosierter Abgabe von Gallenflüssigkeit ins Duodenum führt. **Gallensäuren** fördern die **Fettverdauung** durch Emulsion und Lipidmizellenbildung und werden zu **95 %** wieder **intestinal resorbiert** (enterohepatischer Kreislauf).

FRAGE
Was stellt die häufigste **Indikation** für eine **Cholezystektomie** dar?

Antwort Die häufigste Ursache für eine Cholezystektomie ist die **symptomatische Cholezystolithiasis**. Gallensteine entstehen durch ein Lösungsungleichgewicht der Lebergalle.
Man findet folgende prädisponierende Faktoren:

- familiäre Disposition, Alter
- Schwangerschaft, Hormonungleichgewicht (Östrogene), Ovulationshemmer
- Hypercholesterinämie, Adipositas, Bewegungsmangel

- hämolytischer Ikterus
- Diabetes mellitus
- Morbus Crohn, chronische Obstipation, fettreiche Ernährung, Kurzdarmsyndrom, Ileostomie, Z. n. Dünndarm-Shunt-Operationen

MERKE

Die sechs häufigsten Risikofaktoren kann man sich anhand der 6 Fs gut merken: female – forty (40 Jahre) – fat – fertile – fair – flatulent dyspepsia.

FRAGE
Wie weisen Sie am einfachsten eine **Cholezystolithiasis** nach?

Antwort Anamnese und Klinik liefern oft schon klare Hinweise auf das Vorliegen einer Cholezystolithiasis. Unter den bildgebenden Verfahren ist die **Sonografie** des Abdomens Mittel der ersten Wahl. Sie bietet eine Treffsicherheit von nahezu 95 %. Bei **Choledochussteinen** kann eine **ERCP** (**e**ndoskopisch-**r**etrograde **C**holangio**p**ankreatikografie) erforderlich sein, um zur Diagnose zu gelangen. Mithilfe einer ERCP kann auch ein Choledochusstein, falls vorhanden, entfernt werden. Eine alternative Untersuchungsmethode ist die MR-Cholangiopankreatikografie **(MRCP)**, die eine radiologische Darstellung des Gallenblasen- und Pankreasgangsystems ermöglicht und vor allem beim Vorliegen einer akuten Pankreatitis zum Einsatz kommt.

TIPP
Wenn nach Untersuchungsmethoden gefragt wird, gilt immer: Die am wenigsten invasive Methode wird immer zuerst angewendet.

FRAGE
Beschreiben Sie die **Symptome** einer **akuten Cholezystitis**.

Antwort Die akute Cholezystitis ist meist Folge einer **chronischen Cholezystitis** oder eines **Zystikussteins**. Häufig sind E. coli am Entzündungsgeschehen beteiligt. Typische Symptome sind:

- kolikartige rechtsseitige Oberbauchschmerzen mit Ausstrahlung in die rechte Schulter
- hochgradige Empfindlichkeit und Abwehrspannung im rechten Oberbauch
- Übelkeit und Erbrechen
- Fieber
- Ikterus
- erschwerte Atmung

Eine **Gallenblasenperforation** führt über eine peritonitische Reizung zur raschen Verschlechterung des klinischen Bilds unter dem Aspekt eines akuten Abdomens (CRP-Anstieg, Leukozytose).

PLUS
Eine Gallensteinperforation ins Duodenum kann zur Obstruktion des terminalen Ileums und so zu einem Ileus führen. Typische radiologische Zeichen sind Luft in den Gallenwegen (Aerobilie) und evtl. Steinschatten im terminalen Ileum im Röntgen-Abdomen.

FRAGE
Welche **operativen Verfahren** zur **Cholezystektomie** kennen Sie?

PLUS
Ein bei einer ERCP nicht entfernbarer Choledochusstein muss mittels konventioneller Gallengangsrevision entfernt werden.

Antwort Seit vielen Jahren ist die **laparoskopische Cholezystektomie** die Methode der Wahl zur operativen Entfernung der Gallenblase. Mehr als **95 %**

aller Gallenblasen werden heutzutage minimalinvasiv **laparoskopisch** entfernt. Der Patient erholt sich schneller und hat deutlich weniger Schmerzen als bei der konventionellen offenen Cholezystektomie. Er kann daher auch schneller nach Hause entlassen werden, in der Regel nach 2–3 Tagen. Auch Narbenhernien und intraabdominelle Verwachsungen treten nach der laparoskopischen Cholezystektomie seltener auf. Intraoperativ kann eine Cholangiografie erforderlich werden, um zu eruieren, ob sich im Ductus choledochus Steine befinden. In einem solchen Fall muss postoperativ eine ERCP erfolgen. Intraoperative Komplikationen, z. B. Blutung, Perforation oder starke Adhäsionen können zu einem Ausweichen auf die konventionelle offene Methode zwingen. Selten erfolgt die Operation primär offen. Gründe dafür können schwere kardiopulmonale Vorerkrankungen oder das Vorliegen eines Gallenblasenkarzinoms sein.

FRAGE

Sagt Ihnen der Begriff „**NOTES**" etwas?

Antwort Der Begriff „NOTES" steht als Abkürzung für „**natural orifice transendolumenal surgery**". Dies bedeutet, dass der Chirurg natürliche Körperöffnungen nützt, um minimalinvasive Eingriffe durchzuführen. Am Verbreitetsten sind bislang **transvaginale Cholezystektomien** und **transgastrale Appendektomien**. Diese Operationen werden jedoch zurzeit nur an wenigen Kliniken durchgeführt. Abzuwarten ist, ob diese Methoden sich langfristig durchsetzen können.

FRAGE

Mit welchen Komplikationen müssen Sie rechnen, wenn Sie ein Gallensteinleiden unbehandelt lassen?

Antwort **Komplikationen einer Cholezystolithiasis** können jederzeit auftreten und sind zum Teil vital bedrohlich. Zu den Komplikationen werden gerechnet:

- Steinwanderung (→ **biliäre Pankreatitis**, **Verschlussikterus**, Ileus, **Gallengangsperforation**, biliäre Leberzirrhose)
- Penetration, **Gallenblasenperforation**
- **eitrige Cholangitis**
- Peritonitis

8.8 Pankreas

FRAGE

Man unterscheidet **Pankreaskopf-** und **Pankreasschwanzkarzinome**. Unterscheiden sich die beiden im klinischen Erscheinungsbild?

Antwort Bei den Pankreaskarzinomen gibt es keine eigentlichen Frühsymptome. Sie sind aus diesem Grund bei Diagnosestellung oft fortgeschritten, inoperabel oder metastasiert. Je nach Tumorlokalisation unterscheidet man Karzinome des Pankreaskopfs (70 %) und des Pankreasschwanzes (30 %). Schmerzen, die von **Pankreasschwanzkarzinomen** ausgehen, werden aufgrund ihrer retroperitonealen Lage überwiegend in den **Rücken** mit Ausstrahlung in die Flanken projiziert. Das **Pankreaskopfkarzinom** wächst verdrängend im Epigastrium und verursacht Symptome wie **Oberbauchschmerzen**, **Völlegefühl**, **Übelkeit** und **Erbrechen**. Durch Invasion oder Komprimierung der Gallenwege kann es zum **Ikterus (Courvoisier-Zeichen in 50 % der Fälle)** kommen. Die klinischen Symptome sowie die Veränderung von Laborparametern sind in der Regel Spätzeichen. Oft sind intrapankreatische Nervenscheiden und der Plexus coeliacus infiltriert. Ein Tumornachweis mithilfe des **Ultraschalls** kann gelegentlich schwierig sein, vor allem, wenn die Bedingungen (z. B. durch Adipositas, geblähte Dünndarmschlingen) erschwert sind. Zur weiteren Diagnostik gehören **CT**, **MRI** und **Magnetresonanz-Cholangiopankreatikografie** (MRCP) und in vereinzelten Fällen die Endosonografie. Die Prognose des Pankreaskarzinoms ist insgesamt schlecht, da die Tumoren aggressiv sind und schnell wachsen. Zudem infiltrieren oder ummauern sie aufgrund ihrer Lage frühzeitig V. portae und die A. mesentica superior. In 70 % der Fälle existieren bei Diagnosestellung schon Lymphknotenmetastasen und es fehlt eine Grenzschicht aufgrund ihrer retroperitonealen Lage. Unbehandelt sterben die Patienten innerhalb weniger Monate, aber selbst nach radikaler Resektion liegt die 5-Jahres-Überlebensrate bei nur 5–10 %. Die mittlere Überlebenszeit liegt bei 15–18 Monaten.

PLUS
Als Courvoisier-Zeichen bezeichnet man einen progredienten Ikterus mit prall-elastisch palpabler, schmerzloser Gallenblase.

FRAGE
Was bezeichnet man als **double duct sign**?

Antwort Das double duct sign ist ein Phänomen, das bei einer **ERCP** bei einem Patienten mit Verdacht auf ein Pankreaskopfkarzinom fast **beweisend** für das Vorliegen eines **Pankreaskopfkarzinoms** ist. Es entsteht durch die **gleichzeitige Stenose von Gallen-** (Ductus choledochus) **und Pankreasgang** (Ductus pancreaticus). Dies sichert der ERCP nach wie vor einen hohen Stellenwert in der Diagnostik der Gallenblasen-, Leber- und Pankreaserkrankungen. Zudem können bei einer ERCP Gewebeproben entnommen werden, um eine Histologie des pathologischen Prozesses vornehmen zu können.

FRAGE
Sie erwähnten die **radikale Resektion** bei Pankreaskarzinomen. Was habe ich mir darunter vorzustellen?

Antwort Es existieren zwei OP-Verfahren. Die partielle **Duodenopankreatektomie nach Whipple** und die **pyloruserhaltende Pankreatoduodenektomie nach Traverso und Longmire** (PPPD). Folgende Strukturen werden reseziert:

- Pankreas-Rechts- oder -Linksresektion je nach Lokalisation des Tumors, selten Pankreastotalresektion
- Magenteilresektion

- Resektion des Duodenums
- Cholezystektomie mit Entfernung des Ductus choledochus
- Entfernung der peripankreatischen Lymphknoten

Bei Pankreasschwanztumoren wird gegebenenfalls auch die Milz entfernt. Zur Rekonstruktion der Magen-Darm-Passage und des Gallen- und Pankreassekretabflusses folgen **Gastrojejunostomie**, **Hepatikojejunostomie** und **Pankreatikojejunostomie**. Die PPPD kann nur bei sehr kleinen Pankreaskopfkarzinomen vorgenommen werden. Im Vergleich mit der OP nach Whipple haben die Patienten meist eine bessere Lebensqualität, da die Nahrungspassage erhalten bleibt. Postoperativ erhalten die Patienten über 5 Tage Octreotid, um die Pankreasenzymbildung zu hemmen.

Bei primär inoperablen Tumoren wird zurzeit ein neoadjuvantes Vorgehen verfolgt. Zunächst erfolgt eine kombinierte Radiochemotherapie, um den Tumor zu verkleinern (Down-Staging). Danach erfolgen die Operation mit intraoperativer Radiotherapie und/oder eine adjuvante postoperative Chemotherapie. Als absolute Palliativmaßnahmen einzustufen sind die endoskopische transpapilläre Endoprotheseneinlage in die Gallenwege oder die perkutane transhepatische Cholangiografie mit perkutaner Drainageneinlage zum Offenhalten der Gallenwege insbesondere bei inoperablen Pankreaskopfkarzinomen.

MERKE

Eine Pankreastotalresektion bringt keine höhere Überlebensrate, hat aber den Nachteil einer kompletten exokrinen und endokrinen Pankreasinsuffizienz.

FRAGE

Welche **Tumormarker** sind Ihnen für das **Pankreaskarzinom** geläufig?

Antwort Tumormarker für das Pankreaskarzinom sind die Tumormarker **CEA, CA19-9** und **CA 50**, wobei das CA19-9 am spezifischsten für das Pankreaskarzinom ist. Die Marker dienen weniger der Frühdiagnostik, sondern vielmehr der **Verlaufskontrolle**. Auch eine Pankreatitis kann die Ursache für erhöhte Tumormarkerwerte sein.

PLUS

Paraneoplastische tiefe Beinvenenthrombosen (**Trousseau-Syndrom**) kommen besonders häufig beim Pankreaskarzinom vor (durch Tumorgewebeplastin, Hyperfibrinogenämie, Thrombozytämie, Erhöhung des Plasminogen-Aktivator-Inhibitors)

FRAGE

Nennen Sie zwei **Hauptrisikofaktoren** der **akuten Pankreatitis** und beschreiben Sie den jeweiligen **Pathomechanismus**.

Antwort Die zwei Hauptursachen für eine akute Pankreatitis sind der chronische Alkoholabusus und die Choledochusverlegung oder -verengung (= biliäre Pankreatitis). **Langjähriger Alkoholabusus** führt über eine toxische Schädigung der Pankreaszellen zu einer intrazellulären Aktivierung der pankreatischen Enzymvorstufen. Es kommt zur Parenchymzerstörung (Autodigestion, Autolyse). Ein **Verschluss des Ductus choledochus** durch einen Stein, eine Stenose oder einen Tumor führt zum Rückstau des Pankreassekrets in den Ductus pancreaticus. Die **proteolytischen Enzyme** des Organs werden intrapankreatisch aktiviert und **wirken autodigestiv**.
Autodigestion und Autolyse durch Pankreasenzyme führen zu:

- Parenchymödem und -nekrosen
- Fettgewebsnekrosen durch die Verbindung von Lipase und Gallensäuren
- Blutungen durch Schädigung der Gefäßwände (sog. Arrosionsblutungen)
- Zytotoxizität
- Vasodilatation und Schocksymptomatik, bedingt durch eine Bradykininfreisetzung durch Kallikrein

FRAGE
Nennen Sie eine charakteristische **Laborkonstellation** für eine **akute Pankreatitis**.

Antwort Die Diagnose einer akuten Pankreatitis wird fast ausschließlich über Klinik und Labor gestellt. Im Labor finden sich:
- **Leukozytose** (> 20.000/μl) mit pathologischer Linksverschiebung, **CRP-Erhöhung**
- **Lipaseanstieg** (empfindlichster Parameter, Norm: 30–190 U/l)
- **Amylaseanstieg** im Serum und im Urin (Norm: 50–130 U/l)
- Proteinurie
- **Hypokalzämie** (Ablagerung von Kalzium in den Nekrosen)
- evtl. Hyperglykämie, Kreatininanstieg im Serum

Ein Anstieg der Pankreasenzyme im Serum zeigt den Übertritt von Pankreasenzymen ins Blut. Die Höhe der Enzymspiegel erlaubt keine direkte Aussage über den Verlauf und die Prognose der Erkrankung. Bei einer Cholestase sind die alkalische Phosphatase, die γ-GT und das direkte Bilirubin erhöht.

FRAGE
Warum kann es im Rahmen einer akuten Pankreatitis zu einem **sekundären Hyperparathyreoidismus** kommen?

Antwort Im Rahmen einer akuten Pankreatitis kommt es durch Freisetzung von Gallensalzen und proteolytischen Enzymen zu ausgedehnten **Nekrosen** des parapankreatischen **Fettgewebes**. Kalzium lagert sich unter **„Kalkseifenbildung"** ab. Mit Zunahme der Fettgewebsnekrosen kommt es zu einer **Kalziumverschiebung** nach **intrazellulär** und zu einer Abnahme des plasmaproteingebundenen Kalziums. Die **Abnahme** des **Serum-Kalziums** korreliert dabei mit dem Ausmaß der Fettgewebsnekrosen. Die Nebenschilddrüsen werden aktiviert und **Parathormon** wird **freigesetzt**. Über Stimulation der Vitamin-D-(1,25-Cholecalciferol-)Bildung in der Niere wird die Kalziumresorption erhöht, die Ausscheidung eingeschränkt und Kalzium aus dem Knochen mobilisiert.

FRAGE
Beschreiben Sie das **Cullen-Phänomen**. Wann können Sie es beobachten?

Antwort Beim Cullen-Phänomen handelt es sich um eine **braun-rote** bis bräunlich-grüne **Verfärbung der Bauchwand** im Bereich des Nabels im Rahmen eines akuten Abdomens, z. B. bei **abdominellen Blutungen**, **Extrauteringravidität** und bei **akuter Pankreatitis**. Ursächlich liegt eine ödematöse Durchtränkung der Bauchwand zugrunde. Das Cullen-Phänomen ist als prognostisch ungünstig einzuschätzen. Ähnlich verhält es sich mit dem **Grey-Turner-Zeichen**. Es handelt sich ähnlich dem Cullen-Phänomen um eine ödematöse Durchtränkung der Flanken.

FRAGE

Welche **therapeutischen Möglichkeiten** stehen Ihnen bei der Behandlung der **akuten Pankreatitis** zur Verfügung? Gibt es Unterschiede in der Behandlung der chronischen Pankreatitis?

Antwort Eine **akute Pankreatitis** stellt eine vitale Bedrohung für den Patienten dar. Es benötigt daher:
- intensivmedizinische Überwachung
- Jejunalsonde zur frühzeitigen enteralen Ernährung (das Ende der Sonde muss auf jeden Fall distal der Papilla Vateri liegen), evtl. in Kombination mit parenteraler Ernährung
- Stressulkusprophylaxe mit PPI (Protonenpumpeninhibitoren)
- adäquate Volumen- und Elektrolytsubstitution
- Antibiotikaprophylaxe (Ciprofloxacin oder Kombination von Imipenem + Metronidazol)
- Thromboseprophylaxe
- Analgesie

Eine Indikation zur Operation besteht gegebenenfalls bei der **akut nekrotisierenden Pankreatitis** mit Andauung von Nachbarorganen, bei **infizierten Nekrosen** oder Tumorverdacht. Dabei werden **Nekrosen** abgetragen und der Bauch wiederholt **gespült** (Saugspüldrainagen mit bis zu 12 l/d). Bei ausgedehnten Nekrosen kann eine Pankreasteilresektion erforderlich werden. Die Letalität der akut nekrotisierenden Pankreatitis liegt zwischen 30 und 50 %.

Eine **chronische Pankreatitis** wird ebenfalls primär **konservativ** und **symptomatisch** therapiert. Risikofaktoren sollten ausgeschaltet werden (strikte Alkoholkarenz!). Die Behandlung beschränkt sich auf die Einnahme kleiner fettarmer Mahlzeiten, die Bekämpfung entzündlicher Schübe und Analgetikagabe. Pankreasenzyme (Pankreatin) und ggf. auch Insulin werden substituiert. Eine **OP-Indikation** ist gegeben bei:
- Gallenflüssigkeits-Abflussstörungen (Ikterus)
- Pfortader- oder Milzvenenthrombose
- Pankreaspseudozysten
- Karzinomverdacht

MERKE Eine akute Pankreatitis ist sehr schmerzhaft. Zur Analgesie werden daher meist Opiate benötigt. Das Opiat der Wahl ist Pethidin („Dolantin®"), da es den Sphinktertonus im Vergleich mit anderen Opiaten am wenigsten ungünstig beeinflusst.

FRAGE

Eine Komplikation der Pankreatitis ist das Entstehen von **Pseudozysten**. Wo liegt der Unterschied zu echten Zysten? Wie **behandeln** Sie diese Pseudozysten?

Antwort Pseudozysten besitzen im Gegensatz zu echten Zysten **keine Epithelauskleidung**. Pankreaspseudozysten entstehen nach ausgedehnten Parenchymzerstörungen mit Austritt von Pankreassekret als Folge akuter oder chronischer Pankreatitiden. Sie können bis zu 30 cm groß werden. Komplikationen sind:

- Schmerzen
- Ruptur
- (Ein-)Blutung
- Verdrängung und/oder Arrosion von Nachbarorganen (z. B. Choledochus)
- Fisteln zu umgebenden Hohlorganen (Magen, Duodenum, Kolon)
- Kompression von Blut- und Lymphgefäßen (→ z. B. Milzvenenthrombose, Aszites, Pleuraerguss)
- Infektion

Unkomplizierte und asymptomatische Zysten werden nur beobachtet. Bei Komplikationen oder Persistenz einer **Zyste > 5–8 cm** sollte eine **Operation** erfolgen. Die Zyste wird nach Möglichkeit in einen Dünndarmabschnitt drainiert. Dabei wird als drainierendes Organ das Jejunum bevorzugt. Man unterscheidet:

- **Zystojejunostomie** mit einer nach Y-Roux ausgeschalteten Jejunumschlinge
- **laterale Pankreatojejunostomie** (Partington-Rochelle)
- **Pankreatojejunostomie** mit **Teilresektion** des zystischen Pankreas (Puestow I und II oder DuVal) bei nicht überwindbaren Abflusshindernissen

FRAGE

Mittlerweile kann man ja auch das **Pankreas transplantieren**. Können Sie mir hierzu etwas mehr erzählen?

Antwort Eine Pankreastransplantation wird beim **Diabetes mellitus Typ 1** mit sekundären Komplikationen in Erwägung gezogen, insbesondere bei terminaler Niereninsuffizienz oder bei schwierig therapierbaren Diabetesformen (sog. „brittle diabetes"). Bei der erstgenannten Indikation wird in der Regel eine **kombinierte Nieren**- und **Pankreastransplantation** durchgeführt. Diese macht heutzutage 85 % aller Pankreastransplantationen aus. Dabei wird das Pankreas kontralateral zur Niere in die Fossa iliaca eingesetzt. Die Blutversorgung erfolgt durch die Vasa iliaca. Die Ableitung des Pankreasgangs erfolgt meist über ein explantiertes Duodenalsegment in die Harnblase oder über eine Y-Roux-Schlinge in den Dünndarm (physiologischer). Wie bei jeder Organtransplantation ist eine **immunsuppressive Dauertherapie** erforderlich. In der Regel erfolgt postoperativ eine Dreifach-Immunsuppression mit Cyclosporin A, Methylprednisolon und Mycophenolat Mofetil. Andere Immunsuppressiva, wie Azathioprin, Tacrolimus, Sirolimus und Basiliximab bleiben Ausnahmefällen vorbehalten. Die 1-Jahresfunktionsraten liegen sehr hoch (ca. 90 %).

8.9 Milz

FRAGE
Wie groß und wie schwer ist ungefähr eine normale **Milz**?

Antwort Eine normale Milz ist etwa **10–12 cm lang**, **7 cm im Querdurchmesser** und **4 cm breit**. Ihr durchschnittliches Gewicht liegt bei etwa **150–200 g**.

MERKE 4 + 7 = 11 (4711 = Kölnisch Wasser).

FRAGE
Häufig ist von **Nebenmilzen** oder akzessorischen Milzen die Rede. Wie häufig kommen diese vor und in welchen Situationen ist es wichtig, von deren Vorhandensein zu wissen?

Antwort Etwa 10–30 % aller Menschen haben eine oder mehrere Nebenmilzen. Meist sind sie im Bereich des **Milzhilus**, am **unteren Milzpol**, entlang der **A. lienalis**, **peripankreatisch**, im **Omentum majus**, im **Mesenterium**, manchmal sogar im Bereich des **Ovars** lokalisiert. Oft sind sie ein Zufallsbefund bei einer Sonografie des Abdomens. Bei hämato-onkologischen Erkrankungen, bei denen eine Splenektomie therapeutisch indiziert ist, müssen diese Nebenmilzen ebenfalls entfernt werden.

FALLBEISPIEL
Sie werden als Notarzt zu einem Unfall gerufen. Ein etwa 12-jähriger Junge ist von links von einem Bus erfasst worden. Er liegt noch auf der Straße. Äußere Verletzungen oder Frakturen sind nicht erkennbar. Auffällig ist nur ein Hämatom im Bereich des linken Rippenbogens. Der Junge ist ansprechbar, wird jedoch zunehmend blasser, tachykard und kaltschweißig. Sie palpieren einen Tumor im linken Oberbauch bis zur Flanke.

FRAGE
Wie lautet Ihre **Verdachtsdiagnose**? Was sollten Sie veranlassen?

Antwort Anamnese und Klinik sprechen für eine intraabdominelle Blutung vermutlich in Folge einer **Milzruptur**. Die Milz ist ein gut durchblutetes Organ, daher kann es bei einer Ruptur sehr schnell zu **hohen Blutverlusten** mit der Folge eines **hämorrhagischen Schocks** kommen. Dieser muss zügig mittels intravenöser Volumenzufuhr behandelt werden. Da es sich bei einem schweren Abdominaltrauma mit Milzruptur definitionsgemäß um ein **Polytrauma** handelt, sollte schnellstmöglich der Transport in die nächstgelegene geeignete Klinik erfolgen.

Differenzialdiagnostisch oder additiv kommen **Verletzungen anderer intraabdomineller** oder **intrathorakaler Organe** infrage wie ein Nierenstielabriss, ein Hämatothorax, eine Verletzung oder Zerreißung der großen abdominellen Gefäße oder ein ausgedehntes retroperitoneales Hämatom.

Zur weiteren Abklärung erfolgt in der Notaufnahme eine sofortige Sonografie des Abdomens. Findet sich freie Flüssigkeit im Abdomen, ist eine sofortige **explorative Laparotomie** mit Blutstillung angezeigt.

MERKE

Saegesser-Zeichen: Schmerzen am sog. „Milzpunkt" (zwischen dem linken M. sternocleidomastoideus und M. scalenus) bei Verletzung der Milz.

FRAGE

Im Krankenhaus wird festgestellt, dass es sich um eine periphere **Milzruptur** mit einem breiten Saum freier Flüssigkeit handelt. Welches **Operationsverfahren** würden Sie wählen?

Antwort Nach Möglichkeit wird sowohl bei Kindern als auch bei Erwachsenen **milzerhaltend** operiert. Der Defekt wird **übernäht**, ggf. **koaguliert** und **mit Fibrin geklebt**. Gelegentlich wird die verletzte Milz in ein **Vicrylnetz** eingehüllt, das eng zusammengezogen wird und so die Blutungsquelle komprimiert. Eventuell muss die betreffende **Segmentarterie ligiert** und das von ihr versorgte Gebiet entfernt werden. Ultima Ratio ist die komplette **Splenektomie**. Je nach Zustand des Milzrestgewebes kann eine autologe heterotope Reimplantation von zerkleinertem Milzgewebe in das große Netz (Omentum majus) erwogen werden (v. a. bei Kindern). In Einzelfällen, in denen es nicht mehr oder nur noch minimal blutet, kann ein konservativer Therapieversuch unter strikter Bettruhe und intensivmedizinischer Überwachung indiziert sein.

FRAGE

Können Sie sich vorstellen, dass es unter bestimmten Bedingungen auch zu einer spontanen Milzruptur kommen kann?

Antwort Spontane Milzrupturen sind relativ selten, können aber im Rahmen von Erkrankungen auftreten, die mit einer abnormen Milzvergrößerung einhergehen. Dazu gehören z. B.:

- infektiöse Mononukleose
- Polycythaemia vera
- akute und chronische Leukämien
- Infektionen, v. a. Malaria
- hämolytische Anämien
- Sarkoidose

FRAGE

Was müssen Sie bei Patienten nach **Splenektomie** beachten?

Antwort Nach einer Splenektomie können unspezifische Symptome auftreten, wie:

- Adynamie
- orthostatische Störungen

- Verdauungsstörungen
- Nervosität und Schlafstörungen
- vermehrtes Schwitzen

Da die Funktion der Milz als Organ des RES (retikuloendotheliales System = retikulohistiozytäres System) entfällt, bestehen postoperativ eine **erhöhte Infektanfälligkeit** und **erhöhte Sepsisgefahr**. Bevorzugte Erreger sind Pneumokokken (50 %), seltener Meningokokken und Haemophilus influenzae.

Eine massive **Abwehrschwäche** mit **foudroyant verlaufender Sepsis** (meist Pneumokokken, E. coli oder Haemophilus influenzae Typ B), oft gefolgt von einer **disseminierten intravasalen Gerinnung** und **Multiorganversagen**, fasst man unter dem Begriff **„overwhelming post splenectomy infection"** (OPSI) zusammen. Die Letalität liegt zwischen 50 und 70 %. Prophylaktisch werden Patienten vor einer elektiven Splenektomie **4 Wochen präoperativ** und nach Notfallsplenektomien **2 Wochen postoperativ** mit Polysacchariden von 23 verschiedenen Kapseltypen des Streptococcus pneumoniae (Pneumovax®) **geimpft**. Gemäß empfohlenem Impfschema sind die meisten Kinder gegen Hämophilus geimpft. Bezüglich einer Impfung im Erwachsenenalter gehen die Meinungen zum Teil noch auseinander. Eine Impfung gegen Meningokokken wird für Kinder > 2 Monate und bei Erwachsenen empfohlen. Ebenso sollte jährlich eine Impfung gegen Influenza erfolgen. Bei Kindern **unter 7 Jahren** wird nach Splenektomie eine **Antibiotikaprophylaxe** mit Penicillin über mindestens 3 Jahre empfohlen.

FRAGE

Welche **Veränderungen** erkennen Sie nach einer Splenektomie im **Blutbild**?

PLUS

Nach Splenektomie kommt es vorübergehend Thrombozytose, Leukozytose und Hb-Anstieg, da die Milz als Organ des RES entfällt. Daher ist postoperativ die Thrombose- und Infektionsgefahr erhöht. Wichtig daher: **Thromboseprophylaxe**!

Antwort Eine passagere **Thrombozytose** nach einer Splenektomie führt zur erhöhten Thromboseneigung. In Extremfällen können Werte bis zu 1,5 Mio. Thrombozyten/µl auftreten. Postoperativ erhalten die Patienten deshalb für 4 Wochen eine Thromboseprophylaxe mit niedermolekularem Heparin. Danach kann eine Therapie mit Aspirin 100 mg/d in Erwägung gezogen werden. **Leukozytose**, **Eosinophilie** und **Mastzellvermehrung** kommen nach Splenektomie ebenfalls vor. Zusätzlich können vorübergehend **Erythroblasten** (+ Howell-Jolly-Körperchen = Chromatinreste in den Erythrozyten) in das periphere Blut ausgeschüttet werden.

8.10 Abdominaltrauma

FRAGE

Welche Untersuchungen gehören bei einem **stumpfen Bauchtrauma** zur **Routinediagnostik**?

Antwort Stumpfe Bauchtraumen führen hauptsächlich zu Verletzungen intraabdomineller Organe. Zur Routinediagnostik gehören:

- **Labor** (Hb-Abfall? Anstieg von Transaminasen oder Pankreasenzymen?)
- **Sonografie** des Abdomens (freie Flüssigkeit? Organverletzungen? Hämatom?)
- **CT** des Abdomens (Organverletzungen? Hämatome? Zustand des Retroperitoneums?)
- **Röntgen-Thorax**, evtl. auch **CT-Thorax** (Begleitverletzungen von Rippen oder intrathorakalen Organen?), evtl. **EKG**
- Bei Patienten, die ein Polytrauma erlitten haben, müssen evtl. zusätzliche Untersuchungen erfolgen, wie z. B. Röntgenaufnahmen des Achsenskeletts, evtl. der Extremitäten, beim Verdacht auf ein Schädel-Hirn-Trauma eine CT des Schädels.

FALLBEISPIEL

Ein 16-jähriges Mädchen ist in suizidaler Absicht aus einem Fenster der vierten Etage gesprungen. Abgesehen von einigen Hämatomen sind alle Untersuchungsbefunde, Labor, Sonografie usw. unauffällig. Nach 2 Tagen fällt das Hämoglobin auf 8,3 g/dl. Das Mädchen zeigt typische Zeichen eines Volumenmangelschocks.

FRAGE

An was denken Sie bei dieser Anamnese?

Antwort Die primär unauffälligen Untersuchungsbefunde und der Hb-Abfall nach 2 Tagen lassen auf ein **zweizeitiges Blutungsgeschehen** schließen. Die Klinik der Patientin spricht für einen ausgeprägten Blutverlust, der z. B. aus einer Milz- oder Leberruptur stammen kann. Eine primäre Organblutung kann durch die Organkapsel zunächst komprimiert werden. Kommt es jedoch zu einer **Zerreißung der Organkapsel**, führt dies sekundär zu einer akuten intraabdominalen Blutung. Dieses Phänomen kann auch bei großen Gefäßen wie der Aorta auftreten. Dort ist der Riss zunächst durch die Adventitia gedeckt. Unter der zunehmenden Belastung durch das austretende Blut reißt sie schließlich ein und es kommt zu einer massiven Blutung. Ein solch verzögertes Blutungsereignis wird als zweizeitige Blutung bezeichnet. Patienten nach stumpfem Bauchtrauma gehören daher immer in stationäre Überwachung. Findet man bei Aufnahme ein Hämatom in einem gekapselten Organ, so sollten an den darauffolgenden Tagen sonografische Kontrolluntersuchungen erfolgen.

MERKE

Zweizeitige Blutungen treten typischerweise nach Verletzungen von Organen auf, die eine Kapsel besitzen oder von mehreren Wandschichten umgeben sind, z. B. auch im Bereich eines Aneurysmas.

KAPITEL

9 Chirurgische Endoskopie

FRAGE
Was hat man sich unter **chirurgischer Endoskopie** vorzustellen?

Antwort Endoskopische Verfahren ermöglichen einen minimalinvasiven Zugang zu verschiedenen Körperhöhlen und Hohlorganen mithilfe eines Spiegelinstruments (Bronchoskop, Gastroskop, Koloskop etc.). Die Endoskopie kam früher hauptsächlich zu diagnostischen Zwecken zum Einsatz. Heutzutage werden viele Eingriffe, die früher offen chirurgisch durchgeführt wurden, endoskopisch vorgenommen. Einige Anwendungen sind:

- **Fremdkörperentfernung** im Gastrointestinaltrakt und Bronchialsystem
- Entnahme von **Gewebeproben** im Magen-Darm- oder im respiratorischen Trakt
- Entfernung von kleinen gastrointestinalen **Tumoren** (z. B. Polypen, T1-Tumoren)
- **Blutstillung** in Magen und Duodenum
- Behandlung der **Choledocholithiasis** (ERCP)
- Implantation von verschiedenen Stents (z. B. in Ösophagus, Trachea, Bronchus)
- Anlage einer perkutanen endoskopischen Gastrostomie **(PEG)**

FRAGE
Sie erwähnten die **Entfernung** von **Polypen**. Können Sie mir darüber etwas mehr erzählen?

Antwort Die **koloskopische Polypektomie** gilt weltweit als Methode der ersten Wahl zur Diagnostik und Therapie kolorektaler Polypen. Die hohe Koloskopie bis zum Zökum ist Standard in Diagnostik und Therapie des Dickdarms. Ektomierte Polypen müssen für die histologische Begutachtung **vollständig geborgen** werden, da 3–8 % aller Adenome karzinomatös entartet sein können. Polypen mit einem Kuppendurchmesser > **5 mm** werden **in toto** mit einer **Schlinge** abgetragen. Polypen < **5 mm** Größe werden mit der **PE-Zange** entfernt, da sie bei der Entfernung mittels Schlinge verkochen. Dies macht eine umfassende histologische Begutachtung unmöglich.

FALLBEISPIEL
Ein 56-jähriger Patient kommt unter hypotonen Kreislaufverhältnissen in die Klinik. Er ist auffallend blass und im Labor finden Sie ein Hb von 6,7 g/dl. Der Patient sagt, er habe seit gestern Schmerzen im Oberbauch und habe in der letzten Zeit vermehrt unter Stress gelitten. Sie führen eine Ösophagogastroduodenoskopie durch und entdecken folgendes Bild (➤ Abb. 9.1).

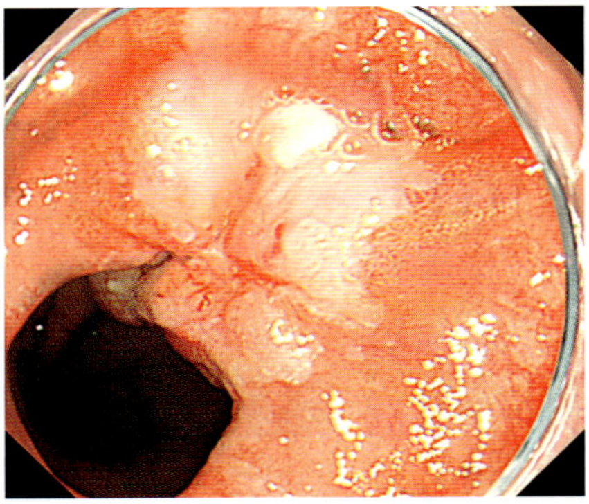

Abb. 9.1 Gastroskopie des Patienten [E603]

FRAGE
Wie helfen Sie dem Patienten?

Antwort Es handelt sich um eine Blutung im Magenbereich, vermutlich aus einem Ulcus ventriculi. Eine Perforation ist auf den ersten Blick nicht erkennbar. Therapie der Wahl ist die gastroskopische Blutstillung. Dabei kommen folgende Verfahren zum Einsatz:

- **Ligatur** oder Einsetzen eines **Gefäßclips**
- **Gefäßverödung**: Ein Unterspritzen des blutenden Gefäßes mit Adrenalin dient der Kontraktion und der Kompression. Danach wird das Gefäß mit einem intravasal applizierten Sklerosierungsmittel, z. B. Cyanacrylat (Histoacryl®), verödet.
- **submuköse Fibrinklebung**
- **Elektrokoagulation**: Das blutende Gefäß wird mittels Diathermie koaguliert.
- **Fotokoagulation**: Das blutende Gefäß wird mit einem energiereichen YAG- oder Argonplasmalaser koaguliert.

FRAGE
Würden Sie die endoskopische Blutstillung immer bedenkenlos einsetzen?

Antwort In den meisten Fällen gelingt die Blutstillung auf endoskopischem Weg. Bei gastroskopisch frustraner Blutstillung und zunehmender Kreislaufinstabilität trotz Gabe von Volumen (Infusionen, evtl. Erythrozytenkonzentrate und Gerinnungsfaktoren) muss eine notfallmäßige Laparoskopie oder Laparotomie erfolgen, das blutende Gefäß umstochen und der Defekt je nach Befund übernäht werden. Ist dies nicht erfolgreich oder möglich, wird das blutende Areal in toto reseziert.

FALLBEISPIEL
Ein 72-jähriger Mann mit einem seit 3 Monaten bekannten **Ösophaguskarzinom** stellt sich mit starken Schluckbeschwerden in der chirurgischen Poliklinik vor. Von einer Operation war nach Diagnosestellung aufgrund des weit fortgeschrittenen Tumorstadiums mit Infiltration der Trachea Abstand genommen worden. Palliativ wurde eine lokale Bestrahlung durchgeführt. Man führt eine Ösophagogastroskopie durch. Ein Passageversuch des Tumors mit dem Endoskop scheitert, sodass die Intervention zunächst abgebrochen wird.

FRAGE

Sehen Sie eine Möglichkeit, dem Patienten zu helfen?

Antwort Unter palliativen Gesichtspunkten können dem Patienten möglicherweise eine **endoskopische Lasertherapie**, eine **lokale Bougierung** (mechanische Dehnung) und eine **Stenteinlage** helfen. Der Stent wird nach Bougierung und evtl. nach Lasertherapie endoskopisch eingeführt, aufgespannt und auf diesem Weg im Bereich der Stenose fixiert. Schafft man es nicht, die Stenose zu beheben, wird eine **perkutane endoskopische Gastrostomie** (PEG) eingelegt, über die der Patient ernährt werden kann.

TIPP

Die Fragestellung impliziert schon die Antwort.

FRAGE

Bei gestauten Gallengängen durch einen verdrängend wachsenden Tumor können Sie die **Gallenflüssigkeit perkutan ableiten**. Alternativ bietet sich die endoskopische Einlage eines **Pigtail-Katheters** vom Duodenum in den gestauten Gallengang an. Erzählen Sie doch etwas über Vor- und Nachteile beider Methoden.

Antwort Der entscheidende Vorteil der endoskopischen **Katheterimplantation** liegt in der **geringeren Invasivität** der Methode und der **besseren Lebensqualität** für den Patienten. Bei der perkutanen transhepatischen Ableitung kann es zu folgenden Komplikationen kommen:

- gallige Peritonitis (ca. 0,5 %)
- Sepsis (fast 2 %)
- Blutungen (fast 2 %)
- Fieber > 38 °C (ca. 15 %)

Durch die Ableitung der Gallenflüssigkeit über eine Gallengangsendoprothese in das Duodenum kommt es **nicht zum Verlust von Gallensäuren**, wie dies bei einer perkutanen Ableitung der Fall wäre. Der Patient ist weniger beeinträchtigt, da die Gallengangsprothese von außen nicht sichtbar ist und der Patient keinen Auffangbeutel tragen muss. Auch das Risiko einer Infektion ist kleiner. Von Nachteil ist allerdings, dass die Prothese **von außen keinen Zugang** besitzt und man sie deshalb nicht anspülen kann. Dies führt regelmäßig zu **Verstopfungen**. Aus diesem Grund werden Gallengangsendoprothesen **alle 2–3 Monate gewechselt**. Eine Gallengangsendoprothese wird unter endoskopisch radiologischer Kontrolle eingesetzt. Die **Voraussetzung** für eine Implantation ist, dass man die Stenose mit einem Führungsdraht überwinden und bougieren kann, um dann in einem zweiten Schritt die Prothese zu implantieren.

FRAGE

In den letzten Jahren werden viele Operationen, die bisher eine Laparotomie erforderten, laparoskopisch durchgeführt. Wo liegen die **Vorteile**, wo die **Nachteile** des **laparoskopischen Operierens**?

Antwort Das laparoskopische Operieren bietet **Vorteile** wie:

- beschleunigte Wundheilung
- geringere postoperative Schmerzen
- selteneres Auftreten einer Darmatonie (geringere Manipulation am Darm)

- kleine Narben (geringes Narbenhernienrisiko)
- kurzer Krankenhausaufenthalt (→ Patientenkomfort, Kostenreduktion)
- weniger Adhäsionen

Von **Nachteil** sind der **hohe technische Aufwand**, die gelegentlich **schlechtere Übersicht** über das OP-Gebiet und die **hohen Anforderungen** an das Können des Operateurs. Komplikationen bei der Laparoskopie werden hauptsächlich verursacht durch Verletzungen durch Trokare sowie durch Netz- oder Darminkarzerationen durch zu schnelles Entfernen des Trokars. Typisch ist zudem eine **Reizung** des **N. phrenicus** durch die Dehnung des Diaphragmas durch das Kapnoperitoneum. Dies kann noch Wochen nach einer Laparoskopie zu Schmerzen in beiden Schultern (rechts > links) aufgrund der Schmerzprojektion in die Head-Zonen führen.

FRAGE
Gibt es **Kontraindikationen** für eine **laparoskopische** Operation?

Antwort Kontraindikationen für die Laparoskopie sind vor allem schwere **kardiale** und **pulmonale Vorerkrankungen** des Patienten, die sich durch das Anlegen eines Pneumoperitoneums drastisch verschlechtern können. **Ileus** und eine **Infektion** der **Bauchdecke** stellen weitere Kontraindikationen dar. Eine Schwangerschaft in den ersten 4 Monaten stellt keine Kontraindikation für eine Laparoskopie dar. Danach kann der große Uterus eine Operation dermaßen behindern, dass ein offener Eingriff schneller und komplikationsloser möglich ist.

MERKE Kontraindikationen für eine Laparoskopie sind schwere kardiale und pulmonale Vorerkrankungen, Ileus oder eine Bauchdeckeninfektion.

FRAGE
Welche laparoskopischen Eingriffe sind Ihnen geläufig?

PLUS
Die Ösophagektomie mit Magenhochzug erfolgt an den meisten Kliniken teillaparoskopisch: Der Magen wird laparoskopisch freipräpariert, per rechtsseitiger Thorakotomie wird die Ösophagektomie durchgeführt und das proximale Ende mit dem Magen anastomosiert.

Antwort Laparoskopien können aus **diagnostischen** und, bei pathologischen Befunden, aus **therapeutischen** Gesichtspunkten erfolgen. Rein diagnostisch sind z. B. ein Staging einer onkologischen Erkrankung und die Abklärung atypischer abdomineller Beschwerden oder unklarer Befunde. **Diagnostisch und therapeutisch** sind z. B. Arthroskopien und explorative Laparoskopien bei Verdacht auf Appendizitis oder Ovarialzyste.
Rein **therapeutische** Eingriffe sind die **laparoskopische**
- Cholezystektomie,
- Adhäsiolyse,
- Hiatusplastik und Fundoplicatio, Gastric Banding, Gastric Bypass,
- Inguinal-, Umbilikal- und Bauchwandhernien-Operationen (TAPP/TEP/Mesh-Sublay),
- Rektosigmoidektomie,
- Mobilisierung und Absetzen des Magens bei Ösophagektomie mit Magenhochzug.

KAPITEL

10 Traumatologie

10.1 Allgemeine Traumatologie

FRAGE

Wie wird der Begriff **„Fraktur"** definiert?

Antwort Bei einer Fraktur handelt es sich um die **vollständige Durchtrennung** eines **Knochens**. Entsprechend ihrer Ätiologie unterscheidet man traumatische von pathologischen Frakturen. **Traumatische** Frakturen sind Folge einer direkten oder indirekten Gewalteinwirkung, die die Stabilität und Elastizität des Knochens überschreitet. **Pathologische** Frakturen entstehen spontan oder durch geringe Traumata aufgrund einer pathologischen Knochenstruktur. Zu **Ermüdungsfrakturen** kommt es als Folge einer chronischen Schwächung oder rezidivierender Mikrotraumen.

FRAGE

Wie verläuft die Heilung einer Fraktur?

Antwort Bei der Frakturheilung unterscheidet man eine primäre angiogene von einer sekundären Frakturheilung.

- **primäre angiogene Frakturheilung** (Kontaktheilung): Osteonüberbrückung des Frakturspalts ohne Kallusbildung = **organtypische Regeneration**
- **sekundäre Frakturheilung**: Im Bereich der Fraktur kommt es zunächst zu einem Hämatom. Dieses wird im weiteren Verlauf umorganisiert. Es sprossen Fibroblasten in den Frakturspalt ein. Durch chondrogene und desmale Ossifikation bildet sich im Bereich des Frakturspalts zunächst ein Kallus (Geflechtknochen), der sich im Verlauf mehrerer Wochen in stabilen lamellären Knochen umwandelt.

PLUS

Besondere Frakturformen sind die **Fissur** und die **Infraktion**. Bei einer Fissur handelt es sich um einen Knochenriss, bei der Infraktion um einen Spaltbruch.

FRAGE

Mit welchen **Komplikationen durch oder nach Frakturen** müssen Sie rechnen?

Antwort Zu den allgemeinen Komplikationen von Frakturen zählen:

- **Begleitverletzungen** von Nerven, Gefäßen und/oder Bandapparat
- **Blutung** (Schock), **Fettembolie**
- **Verletzung innerer Organe** (Beckenfraktur!)
- **Infektion** (Osteomyelitis, Wund- und Weichteilinfektionen)

- **Crush-Syndrom** (akutes Nierenversagen) bei hochgradigen Frakturen mit ausgedehnten Verletzungen des Muskelmantels (→ Rhabdomyolyse)
- **Kompartmentsyndrom** (Muskellogensyndrom)
- komplexes regionales Schmerzsyndrom (**CRPS** = **c**omplex **r**egional **p**ain **s**yndrome, früher **Morbus Sudeck oder sympathische Reflexdystrophie)**
- **Arthrose** (v. a. bei Gelenkbeteiligung oder starken Fehlstellungen)
- Folgekrankheiten durch Immobilisation (**Thrombose**, **Lungenembolie**, Pneumonie etc.)
- ausbleibende oder **verzögerte Frakturheilung** (Ursachen: insuffiziente Reposition, Ischämie, Arteriosklerose, Diabetes mellitus, lokale Infektion, fehlende Immobilisation des Frakturspalts). Durch fehlende Frakturheilung kommt es im Bereich der Fraktur zu einer **Pseudarthrose**, einer Art „Falschgelenk".

FRAGE
Wie **diagnostizieren** Sie eine **Fraktur**?

PLUS
Prüfung einer Krepitation ohne Anästhesie ist obsolet, da dies für den Patienten sehr schmerzhaft ist und iatrogene Begleitverletzungen (Nerven- und Gefäßschäden) verursachen kann.

Antwort Die **Unfallanamnese** liefert zunächst Informationen über die Art und Intensität des erlittenen Traumas. Bei der **körperlichen Untersuchung** unterscheidet man sichere von unsicheren Frakturzeichen (➤ Tab. 10.1).

Zur Frakturdarstellung, genauen Lokalisation und Darstellung des Ausmaßes der Verletzung werden **Röntgenaufnahmen** in **zwei Ebenen** angefertigt. Bei besonderen Fragestellungen können Spezialaufnahmen erforderlich sein (z. B. bei Verletzungen im Bereich des Schultergürtels, der Hüfte oder des Fußes). Im Zweifelsfall wird zum **Seitenvergleich** auch die Gegenseite geröntgt. Bei speziellen Frakturen oder Fragestellungen wird ein CT angefertigt.

MERKE
Beim Röntgen der langen Röhrenknochen gehören die **angrenzenden Gelenke mit auf das Röntgenbild**!

FRAGE
Nennen Sie uns drei grundlegende Prinzipien bei der **Behandlung von Frakturen**.

Antwort Ziel einer Frakturbehandlung ist eine Wiederherstellung der Knochenkontinuität, der umgebenden Weichteile und des Band- und Sehnenapparats. Die Therapie von Frakturen gliedert sich zeitlich gesehen in drei Phasen:

Tab. 10.1 Sichere und unsichere Frakturzeichen

Unsichere Frakturzeichen	Sichere Frakturzeichen
• Schwellung • Functio laesa • Schmerz	• groteske Achsenverbiegungen • abnorme Beweglichkeit • sichtbare Fragmente bei offenen Frakturen • Krepitation

- **Reposition**: Die Frakturenden werden in ihre ursprüngliche anatomische Stellung zurückgeführt.
- **Ruhigstellung** (Osteosynthese/Gips/Schiene): Die Fraktur und der umgebende Muskel, Band- und Sehnenapparat werden bis zur endgültigen knöchernen Ausheilung der Fraktur stabilisiert und ruhiggestellt.
- **Wiederherstellung der Funktion**: Durch Physiotherapie wird die ursprüngliche Beweglichkeit der Extremität so optimal wie möglich wiederhergestellt.

FRAGE
Was versteht man unter dem Begriff **„Brückenkallus"**?

Antwort Ein Brückenkallus entsteht in Folge einer **sekundären Frakturheilung**. Liegen zwei Knochen in sehr enger Nachbarschaft, wie das sowohl am **Unterschenkel** (**Tibia/Fibula**) als auch am **Unterarm** (**Radius/Ulna**) vorliegt, kann es zur Ausbildung eines Kallus zwischen beiden Knochen kommen. Die Knochen verwachsen quasi miteinander. Dieses Phänomen wird als Brückenkallus bezeichnet. Die daraus entstehenden Funktionsdefizite betreffen vor allem die Pro- und Supination.

FRAGE
Wie kommt es zur **Pseudarthrose**?

Antwort Eine Pseudarthrose ist definiert als **Schein- oder Falschgelenk**, wenn die Heilung einer Fraktur **6 Monate nach dem Ereignis** noch **nicht abgeschlossen** ist. Die Gründe für die Ausbildung einer Pseudarthrose können sein:

- **unzureichender Fragmentkontakt**
- **mangelnde Immobilisation der Fraktur**
- **schlechte Perfusion**
- **Infektionen** im Bereich der Fraktur

Vitale Pseudarthrosen sind gut perfundiert und meist hypertroph. Sie besitzen bessere Heilungschancen als avitale Pseudarthrosen, deren Heilung durch nekrotische Fragmente oder ausgedehnte Defekte behindert wird. Therapie der Wahl bei Pseudarthrosen ist eine (erneute) optimierte Stabilisierung der Fraktur. Bei avitalen Pseudarthrosen müssen zudem Maßnahmen zur Revitalisierung (Anfrischung der Frakturenden, autologes Spongiosainterponat) getroffen werden.

FRAGE
Nennen Sie uns verschiedene **Bruchformen** und beschreiben Sie uns den jeweiligen Verlauf der Frakturlinie.

Antwort Je nach Verlauf der Frakturlinie und Art des Traumas unterscheidet man verschiedene Bruchformen (➤ Tab. 10.2).

TIPP
Oft bringen chirurgische Prüfer Röntgenbilder von Frakturen mit. Typisch sind Fragen nach der Bruchform und nach dem möglichen Unfallmechanismus.

Tab. 10.2 Verschiedene Frakturformen

Art der Fraktur	Verlauf der Frakturlinie	Typischer Unfallmechanismus
Quer- oder Schrägfraktur	quer oder schräg	kurzes heftiges Anpralltrauma
Torsionsfraktur	spiralförmig	Verdrehung der Längsachse des Knochens (z. B. beim Skifahren oder Fußballspielen)
Biegungsfraktur	Biegungskeil auf der traumatisierten Seite	Überschreiten der Knochenelastizität
Abrissfraktur	Frakturenden oft stark disloziert	Einwirken von Zugkräften eines Bands oder einer Sehne
Kompressionsfraktur	• Erwachsene: Kompression • Kinder: Wulstbildung	Stauchung in Knochenlängsachse (meist an der Wirbelsäule)
Mehrfragment- und Trümmerfraktur	Mehrfragmentfraktur: (4–6 Fragmente) Trümmerfrakturen (> 6 Fragmente)	breite, rasant auftreffende Gewalteinwirkung
Zwei-Etagen- oder Stückfraktur	zwei Frakturen in geringem Abstand	Anpralltrauma (z. B. Stoßstange gegen Unterschenkel eines Fußgängers)

FRAGE

Worum handelt es sich bei der **AO-Klassifikation** für Frakturen?

Antwort Die AO (Arbeitsgemeinschaft für Osteosynthesefragen) wurde 1958 in der Schweiz gegründet. Ziel der AO ist die eindeutige Beschreibung von Frakturen, um eine Basis für die Standardisierung in der modernen Frakturbehandlung zu haben. Die Anwendung der AO-Klassifikation (➤ Tab. 10.3) ist vor allem bei Osteosynthesen im Bereich der langen Röhrenknochen sinnvoll. Die Fraktur wird mittels eines vierstelligen Codes beschrieben. Beispiele:

23A1: unkomplizierte distale Unterarmfraktur

32B2: mittelschwere Keilfraktur des Oberschenkelschafts

FRAGE

Kommen wir zur **osteosynthetischen Versorgung** von Frakturen. Was muss man beachten und worauf sollte man besonderen Wert legen?

Antwort Bei einer Osteosynthese muss das OP-Trauma so gering wie möglich gehalten werden, um **weitere Weichteilschäden** und Nerven- und Gefäßverletzungen zu **vermeiden**. Die Fraktur wird deshalb möglichst sparsam freigelegt. Zunächst erfolgt eine **Reposition** der Fraktur. Danach werden die Frakturenden möglichst genau **adaptiert** und mithilfe von Osteosynthesematerial **fixiert**. Eine operative Frakturbehandlung ist immer indiziert bei:

- offenen Frakturen 2. und 3. Grades
- dislozierten Gelenkfrakturen

Tab. 10.3 AO-Klassifikation

Körperregion	Positionierung	Kompliziertheit	Schweregrad
1. Oberarm/Skapula/ Klavikula 2. Unterarm 3. Oberschenkel/ Patella 4. Unterschenkel 5. Wirbelsäule 6. Becken 7. Hand 8. Fuß 9. sonstige (Schädel, Unterkiefer etc.)	1. proximal 2. diaphysär 3. distal 4. Skapula, Patella oder Malleolus 5. nur Klavikula	**Bei Schaftfrakturen** A einfach B Keilfraktur C kompliziert **Bei Gelenkfrakturen** A extraartikulär B partielle Gelenkbeteiligung C vollständige Gelenkfraktur	1. leicht 2. mittel 3. schwer

- Mehrfachverletzungen (Pflegeerleichterung)
- dislozierten Extremitätenfrakturen
- Pseudarthrosen
- Epiphysenfrakturen (Aitken II und III)

Unterschieden werden **lagerungs-**, **übungs-** und **belastungsstabile Osteosynthesen**. Dies ist entscheidend für die Nachbehandlung der Fraktur (Physiotherapie, Gehen etc.). Die osteosynthetische Versorgung einer Fraktur sollte nach Möglichkeit in den ersten Stunden nach dem Trauma vorgenommen werden, bevor es zu ausgedehnten Hämatomen, **Weichteilschwellungen** und lokalen Entzündungsreaktionen kommt. Ist das Umgebungsgewebe stark angeschwollen, sollte die Operation auf einen späteren Zeitpunkt verschoben werden, wenn die Extremität abgeschwollen ist. Anderenfalls wird die Fraktur zunächst mittels **Fixateur externe** oder einem fixierenden Verband (Gips, Vakuumschiene) ruhiggestellt, um sie nach dem Abschwellen mit dem definitiven Osteosynthesematerial zu versorgen.

MERKE

Man unterscheidet lagerungsstabile, übungsstabile und belastungsstabile Osteosynthesen.

FRAGE

Zur operativen Behandlung von Frakturen stehen diverse osteosynthetische Verfahren zur Verfügung. Welche **Arten von Osteosynthesen** kennen Sie?

Antwort Man unterscheidet bei den Osteosynthesen zwischen **intramedullären** (Marknägel etc.) und **extramedullären Kraftträgern**. Es kommen folgende Osteosyntheseverfahren zum Einsatz:

- **Plattenosteosynthesen** gehören zu den extramedullären Kraftträgern. Sie kommen bevorzugt bei Gelenk- oder gelenknahen Frakturen zum Einsatz. Platten können entsprechend den anatomischen Bedingungen gebogen und dem Knochen angepasst werden. Mithilfe von Schrauben wird die Platte proximal und distal des Frakturspalts fixiert, sodass auch größere Frakturabschnitte überbrückt werden können, wie es zum Teil bei Trümmerfrakturen oder Spiralbrüchen erforderlich ist. Oft werden Plattenosteosynthesen mit Zugschrauben kombiniert, um eine optimale interfragmentäre Kompression zu erreichen.

- **Schrauben** fixieren das distal gelegene Fragment am schraubenkopfnahen Fragment und komprimieren nach Festziehen den Frakturspalt. Je nach Art und Beschaffenheit des Knochens wählt man zwischen Spongiosa- und Kortikalisschrauben.
- **Marknägel** sind intramedulläre Kraftträger und dienen vor allem der Stabilisierung von Schaftfrakturen der langen Röhrenknochen. Der Nagel wird axial in die Markhöhle eingeschlagen (mit oder ohne Vorbohrung). Bei unzureichender Rotationsstabilität werden die Frakturenden mithilfe von Verriegelungsnägeln fixiert. Durch die Möglichkeit der Verriegelung konnte die Verwendung von Marknägeln auch auf metaphysäre Knochenabschnitte ausgedehnt werden. Kontraindikationen sind lokale Infektionen, Epiphysenverletzungen bei Kindern und evtl. höhergradig offene Frakturen. Auf die Frakturstelle selbst wirkt kein zusätzliches Trauma ein, da der Marknagel frakturfern eingebracht und vorgeschoben wird, bis der Frakturspalt ausreichend überbrückt ist.
- **Bohr- oder Spickdrähte** werden in den Knochen eingebohrt, um die Fragmente gegeneinander zu fixieren. Entweder wird die Fraktur offen reponiert und mit Drähten fixiert (z. T. bei Epikondylusfrakturen des Humerus) oder es erfolgt eine geschlossene Reposition gefolgt von einer perkutanen Spickung (z. B. bei distalen Radiusfrakturen). Mit Bohr- oder Spickdrähten lässt sich maximal Übungsstabilität erreichen.
- **Zuggurtungen mit Drahtschlinge** (z. B. bei Olekranon- oder Patellafrakturen) arbeiten nach dem Prinzip, Zug- in Druckkraft umzusetzen. Postoperativ sind sie übungsstabil.
- **Fixateur externe**: Bei höhergradig offenen Frakturen, Beckenringfrakturen, Frakturen mit massivem Weichteilschaden oder Schwellung sowie Trümmerfrakturen werden proximal und distal des Frakturspalts Schanz-Schrauben eingedreht. Eine externe Verbindung der Schrauben durch Metallrohre sorgt für eine Ruhigstellung im Bereich der Fraktur. Oft erfolgt sekundär eine Stabilisierung der Fraktur durch ein anderes Osteosyntheseverfahren.

MERKE Heutzutage werden regelmäßig auch höhergradig offene Frakturen der langen Röhrenknochen mit **unaufgebohrten** Marknägeln versorgt. Die Ergebnisse sind gut!

FRAGE

Worin liegen die **Vorteile** und Nachteile einer **operativen Frakturtherapie** gegenüber der konservativen Therapie?

Antwort Beide Verfahren haben Vor- und Nachteile, daher muss die Entscheidung, ob operativ oder konservativ vorgegangen wird, für jeden Patienten und jede Fraktur individuell gefällt werden. Entscheidend sind dabei das **Alter** des Patienten, die **Art**, **Lokalisation** und **Stellung** der Fraktur und die **Genese** und **Traumatisierung** der Fraktur bzw. des umgebenden Weichteilmantels (➤ Tab. 10.4).

Tab. 10.4 Vergleich von operativer und konservativer Frakturtherapie

Therapieform	Vorteile	Nachteile
Konservativ	• kein OP-Risiko (Gefäß- und Nervenverletzungen, Anästhesie) • keine Infektionsgefahr • keine Metallentfernung erforderlich • meist kein Krankenhausaufenthalt erforderlich	• meist schlechtere Reposition • lange Immobilisation • häufiger CRPS, Achsenfehler, Verkürzung, Arthrose • Gips: keine Weichteilinspektion möglich, häufiger Nervenläsionen
Operativ	• schnellere funktionelle Behandlung möglich • sichere Reposition, bessere Ruhigstellung • seltener Pseudarthrosen	• OP-Trauma und -Risiken • Anästhesie erforderlich • in den meisten Fällen Metallentfernung erforderlich

Tab. 10.5 Einteilung offener Frakturen nach Tscherne u. Oestern (1982) [G351]

Grad I	Durchspießung der Haut, unbedeutende Verschmutzung, einfache Fraktur
Grad II	Durchtrennung der Haut, umschriebene Haut- und Weichteilprellung, mittelschwere Kontamination
Grad III	größerer Hautdefekt, ausgedehnte Weichteilzerstörung, häufig Nerven- und Gefäßverletzungen, starke Kontamination, ausgedehnte Knochenzertrümmerung
Grad IV	subtotale Amputation, die Extremität hängt nur noch an Weichteilen (weniger als 1/4 des Weichteilmantels intakt), ausgedehnte Nerven- und Gefäßverletzungen

FRAGE

Nach welchen Kriterien werden **offene Frakturen** eingeteilt?

Antwort Offene Frakturen werden gemäß Ausmaß der sie begleitenden Weichteilverletzungen nach Tscherne und Oestern in vier Schweregrade eingeteilt (➤ Tab. 10.5).

Offene Frakturen sollten (wie alle Frakturen) mit besonderer Sorgfalt im Hinblick auf **steriles Arbeiten** behandelt werden. Eine frühzeitige **Antibiotikagabe** (kein Reserve-Antibiotikum!) soll das Infektionsrisiko reduzieren. Höhergradig offene Frakturen mit ausgedehnten Weichteildefekten werden primär mit einem **Fixateur externe** ruhiggestellt, um eine weitere bakterielle Kontamination des bradytrophen Knochens und des Markraums zu vermeiden. Zudem werden die Weichteile nur unwesentlich zusätzlich traumatisiert. Frakturen der langen Röhrenknochen (Humerus, Femur, Tibia) werden je nach Morphologie der Fraktur meist mit Marknägeln versorgt, um eine weitere Traumatisierung des Gewebes zu verhindern.

FRAGE

Wie lautet Ihre **Diagnose**, wenn Sie sich das nächste Röntgenbild anschauen (➤ Abb. 10.1)? Wie alt, denken Sie, ist der Patient?

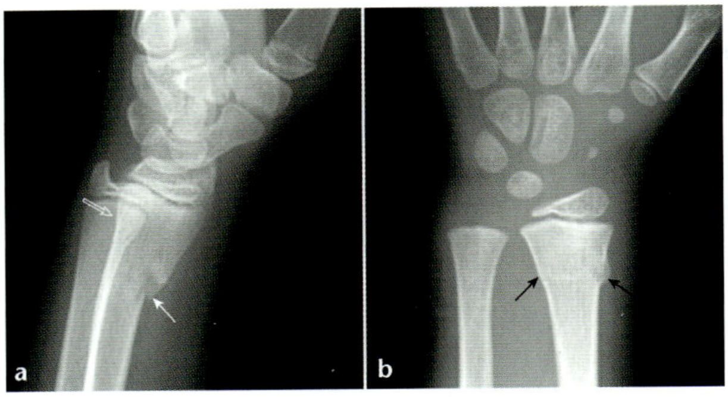

Abb. 10.1 Röntgenaufnahme des distalen Radius im a. p. und seitlichen Strahlengang [E513]

Antwort Das Röntgenbild zeigt den distalen Unterarm mit Handgelenk a. p. und im seitlichen Strahlengang. Die Fraktur erscheint im Röntgenbild wie ein gebrochener grüner Ast. Man bezeichnet Brüche dieser Art deshalb als **Grünholzfraktur**. Hier ist der distale Radius betroffen. Die Grünholzfraktur stellt eine **typische Fraktur des Kindesalters** dar. Es gibt drei Formen von Grünholzfrakturen:

- **typische Grünholzfraktur**: die Kortikalis ist konvexseitig gebrochen, die Konkavseite nur angebrochen
- **gestauchte Grünholzfraktur**: die Kortikalis ist konvex- und konkavseitig erhalten
- **gebogene Grünholzfraktur (= Bowing Fracture)**: Der Knochen ist verbogen, aber es existiert kein sichtbarer Frakturspalt. Stattdessen finden sich viele Haarrisse.

Bei den Grünholzfrakturen treten keine Fragmentverschiebungen, immer jedoch Achsabweichung sowie Druck-, Biegungs- und Stauchungsschmerz auf. Da Grünholzfrakturen typische Frakturen des **Kindesalters** sind und man im Röntgenbild die **noch offenen Epiphysenfugen** erkennt, handelt es sich bei dem Patienten um ein Kind.

FRAGE
Wie würden Sie eine **Grünholzfraktur behandeln**?

Antwort **Klassische Grünholzfrakturen** bergen das Risiko, dass die nur angebrochene Kortikalis sehr schnell heilt und somit die Kortikalis der gegenüberliegenden Seite in ihrer Heilung blockiert. Es kommt ohne Behandlung in fast **30 %** zu **Re-Frakturen** oder zu **Wachstumsstörungen**. Bei Frakturen mit einer Achsverschiebung < **10°** kann ein **konservativer** Therapieversuch erfolgen. Bei **größeren Achsverschiebungen** muss die intakte Kortikalis zunächst gebrochen werden. Danach wird die Fraktur reponiert und mit einem Gips ruhiggestellt. Bei instabilen Frakturen trotz Gips wird eine **elastisch stabile intramedulläre Nagelung** (ENIS) vorgenommen.

Tab. 10.6 Einteilung der Epiphysenverletzungen nach Aitken und Salter

Aitken	Salter	Fraktur	Therapie
0	I	Epiphyiolyse, Stratum germinativum intakt	Reposition, Immobilisaton, ggf. perkutane Drahtosteosynthese
I	II	Epiphysiolyse mit metaphysärem Biegekeil, Stratum germinativum intakt	Reposition, Immobilisation, ggf. perkutane Drahtosteosynthese
II	III	Epiphysenfraktur mit Epiphysiolyse, Verletzung des Stratum germinativum	Reposition und Zugschraubenosteosynthese
III	IV	epimetaphysäre Fraktur (Gelenkfraktur), Verletzung des Stratum germinativum	Reposition und Zugschraubenosteosynthese
IV	V	Kontusion der Epiphysenfuge, Quetschung des Stratum germinativum	Reposition und Zugschraubenosteosynthese

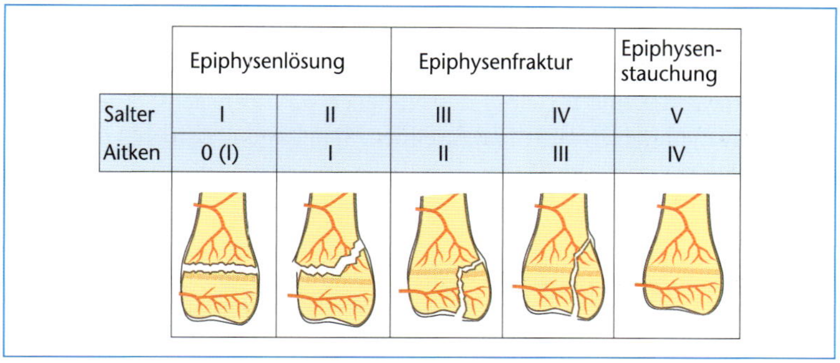

Abb. 10.2 Einteilung der Epiphysenverletzungen nach Aitken und Salter [L234]

FRAGE

Für welche Frakturen gilt die **Einteilung nach Aitken beziehungsweise nach Salter**?

Antwort Die Einteilung nach Aitken dient der **Klassifikation von Epiphysenverletzungen** (➤ Tab. 10.6) (➤ Abb. 10.2). Sie spielt bei der Indikationsstellung zur Operation eine wichtige Rolle.

FRAGE

Welche **Komplikationen** können nach Frakturen der Epiphysen eintreten?

Antwort Bei Frakturen der Stadien **Aitken 0–I (Salter I–II)** ist das Stratum germinativum intakt. Deshalb genügt in der Regel eine exakte Reposition und Immobilisation. Eine perkutane Drahtosteosynthese wird gelegentlich vorgenommen, um Re-Frakturen zu verhindern. Frakturen der Stadien **Aitken II–III (Salter III–IV)** werden **immer osteosynthetisch** versorgt. Unbehandelt sprosst Bindegewebe in den Frakturspalt und ins Stratum germinativum ein. Dies führt zu einer **Hemmung des Knochenwachstums**. Um dies zu verhindern, muss die Fraktur anatomisch genau reponiert und mit einer sicheren Zugschraubenosteosynthese versorgt werden. Die Schrauben dürfen dabei die Epiphysenfuge nicht kreuzen.

MERKE Epiphysenverletzungen können das Knochenwachstum beeinflussen.

FRAGE
Bei ausgedehnten Knochendefekten, z.B. im Rahmen einer Trümmerfraktur, ist es gelegentlich indiziert, eine allogene **Knochenplastik** durchzuführen. Wo entnehmen Sie Material zur Füllung des Defekts?

Antwort Ausgedehnte Knochendefekte, bei denen durch große Zwischenräume eine primäre Frakturheilung ausgeschlossen erscheint, erfordern eine Füllung des Defekts mit knöchernem Material. Infrage kommen dabei allogene Transplantationen meist rein spongiösen, seltener kortikospongiösen Materials. Dieses wird gewöhnlich dem **Beckenkamm**, seltener dem Radius, dem Trochanter, dem Tibiakopf oder einer Rippe entnommen. Nach der Operation muss die Fraktur ruhiggestellt und gegebenenfalls einer Extensionsbehandlung zugeführt werden. Eine **gute Durchblutung der Knochenenden** ist Voraussetzung für ein gutes Einheilen und Verwachsen des Transplantationsmaterials mit den Frakturenden. Spongiosa heilt wegen der trabekulären Struktur am schnellsten, da sie sehr schnell reperfundiert wird. Ihre Anwendung ist jedoch auf Defekte bis zu 4 cm limitiert.

FRAGE
Worin liegt die **Gefahr** bei **ausgedehnten Weichteiltraumata** nach Frakturen einer Extremität?

Antwort Ausgedehnte Weichteiltraumen einer Extremität führen zu einem Fraktur- bzw. Muskelhämatom. In engen Muskellogen, wie sie insbesondere am Unterschenkel oder am Unterarm vorliegen, steigt der Gewebedruck. Dies führt zu einem **Kompartmentsyndrom**. Durch die Druckerhöhung im Gewebe kommt es zur **Kompression** der **Gefäße**. Die Perfusion in den distalen Arealen wird reduziert oder sogar komplett unterbrochen. Unbehandelt führt ein Kompartmentsyndrom zu ausgedehnten **Muskelnekrosen**. Auch motorische und sensible Nerven können durch die Kompression geschädigt werden. Daher müssen bei ausgedehnten Hämatomen und Weichteilschwellungen distal der Schwellung regelmäßige Kontrollen von Durchblutung, Motorik und Sensibilität (DMS) erfolgen. Unbehandelt führt ein Kompartmentsyndrom zum **narbigen Umbau** und zur **Kontraktur** der **Muskulatur**, im schlimmsten Fall zum **Verlust der Extremität** und zur **Sepsis**. Durch die ausgeprägte **Rhabdomyolyse** kann der Patient ein akutes Nierenversagen (Crush-Niere) entwickeln.

FRAGE
Wo tritt ein **Kompartmentsyndrom** bevorzugt auf?

Antwort Ein Kompartmentsyndrom kann auftreten:

- an der oberen Extremität (v. a. am Unterarm)
- an der unteren Extremität (v. a. am Unterschenkel)
- im Bereich der Glutealmuskulatur

Die Ursachen sind:

- Frakturen
- Weichteil- und Muskelquetschungen
- Gefäßverletzungen
- Verbrennungen
- Unterkühlung
- ausgedehnte Muskelkontusionen

Am **Unterschenkel** existieren vier Kompartimente: ventral die Tibialis-anterior-Loge, lateral die Peroneusloge, in der Tiefe dorsal die Tibialis-posterior-Loge und oberflächlich dorsal die M.-triceps-surae-Loge. Am häufigsten findet man ein Kompartmentsyndrom im Bereich der Tibialis-anterior-Loge.

Am **Unterarm** existieren zwei Muskellogen: das der tiefen Unterarmbeuger und das der Handinnenmuskeln. Entwickelt sich im Bereich der tiefen Unterarmbeuger ein Kompartmentsyndrom, kann es unbehandelt zur **Volkmann-Kontraktur** führen.

Typisch für ein Kompartmentsyndrom sind **abgeschwächte bis fehlende periphere Pulse** mit **Sensibilitäts-** und **Motilitätsstörungen distal des Kompartments**.

PLUS

Volkmann hat eine ischämische Muskelkontraktur am Unterarm das erste Mal 1881 beschrieben.

FRAGE

Welche **klinischen Befunde** erwarten Sie bei einem Kompartmentsyndrom?

Antwort Klinisches Leitsymptom sind zunehmende, durch Analgetika kaum zu lindernde Schmerzen. Außerdem imponiert das Kompartmentsyndrom ähnlich wie eine Thrombose mit:

- Umfangzunahme der betroffenen Extremität
- glänzender und gespannter Haut
- Schmerzen in Ruhe, Muskeldehnungsschmerzen
- Überwärmung

Sensibilitätsstörungen und **abgeschwächte** oder **aufgehobene periphere Pulse** sind **Spätsymptome**. Es ist mit dauerhaften Schäden zu rechnen. **Logendruckmessungen** durch das Einführen von Drucksonden und Doppler-Sonografie bestätigen die Diagnose. Ein Logendruck < 30 mmHg kann unter kontinuierlicher Druckmessung beobachtet werden. Ein Logendruck > 30 mmHg bedarf einer sofortigen Intervention.

MERKE

Geprüft werden die **4 „K"**: Kontraktilität, Konsistenz, Kolorit, Kapillardurchblutung.

FRAGE

Welche **Therapie** leiten Sie ein?

Antwort Entscheidend ist eine schnelle Druckentlastung der betroffenen Muskelloge. Dies geschieht durch eine Freilegung der betroffenen Muskelloge und **Faszienspaltung** zur Druckentlastung. Mögliche vorhandene **Nekrosen** werden **abgetragen**. Die Wundheilung wird meist primär offen durchgeführt. Nach Verbesserung der Druckverhältnisse in der Loge kann ein sekundärer, in der Regel etappenweiser Wundverschluss erfolgen. Bei sehr großen Defekten kann eine Spalthauttransplantation durchgeführt werden.

FRAGE
Was versteht man unter einem **CRPS**?

Antwort Unter einem **CRPS** (**C**omplex **R**egional **P**ain **S**yndrome) versteht man ein komplexes Krankheitsbild im Bereich einer traumatisierten Extremität. Das Trauma selbst kann zum Teil gering und vom Patienten kaum wahrgenommen worden sein. Früher wurde das Krankheitsbild als Morbus Sudeck, sympathische Reflexdystrophie oder Algodystrophie bezeichnet.

Die Pathogenese des CRPS ist noch nicht eindeutig geklärt. Vermutet wird eine Entzündungsreaktion, bei der gewisse Entzündungsmediatoren nicht suffizient abgebaut und abtransportiert werden. Es kommt zu einer **pathologischen Verlängerung des Entzündungsgeschehens**. Im ZNS lösen die Mediatoren spezifische Reaktionen aus. Die Neurone der zentralen schmerzregulierenden Zentren werden übermäßig sensibilisiert. Additiv kommt es zu einer Fehlregulation des Sympathikus. Dies führt zu einer Veränderung von Durchblutung und Schweißsekretion der Haut. Vasokonstriktion und verstärkte arteriovenöse Shunts führen zur Minderperfusion und Hypoxie des Gewebes. Infolgedessen kommt es in diesen Arealen lokal zu einer Azidose. Typische **Symptome** des CRPS sind:

- Durchblutungsstörungen
- Ödeme
- Hautveränderungen
- Schmerzen
- Funktionseinschränkungen
- im Spätstadium Knochen- und Muskelatrophien

Es kommt im weiteren Verlauf zu einer **kortikalen Reorganisation**. Darunter versteht man eine Veränderung einzelner Repräsentationsbereiche im Bereich des zerebralen Kortex. Dies kann zu einer Ausweitung der Symptome über das ursprünglich betroffene Areal hinaus führen.

Je nach Ausmaß der Veränderungen werden drei Stadien unterschieden (➤ Tab. 10.7).

Die Therapie der körperlichen Veränderungen beinhaltet physio-, ergo- und psychotherapeutische Maßnahmen sowie eine suffiziente Schmerztherapie (ggf. mit peripheren Schmerzkathetern → Sympathikolyse). Es bedarf eines ganzheitlichen Therapiekonzepts.

FRAGE
Was ist eine **Oberst-Leitungsanästhesie**?

Tab. 10.7 Stadieneinteilung des CRPS

Stadium	Klinik	Therapie
I (0–3 Monate posttraumatisch)	Schwellung, Rötung, Wärme, Schmerz, Funktionsstörung, teigige Weichteilschwellung, glänzende, livide verfärbte Haut, Schmerzen, verminderter Muskeltonus	Ruhigstellung, Medikamente: Kalzitonin (Miacalcic Nasalspray®), NSAID, Adalat®, Valium, ggf. peripherer Schmerzkatheter
II (3–6 Monate posttraumatisch)	blasse, glänzende Haut, Ödemrückgang, nachlassende Schmerzen, beginnende Muskelatrophie, radiologisch fleckige Knochendystrophie	Physiotherapie, Analgesie (s. o.)
III (6–12 Monate posttraumatisch, teilweise irreversibel)	Weichteilschrumpfung durch Muskelatrophie, blasse glänzende Haut, Kontrakturen, radiologisch diffuse Osteoporose	Physiotherapie, Quengelschienen, warme Bäder, Dehnungsbehandlungen, Analgesie

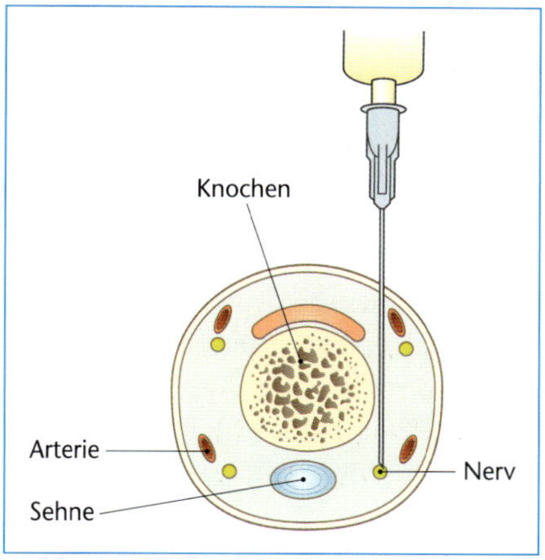

Abb. 10.3 Leitungsanästhesie nach Oberst [L234]

Antwort Eine Oberst-Leitungsanästhesie ist eine **Lokalanästhesie** für **Operationen** an **Fingern** und **Zehen**. Über eine Blockade der peripheren Nerven durch Injektion je eines Depots eines Lokalanästhetikums distal des Grundgelenks werden Eingriffe an den Phalangen möglich. Insgesamt werden pro Finger oder Zehe je vier Depots gesetzt (➤ Abb. 10.3).

10.2 Schultergürtel

FRAGE

Was ist die häufigste **Ursache** von **Klavikulafrakturen** und wie sieht die **Therapie** aus?

PLUS

Die Einteilung von Klavikulafrakturen nach Allman erfolgt gemäß der Häufigkeit und Lokalisation: Allman I: mittleres Drittel, Allman II: laterales Drittel, Allman III: mediales Drittel.

Antwort Klavikulafrakturen sind Folge eines **Sturzes auf die Schulter** (direktes Trauma) oder auf den **ausgestreckten Arm** (indirektes Trauma). In etwa 80 % der Fälle ist die Fraktur im mittleren (Allman I), in 15 % im lateralen (Allman II) und in weniger als 5 % im medialen Drittel (Allman III) der Klavikula lokalisiert. Ungefähr 90 % aller Klavikulafrakturen werden **konservativ** mittels Repositition und **Rucksack-** (mediales und mittleres Drittel) oder **Gilchrist-Verband** (laterales Drittel) über 4–6 Wochen behandelt.
Eine **operative Therapie** ist indiziert bei:

- lateral gelegener Fraktur mit Zerreißung der Ligg. coracoacromialia (→ Instabililität des AC-Gelenks)
- schweren Begleitverletzungen mit Gefäß- und Nervenläsionen
- offener Fraktur oder drohender Durchspießung der Haut oder Pleura
- Pseudarthrose oder ausbleibender Frakturheilung nach 6 Wochen
- Herauslösung des lateralen Klavikuladrittels aus dem Periostschlauch (Kinder, Jugendliche)
- starker Dislokation der Fraktur (Verkürzungen der Klavikula von > 2 cm oder Achsverschiebungen > 20°)
- Kombinationsverletzungen von Klavikula und Skapula (Floating Shoulder)

Zur operativen Versorgung existieren verschiedene Osteosynthesematerialien:

- Kleinfragment-DC-Platte (Metallentfernung nach 1–2 Jahren)
- Hakenplatte bei lateralen Frakturen (Metallentfernung frühestens nach 3 Monaten)
- Zuggurtungsosteosynthesen
- Prevot-Nägel als intramedullärer Kraftträger

FRAGE

Kennen Sie eine gesonderte Einteilung der lateralen Klavikulafrakturen?

Antwort Für die lateralen Klavikulafrakturen existieren die Einteilung nach Neer sowie die Einteilung nach Jäger und Breitner (➤ Tab. 10.8).

Bei der Diagnostik der lateralen Klavikulafrakturen erfolgt zusätzlich zu den üblichen konventionellen Röntgenaufnahmen in zwei Ebenen eine Belastungsaufnahme („Wasserträger-Aufnahme"), um den korakoklavikulären Bandapparat beurteilen zu können.

FALLBEISPIEL

Ein 45-jähriger Mann ist beim Skifahren auf die Schulter gestürzt. Nach dem Sturz klagt er über massive Schmerzen im Schultergelenk. Bei der körperlichen Untersuchung kann der Patient die Schulter schmerzbedingt nicht bewegen. Sie tasten eine knöcherne Erhebung am lateralen Klavikularand. Die Röntgendiagnostik ergibt folgende Bilder (➤ Abb. 10.4)

FRAGE

Wie lautet Ihre **Diagnose**?

Tab. 10.8 Klassifikationen der lateralen Klavikulafrakturen nach Neer und Jäger/Breitner

Grad	Morphologie
Neer I = Jäger I	Die Fraktur liegt zwischen dem AC-Gelenk und den Ligg. coracoclavicularia
Neer II = Jäger II	Die Fraktur ist im Bereich der Ligg. coracoclavicularia (Bänder z. T. rupturiert) lokalisiert. Im Röntgen sieht man einen Hochstand des medialen Fragments
Neer III	Die Fraktur befindet sich im Bereich der Gelenkfläche des AC-Gelenks; keine Dislokation, schlechte Prognose → AC-Gelenkarthrose
Jäger III	Frakturen im Bereich der medialen korakoklavikulären Bänder
Jäger IV	Pseudoluxation der lateralen Klavikula aus dem Periostschlauch (bei Kleinkindern)

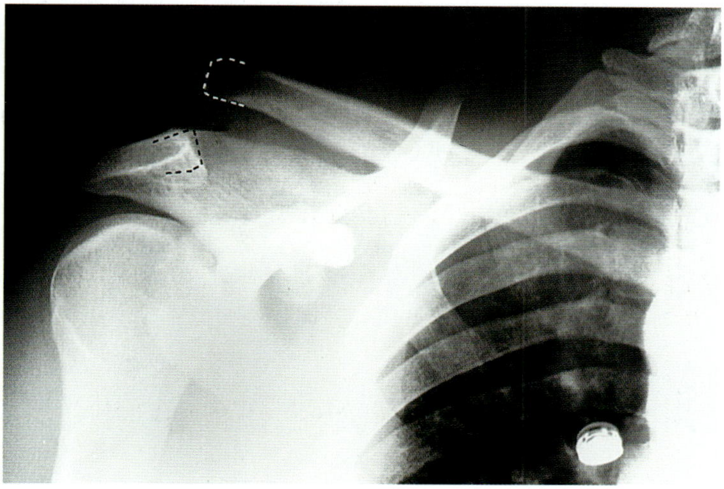

Abb. 10.4 Röntgenaufnahme des Schultergelenks [E283]

Antwort Die Anamnese, Klinik und die Röntgenaufnahmen erlauben die Diagnose einer **AC-Gelenksprengung**, früher als **Schultereckgelenkluxation** bezeichnet. Dabei handelt es sich um eine Luxation im **Akromioklavikulargelenk**, meist ausgelöst durch einen Sturz auf die Schulter bei abduziertem Arm bzw. bei starker Hebelwirkung am Schultergürtel. Je nach Ausmaß der Verletzung teilt man AC-Gelenksprengungen nach Rockwood in 6 Grade, nach der älteren Klassifikation nach Tossy in 3 Grade ein (➤ Tab. 10.9) ein. Die **Rockwood-Klassifikation** hat die früher gebräuchliche Tossy-Klassifikation weitgehend ersetzt, da sie erweiterte Definitionen des komplexen Verletzungsmusters beinhaltet. Beim Verdacht auf eine Schultereckgelenkluxation werden **beide Schultern** im **a.p. Strahlengang** unter **passiver Belastung** (Gewichte am hängenden Arm) geröntgt. Nach Ermüden der Muskulatur wird eine Panoramaaufnahme angefertigt. Entscheidend ist der Seitenvergleich mit der gesunden Seite. Bei Rockwood III ist im Röntgenbild, wie auch

PLUS

Die Gewichte am Arm werden fixiert und dürfen nicht aktiv gehalten werden, um ein Anspannen der Arm- und Schultermuskulatur zu vermeiden.

Tab. 10.9 Rockwood- bzw. Tossy-Klassifikation der AC-Gelenksprengung [G352]

Grad	Bänder/Muskelapparat			Luxation (Ausmaß/ Richtung)
	AC-Band	CC-Band	DT-Faszie	
Rockwood I (Tossy I)	gedehnt	intakt	intakt	keine Dislokation
Rockwood II (Tossy II)	rupturiert	gedehnt	intakt	< 25 %, nach kranial
Rockwood III (Tossy III)	rupturiert	rupturiert	intakt	25–100 % nach kranial (Klaviertastenpänomen)
Rockwood IV	rupturiert	rupturiert	verletzt	nach dorsal (durch Zug des M. trapezius)
Rockwood V	rupturiert	rupturiert	abgelöst	100–300% nach kranial
Rockwood VI	rupturiert	rupturiert	abgelöst	kaudal des Akromion oder Korakoid

AC-Band = Lig. acromioclaviculare
CC-Band = Lig. coracoclaviculare
DT-Faszie = Faszia deltoideo trapezoidale

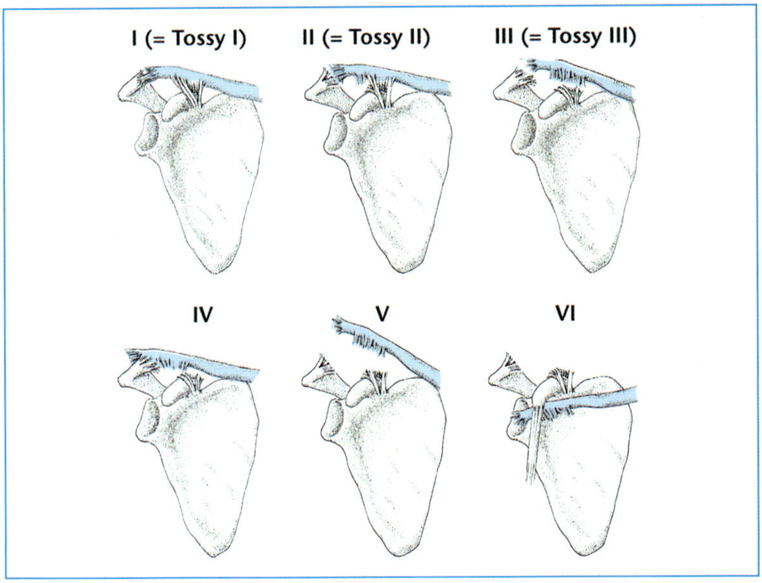

Abb. 10.5 Rockwood-Klassifikation der AC-Gelenksprengung [L190]

in diesem Fall, ein deutlicher Hochstand des lateralen Klavikulaendes sichtbar (➤ Abb. 10.5).

MERKE Aktueller als der Begriff „Schultereckgelenkluxation" ist der Begriff der AC-Gelenksprengung.

FRAGE
Wie sieht Ihre **Therapie** aus?

Antwort Luxationen vom Typ Rockwood I und II werden mittels **Gilchrist-, Desault-** oder **Tape-Verband ruhiggestellt**. Auch stabile Rockwood-III-Luxationen rechtfertigen einen konservativen Therapieversuch. Instabile Luxationen vom Typ Rockwood III und alle höhergradigen Luxationen werden in der Regel operativ durch ein PDS-Banding zwischen Akromion und Klavikula bzw. Korakoid und Klavikula versorgt. Dies erfolgt heutzutage meist arthroskopisch. Alternativ können **Bandnähte** und eine **temporäre Arthrodese für 6 Wochen** durch Spickdraht oder eine Hakenplatte angelegt werden.

FRAGE
Was versteht man unter einer **Schulterluxation**?

Antwort Das Schultergelenk ist wegen seiner **kleinen Pfanne** und seines **großen Gelenkkopfes** sehr beweglich, damit aber auch anfällig für Luxationen. Es ist deshalb das am häufigsten luxierte Gelenk des Körpers. Man unterscheidet traumatische von habituellen (atraumatischen) und rezidivierenden Luxationen:

- **Traumatische** Luxationen treten meist im Rahmen indirekter Traumen mit hebelnder Humerusbewegung auf.
- **Habituelle** Luxationen treten ohne Gewalteinwirkung („gewohnheitsmäßig") auf. Als Ursachen finden sich angeborene Fehlstellungen oder Dysplasien der Gelenkpfanne, Muskel-Kapsel-Band-Schwächen oder Torsionsfehler des Humerus.
- Bei den **rezidivierenden** Luxationen findet man ursächlich ein primäres adäquates Trauma und konsekutive Gelenksveränderungen.

Der Humeruskopf kann nach ventral (**Luxatio subcoracoidea**, 80 % der Fälle), nach kaudal (**Luxatio axillaris**, 15 % der Fälle) oder nach dorsal (**Luxatio infraspinata**, < 5 % der Fälle) luxiert sein. Man findet folgende **Klinik**:

- federnde Fixation
- leere Gelenkpfanne
- Zwangshaltung des Arms (fixierte Außenrotations-Abduktionsstellung), massive Schmerzen
- ggf. Sensibilitätsstörungen und Durchblutungsstörungen des Arms (selten)
- hervorstehendes Akromion, abgeflachter M. deltoideus

Zur Sicherung der Diagnose reicht in der Regel ein konventionelles Röntgenbild der Schulter.

MERKE

Immer an mögliche Begleitverletzungen wie Frakturen der benachbarten knöchernen Anteile, des Band- und Muskelapparats (Rotatorenmanschette), Nerven und Gefäße denken!

FRAGE
Wie **reponieren** Sie eine **Schulterluxation**?

PLUS

Desault: „ASCHE" (Axilla-Schulter-Ellenbogen)!

Antwort Es gibt verschiedene Repositionstechniken, die alle auf dem gleichen Prinzip beruhen. Durch konstanten vorsichtigen Zug am Oberarm nach distal schnappt der Humeruskopf in der Regel schnell in die Pfanne zurück.

- **Reposition nach Kocher**: Zunächst wird am Humerus gezogen und adduziert. Dann erfolgen eine Außenrotation und Elevation, gefolgt von einer raschen Innenrotation und Adduktion. Diese Methode ist mittlerweile das Standardverfahren für eine Schulterreposition.
- **Reposition nach Arlt**: Der Arm des Patienten wird in der Axilla über eine gepolsterte Stuhllehne (als Hypomochlion = Umlenkpunkt) gehängt. Durch konstanten Zug am Arm nach kaudal gleitet der Humeruskopf zurück in die Gelenkpfanne.
- **Reposition nach Hippokrates**: Der Arzt legt seine Ferse oder ein Tuch durch einen Helfer in die Axilla des liegenden Patienten. Er übt danach einen gleichmäßigen Zug auf den Arm des Patienten aus und rotiert den Oberarm leicht nach außen, bis der Humeruskopf reponiert ist. Die Ferse oder das Tuch in der Axilla dient als Hypomochlion. Diese Methode, die vor allem bei anterioren Luxationen Anwendung fand, wird wegen der Gefahr von Nervenverletzungen nur noch selten praktiziert.
- **Reposition nach Iselin**: Selbsteinrichtung durch den Patienten durch Zug und Rotation an einem fixen Gegenstand bei habitueller Luxation.

Vor allem bei muskulösen Patienten ist es möglich, dass zum Reponieren der Luxation der Schultergürtel entspannt werden muss. Dies kann eine Kurznarkose erforderlich machen. Durch Reposition einer Schulterluxation, aber auch durch die Luxation selbst kann es zu Läsionen von Gefäßen, des Plexus brachialis und knöcherner Strukturen kommen. Wichtig ist deshalb die **Prüfung und Dokumentation von Sensibilität**, **Motorik und Durchblutung** des Arms und des Schultergürtels **vor** und **nach** Reposition. Nach erfolgreicher Reposition erfolgt eine Ruhigstellung des Gelenks im **Desault-** oder **Gilchrist-Verband**. Eine längere Immobilisation sollte wegen der Gefahr einer Bewegungseinschränkung im Schultergelenk vermieden werden. Persistieren die Beschwerden in der Schulter nach 3–4 Wochen, muss ein MRT des Schultergelenks erfolgen, um Verletzungen des Bandapparates (v. a. Rotatorenmanschette) auszuschließen.

FRAGE

Mit welchen **Komplikationen** müssen Sie nach einer Schulterluxation und -reposition rechnen?

Antwort Nach einer Schulterluxation und -reposition kann es zu Schäden verschiedener Strukturen des Schultergürtels kommen. Zu den Komplikationen durch Luxation und Reposition einer traumatischen Schulterluxation zählen die:

- **Bankart-Läsion** (80 %): Abriss des Labrum glenoidale am vorderen, inferioren Pfannenrand (häufigste Ursache für rezidivierende Schulterluxationen!)
- **SLAP-Läsion** (Schaden des **s**uperioren **L**abrum glenoidale **a**nterius bis **p**osterius)

- **Hill-Sachs-Läsion** (dorsokraniale keilförmige Knochen-Knorpel-Impression am Humeruskopf nach anteriorer Luxation) oder reverse Hill-Sachs-Läsion (ventrokraniale Impression nach posteriorer Luxation)
- Abrissfrakturen von Sehnenansätzen am Tuberculum majus oder minus (**Rotatorenmanschetten-Ruptur)**
- Verletzung des Plexus brachialis und/oder Verletzung von A., V. und N. axillaris (vor allem bei Patienten > 60 J. nach einer Reposition nach Hippokrates)
- Versteifung der Schulter durch lange Immobilisation (**„frozen shoulder“**)
- **Humeruskopfluxationsfraktur** (Risiko: Humeruskopfnekrose)

Bis zu 70 % aller Patienten, die jünger als 30 Jahre bei Erstluxation waren, erleiden Rezidivluxationen. Deshalb sollten Luxationen wegen der Gefahr einer Nerven- oder Gefäßverletzung spätestens nach dem **zweiten Auftreten operativ versorgt** werden. Bei einer Bankart-Läsion wird der abgelöste Labrum-Ligament-Komplex am vorderen Pfannenrand refixiert **(Bankart-OP)**. Bei entsprechendem Befund wird die OP kombiniert mit einer **Kapselraffung** nach **Neer.** Dabei wird die gedehnte Kapsel gerafft und das Lig. glenohumerale inferius durch eine Doppelung der vorderen Kapsel verstärkt.

FRAGE

Aus welchen Muskeln setzt sich die **Rotatorenmanschette** zusammen?

Antwort Die Rotatorenmanschette bildet das Dach des Schultergelenks und setzt sich aus **vier Muskeln und deren Sehnen** zusammen, die vom Schulterblatt zum Tuberculum majus bzw. zum Tuberculum minus ziehen. Diese vier Muskeln sind:

- M. infraspinatus
- M. supraspinatus
- M. subscapularis
- M. teres minor

Die Rotatorenmanschette stabilisiert die Schulter und ist für die Innen- und Außenrotation, sowie für das seitliche Abspreizen und Anheben des Arms (Abduktion und Elevation) verantwortlich.

FRAGE

Wie kommt es zu Schäden an der Rotatorenmanschette und wie behandeln Sie eine **Rotatorenmanschetten-Ruptur**?

Antwort Die Rotatorenmanschette ist oft degenerativ vorgeschädigt, kann aber auch bei Stürzen oder im Rahmen von Luxationen beschädigt werden. Bei einem Riss eines oder mehrerer Muskeln der Rotatorenmanschette kommt es zu einer **Abduktionsschwäche**, **Schmerzen**, zur **Instabilität** und zu einem **„drop arm“**, d. h., der Arm kann nicht in der Horizontalen gehalten werden. Rotatorenmanschettenrupturen operiert man heutzutage regelmäßig **arthroskopisch** oder arthroskopisch in Kombination mit einem **mini-open-repair**. Dabei werden die Muskelenden aufgesucht und mittels Anker und PDS-Banding am Knochen (2-Reihen-Naht-Technik) refixiert. Offene

Rotatorenmanschetten-Rekonstruktionen werden nur noch selten (bei sehr großen Defekten) durchgeführt. Bei sehr großen, nicht frischen Rissen oder bei schlechter Muskelqualität kann ein **Sehnentransfer** vorgenommen werden. Die Funktion der Rotatorenmanschette kann damit nicht komplett wiederhergestellt werden, die Schulter wird jedoch wieder zentriert. Die Schmerzen sind danach meist rückläufig. Zum Teil sind **Begleiteingriffe** erforderlich wie:

- Akromioplastik (bei Einengung einer RM-Sehne unter dem Akromion)
- Akromioklavikulargelenkresektion
- Bizepstenotomie, Bizepstenodese

10.3 Obere Extremität

FRAGE

Welcher **Nerv** ist am meisten durch eine **Oberarmschaftfraktur** gefährdet?

Antwort Oberarmschaftfrakturen werden durch direkte oder indirekte Traumen verursacht. Gefährdet ist vor allem der **N. radialis**, der den Oberarmschaft etwa im Bereich Oberarmmitte kreuzt. Neurologische Ausfälle betreffen die Motorik und/oder die Sensibilität des Unterarms und der Hand. Die Innervation des M. triceps brachii ist in der Regel nicht gefährdet, da der innervierende Ast meist schon in Höhe der Axilla abzweigt.

FRAGE

Bezüglich der **Therapie** der Humerusschaftfrakturen hat in den letzten Jahren ein Paradigmenwechsel stattgefunden. Haben Sie eine Ahnung, was ich damit meinen könnte?

Antwort Noch bis vor wenigen Jahren wurden Humerusschaftfrakturen in der Regel konservativ therapiert. Der Bruch wurde dabei mit einem Sarmiento-Gips in 90°-Beugestellung im Ellbogengelenk oder im Desault- oder Gilchrist-Verband ruhiggestellt. Heutzutage neigt man jedoch insbesondere bei Erwachsenen immer mehr zur operativen Versorgung. Eindeutige Indikationen zur OP sind insbesondere zweit- bis drittgradig offene Frakturen, beidseitige Frakturen, Frakturen im Rahmen eines Polytraumas, Gefäß- und Nervenläsionen, nicht reponierbare Frakturen, Pseudarthrosen oder Muskelinterposition im Frakturspalt. Als **operative** Therapie kommen infrage:

- Marknagelung mit **UHN** (unaufgebohrter Humerusnagel, oft mit Verriegelung)
- **Plattenosteosynthese**
- **Fixateur externe** (sehr selten, Indikation: Primärversorgung bei Polytrauma und schweren Weichteilschäden)
- bei Kindern: intramedulläre Schienung durch **Prevot-Pins**

FALLBEISPIEL

Eine 64-jährige Patientin ist vom Fahrrad gestürzt und auf den Ellbogen geprallt. Nach dem Sturz klagt sie über starke Schmerzen im Oberarm und im Schulterbereich. Klinisch ist die Beweglichkeit im Schultergelenk eingeschränkt, was aber eher auf eine Schonhaltung zurückzuführen ist. Sichere Frakturzeichen lassen sich nicht nachweisen. Über dem Oberarmkopf beschreibt die Patientin bei Palpation einen Druckschmerz.

FRAGE

Wie lautet Ihre **Verdachtsdiagnose** und welche weiteren **Untersuchungen** nehmen Sie vor?

Antwort Der Unfallmechanismus, die Symptomatik der Patientin und der klinische Untersuchungsbefund lassen an eine proximale **Humerusfraktur** denken. Ursache ist meist ein Sturz auf die ausgestreckte Hand oder den Ellbogen. Es handelt sich um die typische Fraktur des alten Menschen. Mehr als 75 % der Patienten sind mindestens 40-jährig. Zur Diagnosesicherung sollten **Röntgenaufnahmen** in **zwei Ebenen** und eine **transthorakale skapuläre Aufnahme** erfolgen. Wichtig sind die Prüfung und Dokumentation von **Durchblutung**, **Motorik** und **Sensibilität**. Oft bestehen **Begleitverletzungen** des **Plexus brachialis** und der **Vasa axillares**. Eine Unterbrechung der Blutversorgung kann zur Oberarmkopfnekrose führen. Es existieren verschiedene Frakturlinien, die einzeln oder kombiniert auftreten:

- Fraktur in Höhe des Collum anatomicum
- Tuberculum-minus-Fraktur
- Abriss des Tuberculum majus
- Fraktur in Höhe des Collum chirurgicum

Die Frakturen werden nach Neer gemäß der Anzahl der einzelnen Knochenfragmente in 2-, 3- oder 4-Segmentfrakturen oder nach der AO-Klassifikation unterteilt.

MERKE

Humeruskopffraktur ≠ subkapitale Humerusfraktur (beide gehören jedoch zu den proximalen Humerusfrakturen.)

FRAGE

Wie **behandeln** Sie die Patientin?

Antwort Der Humeruskopf ist in etwa 60–80 % der Fälle eingestaucht und nicht oder nur gering disloziert. Früher wurden Frakturen dieser Art fast ausschließlich konservativ (**Desault**- oder **Gilchrist-Verband** über 1 Woche) behandelt. Während der Nachbehandlung wurden krankengymnastische Übungen (**Pendelbewegungen**, gefolgt von **zunehmend aktiven Bewegungen)** durchgeführt. Heutzutage werden die meisten dieser Frakturen operativ versorgt, um eine schnellere Rehabilitation zu ermöglichen. Etwa 20 % der Humeruskopffrakturen werden obligatorisch primär operativ reponiert und **osteosynthetisch** versorgt. Die Gründe hierfür sind:

- irreponible dislozierte Fraktur
- Luxationsfrakturen

- offene Frakturen
- Schädigung von Nerven und Gefäßen
- Abrissfrakturen des Tuberculum majus mit subakromialer Interposition
- irreversible Zerstörung des Humeruskopfs

Zur operativen Stabilisierung wird meist eine PHILOS-Platte (**pro**ximal **hu**merus **i**nternal **lo**cking **s**ystem) gewählt. Dabei handelt es sich um eine winkelstabile Plattenosteosynthese. Bei irreversibler Zerstörung oder extremen Trümmerfrakturen benötigt der Patient eine Humeruskopfprothese, bei vorbestehender Omarthrose eine Schultertotalprothese.

FRAGE

Was versteht man unter einer **suprakondylären Humerusfraktur** und welche Therapie würden Sie empfehlen?

Antwort Die suprakondyläre Humerusfraktur ist eine typische Verletzung des Kindesalters zwischen dem 5. und 10. Lebensjahr (80 % der Fälle). In 98 % handelt es sich um eine Extensionsfraktur, nur in 2 % um eine Flexionsfraktur. Die Frakturlinie befindet sich extraartikulär oberhalb der Kondylen. Bei Erwachsenen entsteht eine suprakondyläre Oberarmfraktur meist durch Stauchung. Suprakondyläre Humerusfrakturen werden nicht selten begleitet von Nerven- und Gefäßverletzungen. **Undislozierte Frakturen ohne Rotationsfehler** können **konservativ** mit einer Oberarmgipsschiene oder einer Blount-Schlinge über 3–6 Wochen behandelt werden. **Dislozierte Frakturen** werden **operativ** versorgt. Es erfolgt eine geschlossene (**bei frustranem Versuch offene**) Reposition und **osteosynthetische** Stabilisierung der Fraktur mittels **gekreuzter Kirschner-Drähte**. Bei stark dislozierten Mehrfragmentfrakturen und Gefäß- oder Nervenverletzungen ist eine offene Reposition oft unumgänglich. An Osteosynthesematerialien stehen zur Verfügung:

- **deszendierende flexible Nagelung**
- von radial und ulnar eingebrachte gekreuzte **Kirschner-Drähte**
- von lateral eingebrachte Kirschner-Drähte
- **Fixateur externe** (bei ausgedehntem Weichteilschaden und schwierig zu stabilisierenden Trümmerfrakturen)

Die Rehabilitation, vor allem von komplizierten Frakturen, nimmt meist viel Zeit in Anspruch. So dauert es zum Teil über ein halbes Jahr, bis die volle Beweglichkeit im Ellbogengelenk wieder erreicht wird.

MERKE Für Kirschner-Drähte, die perkutan von ulnar eingebracht werden, wird über eine kleine Inzision der N. ulnaris dargestellt, um eine iatrogene Nervenschädigung zu vermeiden.

FALLBEISPIEL

Ein 15-jähriger Junge fällt beim Inline-Skaten auf den Ellbogen. Nach dem Sturz entwickeln sich ein ausgedehntes Hämatom und eine Schwellung am Ellbogen. Eine Streckung im Ellbogengelenk ist nicht mehr möglich. Das Kind hat starke Schmerzen. Bei der Untersuchung des Arms tasten Sie eine knöcherne Verhärtung dorsal leicht proximal des Ellenbogengelenks.

FRAGE

Zu welcher **Diagnose** tendieren Sie aufgrund der Klinik?

Antwort Es handelt sich vermutlich um eine **Olekranonfraktur** nach direktem Trauma des Ellbogengelenks. Das proximale Olekranonfragment wird durch Zug des M. triceps brachii praktisch immer nach kranial disloziert. Der muskuläre Streckapparat im Ellbogen wird so komplett inaktiviert. Olekranonfrakturen sind **intraartikuläre Frakturen**, daher entwickelt sich meist ein ausgedehnter Gelenkserguss (Hämarthros). Die Diagnose wird durch Röntgenbilder in zwei Ebenen gestellt, wobei sich die **Fraktur** in der **seitlichen Aufnahme** besonders gut darstellt. Da bei diesen Frakturen fast immer eine Dislokation vorliegt, müssen sie **operativ** versorgt werden. Dabei erfolgt eine Fixation des peripheren Fragments durch eine **Zuggurtungsosteosynthese** durch Kirschner-Drähte.

PLUS

Auf eine operative Versorgung einer Olekranonfraktur kann nur bei fehlender Dislokation der Frakturenden (also fast nie!) verzichtet werden.

FRAGE

Welche verschiedenen **Unterarmfrakturen** kennen Sie?

Antwort Man unterscheidet je nach Lokalisation proximale, mittlere und distale **Quer-**, **Schräg-** und **Trümmerfrakturen** des Radius und der Ulna. Frakturen, die den Schaft eines oder beider Knochen betreffen, nennt man **Unterarmschaftfrakturen**. Sonderformen der Unterarmfrakturen sind die **Galeazzi-** und die **Monteggia-Fraktur**.

FRAGE

Können Sie uns zu diesen Sonderformen etwas mehr erzählen?

Antwort Bei den Sonderformen handelt es sich um **Luxationsfrakturen**.

- Die **Galeazzi-Fraktur** ist eine **distale Radiusfraktur** mit **Ulnaluxation im distalen Radioulnargelenk.** Sie entsteht durch indirekte Krafteinwirkung, z. B. durch einen Sturz bei ausgestrecktem Arm in Supinationsstellung. Viele Galeazzi-Frakturen können konservativ mittels geschlossener Reposition und Ruhigstellung (Gips in Pronationsstellung) therapiert werden. Eine operative Versorgung einer instabilen Fraktur erfolgt mit einer DC-Platte des Radius und evtl. einer Bandnaht oder einer temporären Transfixation des Radioulnargelenks.
- Die **Monteggia-Fraktur** stellt das Gegenstück zur Galeazzi-Fraktur dar. Es handelt sich um eine **proximale Ulnafraktur** mit gleichzeitiger **Radiusköpfchenluxation.** Monteggia-Frakturen werden operativ mit einer DC-Platte an der proximalen Ulna und einer Naht des Lig. anulare radii versorgt. Postoperativ erfolgt die Ruhigstellung mit einem Gips in Supinationsstellung. Bei Kindern, bei denen sich die Fraktur gut reponieren lässt und unter dem Bildwandler stabil bleibt, kann man einen konservativen Therapieversuch unternehmen.

FRAGE

Warum versorgt man **Unterarmschaftfrakturen** bei Erwachsenen meist operativ?

Antwort Die konservative Therapie von Unterarmschaftfrakturen bei Erwachsenen führt meist zu unbefriedigenden anatomischen und funktionellen Ergebnissen. Zum einen liegt dies an der oft **schwierigen Reposition**, zum anderen an der meist **unzureichenden Immobilisation** der Fraktur im Gipsverband. Die operative Therapie besteht je nach Morphologie und Lokalisation der Frakturen in einer osteosynthetischen Versorgung durch **Plattenosteosynthesen**, **Prevot-Nägel** oder **Schrauben**. **Trümmerfrakturen** und **offene Frakturen** werden mithilfe eines **Fixateur externe** ruhiggestellt.

MERKE Die operative Versorgung der Unterarmschaftfrakturen bringt meist ein deutlich besseres Ergebnis als die konservative Therapie.

FRAGE

Was haben wir uns unter einer **Chassaignac-Lähmung** vorzustellen?

PLUS

Übrigens: Chassaignac war bereits 64 Jahre alt, als er seine Hospitalzulassung erlangte! Was zeigt: Jeder bekommt eine Chance! Kopf hoch!

Antwort Eine Chassaignac-Lähmung tritt als Folge einer **Subluxation** des **Radiusköpfchens** unter das **Lig. anulare** bzw. bei Einklemmung des Lig. anulare zwischen Capitulum humeri und Radiusköpfchen auf. Typischer Unfallmechanismus ist der plötzliche Zug am gestreckten Ellbogengelenk, z. B. durch eine Mutter, die den Arm ihres stürzenden Kindes festhält. Deshalb ist es eine typische Traumafolge bei Kleinkindern zwischen dem 1. und 4. Lebensjahr. Klinisch imponiert eine **Pseudoparese** des Arms in **gleichzeitiger Flexions- und Pronationsstellung**. In der Regel bleibt die Schmerzsymptomatik moderat. Die **Reposition** erfolgt durch eine gleichzeitige schnelle Supination und Extension im Ellbogengelenk. Gegebenenfalls muss Druck auf das Radiusköpfchen ausgeübt werden, was ein wenig schmerzhaft sein kann. Nach der Reposition wird das Ellbogengelenk 3–5 Tage in einem Gipsverband ruhiggestellt. Wichtig ist eine sorgfältige Prüfung und Dokumentation der Neurologie (Motorik und Sensibilität).

FRAGE

Ich habe Ihnen noch eine Röntgenaufnahme mitgebracht (➤ Abb. 10.6). Was meinen Sie dazu?

Antwort Es handelt sich um Röntgenaufnahmen des distalen Unterarms mit Handgelenk im a. p. und seitlichen Strahlengang. Man erkennt eine distale Radiusfraktur mit Dislokation des distalen Fragments nach dorsal radial. Diese Fraktur wird auch Radiusfraktur loco typico (nach **Colles**) genannt. Es handelt sich entsprechend dem Unfallmechanismus um eine **Extensionsfraktur**, da sie in der Regel nach einem Sturz auf die nach dorsal flektierte (extendierte) Hand auftritt. Gelegentlich findet sich zudem ein Abriss des Processus styloideus ulnae. Die Fehlstellung ist klinisch meist schon bei der

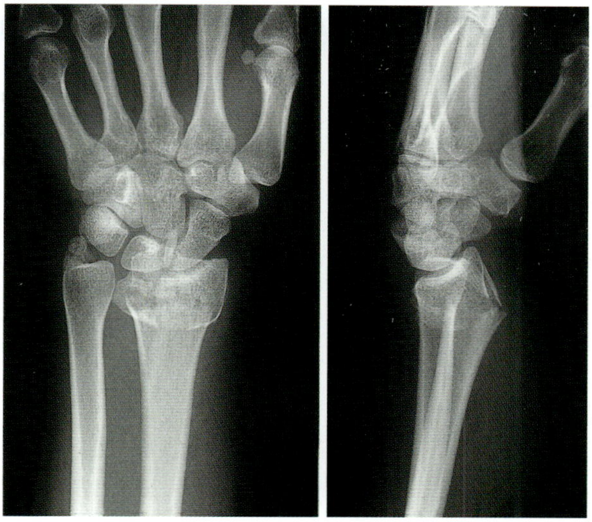

Abb. 10.6 Röntgenaufnahme des distalen Radius im a. p. und seitlichen Strahlengang [R234-005]

Inspektion des Unterarms offen ersichtlich. Beweisend für die Diagnose ist jedoch das Röntgenbild. Eine radiale Abkippung des distalen Fragments bezeichnet man als Bajonettstellung, eine dorsale Abkippung als Gabel- oder Fourchettestellung. Die Fraktur muss reponiert und ggf. mit einer Spickdraht- oder Plattenosteosynthese versorgt werden. Danach erfolgt eine Ruhigstellung im Gips für 4 Wochen.

FRAGE

Welche **Einteilung** der **distalen Radiusfrakturen** ist Ihnen geläufig?

Antwort Man unterscheidet fünf verschiedene Formen der distalen Radiusfrakturen:

- **Colles-Fraktur** (loco typico): Extensionsfraktur, Dislokation nach dorsal und radial
- **Smith-Fraktur**: Flexionsfraktur, Dislokation nach volar und radial
- **Barton-Fraktur**: intraartikuläre, dorsale Zweifragmentfraktur (dorsales Kantenfragment)
- **Reversed-Barton-Fraktur** (Smith II): intraartikulär, palmares Kantenfragment
- **Chauffeur-Fraktur**: Fraktur des Proc. styloideus radii
- Bei einer **Punch fracture** handelt es sich um eine Impression der Fossa lunata radii

MERKE

Die Radiusfraktur loco typico (Colles-Fraktur) stellt mit 25 % die häufigste Fraktur des menschlichen Körpers dar.

FRAGE

Wie gehen Sie vor bei der **Versorgung** einer **dislozierten Radiusfraktur**?

Antwort Dislozierte Radiusfrakturen werden reponiert und vor allem bei Erwachsenen meist osteosynthetisch stabilisiert. Absolute Indikationen zur **operativen Stabilisierung** sind außerdem:

- offene Frakturen 2. und 3. Grades
- Durchblutungsstörungen der Hand nach Radiusfraktur
- Nervenverletzungen, traumatisches Karpaltunnelsyndrom
- nicht reponierbare oder instabile Frakturen
- Trümmerfrakturen
- dislozierte intraartikuläre Frakturen
- dislozierte Smith- und Barton-Frakturen
- komplexe Verletzungen des Handgelenks und der Handwurzel

Die operative Versorgung erfolgt mithilfe von **Spickdrähten** oder (häufiger) einer winkelstabilen, palmaren winkelstabilen **Plattenosteosynthese** (Aptusplatte), bei Mehrfragmentfrakturen evtl. auch durch einen Fixateur externe. Postoperativ wird ein Unterarmgips angelegt. Dieser wird 4–6 Wochen belassen. Die Stellung des Handgelenks im Gipsverband sollte der beim Handgeben entsprechen **(Shaking-Hands-Reposition)**.

FRAGE

In einigen Kliniken ist es üblich, zur Reposition von Radiusfrakturen einen **Mädchenfänger** einzusetzen. Was haben wir uns darunter vorzustellen?

Antwort Bei einem Mädchenfänger handelt es sich um eine Art **Korbhandschuh** mit **Fingerlingen**, in die man die Finger locker einführen kann, die sich aber beim Zurückziehen zusammenziehen, sodass man sich selbst nur noch mithilfe der anderen Hand befreien kann. In solch ein Gefüge werden die Finger an der Seite des frakturierten Arms so eingehängt, dass im Ellbogengelenk ein rechter Winkel gebildet wird. An den Oberarm wird ein Gewicht gehängt, das auf diesem Weg einen konstanten Zug auf den Unterarm ausübt. Verkeilte Frakturen werden mit dieser Methode regelrecht ausgehangen. Die Reposition des Bruchs wird vereinfacht.

FRAGE

Was versteht man unter einem **Morbus Dupuytren**?

Antwort Bei einem Morbus Dupuytren handelt es sich um eine **Vermehrung** von **Fibroblasten** im Bereich der **Palmaraponeurose** mit **vermehrter Kollagenbildung**. Man zählt ihn zu den Fibromatosen. Man findet eine Assoziation mit übermäßigem Alkoholkonsum, Nikotinabusus und Diabetes mellitus. Auch über eine familiäre Häufung wird berichtet. Männer sind früher und häufiger von der Erkrankung betroffen als Frauen. Im Verlauf entstehen schmerzlose Verhärtungen im Bereich der Hohlhand und an den Fingerbeugeseiten. Diese führen langfristig zu **Beugekontrakturen** der **Finger**. Bevorzugt betroffen sind der kleine Finger und der Ringfinger. Behindern diese Kontrakturen den Patienten im Alltags- oder Berufsleben, so kann eine Dupuytren-Kontraktur **operativ** behandelt werden durch:

- partielle oder vollständige Entfernung der Palmaraponeurose
- Fasziektomie und Tenolysen an den betroffenen Fingern

Die Prognose ist gut bei kompletter Palmarektomie, ansonsten besteht Rezidivgefahr.

FRAGE

Bleiben wir noch kurz bei der Handchirurgie. Was ist ein **Karpaltunnelsyndrom** und wie behandelt man es?

Antwort Bei einem Karpaltunnelsyndrom handelt es sich um eine **Kompression** des **N. medianus** im Karpaltunnel. Dieser wird gebildet durch die Handwurzelknochen und das zwischen Os hamatum und Os pisiforme zum Os trapezium und Os scaphoideum gespannte **Lig. carpi transversum** (Retinaculum flexorum). Eine Stenose des Karpaltunnels kann posttraumatisch, durch eine Raumforderung, degenerativ oder idiopathisch verursacht werden. Symptomatisch wird ein Karpaltunnelsyndrom durch:

- Schmerzen (v. a. nachts) in der Hand und im distalen Unterarm
- Parästhesien im Versorgungsbereich des N. medianus
- Taubheitsgefühl in der Handinnenfläche und in den Digiti I–III
- Thenarmuskelatrophie (v. a. des M. abductor pollicis brevis)

Bei Versagen einer konservativen Behandlung mittels **Ruhigstellung** (Handschiene), lokaler Infiltration mit Kortison und nichtsteroidalen **Antirheumatika** wird ein Karpaltunnelsyndrom **operativ** therapiert. Durch **Spaltung des Retinaculum flexorum** wird der N. medianus entlastet. Bestehende neurologische Defizite erholen sich oft nur partiell.

PLUS

Eine periphere Nervenkompression kann an allen anatomischen Engstellen auftreten, so auch im Bereich des Sulcus nervi ulnaris (Loge de Guyon) oder des Tarsaltunnels.

FALLBEISPIEL

Ein 45-jähriger Mann stürzt auf das dorsal flektierte Handgelenk. Danach klagt er über einen Druckschmerz im Bereich der Tabatière und über einen Zug- bzw. Stauchungsschmerz im Daumen. Jede Bewegung des Daumens ist schmerzhaft.

FRAGE

An was denken Sie bei dieser Anamnese und der Symptomatik?

Antwort Anamnese und Klinik sind typisch für eine **Fraktur** des **Os scaphoideum** (Kahnbein). Das Skaphoid ist das mechanische Bindeglied zwischen den proximalen und distalen Handwurzelknochen. Es sorgt für die Stabilität im Mediokarpalgelenk. Zur Diagnostik beim Verdacht auf eine Kahnbeinfraktur gehören Röntgenaufnahmen vom Handgelenk in zwei Ebenen (p. a. und streng seitlich), Skaphoid-Quartett-Aufnahmen (zwei Ebenen und zwei Schrägaufnahmen) und bei Verdacht auf zusätzliche radiokarpale und intrakarpale Bandverletzungen ein MRT. Die Diagnose einer Os-scaphoideum-Fraktur mittels konventioneller Röntgenaufnahmen ist zum Teil nicht

TIPP

Zum Merken der Reihenfolge der Mittelhandknochen gibt es ein Gedicht:

Ein Kähnchen fuhr im Mondenschein	Kahnbein, Mondbein
ums Dreieck- und ums Erbsenbein;	Dreiecksbein, Erbsenbein
Vieleck groß, Vieleck klein,	großes/kleines Vieleckbein
ein Kopf, der muss am Haken sein.	Kopfbein, Hakenbein

einfach. Bei unklaren radiologischen Befunden wird eine CT oder MRT durchgeführt.

Eine **konservative Therapie** durch Ruhigstellung mit einem Gips (Oberarmgips mit Einschluss des Daumengrundgelenks vs. Unterarmgips) kann bei undislozierten Frakturen des distalen Drittels oder der Taille erfolgreich sein. Die Indikation zur **Operation** ist gegeben bei:

- dislozierten Frakturen (instabil)
- Frakturen mit Knochendefekt
- pathologischen Frakturen
- irreponiblen Luxationsfrakturen
- Begleitverletzungen (z. B. Luxation des Os lunatum = De-Quervain-Fraktur)
- offenen Frakturen
- bei ausbleibender Knochenheilung und klinischer Symptomatik

Die am häufigsten gewählten operativen Verfahren sind die offene Reposition und die Osteosynthese durch eine Kompressionsschraube, evtl. eine Defektauffüllung durch autologe Spongiosa (z. B. Radiusbasis, Beckenkamm), Spickdraht, Fixateur externe und bei Bandverletzungen eine Bandnaht.

FRAGE

Welche **Basisfrakturen** des **ersten Mittelhandknochens** sind Ihnen bekannt?

Antwort Es gibt drei verschiedene Formen von Basisfrakturen des ersten Mittelhandknochens: zwei intraartikuläre (Bennet, Rolando) und eine extraartikuläre (Winterstein) Fraktur (➤ Abb. 10.7).

- Bei der **Bennett-Fraktur** handelt es sich um eine intraartikuläre Basisschrägfraktur mit Subluxation im Daumensattelgelenk.
- Eine **Rolando-Fraktur** ist wie die Bennett-Fraktur eine **intraartikuläre** Basisfraktur in Kombination mit einer Subluxation im Daumensattelgelenk, sie ist jedoch T- oder Y-förmig konfiguriert. Dadurch existieren drei Fragmente.

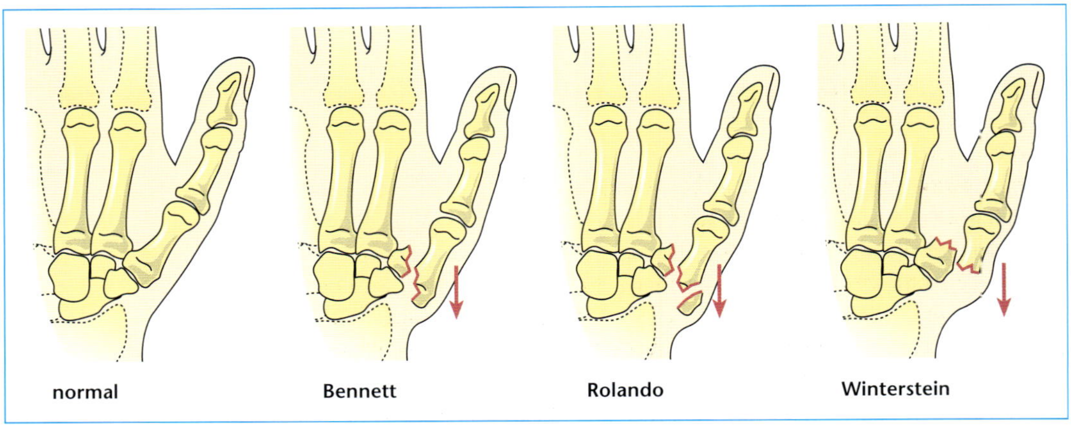

Abb. 10.7 Basisfrakturen des Mittelhandknochens [L106]

- Eine extraartikuläre basisnahe Schaftfraktur wird als **Winterstein-Fraktur** bezeichnet.

Aufgrund der Zugwirkung des M. abductor pollicis longus besteht bei **intraartikulären Frakturen** (Bennett, Rolando) in der Regel eine **Instabilität des Daumensattelgelenks**. Es kommt zu einer Dislokation des Os-metacarpale-I-Schafts nach radial und proximal (Bennet), bzw. nach ulnar und proximal (Rolando). Dies bedarf einer operativen Stabilisierung. Nicht dislozierte Winterstein-Frakturen können konservativ mit einer volaren Unterarmgipsschiene für 4 Wochen behandelt werden. Ansonsten versorgt man Bennet- und Winterstein-Frakturen durch Kirschner-Drähte, Rolando-Frakturen meist mit einer Mini-Platte oder mit Kirschner-Drähten.

10.4 Wirbelsäule, Rippen

FRAGE

Was ist ein **instabiler Thorax** und woran erkennt man ihn?

Antwort Rippenserien- oder Rippenstückfrakturen (**mindestens drei Rippen frakturiert**) führen zu einem mehr oder weniger ausgeprägten Stabilitätsverlust der Thoraxwand. Durch den Unterdruck, der bei der Inspiration durch Zug des Zwerchfells entsteht, ziehen sich die Rippenzwischenräume und die frakturierten Rippen inspiratorisch ein und dehnen sich exspiratorisch wieder aus. Dies bietet das klassische Bild einer paradoxen Atmung und führt zu einem unregelmäßigen Atemmuster. Zudem zeigt der Patient aufgrund der ausgeprägten Schmerzsymptomatik gewöhnlich eine Schonatmung mit einer hochfrequenten und oberflächlichen Atmung. Eine erhöhte Totraumventilation mit sog. „Pendelluft" ist die Folge. Dies bildet die Grundlage für die Entwicklung von Atelektasen und einer **respiratorischen Insuffizienz**. Rippenserienfrakturen entstehen gewöhnlich infolge schwerer stumpfer Thoraxtraumata. Gefährlich sind zudem **Begleitverletzungen** wie:

- Pneumothorax (cave: Spannungspneumothorax), Hämatothorax (oft miteinander kombiniert)
- Lungenkontusion (Contusio pulmonis)
- Herzkontusion (Contusio cordis)
- Verletzung von Mediastinalgefäßen
- Bronchusabriss
- Begleitverletzungen von Oberbauchorganen (Leber, Milz)

Liegt ein Hämato- bzw. Pneumothorax vor, wird eine Thoraxdrainage gelegt. Eine operative Stabilisierung bleibt absoluten Ausnahmefällen vorbehalten. Sowohl die Schmerzen durch die Rippenserienfrakturen als auch durch eine evtl. erforderliche Thoraxdrainage können die Anlage eines Periduralkatheters oder eines Paravertebralkatheters erfordern, um Sekundärkomplikationen wie Atelektasen und Pneumonien zu vermeiden. Bei insuffizienter Atmung und respiratorischer Erschöpfung muss der Patient beatmet werden.

TIPP

Es gibt Themen, die bei fast jeder Prüfung aufgegriffen werden. Der „instabile Thorax" gehört sicher dazu. Sinnvoll ist es, bei der Beschreibung des Krankheitsbildes auch die Symptome zu erwähnen. Das vermittelt dem Prüfer einen klinischen Blick und Sicherheit.

Hierbei lohnt sich ein Versuch einer nichtinvasiven Beatmung mithilfe eines **NIV**-Systems (**N**on-**i**nvasive **V**entilation).

MERKE

Als Totraum wird der Anteil der Luft bezeichnet, der zwar an der Ventilation, nicht jedoch am Gasaustausch teilnimmt. Der anatomische Totraum beinhaltet Mund, Nase, Rachen, Trachea und Bronchien und beträgt ca. 150 ml. Der funktionelle Totraum kann um ein Vielfaches steigen, wenn ein Teil der Alveolen nicht am Gasaustausch teilnimmt.

FRAGE

Wie stellt sich die **Klinik** einer **Wirbelsäulenverletzung** dar?

Antwort **Stabile** Verletzungen können symptomarm mit schmerzbedingter Bewegungseinschränkung, Schonhaltung, paravertebralem Hartspann, Druck-, Klopf- und Stauchungsschmerzen einhergehen. Bei **instabilen** Verletzungen können neurologische Symptome und Erscheinungen auftreten wie:

- sichtbarer Gibbus oder eine tastbare Lücke in der Dornfortsatzreihe
- motorische Defizite in den Extremitäten (neurologische Ausfälle bis zur Plegie oder Parese)
- Sensibilitätsstörungen
- radikuläre neuropathische Schmerzen
- Harnverhalt

MERKE

Instabile Frakturen können zu **schweren neurologischen Defiziten** führen, die von pathologischen Reflexen unterhalb der Läsion, über motorische und sensible Ausfälle bis zum kompletten Querschnittssyndrom (Paraplegie, Tetraplegie) reichen können. Wichtig ist immer eine Befund- und Verlaufsdokumentation!

FRAGE

Was ist bei der **Erstversorgung** von **Wirbelsäulenverletzten** zu beachten?

Antwort Von wesentlicher Bedeutung ist es, Bewegungen der Wirbelsäule zu vermeiden, um zusätzliche Schäden am Rückenmark zu verhindern. Folgende Punkte sind zu berücksichtigen:

- den Verletzten vorsichtig in Rückenlage bringen (**Drehen en bloc**!)
- Lagerung und Transport auf einer **Vakuummatratze**
- **keine Repositionsversuche** am Unfallort
- Umlagern des Verletzten durch mindestens drei Helfer (der Helfer am Kopf hat das Kommando!)
- schonender Transport in ein Krankenhaus mit neurochirurgischer Abteilung (nach Möglichkeit mit einem Rettungshubschrauber)

Die Anlage eines Halskragens (**Stiffneck**) wird seit Jahren kontrovers diskutiert, jedoch aktuell noch empfohlen. Bezüglich der prophylaktischen Gabe von Glukokortikoiden bei neurologischen Defiziten gibt es ebenfalls sehr unterschiedliche Meinungen und aus diesem Grund noch keine klaren Empfehlungen. Unklar ist, ob sich durch die Gabe von Glukokortikoiden das Outcome verbessert. Vor allem bei älteren Menschen kommt es im weiteren Verlauf häufiger zu pulmonalen und gastrointestinalen Komplikationen.

FRAGE
Was versteht man unter einem **spinalen Schock**?

Antwort Eine **komplette Schädigung des Rückenmarkquerschnitts**, z. B. im Rahmen einer Wirbelsäulenverletzung, führt zum spinalen Schock. Dieser ist gekennzeichnet durch eine akut auftretende, schlaffe **Lähmung** und einen kompletten **Sensibilitätsverlust** unterhalb der Läsion. Die Eigen- und Fremdreflexe sind erloschen. Zudem tritt eine **vegetative Dysregulation** auf. Der Verlust der parasympathischen Regulation zeigt sich in einer Atonie der Blasenmuskulatur, des M. sphincter ani und einer Darmatonie. Durch den Ausfall des Sympathikus kommt es zur **Vasodilatation** und zu einer gestörten Wärmeregulation. Je höher die Läsion, desto ausgeprägter sind diese Auswirkungen auf den Kreislauf. Es kommt zu **Bradykardie** und Hypotonie. Die Umverteilung des Blutvolumens in die untere Körperhälfte kann sich zum massiven Schockgeschehen ausweiten. Außerdem werden Auswirkungen auf die Ausscheidung, den Säure-Basen-Haushalt, den Elektrolythaushalt, den Gewebeturgor und den Proteinstoffwechsel beobachtet.

FRAGE
Welcher Halswirbelkörper wird am meisten beim **Erhängen** frakturiert?

TIPP
Wieder einmal eine Frage aus dem Leben! Der Prüfer wird aber sicherlich nicht böse sein, wenn hier Schwierigkeiten auftreten.

Antwort Typische Fraktur beim Erhängen und auch nach Hochgeschwindigkeitstraumata ist die Axisbogenfraktur, auch **Hangman-Fraktur** genannt. Zur Diagnostik bei HWS-Verletzungen gehören konventionelle **Röntgenaufnahmen in zwei Ebenen,** ein **Spiral-CT** der HWS und ein **MRT**. Je nach Stabilität bzw. Verletztungen der Bänder kommt es zu einer Spondylolisthesis zwischen C2 und C3.

Die Hangman-Fraktur wurde gemäß Effendi in drei Typen eingeteilt (➢ Tab. 10.10):

- Hangman-Frakturen vom **Typ I** können **konservativ** mit einem harten Halskragen über 6–8 Wochen behandelt werden.
- **Gering dislozierte** Frakturen **Typ II** können ebenfalls 8–12 Wochen mit einem **Halo-Fixateur** oder einem **Minerva-Gips** ruhiggestellt werden.
- **Dislozierte Typ-II-** und **Typ-III**-Frakturen werden operativ angegangen. Entweder werden sie von **dorsal transpedikulär verschraubt** oder über eine **ventrale interkorporelle Spondylodese C2/3** stabilisiert.

In etwa 80 % der Fälle ist eine Axisringfraktur assoziiert mit Kopfverletzungen und weiteren Läsionen der HWS. Neurologische Defizite bei isolierten Axisbogenfrakturen treten eher selten auf.

Tab. 10.10 Klassifikation der Axisringfrakturen nach Effendi

Typ I	stabile, nicht dislozierte Axisringfraktur, Bandscheibe C2/3 ist intakt
Typ II	instabile Fraktur, nach ventral dislozierter Wirbelkörper C2 mit Läsion der Bandscheibe C2/3
Typ III	wie Typ II mit zusätzlich einseitig verhakter Luxation C2/3, nach ventral flektierter Wirbelkörper

FALLBEISPIEL

Ein 21-jähriger Patient ist nach einem Kopfsprung in flaches Wasser mit dem Kopf stark am Boden aufgeschlagen. Aufmerksame Badegäste haben ihn zügig aus dem Schwimmbecken gezogen. Nun gibt er an, dass er Mühe hat zu atmen. Zudem habe er starke Schmerzen im Bereich der Halswirbelsäule. Als Notarzt untersuchen Sie den Patienten und stellen einen massiven Druckschmerz im Bereich der oberen Halswirbelsäule fest. Der Patient beschreibt leichte Schluckstörungen und hat einen diskreten Schiefhals. Sie stellen die HWS mit einem Halskragen ruhig und transportieren den Patienten in eine neurochirurgische Klinik. Im Spiral-CT der HWS wird dort eine **Jefferson-Fraktur** diagnostiziert.

FRAGE

Worum handelt es sich bei einer **Jefferson-Fraktur**? Können Sie mir etwas über den **Unfallmechanismus** erzählen und haben Sie eine Vorstellung von der **Therapie**?

Antwort Bei einer Jefferson-Fraktur handelt es sich um eine **Atlasberstungsfraktur**. Nach axialer Gewalteinwirkung auf den Kopf kommt es zu einer Kräfteumverteilung direkt auf den 1. Halswirbel, den Atlas. Da sich in diesem Bereich keine Bandscheibe befindet, geht die Kraft des Aufpralls ohne Pufferwirkung nach außen. Dadurch kommt es zu einem Auseinanderbersten der Atlasbögen. Durch das seitliche Auseinanderweichen der Atlasbögen kommt es zum Teil zu einer Zerreißung des Lig. transversum atlantis. Dieses Band stabilisiert das untere Kopfgelenk zwischen dem 1. und dem 2. Halswirbel. Bei einer Zerreißung kommt es zur Instabilität mit der Gefahr einer Kompression des Rückenmarks durch eine Einengung des Spinalkanals. **Stabile**, nicht verschobene Atlasfrakturen können durch **Ruhigstellung** durch einen **Halo-Fixateur** oder einen **Minervagips** für 8 Wochen behandelt werden. Jefferson-Frakturen mit **ligamentärer Zerreißung** und Instabilität werden **operativ** versorgt. Die Fraktur wird durch Längszug reponiert. Anschließend werden Atlas und Axis transartikulär miteinander verschraubt.

FALLBEISPIEL

Ein 7-jähriger Junge wird bei einem Verkehrsunfall mehrere Meter durch die Luft geschleudert. Bei Eintreffen des Rettungsteams hat der Junge einen Kreislaufstillstand bei Asystolie. Nach erfolgreicher Reanimation erfolgt der Transport in ein nahe gelegenes Krankenhaus. Dort werden mehrere Extremitätenfrakturen osteosynthetisch versorgt und eine Splenektomie bei Milzruptur durchgeführt. Die Wirbelsäule erscheint primär konventionell radiologisch intakt. Auf der Intensivstation treten respiratorische Probleme auf, worauf das Kind in eine Kinderklinik verlegt wird. Dort kann man die respiratorische Situation schnell stabilisieren. Beim Versuch, das Kind von der

Beatmung zu entwöhnen (Weaning), zeigt es keine Anzeichen einer Spontanatmung. Auffällig ist auch, dass keine Bewegungen der Extremitäten auftreten. Als das Kind komplett wach ist, wird ein Apnoetest durchgeführt. Trotz offensichtlicher Luftnot und steigendem PCO_2 in der BGA beginnt das Kind nicht mit der Atmung. Man beschließt, sofort wieder mit einer Sedierung zu beginnen. Am gleichen Tag wird ein MRT der Halswirbelsäule durchgeführt.

FRAGE

Was erwarten Sie?

Antwort Der Apnoetest und die vorliegende Parese weisen auf eine komplette **Tetraplegie** hin. Die **Schädigung des Rückenmarks** muss **oberhalb von C3–C4** liegen, da auf dieser Höhe die Äste des N. phrenicus austreten, die für die motorische Versorgung des Zwerchfells verantwortlich sind. Da die Halswirbelsäule auf den konventionellen Röntgenaufnahmen primär intakt schien, liegt vermutlich ein Defekt im Bereich des Dens axis vor. **Densfrakturen** sind auf konventionellen Röntgenaufnahmen oft schwer zu diagnostizieren. Man benötigt daher ein **Spiral-CT** der HWS, **Dens-Zielaufnahmen**, die bei weit geöffnetem Mund transoral angefertigt werden, und ein MRT. Da das Kind keinerlei Bewegungen macht und auch nicht atmet, muss es sich um eine ausgedehnte Läsion des oberen Rückenmarks handeln.

FRAGE

Sie haben leider die richtige Diagnose gestellt. Im MRT sah man eine Verletzung des Rückenmarks über den gesamten Querschnitt zwischen C1 und C2. Welche Prognose hat dieses Kind? Welche **Einteilung** der **Densfrakturen** ist Ihnen geläufig?

Antwort Die Prognose ist leider schlecht. Es handelt sich um die Maximalvariante einer Tetraplegie. Kontrollierte Bewegungen der Arme oder der Beine bleiben in der Regel unmöglich. Auf Rückenmarksebene können durch den Ausfall inhibitorischer Potenziale überschießende Reize entstehen, die sich als Spastik auswirken. Das Kind wird zudem lebenslang auf ein Beatmungsgerät angewiesen sein.

Densfrakturen werden **nach Anderson und D'Alonzo** in drei Typen eingeteilt:

- **Typ I**: kleines Fragment im Bereich der Densspitze
- **Typ II**: Fraktur im Bereich der Densbasis
- **Typ III**: Fraktur des Dens im Wirbelkörper

Densfrakturen vom Typ I bedürfen in der Regel keiner operativen Therapie. Nach Frakturen vom **Typ II** kommt es zu einer hohen Rate an **Pseudarthrosen.** Aus diesem Grund besteht eine **absolute OP-Indikation** dar. Es erfolgt in der Regel eine ventrale Stabilisierung mit zwei Zugschrauben. Bei älteren Patienten oder bei verspäteter Diagnose wird die Fraktur von dorsal durch eine Spondylodese C1/2 versorgt. Densfrakturen vom Typ III besitzen in der Regel guten Spongiosakontakt und heilen meist ohne Operation aus.

FALLBEISPIEL

Eine 56-jährige Frau ist in suizidaler Absicht aus dem 4. Stock gesprungen. Sie wird räumlich und zeitlich voll orientiert in die Klinik gebracht. Bei der körperlichen Untersuchung klagt die Patientin über einen leichten Stauchungsschmerz in der Lendenwirbelsäule. Neurologische Defizite lassen sich nicht verifizieren.

FRAGE

Wie lautet Ihre **Verdachtsdiagnose**?

Antwort Aufgrund der Anamnese und der geringen Klinik liegt der Verdacht auf eine **Kompressionsfraktur der LWS** nahe. Eine Kompressionsfraktur ist im Röntgenbild oft nur als Höhenminderung des betroffenen Wirbelkörpers und als Verdichtung der knöchernen Strukturen erkennbar. Oft sind Grund- oder Deckplatteneinbrüche nachweisbar. Abrisse der Dornfortsätze und Einbrüche im Bereich der Wirbelkörperhinterkante können auf den konventionellen Röntgenaufnahmen leicht übersehen werden. Bei der Patientin müssen zudem andere **Begleitverletzungen** ausgeschlossen werden, insbesondere:

- **Kalkaneus**- oder **Talusfrakturen**
- **Beckenfrakturen** (insbesondere Azetabulumfrakturen)
- Verletzungen **intraabdomineller** oder **pelviner** Organe
- Verletzung **großer Gefäße** (z. B. Dissektion der Aorta)

FRAGE

Was versteht man unter einer **Contusio spinalis**?

Antwort Bei einer Contusio spinalis handelt es sich um eine **spinale Schädigung** im Rahmen eines Wirbelsäulentraumas, die teilweise reversibel sein kann. Die klinische Symptomatik ist abhängig von der Höhe der Läsion. Initial finden sich folgende Symptome:

- **neurologische Ausfälle** bis zum (inkompletten) Querschnittssyndrom mit schlaffen Paresen, später meist Spastik
- **Vasodilatation distal** der Läsion durch eine **Sympathikolyse** (→ bedrohlich **hypotone Kreislaufverhältnisse** im Sinne eines spinalen Schocks)
- **schlaffe Blasen**- und **Mastdarmlähmung** durch erniedrigten Sphinktertonus
- evtl. **Priapismus**

Zum Ausschluss operativ behandelbarer Verletzungsfolgen (z. B. epidurales Hämatom oder knöcherne Verletzungen) werden ein **MRT** und/oder ein **Myelo-CT** durchgeführt. In der Akutphase wird die Contusio spinalis **konservativ** angegangen mit hoch dosierter Dexamethason-Gabe. Eine **frühzeitige neurologische Rehabilitation** ist anzustreben.

FRAGE

Sagt Ihnen der Begriff **Dreisäulenmodell** im Zusammenhang mit **Wirbelsäulenverletzungen** etwas?

Antwort Verletztungen nach Wirbelsäulentraumata können die knöchernen, diskoligamentären und nervalen Strukturen der Wirbelsäule betreffen. In ca. 80 % laufen sie ohne Beteiligung des Rückenmarks ab. In etwa 20 % der Fälle hat sich zusätzlich ein spinales Trauma ereignet, was sich je nach Ausmaß und Höhe der Läsion wie folgt äußern kann:

- komplette Querschnittssymptomatik (Paraplegie, Tetraplegie)
- inkomplette Querschnittssymptomatik (Paraparese, Tetraparese)
- Konus-Kauda-Syndrom (isolierte Schädigung des Conus medullaris)

Um zu entscheiden, ob eine Wirbelsäulenverletzung stabil oder instabil und somit gefährdet für neurologische Schäden ist, hat sich die Einteilung der Wirbelsäule nach Denis gemäß ihrer **Morphologie** in drei Säulen bewährt (➤ Abb. 10.8):

- ventrale Säule: vorderes Längsband, vorderer Anteil des Wirbelkörpers und der Bandscheibe
- mittlere Säule: hinteres Längsband, hinterer Anteil des Wirbelkörpers und der Bandscheibe
- hintere Säule: Wirbelgelenke, Wirbelbögen, dorsale Bänder, Dornfortsätze

Das Wirbelsäulenverletztungsmodell gemäß Wolter beinhaltet zudem die Auswirkungen der Verletzung in Bezug auf den Spinalkanal und die ligamentären Strukturen. Die Buchstaben A–D stehen für die betroffene Säule (A = ventrale, B = mittlere, C = hintere Säule, D = ligamentäre Strukturen), die Ziffer (0–3) kodiert den Bezug der Fraktur zum Spinalkanal:

- **0** = **keine** Einengung
- **1** = Einengung um **bis zu** ⅓
- **2** = Einengung um **bis zu** ⅔
- **3** = Einengung **um mehr als** ⅔

Beispiele:

A0: Verletzung der ventralen Säule ohne Einengung des Spinalkanals
C1: Verletzung von Wirbelbögen oder Fortsätzen, Einengung des Spinalkanals um bis zu ⅓
B3: Verletzung der Wirbelkörperhinterwand, Einengung des Spinalkanals um mehr als ⅔

Als **instabil** gelten Verletzungen, bei denen eine **Instabilität von mindestens zwei Säulen** vorhanden ist. Eine OP-Indikation stellt sich bei:

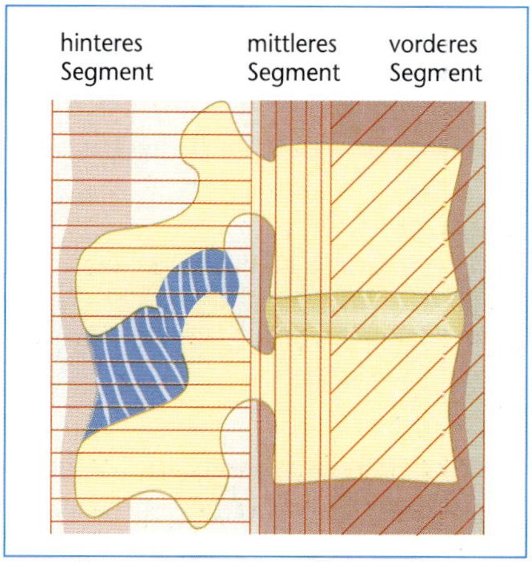

Abb. 10.8 Einteilung der Wirbelsäule nach Denis [L106]

- neurologischen Defiziten
- Einengung des Spinalkanals > ⅓
- groben Dislokationen (**instabile Frakturen**, Luxationen, Kyphose > 20°, offene Verletzungen, Kompression des Wirbelkörpers > 50 %)

Bei einer Instabilität erfolgt eine **Spondylodese**. Je instabiler die Fraktur, desto eher bedarf es einer osteosynthetischen Versorgung sowohl von dorsal als auch von ventral. Mittlerweile werden die meisten Wirbelsäulenoperationen navigiert, d. h. computergesteuert durchgeführt.

10.5 Becken

FALLBEISPIEL

Nach einem Verkehrsunfall leidet eine 63-jährige Frau unter Schmerzen im Beckenbereich. Es besteht eine Makrohämaturie.

FRAGE

Worum könnte es sich handeln?

Antwort Anamnese und Klinik der Patientin sprechen für eine **knöcherne Verletzung** des **Beckens** mit einer Begleitverletzung der Harnwege oder der Niere. Bei Beckenringfrakturen finden sich nicht selten **Begleitverletzungen intrapelviner** und **abdomineller Organe**, **Gefäße** und **Nerven**. Zudem kann es zu **Blutverlusten** durch venöse Sickerblutungen aus dem Plexus venosus sacralis, dem Plexus prostaticus (beim Mann) und der Vasa iliacae und ihren Ästen kommen. Diagnostisch sollte aus diesem Grund sowohl eine Beckenübersichtsaufnahme als auch eine CT angefertigt werden, um die knöchernen Strukturen des Beckens und die intrapelvinen Organe darzustellen. Zum Routineprogramm gehört zudem eine Sonografie des Abdomens und des kleinen Beckens. Freie Flüssigkeit, Strukturunregelmäßigkeiten der Blase und der Nieren, ein Harnverhalt oder Makrohämaturie sind Indizien für eine Verletzung der Harnwege.

Die höchste Trefferwahrscheinlichkeit bei Verletzungen der Harnwege liefert die **Ausscheidungsurografie** zur Markierung potenzieller Defekte (Kontrastmittelstopp oder -austritt). Bei einer isolierten Verletzung der Harnröhre führt eine **retrograde Urethrografie** zur Diagnose.

FRAGE

Die Frau hatte einen Urethraabriss. Je nach Lokalisation des Abrisses bezüglich des Diaphragma pelvis unterscheidet man **supra-** und **subdiaphragmale Urethraabrisse**. Welche Hinweise auf die Lokalisation können Sie aus der körperlichen Untersuchung gewinnen?

Antwort **Supradiaphragmale** Urethraabrisse werden meist durch **indirekte Traumen** des **Unterbauchs** verursacht. Es entwickelt sich ein retroperitoneales prävesikales Hämatom. Beim Mann wird dadurch die Prostata nach kranial ungewöhnlich beweglich tastbar. **Subdiaphragmale** Urethraabrisse entstehen meist als Folge eines **direkten Traumas** auf das **Perineum** (Straddle-Trauma). Typisch sind Hämatome am Damm, beim Mann auch an Skrotum und Penis.

FRAGE
Welche **Beckenfrakturen** halten Sie für **stabil**, welche für **instabil**?

Antwort Man unterscheidet Beckenrand- von Beckenringverletzungen. Beckenrandfrakturen sind grundsätzlich stabil. Bei der Klassifikation von Beckenringfrakturen ist vor allem die Einteilung nach Tile (➤ Tab. 10.11) gemäß der Stabilität der Verletzung gebräuchlich. Sie ist nahezu identisch mit der AO-Klassifikation. Sie berücksichtigt die anatomisch-biomechanischen Gegebenheiten des Beckenrings und den Verletzungsmechanismus. Alle **instabilen kompletten** Beckenringfrakturen und alle Beckenfrakturen mit komplizierenden **Begleitverletzungen** bedürfen der **operativen Stabilisation**.

FRAGE
Was ist eine **Malgaigne-Fraktur**?

Antwort Bei einer Malgaigne-Fraktur handelt es sich um eine **totale Beckenringfraktur**, wobei der vordere und der hintere Beckenring **mindestens einseitig** vertikal frakturiert sind oder der hintere Beckenring frakturiert und die Symphyse rupturiert ist. Die Fraktur ist instabil und besonders prädestiniert für **Begleitverletzungen** der intrapelvinen Organe und Gefäße. In der Regel werden Malgaigne-Frakturen operativ durch Anlage einer **Plattenosteosynthese**, ggf. im Notfall bei hohem Blutverlust durch einen **Fixateur externe/Beckenzwinge** stabilisiert. Einzelne Fragmente werden ggf. mithilfe von Zugschrauben oder Zerklagen fixiert.

FRAGE
Welche Frakturform findet man am häufigsten im Bereich des Beckens?

Tab. 10.11 Einteilung der Beckenringfrakturen nach Tile

Typ A	**stabil**, die knöcherne und ligamentäre Integrität des dorsalen Beckenrings bleibt unangetastet (Abrissfrakturen, Beckenrand-, Scham- und Sitzbeinfrakturen, Sakrumquerfrakturen distal der sakroiliakalen Fuge)
Typ B	**partiell instabil** im vorderen Beckenring, Mitverletzung von Bandstrukturen im Iliosakralgelenk (→ **Rotationsinstabilität, vertikal stabil)** **B1**: die Open-Book-Verletzung ist eine typische Außenrotationsverletzung, bei der sich die Beckenhälften wie ein aufgeschlagenes Buch nach außen bewegen lassen **B2**: Innenrotationsverletzung durch ein seitliches Kompressionstrauma
Typ C	**instabil**, Rotationsinstabilität und vertikale Instabilität des vorderen und hinteren Beckenrings (komplette dreidimensionale Instabilität) • vorderer Beckenring: transsymphysäre und transpubische Instabilität • hinterer Beckenring: transiliakale, transileosakrale und transsakrale Instabilität

Antwort Mit etwa einem Anteil von **30 %** macht die **Azetabulumfraktur** den größten Anteil der Beckenfrakturen aus. Das Azetabulum ist entweder **dorsal** oder **ventral** frakturiert und der Hüftkopf in den meisten Fällen in die gleiche Richtung luxiert (➤ Abb. 10.9). Azetabulumfrakturen werden nach **Letournel** je nach Beteiligung der Beckenknochen in **einfache** (ein Beckenknochen, Typ 1–5) und **komplexe** Frakturen (2–3 Beckenknochen, Typ 6–10) unterteilt (➤ Tab. 10.12). Klinisch zeigen sich eine schmerzhafte Bewegungseinschränkung im Hüftgelenk und ggf. ein Hämatom. Der Oberschenkel ist im Hüftgelenk in Rotationsstellung fixiert.

MERKE Bei der Azetabulumfraktur ist der N. ischiadicus bei hinterer Luxation bzw. der N. femoralis bei vorderer Luxation gefährdet. Daher ist es von entscheidender Bedeutung, dass man den Patienten gründlich neurologisch untersucht und den Befund dokumentiert.

FRAGE
Von der Azetabulumfraktur zu differenzieren ist die Hüftgelenkluxation. Wo liegt die besondere **Gefahr** bei **Hüftgelenkluxation**?

Antwort Hüftgelenkluxationen sind meist eng verbunden mit dem Vorhandensein einer kongenitalen Hüftgelenkdysplasie oder treten als Komplikation nach dem Einbau einer Hüftgelenksprothese oder im Rahmen schwe-

Tab. 10.12 Einteilung der Azetabulumfrakturen nach Letournel

Einfache Frakturen	• hintere Wand • hinterer Pfeiler • vordere Wand • vorderer Pfeiler • Azetabulumquerfraktur
Komplexe Frakturen	• hinterer Pfeiler und hintere Wand • Querfraktur und hintere Wand • T-Fraktur • vorderer Pfeiler und Hemiquerfraktur • 2-Pfeilerfraktur

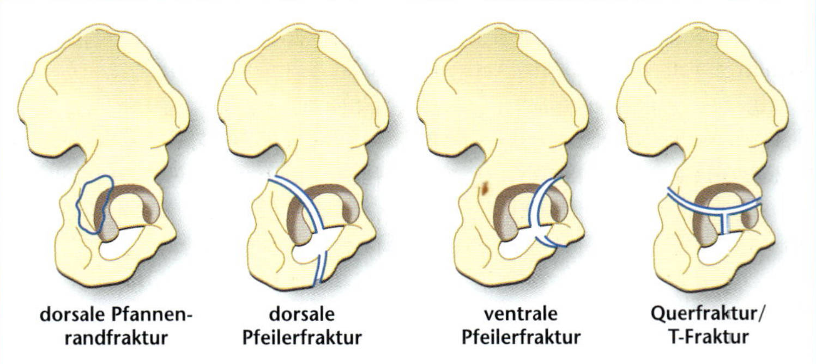

Abb. 10.9 Formen der Azetabulumfraktur [L106]

rer Traumata auf. Sie werden unterteilt in **hintere** Luxationen, die etwa **75 %** ausmachen, und **vordere** Luxationen, die die restlichen **25 %** ausmachen. Komplikationen sind das Auftreten von **Hüftkopfnekrosen** und **Schäden** des **N. ischiadicus** und/oder des **N. femoralis**. Begleitend zur Hüftgelenkluxation im Rahmen eines Traumas können eine Azetabulum- und/oder eine Femurfraktur auftreten. Da eine Hüftluxation extrem schmerzhaft ist und Folgeschäden drohen, muss eine zügige Reposition erfolgen. Oft ist dafür eine Narkose erforderlich, um die kräftige Hüftmuskulatur zu entspannen. Zudem ist die Reposition in der Regel sehr schmerzhaft für den Patienten.

10.6 Untere Extremität

FRAGE

Welche **Winkel** finden sich physiologischerweise am gesunden **Femurkopf-Femurhals-Übergang**?

Antwort Der Caput-Collum-Diaphysen-Winkel, kurz auch **CCD-Winkel** genannt, beschreibt den Winkel zwischen **Schenkelhals** und **Schaftachse** des Oberschenkels. Physiologischerweise schwankt er beim Erwachsenen zwischen **120° und 130°**. Eine zweite wichtige Beziehung zwischen Schenkelhals und Kondylenebene stellt der **Antetorsionswinkel** (AT-Winkel) dar. Er schwankt beim gesunden Schenkelhals zwischen **10° und 15°**. Säuglinge und Kinder starten mit einem CCD-Winkel von 130°–140° und einem AT-Winkel von 35°.

PLUS

Coxa valga > 130° (large), Coxa vara < 125°

FRAGE

Was ist ein typischer Unfallmechanismus für die Entstehung einer **Femurkopffraktur** und wie äußert sie sich klinisch?

Antwort Femurkopffrakturen treten fast ausschließlich in **Kombination mit traumatischen Hüftluxationen** auf. Dabei ist der häufigste Unfallmechanismus die sog. **„Armaturenbrettverletzung"** (Dashboard Injury) eines Fahrers oder Beifahrers bei einer Kollision. Durch den direkten Anprall des Armaturenbretts mit dem Knie erfolgt die Weiterleitung der Kraft über den Femur auf das gebeugte Hüftgelenk. Der Femurkopf kann je nach Stellung im Hüftgelenk nach dorsal luxieren und frakturieren. Oft kommt es zu Begleitverletzungen im Bereich des Beckens (v. a. Azetabulumfrakturen) und des Schenkelhalses. Klinisch steht ein **Bewegungsschmerz**, evtl. auch ein **Hämatom** im Vordergrund. Das Gelenk ist ähnlich wie bei einer Hüftgelenkluxation **federnd fixiert** und weist eine Fehlstellung im Sinne einer **iliakalen Luxation** auf.

MERKE

Eine Femurkopffraktur kann radiologisch leicht übersehen werden. Deshalb bei jeder traumatischen Hüftluxation immer an die Möglichkeit einer Femurkopffraktur denken!

FRAGE
Was macht die Femurkopffraktur so gefährlich?

Antwort Es existiert ein Gefäßkranz an der Basis des Femurkopfs, der zum Großteil aus der **A. circumflexa femoris medialis** und (weniger bedeutend) aus der A. circumflexa femoris lateralis stammt, und für die Nutrition des Femurkopfs eine entscheidende Rolle spielt. Nur zu einem vernachlässigbar kleinen Teil erfolgt die Blutversorgung über die **A. capitis femoris**, die im Lig. capitis femoris verläuft und der A. obturatoria entstammt. Bei einer Fraktur kann der Anastomosenring der Aa. circumflexae zerreißen. Infolge der Ischämie kommt es zur **Hüftkopfnekrose**. Zudem können weitere Komplikationen auftreten wie:

- Pseudarthrosenbildung
- Knorpelschäden
- posttraumatische Koxarthrosen

MERKE Eine Hüftkopfnekrose ist eine gefürchtete Komplikation der Femurkopffraktur, da durch das Trauma die nutritiven Gefäße zerreißen können.

FRAGE
Beschreiben Sie die Einteilung der **Femurkopffrakturen nach Pipkin**.

Antwort Im eigentlichen Sinne handelt es sich bei der Einteilung nach Pipkin um eine Einteilung von Femurkopf**luxations**frakturen. Bezüglich des Frakturlinienverlaufs im Hinblick auf das Lig. capitis femoris unterscheidet man Typ I–IV (➤ Tab. 10.13, ➤ Abb. 10.10).

Unkomplizierte Frakturen nach **Pipkin I** werden in der Regel **konservativ** durch geschlossene Reposition und Entlastung behandelt. **Pipkin-II-, -III- und -IV**-Frakturen werden **operativ** versorgt. Die Fraktur wird reponiert. Das Femurkopffragment wird mit einer Schraube refixiert. Begleitverletzungen wie Schenkelhalsfraktur und Azetabulumfraktur werden ebenfalls osteosynthetisch stabilisiert. Postoperative Komplikationen treten auf im Sinne von Femurkopfnekrosen und Koxarthrosen. Bei älteren Patienten, bei Komplikationen und ungenügender Fixation durch eine Osteosynthese nimmt man aus diesem Grund einen prothetischen Gelenkersatz vor. Bei intakter Pfanne wird eine HEP (Hüftkopfendoprothese), bei defekter Pfanne oder

Tab. 10.13 Einteilung der Femurkopfluxationsfrakturen nach Pipkin

Pipkin I	dorsale Hüftluxation, horizontale Frakturlinie distal des Lig. capitis femoris und der Fovea capitis (außerhalb der Belastungszone)
Pipkin II	dorsale Hüftluxation, vertikale Frakturlinie unter Einschluss der Fovea capitis, Lig. capitis femoris hängt am Knochenfragment (Fraktur innerhalb der Belastungszone)
Pipkin III	Pipkin I oder Pipkin II + Oberschenkelhalsfraktur
Pipkin IV	Pipkin I oder Pipkin II + Fraktur des dorsokranialen Pfannenrands (Azetabulum)

arthrotisch veränderter Pfanne wird eine TEP (Totalendoprothese = Kopf + Pfanne) implantiert.

FRAGE
Welche **Einteilung der Oberschenkelhalsfrakturen** kennen Sie?

Antwort Oberschenkelhalsfrakturen betreffen bevorzugt alte Patienten (Osteoporose). Sie entstehen durch Biege-, Dreh- und Scherkräfte, die z. B. bei einem Sturz auf die Hüfte einwirken. Man unterscheidet:

- **mediale** Oberschenkelhalsfrakturen, die **innerhalb der Gelenkkapsel** lokalisiert sind
  - **Abduktionsfrakturen**: Valgusstellung (→ Einstauchung der Bruchfragmente)
  - **Adduktionsfrakturen**: Varusstellung (→ ohne Einstauchung der Bruchfragmente)
- **laterale** Oberschenkelhalsfrakturen, die **außerhalb der Gelenkkapsel** in der Nähe der Linea intertrochanterica liegen. Sie sind vergleichsweise selten.

Die medialen Oberschenkelhalsfrakturen werden je nach Winkel zwischen Fraktur- und Horizontalebene nach Pauwels in drei Grade eingeteilt (➤ Abb. 10.11).

FRAGE
Kennen Sie auch die **Einteilung nach Garden**?

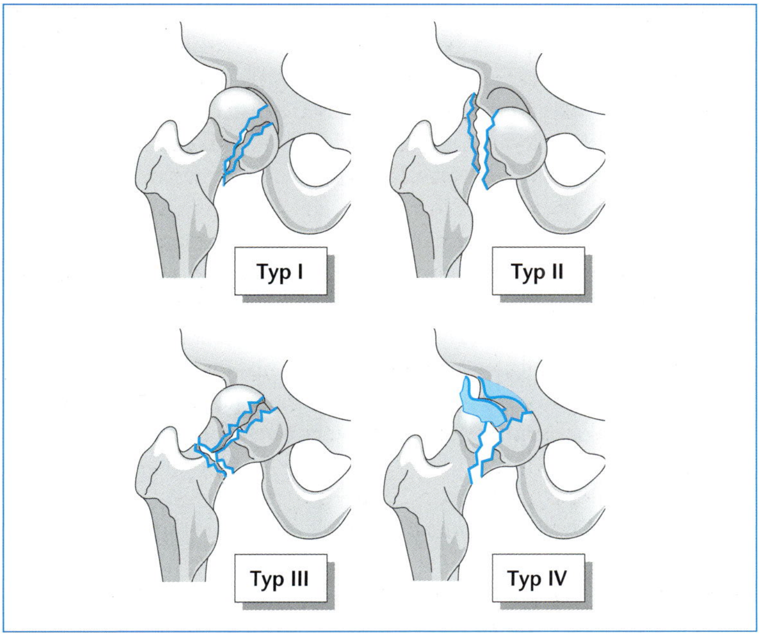

Abb. 10.10 Femurkopfluxationsfrakturen nach Pipkin [L234]

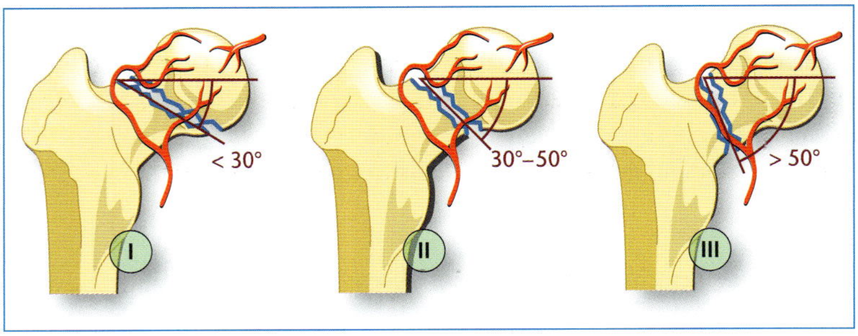

Abb. 10.11 Einteilung der Schenkelhalsfrakturen nach Pauwels [L106]

Antwort Die Einteilung nach Garden beschreibt wie die Einteilung nach Pauwels das Ausmaß von Schenkelhalsfrakturen. Sie orientiert sich jedoch am **radiologischen Grad der Dislokation** zwischen Femurkopf und Schenkelhals im a. p.-Röntgenbild. **Garden I** ist praktisch identisch mit Pauwels I und **Garden II** ähnelt Pauwels II. Die Fraktur ist nicht abgekippt in Varus- oder Valgusstellung. Bei **Garden III** handelt es sich um eine partielle Dislokation durch den axialen Muskelzug mit Varusabkippung. **Garden IV** beschreibt eine komplette Frakturdislokation mit dem höchsten Risiko, eine Femurkopfnekrose zu entwickeln.

FRAGE
Wie gehen Sie **therapeutisch** vor?

Antwort Kinder, Jugendliche und Erwachsene in aktivem Lebensalter sollten auf jeden Fall operiert werden. Bei alten Menschen, die das Hauptpatientengut für Oberschenkelhalsfrakturen darstellen, stellt die Einteilung nach Pauwels eine Entscheidungshilfe für die Wahl der Therapie dar. Je steiler der Bruchlinienverlauf, desto ungünstiger wirken sich Scherkräfte auf den Frakturspalt aus. Abduktionsfrakturen **(Pauwels I)** zeigen gelegentlich nur eine diskrete Klinik. Durch die Kraft der Adduktoren wird die Fraktur fixiert. Wenn der Patient schon vor dem Auftreten der Fraktur immobilisiert war und keine Schmerzen hat, kann die Fraktur ggf. konservativ behandelt werden.

Alle anderen medialen Oberschenkelhalsfrakturen werden operiert. Durch die Möglichkeit einer schnellen postoperativen Mobilisation der Patienten werden Risiken wie die Entwicklung einer Pneumonie, einer Thrombose und einer Lungenembolie minimiert. Ein weiteres Ziel ist es, die meist alten, oft dementen Patienten möglichst schnell wieder zu mobilisieren und in ihre gewohnte Umgebung bringen zu können. Eine **Pauwels-III-Fraktur** ist komplett instabil und muss immer **osteosynthetisch** versorgt werden.

FRAGE
Wie könnte eine **operative Therapie** aussehen?

Antwort Schenkelhalsfrakturen werden vor allem beim jungen Menschen durch 2–3 **Zugschrauben** stabilisiert. Ein Hämarthros im Hüftgelenk wird entlastet. Wird durch eine Zugschraubenosteosynthese allein die Fraktur nicht ausreichend stabilisiert, wird die Fraktur mithilfe einer **dynamischen Hüftschraube** (DHS) versorgt. 130°- oder 95°-Winkelplatten werden eher selten eingesetzt. Bei alten Patienten und vorbestehender Koxarthrose ist oft ein prothetischer Gelenkersatz wie eine Hüftendoprothese oder eine Totalendoprothese indiziert.

FRAGE

Wie behandeln Sie eine **pertrochantäre Femurfraktur**?

Antwort Pertrochantäre wie auch **subtrochantäre** Femurfrakturen sind **extraartikuläre** Frakturen. Sie sind, wie die Schenkelhalsfrakturen, typische Frakturen des alten Menschen. Die Klinik ist meist eindeutig. Das Bein erscheint **verkürzt** und ist **nach außen rotiert**. Die Patienten klagen über Schmerzen und Bewegungseinschränkung. Die Fraktur ist instabil, wenn der mediale Tragpfeiler zerstört ist. In der Regel ist eine **operative Therapie** indiziert. Dazu stehen folgende Osteosyntheseverfahren zur Verfügung:

- proximaler Femurnagel (PFN)
- Gamma-Verriegelungsnagel
- dynamische Hüftschraube
- 130°-Winkelplatte (bei subtroch. Frakturen 95°-Kondylenplatte)
- bei Abrissfrakturen des Trochanter major: Zuggurtungsosteosynthese, Zugschraube
- **künstlicher Gelenkersatz** (Endoprothesen) bei fortgeschrittener Koxarthrose, pathologischen Frakturen, mangelnder Verankerungsmöglichkeit anderer Implantate oder Problemen der Trochanterfixation
- früher: Ender-Nagelung (Bündelnagelung)
- Patienten, die mit einem PFN oder Gamma-Nagel versorgt worden sind, dürfen das Bein sofort wieder belasten. Dies verhindert eine längerfristige Immobilisation.

FRAGE

Nach welchem Prinzip funktioniert eine **dynamische Hüftschraube**?

Antwort Eine dynamische Hüftschraube funktioniert nach folgendem Prinzip: Eine im Hüftkopf zentrierte Schraube gleitet in der Lasche einer am proximalen Femur fixierten Platte. Bei Belastung des Femurs kommt es zu einem Einstauchen der Fragmente (➤ Abb. 10.12).

FRAGE

Können Sie mir etwas über die Prinzipien von **Totalendoprothesen** im Bereich der Hüfte erzählen?

Antwort Bei einer Totalendoprothese der Hüfte werden **Pfanne** und **proximaler Oberschenkel (Femurkopf- und Oberschenkelhals)** prothetisch ersetzt. Man unterscheidet zementierte von nicht zementierten Totalendoprothesen:

PLUS

Eine Allergie auf Knochenzement ist eine Rarität!

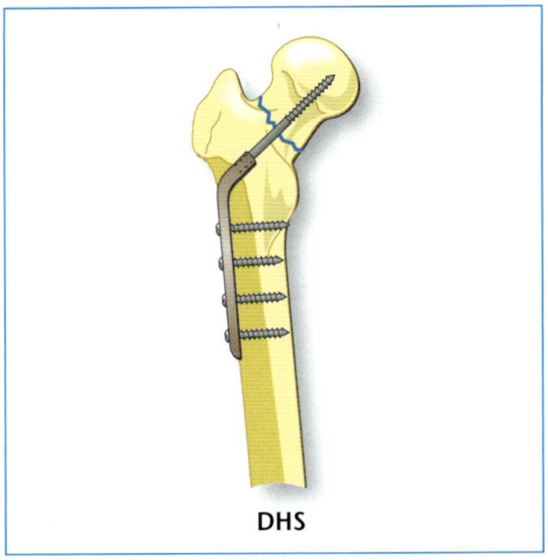

Abb. 10.12 Dynamische Hüftschraube bei einer proximalen Femurfraktur [L157]

- **zementierte TEP**: Der Markkanal wird in Höhe der Prothesenspitze mit einem Knochenzylinder verplombt. So wird ein Eindringen von Zement in die distale Markhöhle verhindert. Der Zement wird durch starke Kompression tief in die spongiösen Räume gedrückt (Voraussetzung für eine gute Verankerung der Prothese).
- **nicht zementierte TEP**: Der speziell konstruierte Prothesenschaft wird kräftig in den Oberschenkelschaft „hineingehämmert". Ziel ist das Erreichen einer optimalen Passgenauigkeit, sodass die Prothese sofort stabil ist.

Heutzutage werden **80–90 %** aller Patienten mit einer **unzementierten Hüft-TP** versorgt. In höherem Alter und/oder bei Osteoporose (v. a. bei Frauen) werden aufgrund der schlechteren Knochenqualität zementierte Prothesen gewählt. Die Langzeitergebnisse beider Techniken sind vergleichbar gut. Heutzutage bedient man sich nach Möglichkeit minimalinvasiver Operationstechniken. Dabei wählt man die Schnittführung so, dass der Hautschnitt relativ ventral gewählt und somit die Gluteal- und Oberschenkelmuskulatur nicht durchtrennt wird. Dies reduziert das Operationstrauma, erleichtert den postoperativen Heilungsprozess und ermöglicht dem Patienten eine schnellere Mobilisation und Erholung von der Operation.

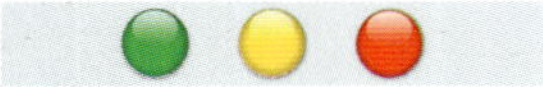

FRAGE

Berichten Sie mir etwas über **Femurschaftfrakturen**!

TIPP

Man wählt als Marknagelung eher die unaufgebohrte Variante, da die systemische inflammatorische Reaktion geringer ausgeprägt ist.

Antwort Femurschaftfrakturen entstehen meist traumatisch im Rahmen von **Verkehrs-** oder **Sportunfällen**. Sie können **große Blutverluste** (bis zu 2 l) zur Folge haben und somit Ursache eines Schockgeschehens werden. Femurschaftfrakturen werden **operativ** versorgt. Bei geschlossenen Frakturen wird als intramedullärer Kraftträger ein **Marknagel** (unaufgebohrt), bei Rotationsinstabilität ein **Verriegelungsnagel** gewählt. Je nach Höhe der Fraktur wird der Marknagel proximal oder distal des Kniegelenks eingebracht. Plattenosteosynthesen sind nur selten bei speziell konfigurierten Frakturen indiziert. Trümmerfrakturen oder höhergradig offene Frakturen werden mithilfe eines **Fixateur externe** oder ebenfalls mithilfe eines **UFN** (ungebohrter Femurnagel) ruhiggestellt. Kleinkinder < 15 kg mit dislozierten und kürzenden Frakturen werden per Overhead-Extension für 2–3 Wochen behandelt. Ältere Kinder mit dislozierten Frakturen werden operativ mit einem Marknagel versorgt. Bei nicht dislozierten Frakturen wird der Oberschenkel durch einen Gipsverband ruhiggestellt.

FRAGE
Was versteht man unter einer **suprakondylären Femurfraktur**?

Antwort Unter einer suprakondylären Femurfraktur versteht man eine distale Femurfraktur direkt oberhalb der Kondylen. Davon zu unterscheiden sind diakondyläre Femurfrakturen, bei denen die Frakturlinie im Bereich der Kondylen mit oder ohne Gelenkbeteiligung liegt. Supra- und diakondyläre Femurfrakturen werden operativ mithilfe einer anatomisch vorgeformten Platte (**LISS-Platte = less invasive stabilisation system**), einer **90°-Winkelplatte**, einer dynamischen Kondylenschraube oder einem Retronail (distaler Femur-Spezialnagel) versorgt.

FALLBEISPIEL
Ein junger, gesunder Patient leidet am Abend, nach einer Marknagelung des Femurs, plötzlich unter Luftnot, Angstgefühl und Herzklopfen. Die Haut ist kaltschweißig und blass. Es besteht Tachypnoe.

FRAGE
Denken Sie, dass die Symptome etwas mit der Operation zu tun haben?

Antwort Aufgrund des engen zeitlichen Zusammenhangs mit der OP, der Art der Operation und des Alters und Gesundheitszustands des Patienten vor der Operation muss von einem direkten Zusammenhang ausgegangen werden. Eine nicht zu unterschätzende Gefahr der **Marknagelung** ist das **Einschwemmen fettreichen Knochenmarks** in das venöse Gefäßsystem. Wandert das Material in die Pulmonalarterie, so verursacht es dort eine **Lungen-** oder **Fettembolie**. Je nach Ausmaß der Verlegung der Pulmonalisstrombahn kommt es zum akuten Rechtsherzversagen. Differenzialdiagnostisch müssen andere kardiopulmonale Ursachen für die Symptomatik, ein septisches Geschehen, eine anämisierende Nachblutung und eine allergische Reaktion ausgeschlossen werden.

TIPP
Typische Komplikationen einer speziellen Operation oder eines speziellen Fachbereichs werden gerne gefragt!

FRAGE
Wie viele Knochen sind an der Bildung des **Kniegelenks** beteiligt?

Antwort Das Kniegelenk ist aus vier Knochen zusammengesetzt: **Femur**, **Tibia**, **Fibula** und **Patella**, wobei die Fibula außer zum Femur keinen direkten Kontakt zu den anderen Knochen hat. Es handelt es sich um ein Scharniergelenk, in Beugestellung zusätzlich um ein Drehgelenk. Das Knie wird durch einen kräftigen Kapsel-, Band- und Muskelapparat stabilisiert. Die **Ligg. collaterale tibiale** und **fibulare** verbinden den medialen Kondylus des

TIPP
Das Knie erfreut sich wegen der Komplexität des Gelenks und der verschiedenen Gelenkfunktionen großer Beliebtheit.

Femurs mit der Tibia und den lateralen Kondylus mit der Fibula. Der Muskelapparat setzt sich ventral aus dem **M. quadriceps femoris**, lateral aus dem **M. biceps femoris**, medial aus dem **M. semimembranosus** und dem **Pes anserinus** (Sehnen des M. sartorius, M. gracilis, M. semitendinosus) und proximal aus den **Gastroknemiusköpfen** zusammen.

FRAGE
Wozu dienen die **Menisken** am Knie?

Antwort Menisken dienen vor allem einer **Druckentlastung** und dem **Schutz** des **Knorpels** von Femur und Tibia durch eine Gewichtsverteilung bei Belastung. Sie gleichen Unregelmäßigkeiten der Gelenkflächen aus und stabilisieren das Kniegelenk. Sie bilden eine Gleitfläche für die Femurkondylen und vergrößern die Gelenkfläche zwischen Femur und Tibia um den Faktor 3. Im Stehen ruht die größte Last auf den Vorderhörnern, bei Belastung auf den Hinterhörnern.

FRAGE
Welcher **Meniskus** ist bei **Traumen** des Kniegelenks am häufigsten verletzt?

Antwort Der **Innenmeniskus** ist am tibialen Seitenband fixiert und ist deshalb besonders anfällig für Valgustraumen. Er ist größer und etwa 20-mal häufiger von Verletzungen betroffen als der Außenmeniskus. Menisken reißen meist in Längsrichtung. Große **Längsrisse** werden wegen der charakteristischen Form der Verletzung auch **Korbhenkelrisse** genannt. Komplette Querrisse findet man bei Menisken eher selten, kleine schräge Risse dagegen häufig. Menisken sind je nach Alter und Belastung degenerativ verändert und dann besonders anfällig für Dreh- und Scherkräfte. Die häufigsten akuten Verletzungen werden durch **Drehtraumen** verursacht, wie sie vor allem beim Skifahren oder Fußballspielen auftreten.

FRAGE
Wie untersuchen Sie das Knie, wenn Sie den Verdacht auf eine **Meniskusverletzung** haben?

TIPP
W(V)arum habe ich „O-Beine"?

Antwort Bei der allgemeinen Untersuchung des Knies werden Augen und Hände benutzt. Diese beinhaltet zunächst:

- **Inspektion in Ruheposition** (Formveränderungen, Schwellungen, Hämatome, Varus- oder Valgusstellung, Seitenvergleich!)
- **Inspektion bei Aktivität** (Gangmuster, Hinken)
- Suche nach **Erguss** durch Druck auf die von der anderen Hand fixierte Patella

Ein **Kniegelenkerguss**, **Schonhaltung** und eine **Streckhemmung** können auf eine Meniskuseinklemmung hindeuten. Zudem kennt man verschiedene klinische Tests, um Meniskusläsionen zu diagnostizieren:

- **McMurray-Test**: maximale Flexion + Varusstress + Rotation → Innenmeniskus; maximale Flexion + Valgusstress + Rotation → Außenmeniskus
- **Steinmann-I-Zeichen**: In Beugestellung führt eine Rotation des Unterschenkels zu Schmerzen im Bereich des betroffenen Meniskus.
- **Steinmann-II-Zeichen**: Beugung des Knies unter gleichzeitigem seitlichem Druck auf die Menisken (Valgus- bzw. Varusstress) verursacht einen von ventral nach dorsal wandernden Schmerz.
- **Böhler-Zeichen**: Ein Abduktionsschmerz bei gestrecktem Kniegelenk ist wegweisend für einen Außenmeniskusschaden, ein Adduktionsschmerz für einen Innenmeniskusschaden.
- **Payr-Zeichen**: Im Schneidersitz treten bei Druck nach unten auf das Knie Schmerzen auf (v. a. bei Hinterhornläsionen).
- **Apley-Zeichen**: Ein Kompressions- und Rotationsschmerz bei einem in Bauchlage liegenden Patienten, der die Knie angewinkelt hat, ist Hinweis auf einen Meniskusschaden. Ein Zugschmerz weist eher auf eine Bandläsion hin.

MERKE

Der McMurray-Test ist die aussagekräftigste Untersuchungstechnik in Bezug auf einen medianen Meniskusschaden.

FRAGE

Wie wird ein Meniskusschaden **behandelt**?

Antwort Meniskusschäden werden therapeutisch per **Kniearthroskopie** angegangen. In der Regel wird meniskuserhaltend operiert, um einer vorzeitigen Gonarthrose vorzubeugen. Bei kleinen schrägen **Rissen** erfolgt eine **Teilmeniskektomie**. Korbhenkelrisse versucht man, insbesondere wenn sie kapselnah lokalisiert sind, zu refixieren **(Meniskusnaht)**. Ist eine Refixation nicht möglich, wird der Meniskus wie bei Querrissen teilreseziert und angeglichen. Bei einem Innenmeniskusschaden mit gleichzeitig vorliegender medialer Arthrose wird eine **valgisierende Tibia-Umstellungsosteotomie** durchgeführt. Abgenutzte und (teil-)entfernte Menisken fördern langfristig das Entstehen einer **Gonarthrose**.

PLUS

Nach Möglichkeit versucht man meniskuserhaltend zu operieren, um Folgeschäden wie eine Gonarthrose zu verhindern.

FRAGE

Was stellt die zurzeit zuverlässigste Methode zur **Erfassung intraartikulärer Schäden** des Knies dar?

Antwort Unter den bildgebenden Verfahren liefert das **MRT** die sichersten und aussagekräftigsten Aussagen über den Zustand des Kniegelenks („Golden Standard"). Um sich jedoch ein genaues Bild machen zu können, ist eine **Kniearthroskopie** erforderlich. Die Arthroskopie dient der Diagnose und zugleich der Therapie von gewissen Krankheitsbildern wie:

- Meniskusschaden (→ Teilmeniskektomie, Meniskusnaht)
- Kreuzbandruptur (→ Kreuzbandplastik)
- freier Gelenkkörper (→ Resektion)

- Synovialitis (→ Synovektomie, Teilsynovektomie)
- chronische Instabilität (→ verbesserte Planung eines evtl. erforderlichen Folgeeingriffs)
- Erguss (→ Spülung, Bakteriologie)
- posttraumatischer Hämarthros (→ Spülung, Blutstillung)
- Knorpelschaden (→ Shaving, noch Ziel der Forschung: Knorpelaufbau)

FRAGE
Nennen Sie einige **Komplikationen**, die infolge einer **Kniearthroskopie** auftreten können?

Antwort Die **Komplikationsrate** liegt **unterhalb 1 %**. Möglich sind:
- Hämarthros mit der Gefahr von Knorpelschädigung, Infektion und Arthrose
- Gelenkempyem
- Thrombembolie
- Instrumentenbruch
- iatrogene Knorpelläsion
- selten CRPS (complex regional pain syndrome)

FRAGE
Was versteht man unter einer **Unhappy-Triad-Verletzung**?

Antwort Der Begriff „unhappy triad" beschreibt treffend eine komplexe Verletzung des Kniegelenks mit **Ruptur des vorderen Kreuzbands, des Innenmeniskus und des medialen Seitenbands**. Der Innenmeniskus ist an seiner Basis komplett mit der Gelenkkapsel, und im mittleren Drittel mit dem Innenband verwachsen. Bei plötzlicher heftiger Valgusrotation kann es zu einer Verletzung der drei genannten Strukturen kommen. Die Verletzung führt zu einer anteromedialen Instabilität des Knies. Eine OP-Indikation ist in jedem Fall gegeben. Vor allem bei jungen Patienten sollte eine zeitnahe Operation erfolgen. Dabei wird das vordere Kreuzband rekonstruiert und der Innenmeniskus teilreseziert oder genäht.

FRAGE
Wie entstehen **Kreuzbandläsionen**?

Antwort Kreuzbandläsionen entstehen durch folgende Mechanismen:
- Rotation in frontal gestreckter Stellung (→ vorderes Kreuzband = VKB)
- massives Anspannen des M. quadriceps in Flexion (→ VKB)
- dashboard (Knieanpralltrauma) (→ hinteres Kreuzband)
- plötzlicher Richtungswechsel

FRAGE
Wie **überprüfen** Sie die Intaktheit der Kreuzbänder?

Antwort Drei Untersuchungsmethoden ermöglichen eine relativ spezifische Untersuchung der Kreuzbänder (➤ Abb. 10.13).

- **Lachman-Test** (bester Test bei Läsionen des vorderen Kreuzbands): Der Untersucher umfasst das Kniegelenk des Patienten und verschiebt den Unterschenkel in 20°–30° Beugestellung in dorsoventraler Achse. Eine abnorme Verschieblichkeit weist auf einen Kreuzbandschaden hin.
- **Schubladenphänomen**: Der Untersucher setzt sich beim liegenden Patienten auf die Zehenspitzen bei leicht angewinkeltem Knie. Eine verstärkte Verschieblichkeit des Unterschenkels nach dorsal (hinteres Schubladenphänomen) weist auf eine Verletzung des hinteren Kreuzbands hin. Bevor man ein vorderes Schubladenphänomen prüft, sollte ein spontanes hinteres Schubladenphänomen mit Durchhängen des Tibiakopfs nach dorsal und einem spontanen Tibiavorschub bei Anspannen des M. quadriceps ausgeschlossen werden. Ein vorderes Schubladenphänomen bedeutet eine verstärkte Verschieblichkeit nach ventral und deutet auf eine Verletzung des vorderen Kreuzbands hin.
- **Pivot-Shift** (vorderes Kreuzband): provozierte Subluxation des Schienbeins: Der Untersucher drückt beim liegenden Patienten den Unterschenkel in Richtung Knie und führt eine Innenrotation aus. Die andere Hand beugt das Knie und setzt es unter Valgusstress. Eine Subluxation ist Zeichen einer Instabilität des Kreuzbands. Bei frischen Verletzungen ist die Untersuchung für den Patienten meist zu schmerzhaft.

MERKE Intakte Kreuzbandzeichen können Verletzungen der Kreuzbänder, v. a. Teilrisse, nicht sicher ausschließen.

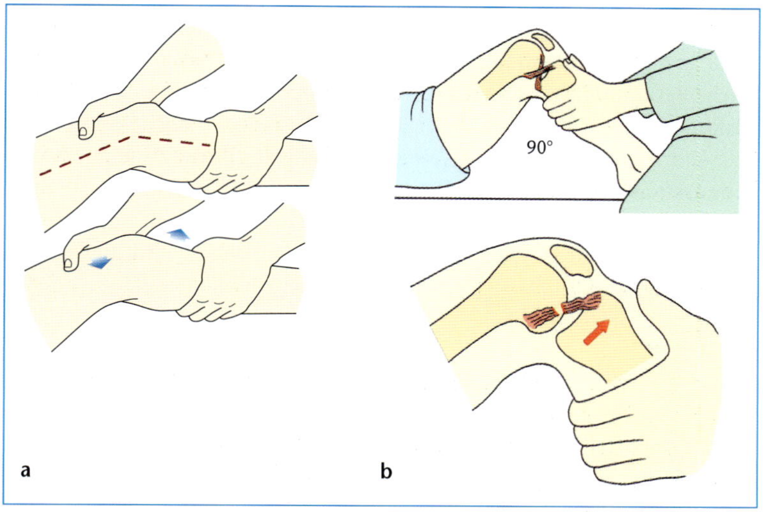

Abb. 10.13 Untersuchungen bei Verdacht auf eine Läsion des Kreuzbands [L234]
a) Lachman-Test
b) Schubladenphänomen

FRAGE
Wie **behandeln** Sie eine **Kreuzbandruptur**?

Antwort Entscheidend für die Indikationsstellung zur Operation sind die Stabilität und die Funktion des Kniegelenks. Liegt eine isolierte Verletzung des **vorderen Kreuzbands** vor, kann bei einer (Teil-)Ruptur auf eine operative Therapie gelegentlich verzichtet werden. **Krankengymnastik** und **Muskelaufbau** helfen, das pathologisch bewegliche Gelenk zu restabilisieren. **Knöcherne Ausrisse** werden mithilfe von **Schrauben** transossär fixiert. Bei einer **kompletten Ruptur** des **vorderen Kreuzbands** erfolgt in ¾ der Fälle ein **autologer Ersatz** des vorderen Kreuzbands. Meist wird dafür ein Teil des Lig. patellae, alternativ (selten) Sehnen des Pes anserinus (M. semitendinosus, M. gracilis) oder Anteile der Quadrizepssehne verwendet. Verletzungen des **hinteren Kreuzbands** werden ebenfalls mit **autologem Sehnenmaterial** versorgt. In etwa 25 % der Kreuzbandrupturen wird körperfremdes Material (Nahtmaterial) verwendet.

FRAGE
Was ist eine **Baker-Zyste**?

Antwort Eine Baker-Zyste ist eine von der **dorsalen** Gelenkkapsel ausgehende **Kniegelenkzyste**. Durch einen chronischen Gelenkerguss kommt es zu einer Ausstülpung der hinteren Gelenkkapsel des Kniegelenks nach dorsal. Klinisch zeigt sich ein prallelastischer Tumor in der Kniekehle. Typisch sind Schmerzen im Bereich der Kniekehle, besonders bei **Beugung und Streckung** im Kniegelenk. Anamnese und Klinik dienen als Wegweiser für die Diagnose einer Baker-Zyste. Die Zyste lässt sich sonografisch oder per MRT nachweisen. Da die Zyste persistiert, solange der auslösende pathologische Befund im Kniegelenk nicht saniert wird, bedarf es einer **Kniearthroskopie**. Man findet als Auslöser oft Meniskusläsionen oder Knorpelschäden. Vielfach kann gleichzeitig eine Entlastung der Baker-Zyste durch eine Fenestration vorgenommen werden. In einigen Fällen muss die Zyste offen von der Kniekehle aus entfernt werden. Dabei werden zunächst die Nerven- und Gefäßstrukturen der Kniekehle dargestellt. Danach wird die Zyste in toto exstirpiert.

FRAGE
Wie diagnostizieren Sie eine **Patellaluxation** und wie behandeln Sie sie?

Antwort Anamnese und der Untersuchungsbefund sind meist eindeutig. Typisch sind starke Schmerzen, ein Erguss sowie eine Deformität des Gelenks. Um das Geschehen radiologisch zu dokumentieren, sollte eine **Defilee-Serie** angefertigt werden. Dabei wird die Patella **tangential in 30°-, 60°- und 90°-Beugung** geröntgt. Die Patella ist in den meisten Fällen nach **lateral luxiert**. Die Reposition der Patella erfolgt unter Überstreckung im Kniegelenk. Bei persistierenden Beschwerden müssen Begleitverletzungen, wie Knorpelschäden an der Patellahinterfläche oder Ausrissfragmente mittels MRT oder einer Arthroskopie ausgeschlossen werden.

Bei rezidivierenden Luxationen sollte eine **Operation** durchgeführt werden. Dabei gibt es verschiedene Methoden:

- **lateral release**: Dabei wird das laterale Retinakulum gespalten und das mediale Retinakulum mit Nähten gerafft und proximal rekonstruiert.
- **OP nach Ali Krogius**: Ein gestielter Streifen vom medialen Retinakulum wird lateral angenäht. Die so entstandene Zügelung soll weitere Luxationen verhindern. Dieses Verfahren wird vor allem bei Jugendlichen angewendet.
- **OP nach Elmslie-Trillat**: Nach Wachstumsabschluss (geschlossene Epiphysenfuge!) wird die Tuberositas tibiae nach medial verlagert. Bei ausgeprägtem Genu valgum wird gleichzeitig eine Umstellungsosteotomie durchgeführt.

Zur Rekonstruktion des lateralen patellofemoralen Ligaments wird meist die Grazilissehne gewählt.

FRAGE

Was versteht man unter einer **Unterschenkelschaftfraktur** und welcher **Therapie** geben Sie den Vorzug, der konservativen oder der operativen?

Antwort Bei einer Unterschenkelschaftfraktur handelt es sich um eine **kombinierte** Verletzung der **Tibia** und der **Fibula**. Die Fraktur wird fast immer osteosynthetisch versorgt. Geeignet für eine **konservative** Behandlung sind nur **nicht dislozierte**, **stabile Brüche** ohne wesentliche Weichteilverletzung oder Brüche, die sich gut reponieren lassen. Es erfolgt eine Ruhigstellung in einem Liegegips für 1 Woche, danach in einem Gehgips für weitere 5 Wochen. Eine **OP-Indikation** bei Unterschenkelschaftfrakturen ist immer gegeben bei:

- instabilen und dislozierten Frakturen
- offenen Frakturen (zweit- bis drittgradig)
- Frakturen mit Nerven- oder Gefäßverletzung
- Frakturen mit drohendem Kompartmentsyndrom und/oder schwerem Weichteilschaden
- Frakturen beim polytraumatisierten Patienten
- Mehr-Etagen-Frakturen

Oft wird nur die Tibia osteosynthetisch versorgt. Bei sehr instabilen und komplizierten Frakturen oder bei Beteiligung des oberen Sprunggelenks wird auch die Fibula mit einer Plattenosteosynthese fixiert. Die häufigsten **OP-Verfahren** sind:

- Tibia-Marknagelung gebohrt oder unaufgebohrt (UTN = unaufgebohrter Tibianagel, oft mit Verriegelung v. a. bei Etagenfrakturen)
- Plattenosteosynthese, evtl. auch in Kombination mit der Marknagelung (vor allem bei gelenknahen Frakturen)
- Fixateur externe (bei Trümmerfrakturen, zweit- bis drittgradig offenen Frakturen, drohendem Kompartmentsyndrom); eine endgültige Versorgung der Fraktur mittels anderer Osteosyntheseverfahren erfolgt sekundär nach Abschwellen der Weichteile.

Begleitverletzungen wie Weichteil-, Gefäß- und Nervenschäden müssen ebenfalls versorgt werden. Vor allem bei Trümmerfrakturen sind gelegentlich autologe Knochentransplantationen zur Defektfüllung erforderlich. Nach einer operativen Versorgung ist das Risiko einer **Pseudarthrosenbildung** durch eine zuverlässige Ruhigstellung geringer als bei der konservativen Behandlung.

MERKE

Auch bei höhergradig offenen Frakturen wird häufig ein unaufgebohrter Tibianagel statt des Fixateur externe gewählt. Dieser ermöglicht eine schnellere Mobilisation und es ist keine Re-OP zur endgültigen osteosynthetischen Versorgung erforderlich.

FRAGE

Was versteht man genau unter einer **Pilon-Tibiale-Fraktur**?

Antwort Bei der Pilon-Tibiale-Fraktur handelt es sich um eine **distale Tibiametaphysenfraktur mit Gelenkbeteiligung**, meist verursacht durch heftige axiale Gewalteinwirkung auf das distale Tibiaplateau (hochenergetische Stauchungsfraktur). Bei Kindern ist häufig die Epiphysenfuge mit in die Fraktur involviert. Stabile und undislozierte Pilon-Tibiale-Frakturen können mit einem Unterschenkelgips für 6 Wochen konservativ therapiert werden. Da die Frakturen aufgrund des heftigen Traumas häufig mit erheblichen Begleitverletzungen einhergehen, bleibt eine Operation jedoch meist unumgänglich. Zur Diagnostik der Fraktur und vor allem zum Einschätzen von Begleitverletzungen ist ein präoperatives **CT** obligat. Ein zweizeitiges Vorgehen wird bei offenen Frakturen und bei Frakturen mit ausgedehntem Weichteilschaden gewählt. Die Fraktur wird zunächst mit einem **Fixateur externe**, nach Abschwellen der Weichteile mit einer geformten **Plattenosteosynthese** oder einer dynamischen Kondylenplatte versorgt. Frakturen ohne gravierende Begleitverletzungen werden primär mit einer Plattenosteosynthese stabilisiert.

FRAGE

Am ersten postoperativen Tag nach osteosynthetischer Versorgung einer dislozierten Tibiafraktur mit ausgedehntem Weichteiltrauma kommt es zu Durchblutungsstörungen, gepaart mit Sensibilitätsstörungen und Beweglichkeitsverlust. Was halten Sie davon?

PLUS

Ischämische Muskelnekrosen führen zu (zum Teil massiv) erhöhten Kreatinkinasewerten im Labor. Therapie der Wahl ist die extensive Gabe von Flüssigkeit mit forcierter Diurese, um einer Crush-Niere vorzubeugen.

Antwort Die Symptomatik ist charakteristisch für ein **Kompartmentsyndrom**. Bildet sich am Unterschenkel ein ausgedehntes Hämatom, so verhindern die straffen Muskellogen eine Druckentlastung. Der Gewebedruck steigt, der venöse Abfluss wird behindert, die Durchblutung wird vermindert oder stagniert. Die daraus resultierenden Ernährungsstörungen der Muskulatur führen innerhalb von Stunden zu ausgedehnten **ischämischen Muskelnekrosen**. Bei Zerfall großer Muskelmassen (Rhabdomyolyse) kann es zur Crush-Niere kommen. Unbehandelt kann ein Kompartmentsyndrom zum Verlust der Extremität führen. Differenzialdiagnostisch müssen eine Phlebothrombose, ein arterieller Verschluss oder eine Phlegmasia coerulea dolens ausgeschlossen werden.

FALLBEISPIEL

Ein 26-jähriger Dachdecker ist vom Dach eines dreistöckigen Hauses gestürzt. Er scheint großes Glück gehabt zu haben. Abgesehen von einer kleinen Platzwunde im Bereich der Stirn weist er keine äußerlichen Verletzungen auf. Er ist ansprechbar. Eine vitale Gefährdung scheint nicht vorzuliegen. Der rechte Fuß erscheint Ihnen im Bereich der Ferse merkwürdig deformiert. Ein Hämatom ist erkennbar. Die Bewegung ist schmerzhaft eingeschränkt.

FRAGE

Mit welcher **Diagnose** rechnen Sie? Was sollten Sie vorsorglich sofort röntgen?

Antwort Da am Fuß die einzige schwerwiegendere Verletzung erkennbar ist, scheint der Patient mit den Füßen zuerst auf dem Boden aufgeschlagen zu sein. Folgen eines solchen Sturzes aus großer Höhe können **Kalkaneusfrakturen**, **Talusfrakturen**, **Pilon-Tibiale-Frakturen** und **Kompressionsfrakturen** der **Lenden- und Brustwirbelsäule** als Folge der extremen axialen Krafteinwirkung sein. Auch Verletzungen der inneren Organe und Gefäßzerreißungen sind nicht selten. Blutungen können auch nach einer gewissen Latenz zum Unfallereignis noch auftreten (zweizeitiges Geschehen). Zur Diagnostik gehört deshalb auf jeden Fall auch eine Sonografie des Abdomens. Geröntgt werden sollten auf jeden Fall der rechte Unterschenkel und Fuß in zwei Ebenen. Der Klinik nach handelt es sich am ehesten um eine Kalkaneusfraktur. Deshalb sollten zusätzlich **2 Röntgenaufnahmen** des **Rückfußes**, eine **tangentiale Aufnahme** sowie ein **koronares und axiales CT** angefertigt werden.

FRAGE

Kennen Sie die Einteilung nach Sanders bezüglich Kalkaneusfrakturen?

Antwort Es existieren viele verschiedene Klassifikationen von Kalkaneusfrakturen. Eine der gebräuchlichsten für die Therapieplanung ist die Einteilung nach Sanders in vier Gruppen. Die Einteilung ist CT-basiert (> Tab. 10.14).

Tab. 10.14 Einteilung der Kalkaneusfrakturen nach Sanders

Typ I	nichtdisloziert, jede Fragmentanzahl
Typ II	disloziert, eine Frakturlinie (2 Fragmente)
Typ III	disloziert, zwei Frakturlinien (3 Fragmente)
Typ IV	disloziert, mindestens drei Frakturlinien (≥ 4 Fragmente), Trümmerfrakturen

FRAGE

Wie sieht die Therapie von **Kalkaneusfrakturen** aus?

PLUS

Bei einer Entenschnabelfraktur handelt es sich um einen knöchernen Ausriss der Achillessehne vom Kalkaneus.

Antwort Entscheidend bei der Therapiewahl einer Kalkaneusfraktur ist das Vorliegen einer Gelenkbeteiligung. **Undislozierte** Frakturen **ohne Gelenkbeteiligung** können **konservativ** mit einem Rückfuß-Entlastungsschuh über 6-8 Wochen behandelt werden. Alle dislozierten und **intraartikulären** Frakturen werden **osteosynthetisch** versorgt. Als Osteosynthesematerialien stehen zur Verfügung:

- winkelstabile Plattenosteosynthesen
- Zugschrauben
- Fixateur externe (Trümmerfrakturen, ausgedehnter Weichteilschaden)

Bei allen Verfahren, unabhängig von der primären Versorgung, besteht die Gefahr, postoperativ einen **Plattfuß** oder ein **CRPS** (Complex Regional Pain Syndrome, früher Morbus Sudeck) zu entwickeln.

FALLBEISPIEL

Sie werden als Notarzt zu einem jungen Patienten gerufen, der versucht hat, mit dem Skateboard eine Treppe hinunterzufahren. Dabei ist er gestürzt. Er gibt an, er habe extreme Schmerzen im rechten Sprunggelenk. Der gesamte Fuß erscheint abnormal supiniert. Am lateralen Sprunggelenk scheint der Knochen fast durch die Haut zu spießen.

FRAGE

Welche Verletzung liegt vor und was machen Sie?

Antwort Es scheint sich um eine **Talusluxation** zu handeln. Dafür sprechen sowohl der Unfallhergang als auch der klinische Aspekt. Wegen der extremen Fehlstellung muss die Luxation zügig unter vorsichtigem Zug nach kaudal **reponiert** werden, um Gefäß- und Nervenschäden zu verhindern. Dies geschieht in der Regel unter **Analgosedierung** (z. B. Midazolam + Ketamin) oder **Narkose**.

FRAGE

Wie gehen Sie bei Verdacht auf eine **Verletzung** des **oberen Sprunggelenks** diagnostisch vor?

TIPP

Im MRT lassen sich auch Verletzungen des Bandapparats sowie Risse der Syndesmose darstellen oder ausschließen.

Antwort Verletzungen des oberen Sprunggelenks sind:

- Bandverletzungen
- Kapselverletzungen
- Malleolarfrakturen
- kombinierte Verletzungen (Bänder/Kapsel/Knochen)

Die häufigsten Verletzungen des OSGs kommen durch Distorsionstraumata (**Pro-** oder **Supinationstraumata)** zustande. Abhängig vom Unfallmechanismus erwartet man entsprechende Verletzungsmuster (➤ Tab. 10.15).

Die Diagnose erfolgt per Anamnese und Klinik sowie radiologisch (**konventionelles Röntgen**, evtl. **CT** oder **MRT**, bei besonderen Fragestellungen).

Tab. 10.15 Verletzungen des oberen Sprunggelenks

Supinationstrauma	Pronationstrauma
• Innenknöchel-Abscherverletzung • Weber-A-Fraktur • Außenbandruptur oder -ausriss (am häufigsten Lig. talofibulare anterius)	• Innenbandrupturen (Lig. deltoideum) • Schrägfrakturen der Fibula (Weber B und C) • Innenknöchel-Abrissverletzungen

FRAGE

Wie untersuchen Sie einen Patienten, bei dem Sie eine **Außenbandruptur** erwarten? Welche Behandlung schlagen Sie vor, wenn sich Ihre Diagnose bestätigt?

Antwort Unfallhergang (Supinationstrauma) und Klinik sind wegweisend für die Diagnose „Außenbandruptur". Nach Ausschluss knöcherner Verletzungen werden klinisch der **Talusvorschub** und die **seitliche Aufklappbarkeit** geprüft. Gehaltene Röntgenaufnahmen zur Befunddokumentation werden heutzutage nicht mehr routinemäßig durchgeführt. Ein MRT dient ggf. dem Ausschluss einer Syndesmosenruptur und knöcherner Verletzungen. Die primäre Therapie ist auf ein Abschwellen des Gelenks (Kühlung, Ruhigstellung, Hochlagern) gerichtet. Das Gelenk selbst wird mithilfe einer **Aircast-Schiene** für ca. 4 Wochen stabilisiert. Der Bandapparat wird im weiteren Heilungsverlauf narbig rekonstruiert. Bei persistierender starker Instabilität und bei Leistungssportlern kann eine **OSG-Bandplastik** eine Verbesserung der Stabilität und Funktionalität im OSG (oberen Sprunggelenk) bewirken.

MERKE

Entscheidend bei der klinischen Untersuchung einer Bandverletzung des OSG ist ein Seitenvergleich zum Ausschluss einer angeborenen Bandschwäche mit erhöhter Aufklappbarkeit des Gelenks.

FRAGE

Sagt Ihnen die **Einteilung** von Frakturen des oberen Sprunggelenks **nach Weber** etwas?

Antwort Es handelt sich um eine Einteilung von **Fibulafrakturen**, die sich an der Lage der Fraktur in Bezug auf die Syndesmose wie folgt orientiert (➤ Abb. 10.14):

- **Weber A**: Die Fibulafraktur liegt unterhalb der Syndesmose. Die Sprunggelenkgabel ist stabil.
- **Weber B**: Die Fraktur der Fibula verläuft in Höhe der Syndesmose. In 50 % der Fälle ist diese verletzt, die Stabilität im Bereich der Sprunggelenkgabel ist nicht mehr gewährleistet.
- **Weber C**: Die Fibula ist oberhalb der Syndesmose frakturiert. Diese ist rupturiert.

Eine **konservative** Therapie kann bei **nicht dislozierten Weber-A- und -B-**Frakturen erfolgen. **Dislozierte Weber-A- und -B-**Frakturen und **alle Weber-C-**Frakturen werden operativ versorgt, da schon Fragmentdislokationen von nur 2 mm oder 2°-Drehfehler zu einer Arthrose oder Pseudarthrose führen

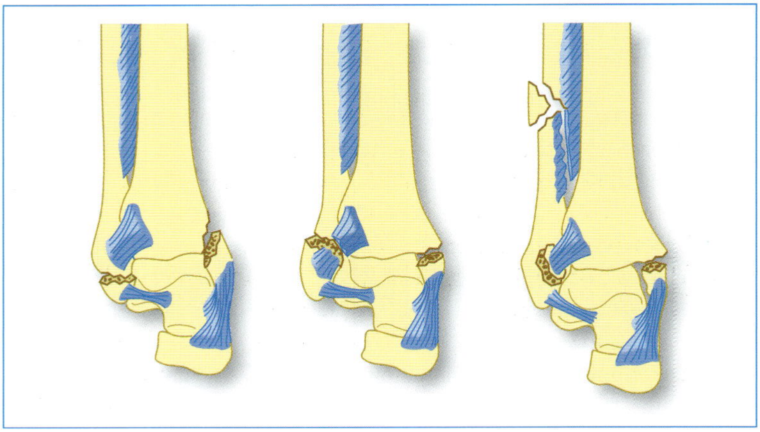

Abb. 10.14 Einteilung der Malleolarfrakturen nach der Weber-Klassifikation [L239]

können. Die Fraktur wird offen reponiert und mithilfe einer **Zuggurtung** (Weber A) oder **Plattenosteosynthese** (Weber B und C) fixiert. Eine rupturierte Syndesmose wird mit 1–2 Stellschrauben refixiert, der Kapsel-Band-Apparat wird vernäht. Luxierte Malleolarfrakturen müssen wegen der Gefahr von Hautnekrosen oder -durchspießung und möglicher Nervenschäden zügig reponiert und operiert werden. Eine postoperative Immobilisation der Fraktur erfolgt heutzutage meist mithilfe von Vakuumschienen. Wie bei jeder längerfristigen Immobilisation ist eine Thromboseprophylaxe (niedermolekulares Heparin) obligatorisch.

PLUS

Wer hätte gedacht, dass Maisonneuve zusammen mit Charrière ein Urethrotom (Gerät zur Schlitzung der Harnröhre) erfunden hat, das nach zahlreichen Verbesserungen auch heutzutage noch Anwendung findet. Die Chirurgen scheinen damals extrem vielseitig gewesen zu sein.

FRAGE

Was ist eine **Maisonneuve-Fraktur**?

Antwort Eine Maisonneuve-Fraktur ist eine **Sonderform** der **Weber-C-Fraktur**. Es handelt sich um eine („hohe“) proximale subkapitale **Fibulafraktur** in Kombination mit einem **Längsriss** der **Membrana interossea** und einer **Ruptur** der **Syndesmose**, einer **Innenknöchelfraktur** oder einem **Ausriss des Lig. deltoideum**.

FRAGE

Was ist ein **Volkmann-Dreieck**?

Antwort Ein Volkmann-Dreieck ist ein Abscher- oder Abrissfragment an der dorsolateralen Tibiakante, welche den hinteren Anteil des Innenknöchels bildet. Das meist nach ventral dislozierte Fragment nennt man nach dem Erstbeschreiber Volkmann-Dreieck. Es tritt oft in Kombination mit Malleolar- (v. a. Weber B und C) oder Bimalleolarfrakturen auf. Das Outcome von OSG-Frakturen wird durch ein großes disloziertes Volkmann-Dreieck verschlechtert, daher ist eine **millimetergenaue Reposition** und Fixation enorm wichtig. Die osteosynthetische Versorgung eines Volkmann-Dreiecks erfolgt durch **Zugschrauben**.

FRAGE

Worauf müssen Sie bei der **Anlage eines Unterschenkelgipses** unbedingt achten?

Antwort Bei der Anlage eines Unterschenkelgipses gelten die gleichen Regeln wie für jeden anderen Gips am Körper, d. h. **Durchblutung**, **Sensibilität** und **Motorik** müssen gewährleistet sein. Der Gips muss optimal angepasst sein und der Patient darf **keine Schmerzen** verspüren. Besonders wichtig ist eine **Abpolsterung des Außen-** und des **Innenknöchels** sowie des **Fibulaköpfchens**. Das **obere Sprunggelenk** wird in **Neutralstellung** (90°-Flexion und 25°-Außenrotation gegenüber den Tibiakondylen) eingegipst. Eine längere Ruhigstellung des Fußes in Extensionsstellung führt zu Kontrakturen der Extensoren und somit zum Spitzfuß. Durch Schädigung des oberflächlich verlaufenden N. peroneus im Bereich des Fibulaköpfchens kann es zu einer neurogenen Spitzfußstellung und zum kompensatorischen Steppergang kommen.

FRAGE

Woran sollten Sie bei einer **längeren Immobilisation** des Patienten immer denken?

Antwort Durch eine längere Ruhigstellung des Beins besteht eine erhöhte **Thrombosegefahr** für den Patienten. Es sollte daher eine gewichtsadaptierte **Heparinisierung** des Patienten erfolgen. Ambulante Patienten spritzen 1-mal täglich subkutan niedermolekulares Heparin (z. B. Fraxiparin®, Clexane®). Seltener wird unfraktioniertes Heparin (Liquemin®) eingesetzt, das 2-mal täglich subkutan appliziert werden muss.

FALLBEISPIEL

Ein 32-jähriger Fußballspieler wird gefoult. Ein Gegenspieler grätscht ihm von hinten gegen den Fuß. Er verspürt einen peitschenartigen reißenden Schmerz an der Unterschenkelrückseite. Im Augenblick des Falls hört er ein schnalzendes Geräusch. Danach kann er mit dem Fuß wegen starker Schmerzen nicht mehr auftreten. Der Fuß schwillt innerhalb von wenigen Minuten an und ist zum Zeitpunkt, als Sie den Patienten untersuchen, stark druckdolent. Zehenstand und -gang sind auf der betroffenen Seite nicht möglich. Bei vorsichtiger Palpation proximal der Ferse tasten Sie eine Delle.

FRAGE

Wie lautet Ihre **Diagnose**?

Antwort Der Unfallhergang, die Anamnese und Klinik sprechen für eine **Ruptur** oder einen **knöchernen Ausriss** der **Achillessehne**. Ein selektiver klinischer Test für den Nachweis einer Achillessehnenruptur ist der Thompson-Test. Bei querer Kompression (Kneifen) der Wade unterbleibt eine passive Plantarflexion des Fußes. Um die rupturierte Achillessehne darzustellen, eignet sich optimal die Sonografie. Eine Ruptur imponiert als Lücke im Achillessehnenverlauf. Zum Ausschluss einer knöchernen Beteiligung (Entenschnabelfraktur des Kalkaneus) sollte der Fuß geröntgt werden, ggf. wird ein CT des Fußes erforderlich.

Achillessehnenrupturen können konservativ mit einem **Spezialschuh** therapiert werden, der den Fuß in einer 30°-Spitzfußstellung hält, um eine narbige Rekonstruktion der Achillessehne zu ermöglichen. Dieser Schuh wird 6–8 Wochen Tag und Nacht, danach für weitere 4 Wochen nur noch tagsüber getragen. Häufiger erfolgt jedoch eine Operation, bei der die Achillessehne offen genäht wird. Liegt eine **Entenschnabelfraktur** des Kalkaneus vor, ist eine operative Versorgung obligat. Das ausgerissene Fragment wird offen reponiert und durch eine **Zugschraube oder -gurtung** fixiert.

KAPITEL

11 Ausgewählte Tumoren

11.1 Mamma

FRAGE

Bei der Untersuchung einer 45-jährigen Patientin tasten Sie in der **linken Brust** eine **Verhärtung**. An was müssen Sie **differenzialdiagnostisch** denken?

Antwort Bei einer Verhärtung im Bereich der Brust kommen sowohl **tumoröse Raumforderungen** als auch **Entzündungen** infrage. Unter den tumorösen Raumforderungen unterscheidet man wiederum zwischen **benignen** und **malignen Mammatumoren**. Entzündungen, aber auch benigne oder maligne Mammatumoren sind durch die klinische Untersuchung allein gelegentlich nicht eindeutig voneinander zu differenzieren. Deshalb gehört neben Anamnese und klinischen Untersuchungsbefunden eine Mammografie zur Primärdiagnostik.

Zu den typischen Zeichen eines **Mammakarzinoms** gehören:

- tastbarer harter Knoten (gehäuft im lateralen oberen Quadranten)
- Ulzeration
- Einziehung der Haut oder der Mamille
- Rötung der Haut, v. a. beim inflammatorischen Mammakarzinom
- Unverschieblichkeit gegenüber dem übrigen Drüsengewebe
- grobes, porenartiges Erscheinungsbild der Haut als Zeichen einer Lymphstauung (peau d'orange)
- Mamillenekzem (Paget-Tumor)
- einseitige Größen- und Formveränderung der Brust
- axilläre Lymphknotenvergrößerung
- neurologische Ausfälle im Arm bei Infiltration des Plexus brachialis

FRAGE

Ich habe Ihnen eine Mammografie mitgebracht (➤ Abb. 11.1). Was erkennen Sie auf dem Bild und welche diagnostischen Möglichkeiten stehen Ihnen zur Eingrenzung Ihrer Diagnose zur Verfügung?

Antwort Die Mammografie zeigt einen auffälligen Befund im Sinne eines großen, unscharf begrenzten, strahlendichten **Tumors** mit **streifenförmigen Ausläufern**. Dabei handelt es sich mit großer Wahrscheinlichkeit um ein **Mammakarzinom**. In der **Mammografie** stellen sich Tumoren ab einer Größe von etwa 5–10 mm dar. Ausläufer und Mikroverkalkungen sind Anzeichen für Malignität (positiver Vorhersagewert ca. 95 %). Mammakarzinome treten **familiär gehäuft** auf. Bei der Anamneseerhebung ist die Familienana-

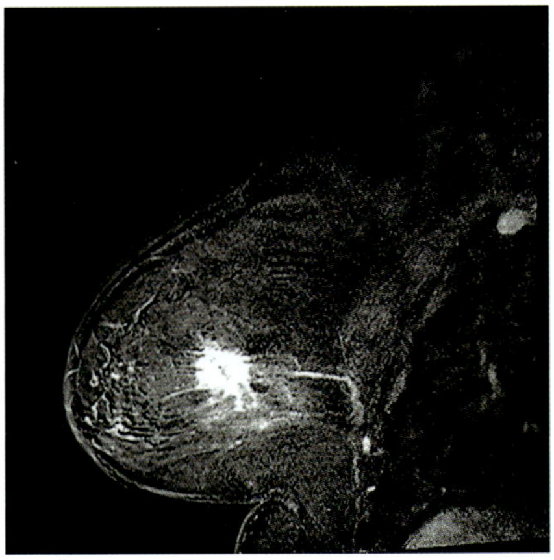

Abb. 11.1 Mammografie [F298]

mnese deshalb sehr wichtig. Neben der Mammografie hat sich die **Ultraschalluntersuchung** der Brust für die Diagnostik von Mammakarzinomen etabliert. Das empfindlichste und spezifischste bildgebende Verfahren ist jedoch das Mamma-MRT. Zum genauen Staging erfolgen zusätzlich ein PET-CT (PET = Positronenemissionstomografie) und eine Skelettszintigrafie. Jede verdächtige Raumforderung sollte exstirpiert und histologisch untersucht werden. Die **Tumormarker CEA, MCA, CA 15–3, CA 19–9 und CA 549** dienen als Verlaufs-, Kontroll- und Rezidivparameter in der Tumordiagnostik des Mammakarzinoms. Zudem sollten Prolaktin, FH, FSH und Östrogen bestimmt werden, um den **Hormonstatus** der Frau zu verifizieren. Eine **Hormonrezeptorbestimmung** des Tumors ist wichtig für eine Optimierung der weiteren onkologischen Therapie. Tumore, die einer Hormontherapie zugänglich sind, haben in den meisten Fällen eine bessere Prognose.

FRAGE

Richtig erkannt. Hier handelt es sich tatsächlich um ein Mammakarzinom. Nennen Sie mir doch bitte einige **Risikofaktoren des Mammakarzinoms**.

Antwort Das Risiko, an einem Mammakarzinom zu erkranken, ist erhöht:

- in höherem Lebensalter
- bei Nullipara, späten Erstpara, nicht stillenden Frauen
- bei familiärer oder genetischer Disposition (z. B. BRCA-1-/-2-Gen)
- bei Adipositas vor allem in der Postmenopause
- bei Diabetes mellitus
- bei Nikotin-, Alkoholabusus
- bei Mastopathie 3. Grades
- bei einem Mammakarzinom der Gegenseite
- bei Bewegungsmangel

FRAGE

Wo liegen die **Hauptmetastasierungswege** des Mammakarzinoms?

Antwort Das Mammakarzinom metastasiert bevorzugt **lymphogen** in die ipsilaterale Axilla, parasternal (begleitend zur A. mammaria interna), seltener supraklavikulär oder in die kontralaterale Mamma und Axilla. Eine **hämatogene** Metastasierung erfolgt ossär (→ osteolytische Knochenmetastasen), hepatogen, pulmonal, zerebral, in die Ovarien, den Uterus und die Nebennieren.

FRAGE
Welche Brustveränderung gilt als **prädisponierender Faktor** für das Mammakarzinom?

Antwort Eine Mastopathie gilt als prädisponierender Faktor für das Mammakarzinom. Patientinnen mit einer **Mastopathie III. Grades** besitzen ein 3- bis 4-fach erhöhtes Mammakarzinom-Risiko. Im Verlauf einer Mastopathie kommt es zu verschiedenen proliferativ-hyperplastischen Umbauvorgängen der Milchgänge, der Drüsenbestandteile und/oder des Bindegewebes der Brust. Ursächlich finden sich endokrine und hormonelle Dysregulationen, wie z. B. ein Gestagenmangel und eine genetische Disposition. Fast die Hälfte aller Frauen leidet unter einer Mastopathie, davon haben 70 % eine Grad-I-Mastopathie ohne Epithelproliferationen, 20 % eine Mastopathie Grad II mit Epithelproliferationen, aber ohne Zellatypien und ungefähr 10 % eine Mastopathie Grad III mit oder ohne atypische Epithelhyperplasie, welche als Präkanzerose gilt. Das Hauptmanifestationsalter einer Mastopathie liegt zwischen dem 35. und 50. Lebensjahr.

MERKE
Eine Mastopathie III. Grades erhöht das Risiko, an einem Mammakarzinom zu erkranken, um den Faktor 3–4.

FRAGE
Wie sieht die TNM-Klassifikation für das Mammakarzinom aus?

Antwort Die TNM-Klassifikation (➤ Tab. 11.1) beim Mammakarzinom richtet sich zum einen nach der Größe des Tumors, zum anderen nach seinem Bezug zu den umgebenden und begrenzenden Strukturen wie Muskulatur, Brustwand und Haut.

FRAGE
Wie sieht die **Therapie des Mammakarzinoms** aus?

Antwort Die Therapie des Mammakarzinoms richtet sich nach dem Tumorstadium, d. h. nach Größe und Ausdehnung des Primärtumors, einem eventuellen Lymphknotenbefall und Metastasierung sowie nach dem Hormonrezeptorstatus des Tumors. Eine Operation erfolgt heutzutage nach Möglichkeit brusterhaltend im Sinne einer einfachen **Tumorexstirpation**, einer **Segmentektomie** oder einer **Quadrantektomie**. Der Tumor wird mit

Tab. 11.1 TNM-Klassifikation des Mammakarzinoms (nach Singletary et al. 2002) [G336]

T: Primärtumor	
T 0	kein Primärtumor nachweisbar
Tis	Carcinoma in situ ohne Infiltration, M. Paget der Mamille ohne Tumor
T1	Tumor ≤ 2 cm a. ohne Fixation an die Pektoralisfaszie und/oder den Muskel b. mit Fixation an die Pektoralisfaszie und/oder den Muskel
T2	Tumor > 2 cm ≤ 5 cm a. ohne Fixation an die Pektoralisfaszie und/oder den Muskel b. mit Fixation an die Pektoralisfaszie und/oder den Muskel
T3	Tumor > 5 cm a. ohne Fixation an die Pektoralisfaszie und/oder den Muskel b. mit Fixation an die Pektoralisfaszie und/oder den Muskel
T4	Tumor jeglicher Größe mit Infiltration der Brustwand und/oder der Haut a. mit Fixation an der Brustwand b. mit Infiltration oder Ulzeration der Haut (auch Peau d'orange) oder Satellitenknoten in der gleichen Brust
N: Regionäre Lymphknoten	
Nx	keine Beurteilung der Lymphknoten möglich (z. B. nach Biopsie)
N0	keine Lymphknotenmetastasen
N1	Metastasen in beweglichen ipsilateralen axillären Lymphknoten
N2	a. Metastasen in ipsilateralen axillären Lymphknoten, untereinander oder an anderen Strukturen fixiert b. klinisch apparente Lymphknoten entlang der A. mammaria interna ohne gleichzeitiges Vorhandensein klinisch nachweisbarer axillärer LK
N3	a. Metastasen in ipsilateralen infraklavikulären und axillären LK b. Metastasen in LK entlang der A. mammaria interna und in axillären LK c. Metastasen in ipsilateralen supraklavikulären LK
M: Fernmetastasen	
M0	keine Fernmetastasen
M1	Fernmetastasen

ausreichendem Sicherheitsabstand zum gesunden Gewebe exstirpiert. Falls der Sicherheitsabstand bei der Operation nicht eingehalten wurde (Befund der Pathologie), muss eine Nachresektion in einer sekundären Operation erfolgen. Das erfordert je nach Größe der Brust gelegentlich eine **Ablatio mammae**. Bei multilokulären Tumoren oder bei größeren Tumoren kann eine Ablatio mammae auch als primäre Operation infrage kommen.

Vor der Operation ist es wichtig, einen möglichen **Lymphknotenbefall der Axilla** auszuschließen bzw. zu verifizieren. Dies gelingt klinisch und mithilfe der Sonografie und einem PET-CT. Bei Tumoren < 2 cm (T1), Nachresektionen, bei einem Carcinoma in situ (DCIS) und vermuteter Mikroinvasion erfolgt eine gezielte Lymphknotenresektion nach vorheriger Markierung des sogenannten **Wächterlymphknotens** (Sentinel Node). Zur Bestimmung des Sentinel Node wird eine radioaktive Trägersubstanz in die Nähe des Primärtumors injiziert. Diese gelangt zunächst zur ersten Lymphknotenstation, dem

„Wächterlymphknoten". Zeigt dieser spezielle Lymphknoten keinen Tumorbefall, so kann auf ein weiteres Ausräumen von Lymphknoten der Axilla verzichtet werden. Bei Befall des Wächterlymphknotens wird die Axilla radikal von Lymphknoten befreit. Postoperativ erfolgt je nach Tumorstadium eine Radiatio oder eine Kombination aus **Radiatio** und **Chemotherapie**. Je nach Hormonrezeptorstatus des Tumors erfolgt eine **Hormontherapie** mit selektiven Östrogenrezeptorenhemmern (z. B. Tamoxifen®).

FRAGE

Können Sie mir etwas über die **Prognose** des Mammakarzinoms sagen?

Antwort Am wichtigsten für das Einschätzen der Prognose sind:
- Lymphknotenstatus
- Größe des Primärtumors
- Grading des Tumors
- Hormonrezeptorstatus
- Vorhandensein von Fernmetastasen

Wenn die axillären Lymphknoten tumorfrei sind, leben nach 10 Jahren noch ca. 75 % aller Patientinnen. Hat eine lymphogene Metastasierung stattgefunden, hängt die Prognose von der **Menge der befallenen Lymphknoten** ab. Dabei wird bei ein bis drei positiven Lymphknoten von einer 10-Jahres-Überlebensrate von etwa 35 %, bei mindestens vier Lymphknoten nur noch von 15 % Überlebenden nach 10 Jahren ausgegangen.

FRAGE

Was ist ein **Fibroadenom** der Mamma und aus welchen Anteilen setzt es sich zusammen?

Antwort Ein Fibroadenom ist der häufigste **gutartige Tumor** im Bereich der Mamma. Es besteht aus **epithelialen Anteilen der Lobuli** und **Mesenchym**. Die epithelialen und mesenchymalen Gewebeanteile wachsen **peri- oder intrakanalikulär**. Gelegentlich kommt es im Rahmen degenerativer Veränderungen zu Verkalkungen. Bevorzugt betroffen sind **junge Frauen** zwischen dem 30. und 35. Lebensjahr. Klinisch imponiert das Fibroadenom als derber, gut abgegrenzter, glatter und verschieblicher Tumor. Vor allem während Schwangerschaft und Stillzeit kann es zu einer Größenzunahme kommen. In der Mammografie ist eine Unterscheidung zu einer Zyste oft nicht möglich. Die definitive Diagnose erfolgt mithilfe einer ultraschallgesteuerten Stanzbiopsie. Größere Tumoren werden, vor allem, wenn sie störend sind, operativ entfernt (Tumorenukleation). Eine **Operation** ist zudem indiziert bei **diagnostischer Unsicherheit** oder bei einer **Größenzunahme** des Tumors.

MERKE

Bei Unsicherheit, ob es sich um ein Fibroadenom oder um ein Mammakarzinom handelt, sollte der Tumor entfernt werden. Die Differenzialdiagnose vor allem zum medullär wachsenden Karzinom kann schwierig sein.

11.2 Schilddrüse

FRAGE
Beschreiben Sie die **arterielle Versorgung der Schilddrüse** (➤ Abb. 11.2).

TIPP
Äste der A. carotis externa:
Theo **Lin**gen **fa**briziert **ph**antastisch **st**arke **Oc**hsenschwanzsuppe **au**s **t**oten **M**äusen → A. **thy**reoidea sup./A. **lin**gualis/
A. **fa**cialis/
A. **ph**aryngea ascendens/
R. **st**ernocleidomastoideus/
A. **oc**cipitalis/A. **au**ricularis post./
A. **t**emporalis superficialis/
A. **m**axillais.

Antwort Die Schilddrüse gliedert sich in einen rechten und einen linken Lappen sowie den Isthmus. Die arterielle Versorgung der Lappen erfolgt jeweils durch die ipsilateralen **Aa. thyreoideae superiores** und **inferiores**. Der Isthmus wird meist aus Ästen dieser Gefäße mitversorgt. Die **A. thyreoidea superior** bildet den ersten Abgang der A. carotis externa, die **A. thyreoidea inferior** entspringt dem Truncus thyreocervicalis, dem ersten Ast der A. subclavia. In seltenen Fällen existiert eine unpaare **A. thyreoidea ima**, die direkt aus der Aorta entstammt und den Isthmus versorgt.

FRAGE
Wie teilen Sie eine **Schilddrüsenvergrößerung** klinisch ein?

PLUS
Normales Volumen einer Schilddrüse: 18 ml bei der Frau, 25 ml beim Mann.

Antwort Schilddrüsenvergrößerungen werden je nach Konsistenz in **nodöse** oder **diffuse Strumen** unterteilt. Die Struma wird je nach Hormonstatus als euthyreot, hypothyreot oder hyperthyreot bezeichnet. Entsprechend Größe und Symptomatik wird eine Struma in vier Stadien eingeteilt (➤ Tab. 11.2).

Eine Struma kann je nach Ursache der Schilddrüsenvergrößerung weich, prall-elastisch, derb oder derb-hart sein. Als Ursachen können vorliegen:

- Jodmangel (alimentär), erhöhter Schilddrüsenhormonbedarf (Schwangerschaft, Pubertät), erhöhter Jodverlust, oder angeborener Defekt der Jodverwertung und Hormonsynthese (→ weich)
- Zysten, Einblutungen (→ prall-elastisch)
- Autonomien und Adenome (→ derb)
- Morbus Basedow (→ derb)
- Schilddrüsenkarzinome (→ derb, hart)
- Thyreoiditis (→ derb, hart)

FRAGE
Wann würden Sie eine **Struma operieren**?

Antwort Jede Struma sollte grundsätzlich behandelt werden, wenn sie klinisch **symptomatisch** (lokale oder systemische Klinik) ist. Eine **operative Therapie** ist indiziert bei **großen Strumen**, die klinisch Beschwerden auslösen (Struma Grad III), bei jedem Verdacht auf ein **Malignom** und bei einer **retrosternalen**, **intrathorakalen Struma.** Bei **Struma mit großem autonomen Adenom** (Hyperthyreose) oder bei **Rezidivhyperthyreosen** gibt es die Möglichkeit einer Radiojodtherapie oder einer subtotalen Thyreoidektomie. Kalte Knoten sind in 1–3 % Schilddrüsenkarzinome und sollten einer Feinnadelbiopsie zugeführt werden.

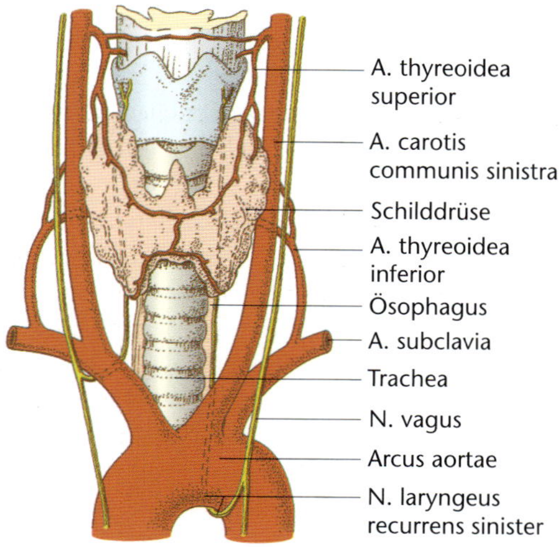

Abb. 11.2 Anatomie der Schilddrüsenregion [L234]

Tab. 11.2 Strumagrad (nach WHO) [W798]

Grad 0	nur szintigrafisch vergrößert (weniger als 4-fach vergrößert)
Grad I	Ia) palpatorisch vergrößert, von außen nicht sichtbar Ib) sichtbar bei Reklination des Halses
Grad II	inspektorisch erkennbar bei normaler Kopfhaltung
Grad III	große Schilddrüse mit Lokalsymptomatik (z. B. Luftnot, Schluckbeschwerden, Engegefühl im Hals, obere Einflussstauung), evtl. retrosternale Anteile

Eine **Radiojodtherapie** ist vor allem bei älteren Patienten mit einer Schilddrüsenautonomie oder einer Struma bis etwa 50 ml geeignet oder wenn es Kontraindikationen oder erschwerende Faktoren (multimorbide Patienten!) für eine Operation gibt. Beim Schilddrüsenkarzinom führt man eine totale Thyreoidektomie durch, bei benignen Strumen eine subtotale Thyreoidektomie.

FRAGE

Warum ist eine **Schilddrüsenoperation** in einer **hyperthyreoten Stoffwechsellage** gefährlicher?

Antwort Patienten mit einer **hyperthyreoten Struma** besitzen einen erhöhten Schilddrüsen-Stoffwechsel im Vergleich zu Patienten mit einer euthyreoten Schilddrüse. Eine hyperthyreote Schilddrüse ist deshalb **stärker perfundiert**. Aus diesem Grund ist bei einer Operation das Risiko einer **intra- oder postoperativen Blutung** und einer Rekurrensparese (durch schlechtere Sicht) erhöht. Zudem kann es während der Operation zu einer exzessiven Ausschüttung von Schilddrüsenhormonen kommen. Dies kann eine **thyreotoxische Krise** auslösen. Thyreostatika wie Carbimazol oder Thiamazol dienen der Vorbehandlung einer hyperthyreoten Struma. Die Einstellung mit Thyreostatika kann aufgrund der langen Halbwertszeiten mehrere Wochen in Anspruch nehmen, sodass man vor allem bei Schilddrüsenmalignomen nicht auf eine euthyreote Stoffwechsellage wartet. Je nach klinischer Symptomatik werden perioperativ Betablocker und Thyreostatika eingesetzt.

MERKE Bei einer Schilddrüsenoperation in hyperthyreoter Stoffwechsellage blutet es meist mehr als in euthyreoter Stoffwechsellage, und es kann zu einer thyreotoxischen Krise kommen.

FRAGE

Sie erwähnten zuvor die **thyreotoxische Krise**. Was habe ich mir darunter vorzustellen?

Antwort Durch eine **massive Ausschüttung** von **Schilddrüsenhormonen** (z. B. nach exzessiver Jodexposition, Thyreoidektomie bei Hyperthyreose, Absetzen von Thyreostatika, Applikation von jodhaltigem Kontrastmittel, Gabe von Amiodaron) kann es zu einer thyreotoxischen Krise kommen. Klinisch stehen folgende Symptome im Vordergrund:

- extensive, weitgehend therapieresistente Hypertonie
- Tachykardie, Tachyarrhythmien und andere maligne Herzrhythmusstörungen
- Fieber > 40 °C
- Erbrechen, Durchfall
- neurologische Symptome (Hyperreflexivität, Apathie, Koma)
- akute Linksherzinsuffizienz
- respiratorische Insuffizienz

Die Therapie beginnt mit Basismaßnahmen wie **intensivmedizinischer Überwachung**, Rehydratation, Elektrolytsubstitution und fiebersenkenden Maßnahmen. Des Weiteren empfehlen sich folgende Medikamente:

- Thyreostatika (Thiamazol initial 60 mg i. v., danach 4 × tgl. 40–60 mg i. v.)
- nichtselektive Betablocker (Propranolol → Hemmung der Konversion von T_4 zu T_3)
- bei nicht jodinduzierter Krise: Kaliumperchlorat 1500 mg/d
- bei jodinduzierter Krise: Lithiumkarbonat (hemmt die Freisetzung von T_3 und T_4 aus Thyreoglobulin)
- evtl. Glukokortikoide (Prednisolon 50 mg 6- bis 8-stündlich i. v.)
- evtl. Antibiose

Bei Versagen dieser Maßnahmen und vitaler Gefährdung ist eine sofortige Operation im Sinne einer **Thyreoidektomie** indiziert. Bestehen Kontraindikationen, wird eine **Plasmapherese** oder **Hämofiltration** eingeleitet.

FRAGE

Welche **Diagnostik** führen Sie präoperativ bei Patienten durch, bei denen Sie den Verdacht auf einen **malignen Prozess** in der **Schilddrüse** haben?

Antwort Zur Planung der Therapie ist es wichtig, vor der Operation Informationen zur Art des Tumors und seiner Ausdehnung zu haben. Deshalb ist folgende Diagnostik obligatorisch:
- Schilddrüsenszintigrafie
- Sonografie
- Feinnadelbiopsie
- Bestimmung der Schilddrüsenhormone und des TSH als Regulatorhormon
- Röntgen-Thorax (Metastasen eines follikulären oder papillären Schilddrüsenkarzinoms?)
- Laryngoskopie (Stellung der Stimmbänder? **Rekurrensfunktion**? Kompression?)
- **Kalziumspiegel** (Ausschluss MEN2)
- **Kalzitoninspiegel** (→ Früherkennung medulläres Schilddrüsenkarzinom)
- evtl. Pentagastrin- oder Kalziumbelastungstest (falls Kalzitoninspiegel erhöht)

FRAGE
Welche **malignen Schilddrüsentumoren** sind Ihnen geläufig? Wie würden Sie therapieren?

PLUS
Die Lymphknoten am Hals unterteilt man in **vier Kompartimente**. Je nach Tumorart und Ausdehnung wird entschieden, wie radikal die Lymphknotenentfernung sein muss. Man unterscheidet dementsprechend eine **modifizierte** und **radikale Neck Dissection**.

Antwort Man findet in der Schilddrüse folgende maligne Tumoren:
- differenzierte Schilddrüsenkarzinome (papillär, follikulär, medullär)
- gering differenzierte Schilddrüsenkarzinome
- undifferenzierte Schilddrüsenkarzinome
- Lymphome und Sarkome

Am häufigsten treten **papilläre SD-Karzinome** mit **60–80 % aller Schilddrüsentumoren** auf. Sie haben eine verhältnismäßig **gute Prognose** mit einer Gesamtüberlebensrate von 90 %. Man findet häufig sehr kleine Tumoren. Das papilläre Schilddrüsenkarzinom **metastasiert frühzeitig lymphogen**, vor allem in Pleura und Lunge. Das **follikuläre Schilddrüsenkarzinom metastasiert** dagegen **frühzeitig hämatogen** pulmonal und ossär. Beim papillären SD-Karzinom kann bei sehr kleinen Tumoren ohne eine lymphogene Metastasierung auf eine totale Thyreoidektomie und eine Lymphknotenentfernung verzichtet werden. Bei größeren papillären SD-Karzinomen sowie bei follikulären Schilddrüsenkarzinomen wird eine **totale Thyreoidektomie** durchgeführt. **Postoperativ** schließt sich eine **Radiojodtherapie** zur Rezidivprophylaxe und Metastasenbehandlung an. Papilläre und follikuläre SD-Karzinome metabolisieren Jod, sodass sie gut auf eine Radiojodtherapie ansprechen. **Medulläre SD-Karzinome** besitzen eine **C-Zell-Differenzierung** und weisen keinen Jodmetabolismus auf. Sie sind deshalb **einer Radiojodtherapie nicht zugänglich**. Bei ihnen beschränkt sich die Therapie auf eine **totale Thyreoidektomie** und **Neck Dissection**. Sie metastasieren sowohl lymphogen als auch hämatogen. Bei **gering differenzierten** sowie bei **anaplastischen SD-Karzinomen** wird ebenfalls eine **totale Thyreoidektomie** und eine **Neck Dissection** durchgeführt. **Anaplastische Karzinome** haben von allen Schilddrüsenkarzinomen die **schlechteste Prognose**, da sie sehr aggressiv sind, hämatogen und lymphogen metastasieren und lokal infiltrativ wachsen. Bei den Lymphomen treten hauptsächlich **MALT-Lymphome** auf, die entweder einer totalen Thyreoidektomie oder einer Radiatio zugeführt werden, sowie **B-Zell-Lymphome**, die mit einer primären Radiochemotherapie behandelt werden.

MERKE

Metastasierung: pa-pil-lär → lym-pho-gen (beides 3-silbig), fol-li-ku-lär → hä-ma-to-gen (beides 4-silbig).

FALLBEISPIEL

Eine 45-jährige Patientin wird zur Resektion einer nodösen Struma aufgenommen. Im rechten kaudalen Schilddrüsenlappen tasten Sie einen harten, etwa 1 cm großen Knoten. Die Schilddrüsenwerte liegen im Normbereich. Bei einer zuvor ambulant erfolgten Feinnadelbiopsie des Knotens war ein nodöses Adenom diagnostiziert worden. Bei der Operation erscheint Ihnen der Knoten verdächtig hart. Eine Schnellschnittuntersuchung ergibt den Befund eines papillären Schilddrüsenkarzinoms.

FRAGE

Wie gehen Sie weiter vor?

Antwort Das **papilläre** Schilddrüsenkarzinom gehört, wie das follikuläre Schilddrüsenkarzinom, zu den **gut differenzierten** Karzinomen. Es **metastasiert** bevorzugt **lymphogen** und relativ **spät hämatogen**. Operativ erfolgt eine **totale Thyreoidektomie**. Karzinomverdächtige **Lymphknoten** werden im Sinne einer modifizierten Neck Dissection **exstirpiert**. Nach abgeschlossener Wundheilung sollte eine **Radiojodtherapie** folgen. Die Schilddrüsenhormone werden nach Abschluss der Therapie durch T_4 substituiert, das TSH dadurch supprimiert. Zur weiteren Verlaufskontrolle dient Thyreoglobulin als Tumormarker.

MERKE

Mit der Substitution von Schilddrüsenhormonen wartet man, bis das Ergebnis der histologischen Untersuchung vorliegt, um im Falle eines Karzinoms die Möglichkeit einer sofortigen postoperativen Radiojodtherapie zu haben.

FRAGE

Wie hoch ist das Risiko, dass ein **kalter Knoten maligne** ist?

Antwort Das **Risiko** ist mit **1–3 %** relativ gering. Ohne Jodmangel (z. B. bei Verwendung von jodiertem Speisesalz, jodiertem Trinkwasser) erhöht sich das Risiko auf bis zu 30 %. Ein kalter Knoten sollte nach Möglichkeit **operativ entfernt** werden.

FRAGE

Nennen Sie die zwei wichtigsten speziellen **Risiken** einer **Schilddrüsenoperation**.

TIPP

Nett vom Prüfer, dass er das Thema so einschränkt.

Antwort Wegen seiner engen Nachbarschaft zur Schilddrüse ist der N. laryngeus recurrens während einer Schilddrüsenoperation besonders gefährdet. Bei Verletzung oder Druckschädigung kann es im Anschluss an eine Schilddrüsenoperation zu Heiserkeit, bei beidseitiger Läsion durch eine komplette Lähmung der Stimmbänder zu Dyspnoe und respiratorischer Insuffizienz kommen. Zum Ausschluss einer vorbestehenden **Rekurrensparese** muss präoperativ ein **HNO-Konsil** (Laryngoskopie) mit der Frage nach der Stimmbandfunktion erfolgen. Das Risiko einer intraoperativen Verletzung des N. recurrens liegt bei ungefähr 1 %, bei Re-Operationen bei bis zu 15 %. Deshalb stellt der Operateur intraoperativ nach Möglichkeit die Nn. recurrentes dar. Identifiziert werden sie mithilfe eines Neuromonitorings (Neurosign).

Abgesehen von den Nn. recurrentes sind auch die **Nebenschilddrüsen** gefährdet, dem Messer unfreiwillig zum Opfer zu fallen. Sie liegen dorsal innerhalb der Schilddrüsenkapsel und können vor allem bei großen Schilddrüsen mit besonders derbem Gewebe akzidentell mitreseziert werden. Postoperativ kann es so zu einem therapiebedürftigen **Hypoparathyreoidismus** mit **hypokalzämischen Tetanien** kommen. Deshalb werden prä- und postoperativ die **Kalziumwerte** kontrolliert. Klinische Zeichen einer Hypokalzämie sind:

- **Chvostek-Zeichen**: Zucken im Mundwinkel durch Beklopfen des N. facialis vor dem Ohr
- **Trousseau-Zeichen**: Pfötchenstellung beim Aufpumpen einer Blutdruckmanschette auf Höhe des arteriellen Mitteldrucks

Zunächst wird das histologische Ergebnis vonseiten des Pathologen abgewartet. Findet sich im eingeschickten Gewebe ein Karzinom, erfolgt je nach histologischem Typ eine Radiojodtherapie. Nach totaler Thyreoidektomie und benigner Histologie wird ansonsten danach mit der Substitution von Schilddrüsenhormonen begonnen. Ist noch Restschilddrüsengewebe vorhanden, werden die Schilddrüsenhormone (T_3, T_4) und das TSH 4–6 Wochen nach der OP bestimmt. Entsprechend dieser Ergebnisse wird eine Therapie mit L-Thyroxin (0,1–0,15 mg/d) gestartet. Nach weiteren 6–8 Wochen und danach einmal jährlich wird der Hormonstatus des Patienten erneut evaluiert und je nach Ergebnis die Therapie optimiert.

MERKE

Kommt es nach einer Schilddrüsenresektion zu einer postoperativen Nachblutung, kann es zu einer **vital bedrohlichen Kompression** der **Trachea** und der umliegenden Halsweichteile kommen.

FALLBEISPIEL

Eine 62-jährige Patientin klagt seit etwa 3 Monaten über therapieresistente Magenbeschwerden. Schon seit 1 Jahr wird sie wegen einer Osteoporose hormonell behandelt. Sie hegen den Verdacht auf einen **Hyperparathyreoidismus** (HPT).

FRAGE

Welche **Veränderungen** des Labors und anderer Parameter erwarten Sie beim **primären**, welche beim **sekundären Hyperparathyreoidismus**?

Antwort Ein Hyperparathyreoidismus ist gekennzeichnet durch eine **Erhöhung des Parathormons** der Nebenschilddrüse. Unter einem **primären Hyperparathyreoidismus** versteht man eine Erhöhung des Parathormons durch eine gestörte Rückkopplung des Parathormons mit dem extrazellulären Kalzium. Als Ursachen kommen Nebenschilddrüsenadenome und -hyperplasien infrage. Ein **sekundärer Hyperparathyreoidismus** wird ausgelöst durch **Reaktion auf eine Hypokalzämie**, was zu einer vermehrten Synthese und Ausschüttung von Parathormon führt, oder durch eine **verminderte Parathormonwirkung**, wie sie z. B. im Rahmen einer chronischen Niereninsuffizienz vorkommen kann. Eine **Hypokalzämie** kann verursacht werden durch:

- verminderte Zufuhr von Kalzium
- Laktoseintoleranz
- Pankreatitis
- Zöliakie
- Vitamin-D-Mangel
- verminderte Aufnahme von Kalzium aus der Nahrung

Ein **erhöhter Bedarf** an Kalzium oder **Verbrauch von Kalzium** kann sich ergeben durch:

- Knochenaufbau (Wachstum, Umstellung während und nach einer Schwangerschaft, Bisphosphonattherapie)
- Verluste über die Niere (Schleifendiuretikum, idiopathische Hyperkalzurie)
- Sepsis, Rhabdomyolyse
- akute Pankreatitis
- multiple Knochenmetastasen

Im Labor bzw. im Urin finden sich charakteristische Veränderungen, je nachdem, ob ein primärer oder ein sekundärer HPT vorliegt (➤ Tab. 11.3).

FRAGE

Welche **Symptome** erwarten Sie bei einem **Hyperparathyreoidismus**?

TIPP

Hyperparathyreoidismus: „Stein-, Bein- und Magenpein!"

Antwort Das klinische Bild eines Hyperparathyreoidismus ist vielfältig. Neben symptomatischen Verläufen mit **renalen** und **ossären Manifestationen** (Nierensteine, osteoporotische Veränderungen), lebensbedrohlichen **hyperkalzämischen Krisen** (→ Arrhythmien), **gastrointestinal** assoziierten Erkrankungen und **depressiven Verstimmungen**, werden auch Patienten mit geringen oder fehlenden Symptomen beobachtet.

Tab. 11.3 Laborparameter beim primären und sekundären Hyperparathyreoidismus

	Primärer HPT	**Sekundärer HPT**
Serum-Kalzium	↑↑	↔, ↓
Serum-Phosphat	↔ oder ↓	↑ bei Niereninsuffizienz ↔ bei Malabsorption
Urin-Kalzium	↑	↔, ↓ oder ↑
RIA-Parathormonspiegel	↑	↑

11.3 Nebenniere

FALLBEISPIEL

Eine 23-jährige Patientin stellt sich in Ihrer Praxis vor. Sie leidet seit Jahren unter ständiger Gewichtszunahme. Diäten hätten nicht geholfen. Seit 2 Jahren sei sie wegen einer arteriellen Hypertonie in Behandlung. Vor Kurzem sei auch der Blutzucker zu hoch gewesen. Bei Betrachtung der Patientin fällt Ihnen auf, dass sie ein sehr rotes, dickes Gesicht hat. Es besteht eine deutliche Adipositas, wobei hauptsächlich der Stamm betroffen ist, weniger die Extremitäten.

FRAGE

Unter welchem Krankheitsbild leidet die Patientin?

Antwort Anamnese und Klinik lassen an ein **Cushing-Syndrom** denken. Charakteristisch ist ein Hyperkortisolismus. Dementsprechende Leitsymptome sind der typische Habitus mit

- Stammfettsucht
- Stiernacken
- Striae rubrae
- und Hirsutismus.

Zusätzlich können Diabetes mellitus, Hypertonie, Osteoporose, Adynamie, eine depressive Stimmungslage, Blutungsneigung und eine geschwächte Abwehrlage (Lymphopenie, Leukozytose) auftreten. Man unterscheidet das ACTH-abhängige vom ACTH-unabhängigen Cushing-Syndrom (➤ Tab. 11.4).

FRAGE

Wie können Sie Ihre Diagnose erhärten und wie unterscheiden Sie zwischen einem ACTH-abhängigen und einem ACTH-unabhängigen Cushing-Syndrom?

Antwort Bei der Patientin sollte ein **24-h-Hormonprofil** angefertigt werden. Dabei werden Kortisol und ACTH bestimmt. Beim Cushing-Syndrom fehlt der abendliche Abfall des Kortisols. Ein supprimierter ACTH-Spiegel spricht für eine übermäßige Hormonproduktion der Nebennieren, ein hoher ACTH-Spiegel für einen hypophysär verursachten Hyperkortisolismus. Diffe-

Tab. 11.4 Ursachen des Cushing-Syndroms

ACTH-abhängiges Cushing-Syndrom (= sekundäres Cushing-Syndrom)	ACTH-unabhängiges Cushing-Syndrom (primäres Cushing-Syndrom)
• ACTH-sezernierendes Hypophysenadenom (Morbus Cushing) • hypothalamischer CRH-Exzess • ektopes ACTH-Syndrom • alkoholinduziertes Cushing-Syndrom (Pseudo-Cushing-Syndrom)	• Nebennierenrindenadenom oder (selten) -karzinom • primäre pigmentierte noduläre adrenokortikale Krankheit (PPNAD) • bilaterale makronoduläre Nebennierenrindenhyperplasie • nahrungsmittel- oder medikamenteninduziertes Cushing-Syndrom

renzialdiagnostisch bedeutsam für die Unterscheidung zwischen dem ACTH-abhängigen und dem ACTH-unabhängigen Cushing-Syndrom sind der **Dexamethason-Hemmtest** (8 mg Dexamethason) und der CRH-Test. **Dexamethason** führt bei Gesunden zu einer Hemmung der ACTH-Produktion in der Hypophyse. Unterbleibt diese Suppression, ist von einem Hypophysenadenom auszugehen. Der **CRH-Stimulationstest** führt bei der hypothalamisch-hypophysären Dysregulation und bei Hypophysenvorderlappen-Adenomen zu einem ACTH-Anstieg, nicht jedoch bei Nebennierenadenomen. Liegt ein Hypophysenadenom vor, so ist in der Regel nicht nur das Kortisol erhöht, sondern auch die anderen Steroide. Dies führt zu einer Androgenisierung (Hirsutismus, Virilisierung, Menstruationsstörungen bei der Frau). Sekundär kommt es zu einer bilateralen Nebennierenrinden-Hyperplasie. Ein Hypophysen- oder Nebennierenadenom als Auslöser des Cushing-Syndroms wird nach Möglichkeit **operativ** entfernt.

FRAGE

Bleiben wir doch noch kurz bei der Nebenniere. Worum handelt es sich bei einem **Phäochromozytom**?

Antwort Ein Phäochromozytom ist ein **endokrin aktiver Tumor** des **Nebennierenmarks** oder der **sympathischen Ganglien** (in 10 % der Fälle). Bei 10 % der Patienten kommt der Tumor bilateral vor. Es gibt benigne und maligne Phäochromozytome. Charakteristisch für das Phäochromozytom ist eine exzessive Produktion und Ausschüttung von Adrenalin und (weniger) Noradrenalin. Dementsprechend kommt es zur typischen Klinik des Phäochromozytoms, die konstant oder intermittierend auftreten kann:

- **arterielle Hypertonie** (in ca. 90 % der Fälle vorhanden)
- Arrhythmien, Tachykardien, Palpitationen
- Unruhe, Kopfschmerzen, Schweißausbrüche, Tremor, Sehstörungen, Dyspnoe, Schwindel
- Hypermetabolismus, Hyperglykämie, Glukosurie (= sekundärer Diabetes mellitus)
- Übelkeit, Erbrechen

Ein Phäochromozytom wird oft bei der Abklärung einer therapieresistenten Hypertonie diagnostiziert. Etwa 0,1–1 % aller arteriellen Hypertonien werden durch ein Phäochromozytom verursacht. Gelegentlich wird es auch als Zufallsbefund bei einer Operation festgestellt. Es kann intraoperativ vital bedrohliche hypertensive und tachykarde Krisen auslösen.

Die Diagnose wird gestellt durch:

- Bestimmung der Katecholamine im 24-h-Urin und im Plasma
- Bestimmung von Vanillinmandelsäure (als Stoffwechselprodukt) im 24-h-Urin
- Computertomografie
- Magnetresonanztomografie
- Clonidin-Test (3 h nach Clonidineinnahme werden die Katecholamine bestimmt; erhöht bei Phäochromozytom)
- MIGB-Szintigrafie (^{131}I-Meta-Iod-Benzyl-Guanidin-Szintigrafie)

Die MIGB-Szintigrafie ist beweisend für ein Phäochromozytom und zeigt zusätzlich eventuell vorhandene extraadrenale Tumoren an. Besteht der Verdacht auf Malignität, wird additiv noch eine Octreotid-Szintigrafie durchgeführt. Ziel ist es grundsätzlich, alle im Körper vorhandenen Phäochromozytome **operativ** zu entfernen. **10–14 Tage präoperativ** beginnt man eine Therapie mit einem **Alphablocker** (z. B. Phenoxybenzamin). Zudem wird auf eine ausreichende Volumenzufuhr geachtet. Die Gabe eines **Betablockers** (z. B. Propranolol) kann indiziert sein, um hypertonen Krisen und Tachykardien vorzubeugen. Postoperativ kann es durch den Wegfall der Katecholaminausschüttung aus dem Phäochromozytom zu reflektorischen hypotonen und bradykarden Phasen kommen. In vielen Fällen ist der Patient vorübergehend katecholaminpflichtig und muss intensivmedizinisch betreut werden. Maligne Phäochromozytome werden nach Möglichkeit radikal operativ entfernt. Sollte dies nicht möglich sein, wird eine MIBG-Therapie (intravenöse Applikation von ^{131}I-Meta-Iod-Benzyl-Guanidin), bei Progredienz zusätzlich eine Chemotherapie durchgeführt.

MERKE

H-Trias beim Phäochromozytom: **H**ypertonie + **H**yperglykämie + **H**ypermetabolismus

11.4 Niere

FRAGE

Wie heißt der **häufigste Nierentumor** im **Erwachsenenalter**?

Antwort Im Erwachsenenalter ist das **Hypernephrom** der häufigste Nierentumor. Deutlich seltener (ca. 20 %) sind Transitionalzellkarzinome, die im engeren Sinne schon zu den Tumoren der ableitenden Harnwege zählen, Wilms-Tumoren, Metastasen und gutartige Tumoren. Der Ausdruck Hypernephrom stammt noch aus dem 19. Jahrhundert, wo man annahm, der Tumor würde sich aus versprengten Zellen der Nebenniere entwickeln. Heutzutage geht man davon aus, dass er sich aus Adenomen im Bereich der Niere entwickelt. Oft ist die Diagnose Hypernephrom ein sonografischer Zufallsbefund. Typisch ist ein **langsamer, klinisch zu Anfang weitgehend unauffälliger Krankheitsverlauf**.

Wird das Tumorleiden symptomatisch, handelt es sich in den meisten Fällen um ein fortgeschrittenes Tumorstadium. **Schmerzlose Makrohämaturie** ist ein Spätsymptom des Hypernephroms. Der Tumor ist zu diesem Zeitpunkt schon in das Nierenbecken eingebrochen. Ein **druckdolentes Nierenlager**, evtl. sogar eine **tastbare Raumforderung**, findet man nur bei sehr ausgedehnten Tumoren. Ist der Tumor in die linke V. renalis eingebrochen, kann es beim Mann zu einer symptomatischen **Varikozele des linken Hodens** kommen, die sich charakteristischerweise auch im Liegen nicht zurückbildet. Weitgehend unspezifische Symptome sind **Bluthochdruck**, **Gewichtsverlust** und **subfebrile Temperaturen**.

FRAGE
Wie **therapieren** Sie ein Hypernephrom?

PLUS
Paraneoplastisch kann es beim Hypernephrom zu Leberschäden kommen.

Antwort Die operative Entfernung des Tumors steht bei einem kurativen Therapieansatz im Vordergrund. Eine **Enukleation des Tumors** unter Erhalt der betroffenen Niere gelingt bei kleineren, peripher gelegenen Tumoren. Bei größeren und zentral gelegenen Tumoren erfolgt eine radikale „En-bloc"-**Tumornephrektomie**, bei der die Niere, die Nebenniere und die umgebende perirenale Fettkapsel und die Fascia renalis (Gerota-Faszie) entfernt werden. Eine Lymphadenektomie scheint sich auf den weiteren Verlauf nicht auszuwirken. Solitäre Metastasen (Lunge, Gehirn) sollten entfernt werden. Ist das Hypernephrom in die V. cava inferior vorgewachsen, versucht man, den Tumorzapfen zu entfernen. Gegebenenfalls wird eine Kavamanschettenresektion durchgeführt und eine Gefäßprothese implantiert. Ist der Tumor auf die Niere begrenzt, erreicht die 5-Jahres-Überlebensrate 70–90 %, bei Infiltration des perirenalen Fettgewebes 50 %. Bei Vorliegen von Lymphknotenmetastasen sinkt sie auf unter 25 %, bei Fernmetastasen sogar auf unter 10 %.

11.5 APUD-Zell-System

FRAGE
Fassen Sie grob zusammen, was wir unter dem **APUD-Zell-System** verstehen.

Antwort Es handelt sich um ein Synonym für **(neuro)endokrin aktive Zellpopulationen** mit bestimmten zytochemischen Eigenschaften. Der Name leitet sich ab von „amine precursor uptake and decarboxylation", der Verarbeitung biogener Aminen. Den Zellen des APUD-Systems gemeinsam ist ihr Ursprung aus dem Neuroektoderm. Zum APUD-Zell-System werden Zellen gezählt, die durch die Aufnahme und Dekarboxylierung biogener Amine Peptidhormone bilden können. Man kennt zurzeit 40 verschiedene Zellen, die diesem System angehören. Die wichtigsten sind:

- G-Zellen des Magens (Gastrin)
- Zellen der **Adenohypophyse** (ACTH, STH, TSH, MSH, FSH, LH, Prolaktin) und der **Neurohypophyse** (ADH, Oxytocin)
- **Inselzellen des Pankreas** (Insulin, Glukagon, Somatostatin, pankreatisches Polypeptid)
- **enterochromaffine Zellen des Gastrointestinaltrakts** (Serotonin, Kallikrein, vasoaktives intestinales Polypeptid)
- Niere (Renin, Erythropoetin)
- Zellen des **Nebennierenmarks** (Adrenalin, Noradrenalin)
- parafollikuläre C-Zellen der Schilddrüse (Kalzitonin)
- Hauptzellen der Epithelkörperchen (Parathormon)
- **Zirbeldrüse** (= Corpus pineale: Melatonin, Serotonin)
- **Plazenta** (HCG)

FRAGE

Es gibt mehrere Kombinationen, bei denen einzelne Zellen des APUD-Systems eine **Dysfunktion** im Sinne der Bildung maligner und benigner Tumoren aufweisen. Wie kann das im Einzelnen aussehen?

Antwort Man findet gelegentlich im APUD-Zell-System **multiple endokrine Neoplasien** (MEN). **M**ultiple **e**ndokrine **N**eoplasien (MEN) treten familiär gehäuft auf oder es handelt sich um Neumutationen. Man hat die Kombinationen der einzelnen Neoplasien in drei Typen zusammengefasst:

- **MEN I** (Wermer-Syndrom): Nebenschilddrüsenadenom (primärer HPT) + endokrin aktiver duodenopankreatischer Tumor (z. B. Gastrinom, Insulinom) + Hypophysenvorderlappenadenom
- **MEN IIa** (Sipple-Syndrom): C-Zell-Karzinom der Schilddrüse (medulläres SD-Karzinom) + Phäochromozytom + Nebenschilddrüsenadenom (primärer HPT)
- **MEN IIb**: wie MEN IIa, aber marfanoider Habitus, Skelettanomalien + Ganglionneuromatose der Zunge ohne primären Hyperparathyreoidismus

MERKE

Liegen bei einem Patienten (v. a. bei jüngeren Menschen) mindestens zwei endokrin aktive Tumoren vor, sollte man immer an ein MEN-Syndrom denken!

FRAGE

Stellen Sie kurz die **Klinik** eines **Karzinoids** dar.

Antwort Ein Karzinoid ist ein von **enterochromaffinen, hormonproduzierenden Zellen** des APUD-Zell-Systems des **Gastrointestinaltrakts** oder des **Bronchialsystems** ausgehender Tumor. Durch Ausschüttung verschiedener Mediatoren (v. a. Serotonin, Histamin, Prostaglandine, Brady- und Tachykinine) kommt es intermittierend zu folgenden Symptomen:

- Diarrhöen, Motilitätssteigerung, Bauchkoliken
- Flush-Syndrom mit Tachykardie, Tachypnoe, Hitzewallungen, Asthma- und Migräneanfällen sowie Heißhunger
- bei Lage im Bronchialsystem rezidivierende Atelektasen mit Pneumonie, Hämoptysen, Flush-Symptomatik
- evtl. Lambert-Eaton-Syndrom
- spät: Rechtsherzbelastung, pulmonale Hypertonie, retroperitoneale Fibrose, Teleangiektasien

PLUS

Zusätzlich zu den typischen Symptomen können eine fibröse Herzerkrankung, eine Hepatomegalie, Bronchokonstriktion, Haut- und Gelenkveränderungen auftreten.

FALLBEISPIEL

In der chirurgischen Poliklinik wird Ihnen eine 45-jährige Patientin vorgestellt, die vor 2 Wochen zur Abklärung therapierefraktärer Ulcera duodeni in der endokrinologischen Abteilung untersucht wurde. Bei einer Magensaftanalyse waren basale Sekretionswerte von 22 mmol/h gemessen worden. Nach einer Stimulation der Magensekretion durch Pentagastrin stiegen die Werte unwesentlich an.

FRAGE
Warum wird die Patientin jetzt bei Ihnen vorgestellt?

Antwort Anamnese und Magensaftanalyse weisen auf ein **Zollinger-Ellison-Syndrom** mit Oberbauchschmerzen, therapierefraktären Ulcera duodeni, einem ausgeprägten Reflux bei Hypergastrinämie und Diarrhö hin. Dieser Symptomenkomplex wird durch ein **Gastrinom** ausgelöst. Es handelt sich dabei um einen **gastrinproduzierenden Tumor**, der in 80 % der Fälle im Pankreas, in 20 % der Fälle im Magen oder im oberen Bereich des Dünndarms liegt. Erschwerend bei der Lokalisierung dieser Tumoren ist ihre zum Teil geringe Größe und ihr multilokales Auftreten. Wegweisende Untersuchungsmethoden sind **Oberbauchsonografie**, **endoluminaler Ultraschall** und **CT**. Therapie der Wahl ist die **Operation**, da etwa 60 % aller Gastrinome maligne sind. Misslingt eine Tumorlokalisation mithilfe der bildgebenden Verfahren, sollte eine explorative Laparoskopie erfolgen.

FRAGE
Was ist ein **GIST-Tumor**?

Antwort Bei einem GIST-Tumor (**gastrointestinaler Stomatumor**) des **Magens** oder des **Duodenums** handelt es sich um einen **mesenchymalen Tumor**, der klinisch durch Oberbauchschmerzen, gastrointestinale Blutungen oder Obstruktion auffallen kann. Bei der endoskopischen Untersuchung imponiert meist eine Vorwölbung der Magen- oder Darmwand mit einer **Ulzeration auf der Kuppe**. Diese ist Zeichen einer Schädigung der Mukosa durch das expansive Wachstum des Tumors. Der Tumor wächst insgesamt eher extraluminal als intraluminal. Therapie der Wahl ist die lokale Exzision, meist auf laparoskopischem Weg. Wenn der Tumor in toto entfernt werden kann, benötigt es keiner weiteren Intervention. Falls der Tumor nicht in toto reseziert werden kann, müssen eine Nachresektion und Lymphadenektomie erfolgen.

11.6 Pankreas

FRAGE
Wie manifestiert sich ein **Pankreaskarzinom**?

Antwort Man unterscheidet zwischen Pankreaskopf- und Pankreasschwanzkarzinomen. **Pankreasschwanzkarzinome** verursachen selten gastrointestinale Beschwerden. Sie äußern sich regelmäßig durch **gürtelförmig ausstrahlende Rückenschmerzen**, die häufig mit einer Lumbago verwechselt werden. **Pankreaskopfkarzinome** werden durch ihr verdrängendes Wachstum im Oberbauch meist früher klinisch apparent. Frühsymptome wie **Druckgefühl** im Epigastrium, **Inappetenz**, **Erbrechen** und **Diarrhö** sind jedoch eher uncharakteristisch und verleiten nicht selten zur Fehldiagnose „Gastritis“. Durch Größenzunahme des Tumors kommt es zur Verdrängung und Einengung des Ductus choledochus. Es kommt zu den typischen Symptomen der **Cholestase**:

- Ikterus
- Entfärbung des Stuhls
- Übelkeit, Inappetenz
- Juckreiz

Einen Verschlussikterus in Kombination mit einer tastbaren vergrößerten, schmerzlosen Gallenblase bezeichnet man als **„Courvoisier-Zeichen“**. Es tritt bei ungefähr 50 % aller Pankreaskarzinome auf.

11.7 Gallenblase, Gallengänge

FRAGE

Nennen Sie einige **Risikofaktoren** für das Entstehen eines **Gallenblasenkarzinoms**.

Antwort Das Gallenblasenkarzinom ist der fünfthäufigste maligne Tumor im Gastrointestinaltrakt und tritt mit einem Altersgipfel um das 70. Lebensjahr auf, mit einer **Bevorzugung des weiblichen Geschlechts**. Vor allem lokal reizende Faktoren scheinen die Genese eines Gallenblasenkarzinoms zu begünstigen. Häufig ist ein Zusammenhang mit einer **Cholelithiasis** und einer **Cholezystitis** zu beobachten. Zusätzliche Risikofaktoren sind:

- chronische Salmonellose (Dauerausscheider)
- Umgang mit toxischen Substanzen (Gummi, bestimmte Metalle und Textilien etc.)
- Gallenblasenadenome
- **Porzellangallenblase** (intramurale schalenartige Verkalkung → 10–60 % Gallenblasenkarzinom)
- Mündungsanomalien des Ductus choledochus in den Ductus pancreaticus (→ Reflux von Pankreassekreten)

MERKE

Bei Gallenblasenkarzinomen besteht in der Anamnese oft eine chronische (> 15 Jahre) Cholelithiasis.

FALLBEISPIEL

Eine 72-jährige Patientin leidet seit etwa 2 Wochen unter ständiger Übelkeit, Erbrechen und Juckreiz. Trotz normaler Ernährung hat die Patientin innerhalb von 2 Monaten 5 kg Gewicht verloren. Vor 1 Woche bemerkte der Sohn bei der Mutter erstmals eine Gelbfärbung der Haut, worauf er sie umgehend zu ihrem Hausarzt schickte. Der Hausarzt stellt bei der sonografischen Untersuchung eine schmerzlos vergrößerte Gallenblase (**Courvoisier-Zeichen**) fest. Im Labor sind die Transaminasen und die Cholestaseparameter erhöht. Das Gesamtbilirubin beträgt 4,0 mg/dl, wobei das direkte

Bilirubin den größten Anteil ausmacht. Eine Sonografie des Abdomens zeigt eine vergrößerte steinhaltige Gallenblase sowie erweiterte intrahepatische Gallengänge. Eine Raumforderung ist nicht auszumachen. Die anderen Oberbauchorgane scheinen unauffällig. Das Pankreas ist gut einsehbar, schlank und homogen.

FRAGE

Wie lautet Ihre **Verdachtsdiagnose** und wie können Sie diese erhärten?

Antwort Die Patientin leidet unter einer **posthepatisch** verursachten **Cholestase**. Der ungewollte Gewichtsverlust und die schnelle Entwicklung der Symptomatik sprechen am ehesten für einen **malignen Prozess** im Bereich der **Gallenblase** oder der **Gallenwege**. Es kann sich dabei um einen Tumor handeln, der von der Gallenblase oder den Gallenwegen ausgeht, oder um einen von außen komprimierend wachsenden Tumor, wie z. B. ein Pankreaskopfkarzinom. Das Pankreas erschien sonografisch unauffällig, die Gallenblase war vergrößert und steingefüllt, jedoch ohne Anzeichen für einen Tumor. Allerdings waren die Gallengänge gestaut. Deshalb denke ich an einen Tumor der Gallenwege.

Ein **CT des Abdomens** kann Aufschluss über den Primärtumor geben. Eine **Angiografie**, eine **MRCP** (Gallenblase: **MRT-Cholangiopankreatografie**) und eine **ERCP** liefern weitere Informationen über den Tumor, dessen Ausdehnung und Operabilität.

FRAGE

Was ist ein **Klatskin-Tumor**?

Antwort Ein Klatskin-Tumor ist ein Karzinom der **zentralen Gallengänge** im Bereich der **Hepatikusgabel**. Die Klassifikation des Tumors von Bismuth und Corlette richtet sich nach seiner Lokalisation in Bezug auf die Hepatikusgabel und den Ductus hepatici (➢ Abb. 11.3):

- **Typ I**: Das Karzinom sitzt unterhalb der Hepatikusgabel im Ductus hepaticus communis. Die Gabel selbst ist frei.
- **Typ II**: Der Tumor liegt auf Höhe der Hepatikusgabel.
- **Typ IIIa**: Der Tumor infiltriert zusätzlich den rechten Ductus hepaticus.
- **Typ IIIb**: Der Tumor infiltriert zusätzlich den linken Ductus hepaticus.
- **Typ IV**: Der Tumor infiltriert beide Ductus hepatici.

FRAGE

Beschreiben Sie mögliche **Symptome** eines **Klatskin-Tumors**.

PLUS
Die Patienten sind in der Regel quittengelb!

Antwort Der Tumor verursacht je nach Größe, Lokalisation und Ausdehnung früher oder später eine **Cholestase**. Daher resultieren auch die typischen Symptome:

- Ikterus
- Übelkeit und Erbrechen (Hyperbilirubinämie)

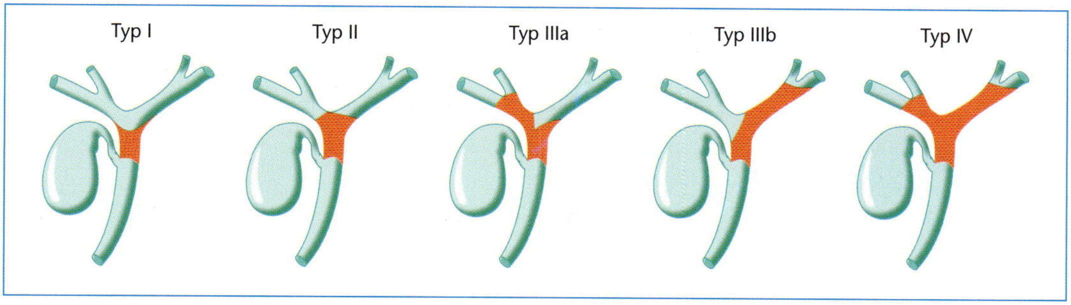

Abb. 11.3 Klassifikation der Klatskin-Tumoren nach Bismuth und Corlette [L141]

- Pruritus (erhöhte Gallensäuren)
- entfärbter Stuhl
- dunkler, bierbrauner Urin (Ausscheidung von direktem Bilirubin)

Außerdem ist im **Urin** vermehrt farbloses **Urobilinogen** nachweisbar. Im Labor sind die **Cholestaseparameter** (alkalische Phosphatase, Gamma-GT und Bilirubin) **erhöht**.

FRAGE

Schätzen Sie die **Prognose** eines Patienten mit einem **Hepatikusgabeltumor** ein.

Antwort Die **Prognose** der Klatskin-Tumoren hat sich in den letzten Jahren durch eine Optimierung der präoperativen Therapie **leicht verbessert**. Der obstruierte Gallengang wird zunächst **drainiert**. Danach erfolgt eine **portalvenöse Embolisation**, gefolgt von einer **erweiterten Hemihepatektomie** (inklusive Segment I), einer **„En-Bloc"-Resektion** der **extrahepatischen Gallenwege**, der **Pfortadergabel** und der **regionären Lymphknoten**. Bei nicht kurativ resezierbaren Tumoren belässt man es **palliativ** bei einer **endoskopischen** oder **transhepatischen Stent-Implantation**. Durch Chemotherapie mit Cisplatin und 5-Fluorouracil lässt sich in vielen Fällen zumindest eine vorübergehende Tumorverkleinerung erreichen.

KAPITEL

12 Transplantation

FRAGE
Welche **Transplantationsarten** sind Ihnen geläufig?

Antwort Man unterscheidet grundsätzlich zwischen Lebend- und Leichenspende. Bei der Leichenspende muss der Hirntod des Spenders durch zwei unabhängige Ärzte festgestellt werden. Folgende Transplantationsarten kommen zum Einsatz:

- **autologe** Transplantation: Empfänger und Spender des Transplantats sind identisch.
- **isogene** Transplantation: Empfänger und Spender sind genetisch identische Individuen (eineiige Zwillinge).
- **allogene** Transplantation: Empfänger und Spender sind genetisch verschieden, gehören aber der gleichen Art (Mensch) an (synonym: homologe Transplantation).
- **xenogene** Transplantation: Empfänger und Spender gehören unterschiedlichen Arten an (z. B. Schwein – Mensch). Xenogene Transplantationen sind zurzeit wegen der Verschiedenheiten der Antikörper und Antigene von Mensch und Tier noch nicht möglich. Am ehesten wahrscheinlich ist eine Zukunft für die Herz- und Nierentransplantation und für die Transplantation von Inselzellen.

TIPP
Eine verwirrende Frage. Ruhig noch einmal nachfragen, wenn man mit der Frage nichts anfangen kann. Hier ist anscheinend nach den Möglichkeiten der Spender- und Empfängerwahl gefragt.

FRAGE
Können Sie sich vorstellen, warum Kritiker Einwände gegen **Xenotransplantationen**, z. B. Schwein zu Mensch, haben?

Antwort Kritiker befürchten, dass Krankheiten, die normalerweise speziell einzelne Tierarten befallen, über den Weg der Transplantation in den menschlichen Organismus gelangen und sich dort den entsprechenden Verhältnissen anpassen können. Dies gilt insbesondere, seit man entdeckt hat, dass nicht nur durch Viren und Bakterien, sondern auch durch pathogene Prionen Krankheiten (z. B. BSE) übertragen werden können. Bei Prionen handelt es sich um Proteine, die wie ein organisches Gift in der Lage sind, gesunde Prionen des Menschen, die bevorzugt im Gehirn vorkommen, zu pathogenen Prionen zu mutieren. Prionen sind teilweise resistent gegenüber üblichen Desinfektions- und Sterilisationsverfahren. Durch Transplantation tierischer Zellen in einen immunsupprimierten menschlichen Körper könnten vor allem Viren und Prionen optimale Bedingungen finden, sich an den menschlichen Organismus zu adaptieren. Auf diesem Weg könnten neue infektiöse Erkrankungen entstehen, gegen die es keine Behandlung gibt.

PLUS
Das Wort **Prion** kommt vom englischen **Pr**oteinaceous **I**nfectious Particle und der Analogie zu Virі**on**.

FRAGE

Aus welchen Komponenten besteht die **Immunantwort** bei **Allotransplantationen**?

PLUS

Der Haupthistokompatibilitätskomplex („major histocompatibility complex", MHC) ist aus einer Vielzahl von Genen zusammengesetzt. Er ist auf dem kurzen Arm des Chromosoms 6 lokalisiert.

Antwort Die Immunantwort bei Allotransplantationen wird hauptsächlich durch Unterschiede in den Histokompatibilitätsantigenen (HLA-System) zwischen Spender und Empfänger hervorgerufen. Es kommt zur Zerstörung und Ausschaltung des antigenhaltigen Gewebes des Spenders. Die Kompatibilität von Spender und Transplantat wird durch die Bestimmung der **Blutgruppenantigene** (AB0-System) und der **HLA-Antigene** (Human Leukocyte Antigen) überprüft. Die zelluläre Immunantwort erfolgt durch verschiedene Zellen, hauptsächlich jedoch durch T- und B-Zellen, die humorale Immunantwort meist über präformierte zytotoxische Antikörper, die schon zum Zeitpunkt der Transplantation im Serum des Empfängers vorhanden waren.

Der Nachweis zytotoxischer Antikörper gelingt durch Zusammenfügen von Spender-Lymphozyten mit Empfänger-Serum **(Cross-Match)**. Die Bestimmung der HLA-Antigene und das Cross-Match benötigen eine gewisse Zeit, sodass man je nach Organ, das transplantiert werden soll, abwägen muss, ob aufgrund der begrenzten Ischämiezeit des Spenderorgans (bei Todspende) auf diese Ergebnisse gewartet werden kann. Bei Lebendspenden spielt dieser Zeitfaktor keine Rolle, da das Cross-Match schon vor der Transplantation erfolgen kann.

MERKE Nur eineiige Zwillinge haben identische HLA-Merkmale.

FRAGE

Worin liegt der Unterschied zwischen einer **Host-versus-Graft-Reaktion** und einer **Graft-versus-Host-Reaktion**?

Antwort Es handelt sich um Immunreaktionen nach allogenen Transplantationen. Bei einer **Host-versus-Graft-Reaktion** (Wirt-gegen-Transplantat-Reaktion) richtet sich das Immunsystem des Empfängers gegen die Histokompatibilitätsantigene des Transplantats durch zytotoxische Lymphozyten und Antikörper. Es kommt zu einer Abstoßungsreaktion.

Hauptsächlich bei Knochenmarktransplantationen fürchtet man eine **Graft-versus-Host-Reaktion** (Transplantat-gegen-Wirt-Reaktion). Dabei richten sich immunkompetente Zellen des Transplantats gegen den Empfänger. Bevorzugte Angriffsziele sind Haut, Darm, Augen und Leber des Empfängers. Es kommt zu Symptomen wie Hautausschlag, Durchfällen, Sehstörungen und Ikterus. Die akute Graft-versus-Host-Reaktion ist eine gefürchtete Immunreaktion, da sie in vielen Fällen zum Tod des Empfängers führt. Die Letalität liegt nach Fremdknochenmarkspenden bei etwa 30 %, bei Verwandtenspenden etwa bei 10 %. Bei einer chronischen Graft-versus-Host-Reaktion, die nach einer Latenz von mehr als 3 Monaten auftreten kann, kommt es zu Haut- und Schleimhautveränderungen, die noch nach Jahren zu schweren Beeinträchtigungen führen können.

FRAGE

Welche verschiedenen **Abstoßungsreaktionen** sind Ihnen bekannt und in welchen Zeiträumen müssen Sie damit rechnen?

Antwort Je nach Ursache und Zeitspanne von der Transplantation bis zur Abstoßung des Spenderorgans rechnet man mit fünf verschiedenen Abstoßungsreaktionen (➤ Tab. 12.1).

FRAGE

Wie können Sie diese **Reaktionen vermeiden** oder **unterdrücken**?

Antwort Je größer die Übereinstimmung der HLA-Merkmale zwischen Spender und Empfänger ist, umso geringer ist die Wahrscheinlichkeit von Transplantationsreaktionen. Dennoch müssen auch bei sehr ähnlichen HLA-Merkmalen prophylaktisch und therapeutisch **Immunsuppressiva** eingesetzt werden. Ziel ist das Erzeugen einer Toleranz des Transplantats mit möglichst wenigen Nebenwirkungen. Um akuten und chronischen Abstoßungsreaktionen vorzubeugen, werden **Kombinationen** verschiedener Immunsuppressiva verabreicht:

- Glukokortikoide (z. B. **Prednisolon**)
- Calcineurininhibitoren (z. B. **Cyclosporin A**)
- Antimetaboliten (z. B. **Azathioprin**)
- mono- und polyklonale Antikörper
- mTOR-Inhibitoren

FRAGE

Mit welchen **Nebenwirkungen** müssen Sie bei der Therapie mit **Immunsuppressiva** rechnen?

Tab. 12.1 Verschiedene Abstoßungsreaktionen nach Transplantation

Form der Abstoßungsreaktion	Zeitraum	Ursachen
hyperakut	wenige Minuten	durch Antikörper des Empfängers → komplimentvermittelte Reaktion auf das Transplantat
beschleunigt	2–5 Tage	Reaktivität bereits vorhanden auf allogenspezifischen T-Zellen und B-Gedächtniszellen
akut	6–90 Tage	Aktivierung naiver T- und B-Zellen
chronisch	> 2 Monate	Kombination aus immunologischer und nichtimmunologischer Schädigung des Transplantats
immunpathologisch	> 2 Monate	Wiederauftreten einer immunpathologischen Grunderkrankung, die die Transplantation erforderlich machte

Antwort Vor allem in der ersten Zeit verursachen Immunsuppressiva eine erhöhte Anfälligkeit für bakterielle und virale Infekte wie auch für Pilzerkrankungen. Weitere mögliche Nebenwirkungen sind:

- Diabetes mellitus (Posttransplantationsdiabetes)
- Hypercholesterinämie
- Nierenschädigung
- Osteoporose
- Muskelschwäche (Adynamie)
- Hypertonie
- erhöhtes Risiko für eine Tumorerkrankung

FRAGE
Können Sie beschreiben, wie eine **Nierentransplantation** durchgeführt wird?

Antwort Ein Nierentransplantat kann von einem Lebendspender oder von einem hirntoten Patienten stammen. Organe von Lebendspendern sind in besserem Zustand und werden mit größeren Erfolgen transplantiert als Leichenspenderorgane. Zudem verursachen sie eine schwächere Immunreaktion beim Empfänger.

Die **Niere** wird dem Spender **mitsamt Gefäßen**, **Ureter** und **perivasalem Fettgewebe entnommen**. Ziel ist eine Entnahme der Organe in möglichst kreislaufstabilem Zustand. Die Konservierung der Spenderniere erfolgt in einer kaliumreichen, natriumarmen Lösung, die eine Elektrolytverschiebung des Organs (Kaliumverlust, Natriumeinstrom) verhindern soll. Je nach Art des Organs kann es bei Temperaturen zwischen 0–4 °C bis zu 40 h gelagert werden. Anzustreben ist allerdings eine möglichst kurze Ischämiezeit, um eine optimale Funktion des Organs nach der Transplantation zu erreichen.

Die Niere wird in der Regel in die Fossa iliaca implantiert (➤ Abb. 12.1). Nach Anastomosierung der Gefäße mit den Beckengefäßen wird der Harnleiter am Blasendach mit einem submukösen Tunnel als Antirefluxmechanismus anastomosiert.

FRAGE
Wissen Sie, was alles im **Transplantationsgesetz** geregelt ist?

Antwort Das Transplantationsgesetz regelt alle notwendigen Grundsätze, um vor allem einem Missbrauch von Organspenden und -transplantationen vorzubeugen. Zunächst muss der Spender mit der Organentnahme einverstanden sein. Wenn der potenzielle Spender schon tot ist, muss entweder ein Organspenderausweis existieren oder die nächsten Angehörigen im Sinne des Verstorbenen ihr Einverständnis geben **(erweiterte Zustimmungslösung)**. Ein Handel oder eine Bezahlung für ein Transplantationsorgan ist streng verboten. Bei einer Leichenspende müssen **zwei unabhängige Ärzte** die erforderliche **Hirntoddiagnostik** durchführen. Diese Ärzte müssen unabhängig sein bezüglich der Organentnahme, der Transplantation und des möglichen Empfängers. Kinder haben vor allem bezüglich Lebertransplantationen höchste Priorität.

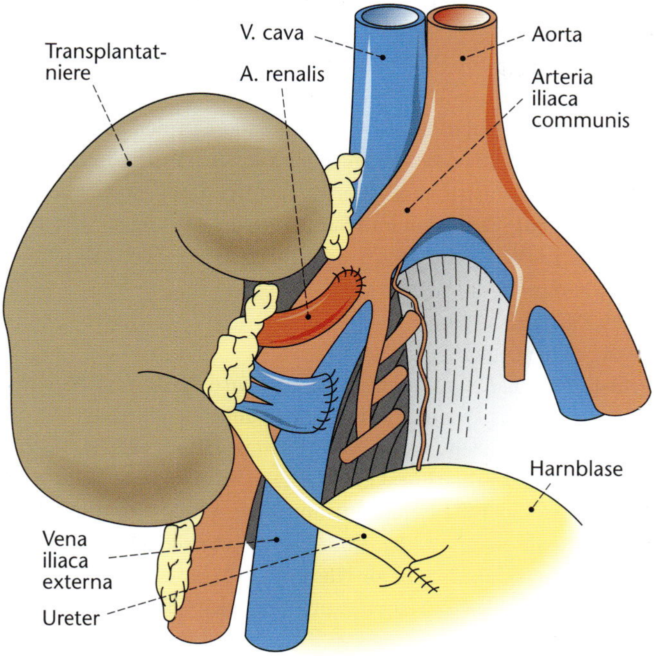

Abb. 12.1 Nierentransplantation, operative Technik [L106]

FRAGE

Welche **Organe** werden heutzutage mehr oder weniger **routinemäßig transplantiert**?

Antwort Die Transplantationschirurgie hat in den letzten Jahren enorme Fortschritte gemacht. Eine Reihe von Organen wird weitgehend routinemäßig transplantiert. Dazu gehören:

- Herz und Lunge
- Niere
- Hornhaut
- Knochenmark
- Pankreas (meist als kombinierte Nieren-Pankreas-Transplantation) oder Pankreasinselzellen
- Leber (benötigt nur Übereinstimmung der Blutgruppen und Anpassung der Größenverhältnisse)
- Dünndarm
- Haut (autologe Transplantation)
- Knochen und Knorpel (autologe Transplantation)
- Gehörknöchelchen

Die Transplantation dopaminproduzierender Gehirnzellen bei Morbus Parkinson wird unter anderem aus ethischen Gesichtspunkten (man benötigt Zellen aus dem Gehirn von 8 Embryos) noch nicht durchgeführt. Vielversprechend könnte hier langfristig eine Implantation von Stammzellen sein.

FRAGE

In welcher **Reihenfolge** werden die infrage kommenden **Organe** dem Spender entnommen?

Antwort Eine Explantation aller Organe dauert in der Regel zwischen 4 und 5 Stunden und erfordert eine gute Zusammenarbeit zwischen Anästhesist, Operateur und Instrumentierpersonal. Angestrebt wird eine **Optimierung von Kreislauf, Perfusion und Sauerstoffversorgung** der Organe:

- mittlerer arterieller Blutdruck 70–90 mmHg, ZVD 7–9 mmHg
- $PaO_2 > 100$ mmHg
- $SaO_2 > 95$ % (O_2-Sättigung)
- Diurese 1–2 ml/kg KG/h

Vor Perfusion mit der Konservierungslösung wird der Patient **heparinisiert** und ein Vasospasmus, der durch die kalte Spüllösung eintreten würde, mithilfe von **Vasodilatatoren** (Regitin oder Prostazyklin) blockiert. Nach Perfusion werden zunächst die **thorakalen Organe** entnommen. Wird nicht nur das Herz, sondern auch die Lungen entnommen, wird die Beatmung bis nach der Lungenentnahme fortgesetzt. Dem folgen **Leber**, **Pankreas**, **Dünndarm (ggf. en bloc)** und schließlich **beide Nieren.** Die Leber wird in der Regel während oder nach der Explantation entsprechend der Gefäßversorgung geteilt. So gewinnt man ein Lebertransplantat für ein Kind und für einen Erwachsenen. Für eine notwendige Gefäßrekonstruktion der Transplantate werden die distale Aorta mitsamt der Iliakalgefäße sowie die distale V. cava entnommen und separat den Transplantaten mitgegeben. Zur **Gewebetypisierung** werden anschließend **Milz und Mesenteriallymphknoten** entnommen. Eine **Kornea-Entnahme** wird im Anschluss von einem **Augenarzt** und die Entnahme von **Gehörknöchelchen** vom **HNO-Arzt** mithilfe spezieller Instrumente durchgeführt.

KAPITEL

13 Neurochirurgie

13.1 Gehirn

FRAGE

Beschreiben Sie bitte den Aufbau des **Liquorsystems**!

Antwort Das komplette ZNS ist von Liquor umgeben. Die Liquorräume sind aufgeteilt in den inneren Liquorraum, der aus dem Ventrikelsystem zusammengesetzt ist, und den äußeren Liquorraum, den Subarachnoidalraum. Das innere Liquorsystem besteht aus vier Ventrikeln (Ventriculi cerebri). Etwa 500 ml Liquor werden dort pro Tag neu im **Plexus choroideus** gebildet. Insgesamt umfasst das gesamte **Liquorsystem** etwa 150 ml Liquor, wovon sich etwa ¼ in den Ventrikeln befindet und der Rest Gehirn und Rückenmark umspült.

Die paaren Seitenventrikel sind über das Foramen interventriculare (Monroi) mit dem unpaaren dritten Ventrikel verbunden. Über den Aquaeductus cerebri (Sylvii) fließt der Liquor nach kaudal in den vierten Ventrikel. Von dort gelangt er über die unpaarige Apertura medialis (Magendii) nach hinten und über die paarigen Aperturae laterales (Luschkae) nach vorne in die basalen Zisternen (Cisternae cerebellomedullaris et pontis). Nach Umfließen des ZNS sammelt sich der Liquor im Subarachnoidalraum (Cavum subarachnoidale). Dort wird er von den Arachnoidalzotten (**Pacchioni-Granulationen)** resorbiert und gelangt so in das Venen- und Lymphsystem (v. a. in den Sinus sagittalis superior). Der Liquor schützt das empfindliche Gehirn gegen mechanische Kräfte. Das Gewicht des Gehirns, das auf die Schädelbasis drückt, wird von 1.400 g auf ca. 50 g reduziert. Der Liquor gleicht zudem hydrostatische Druckänderungen in den Gefäßen sowie Temperaturschwankungen aus. Er stellt die extrazelluläre Flüssigkeit des ZNS dar, das selbst über keine Lymphabflussbahnen verfügt. Somit bildet er das „Lymphsystem des ZNS" und dient als Transportmedium für wasserlösliche Stoffe vom Blut in den Extrazellularraum des ZNS.

FRAGE

Wie hoch ist der **normale Hirndruck**? Nennen Sie einige Gründe für eine **Erhöhung** des intrakraniellen Drucks.

PLUS

Das **Reye-Syndrom** ist eine akute Enzephalopathie in Kombination mit einer fettigen Degeneration der Leber bei Kindern. Es wird ein Zusammenhang mit der Gabe von ASS und Ibuprofen oder mit Vergiftungen durch Aflatoxine, Insektiziden und Hornissengift vermutet.

Antwort Der Hirndruck schwankt normalerweise zwischen **5** und **10 mmHg**. Als Ursachen für eine Hirndruckerhöhung (intrazerebraler Druck > 15–20 mmHg) findet man:

- raumfordernde Prozesse (intrazerebrale Blutung, epidurales Hämatom, Kontusionen, Abszess, Tumor)

- Hirnödem (postischämisch, nach Schädel-Hirn-Trauma oder epileptischen Anfällen, Intoxikationen, Starkstromunfällen, Meningoenzephalitis, perifokal im Bereich von Raumforderungen)
- Verlegung der ableitenden Liquorwege (Hydrocephalus occlusus oder communicans)
- Sinusvenenthrombose
- benigne intrakranielle Hypertonie (Pseudotumor cerebri)
- bei Kindern zwischen dem 4. und 9. Lebensjahr: Reye-Sndrom

FRAGE

Mit welchen **Symptomen** rechnen Sie bei **erhöhtem intrazerebralem Druck**?

Antwort Klinisch imponieren bei intrakraniellen Druckwerten von 15–20 mmHg **Kopfschmerzen**, **Übelkeit**, **Erbrechen**, **Verlangsamung** und **Schwindel**. Ab Druckwerten von 25–30 mmHg können schwere neurologische Symptome durch eine Kompression des Hirnstamms hinzukommen, wie **Bewusstseinsstörungen** (Somnolenz bis Koma), **epileptische Anfälle**, Sehstörungen (Abduzensschädigung), Singultus und Atemstörungen (Biot-Atmung, Apnoe).

PLUS

Als Biot-Atmung bezeichnet man eine periodische oder intermittierende Atmung. Die suffiziente normale Atmung wird intermittierend durch Pausen unterbrochen. Der Name kommt vom Erstbeschreiber, dem französischen Arzt Camille Biot.

FRAGE

Wie **überwachen** Sie einen Patienten nach einem schweren Schädel-Hirn-Trauma mit **erhöhtem intrazerebralem Druck** (ICP = intracerebral pressure) und welche therapeutischen Optionen, den Hirndruck zu senken, stehen Ihnen zur Verfügung?

Antwort Ein Patient nach schwerem SHT (Schädel-Hirn-Trauma) mit einer **Erhöhung des intrazerebralen Drucks** bedarf eines invasiven Monitorings. Dabei werden arterieller und zentralvenöser Druck sowie der Hirndruck durch eine Hirndrucksonde (= ICP-Sonde) gemessen. Diese kann epiparenchymal, parenchymal oder intraventrikulär angelegt werden. Die Überwachung durch einen Pulmonalarterienkatheter oder ein PiCCO-System kann indiziert sein, um das Kreislaufmanagement zu optimieren. Ein enorm wichtiger Faktor ist der **zerebrale Perfusionsdruck** (CPP = Cerebral Perfusion Pressure). Er berechnet sich aus der Differenz des arteriellen Mitteldrucks (MAP) minus dem intrazerebralen Druck (ICP). Der zerebrale Perfusionsdruck sollte 70 mmHg nicht unterschreiten. Um dies zu erreichen, sind eine gezielte Volumentherapie (isotone Kochsalzlösungen oder Ringer-Azetat) und die Gabe von **Vasopressoren** und **Inotropika** erforderlich. Gelingt es nicht, mit diesen Maßnahmen den CPP stabil zu halten, werden folgende Maßnahmen eingeleitet:

- Oberkörperhochlagerung (bis 30°)
- tiefe Analgosedierung
- intermittierendes oder kontinuierliches Ablassen von Liquor über die Hirndrucksonde
- Gabe von Osmotherapeutika (Mannitol®), wobei die Serumosmolarität 320 mosmol/l nicht übersteigen sollte (Gefahr des akuten Nierenversagens)
- ggf. moderate Hyperventilation ($paCO_2$ 30–35 mmHg)

PLUS

15 % des HZV (ca. 750 ml/min) fließen durch das Gehirn. Die Gehirnperfusion wird lokal-metabolisch, chemisch und mechanisch geregelt.

- $PaCO_2$-Anstieg, K^+ ↑, H^+ ↑, Adenosin und NO → Vasodilatation
- $PaCO_2$-Abfall und systolischer Blutdruck 50–120 mmHg → Vasokonstriktion

Bleiben all diese Maßnahmen ohne Erfolg, kann eine kurzfristige forcierte Hyperventilation ($PaCO_2$ 25–30 mmHg) durchgeführt werden. Durch die **Hypokapnie** kommt es allerdings zu einer **Vasokonstriktion**, sodass es als ungünstiger Nebeneffekt zu einer **Minderperfusion** des Gehirns kommen kann. Zudem sollte der systolische Blutdruck höher als 120 mmHg sein, da es bei Blutdruckwerten von 50–120 mmHg ebenfalls zu einer Vasokonstriktion kommt (**Bayliss-Effekt**). Eine hoch dosierte Barbiturattherapie kann unter kontinuierlichem EEG-Monitoring durchgeführt werden. Unerwünschte Wirkungen der Barbiturattherapie sind Hypotonie und erhöhte Sepsisgefahr. Eine chirurgische Therapie ist immer dann indiziert, wenn Blutungen die Ursache des erhöhten intrazerebralen Drucks sind (→ **Trepanation)** oder bei therapieresistenter Erhöhung des Hirndrucks und drohender Einklemmung im Foramen magnum (**untere Einklemmung** → Atem- und Kreislaufregulation) und/oder Tentoriumschlitz (**obere Einklemmung** → Strecksynergismen; → **dekompressive Kraniotomie mit Duraerweiterungsplastik**).

MERKE

Eine Lumbalpunktion ist bei Verdacht auf eine starke Hirndruckerhöhung wegen Einklemmungsgefahr kontraindiziert!

FRAGE

Wie kommt es zur **Erweiterung** der **Pupillen** bei erhöhtem intrakraniellem Druck?

Antwort Die Erweiterung einer Pupille ist ein Hinweis auf ein raumforderndes oder ischämisches Geschehen der ipsilateralen Hemisphäre. Durch erhöhten intrakraniellen Druck, lokale Kompression oder Ischämie kommt es zur **Schädigung des Okulomotoriuskerns**. Der N. oculomotorius ist verantwortlich für eine Engstellung der Pupillen. Bei einem Ausfall des N. oculomotorius kommt es zur Mydriasis. Betrifft der Hirndruck oder eine Ischämie beide Hemisphären (z. B. im Rahmen einer Reanimation), sind die Pupillen beidseits weit und lichtstarr.

FRAGE

Gibt es noch andere **Gründe**, warum **Pupillen weit** sein können?

Antwort Neben erhöhtem intrakraniellem Druck gibt es folgende weitere Gründe für weite Pupillen:

- Katecholamintherapie (Z. n. Reanimation, Behandlung von kreislaufdepressiven Zuständen)
- Reaktion auf Atropin oder Scopolamin
- epileptischer Anfall
- Vergiftungen und Drogenintoxikationen (z. B. Tollkirsche, Kokain)
- Herz-Kreislauf-Stillstand
- Adie-Pupillen (nach Denervation des Ganglion ciliare nach Windpocken)
- Migräne
- Argyll-Robertson-Pupille bei Lues

PLUS

Pathologisch enge Pupillen treten unter anderem auf im Rahmen einer Ponsläsion mit Koma, bei Opiat- und anderen Intoxikationen und ophthalmologischen Erkrankungen.

- ophthalmologische Erkrankungen (Glaukom, Läsionen des N. opticus, Synechien etc.)

FRAGE

Sie sprachen vorher den **Hydrozephalus** an. Welche Arten sind Ihnen bekannt?

TIPP

Das Thema „Hydrozephalus" wird in vielen Fachrichtungen abgefragt. Es lohnt, sich die verschiedenen Formen mitsamt ihrer Pathogenese einzuprägen.

Antwort Ein Hydrozephalus, im Volksmund auch „Wasserkopf" genannt, ist eine Erweiterung der liquorhaltigen Räume des Gehirns. Dabei unterscheidet man zwischen einem Hydrocephalus communicans und non-communicans (occlusus) (➤ Tab. 13.1). Beim Hydrocephalus communicans treten je nach Ätiologie verschiedene Formen auf:

- Hydrocephalus internus e vacuo (Vergrößerung der Ventrikel)
- Hydrocephalus externus e vacuo (Vergrößerung der Zisternen und des Subarachnoidalraums)
- Hydrocephalus hypersecretorius
- Hydrocephalus mal- oder aresorptivus/Hydrocephalus normotensivus

Das klinische Bild eines Hydrozephalus variiert gemäß Ätiologie, Lebensalter und der Geschwindigkeit seiner Entwicklung. Bei Säuglingen und Kleinkindern erkennt man einen Hydrozephalus an der Zunahme des Kopfumfangs, dem Hervortreten der Fontanellen, verstärkter Venenfüllung und dem be-

Tab. 13.1 Verschiedene Hydrozephalusformen und ihre Ursachen

Form	Ursache	Klinik
Hydrocephalus communicans		
Hydrocephalus internus e vacuo	Hirnsubstanzverluste, Hirnatrophie	gemäß der auslösenden Grunderkrankung, vorwiegend psychoorganische Störungen
Hydrocephalus externus e vacuo	Rindenatrophien (z. B. bei M. Alzheimer/M. Pick)	gemäß der auslösenden Grunderkrankung
Hydrocephalus hypersecretorius	Liquorüberproduktion bei Plexuspapillom oder entzündlichen Reizzuständen des Plexus choroideus, kryptogenetisch	Kopfvergrößerung im Kleinkindalter, intermittierend hydrozephale Krisen bei Liquorstau
Hydrocephalus internus mal- oder aresorptivus/ normotensivus	Liquorresorptionsstörung nach Subarachnoidalblutung, Meningitis oder Trauma, kryptogenetisch	Gangstörung, Demenz, Harninkontinenz, evtl. Rigor
Idiopathischer Normaldruck-Hydrozephalus	Liquordruck meist normal mit intermittierendem, v. a. nächtlich erhöhtem Liquordruck	Erweiterung der Ventrikel
Hydrocephalus non-communicans (Hydrocephalus occlusus)		
akute Form (Blockade des Liquorflusses mit Stauung)	Abflussstörungen aus dem Ventrikelsystem durch Verschluss der Foramina Magendii, Luschkae, Monroi oder des Aquädukts durch Tumoren, tuberkulöse Meningitis, infratentorielle Ischämie, Dandy-Walker-Syndrom, Arnold-Chiari-Syndrom	Hirndrucksymptomatik
arretierte Form (im Verlauf der aktiven Form)	Druckatrophie des Plexus choroideus mit Liquorminderproduktion	keine akute Hirndrucksymptomatik
intermittierende Form	Kopftraumata, heftige Kopfbewegungen, Infekte	hydrozephale Krisen mit heftigen paroxysmalen Kopfschmerzen und Erbrechen

kannten „Sonnenuntergangszeichen“ (Abweichen des Bulbus nach kaudal). Ohne Therapie entwickeln sich neurologische Symptome, wie z. B. eine Spastik und ein Nystagmus. Die Kinder bleiben geistig und motorisch retardiert. Beim Erwachsenen führt eine rasche Entwicklung eines Hydrocephalus occlusus akut zu **Hirndruckzeichen**. Symptome sind **Kopfschmerzen, Übelkeit, Erbrechen, Singultus** und zunehmende **Vigilanzstörungen bis zum Koma. Bradykardie, Hypertonie** und **weite, lichtstarre Pupillen** sind Zeichen einer **Einklemmung des Hirnstamms**.

FRAGE
Welche therapeutischen **Maßnahmen** ergreifen Sie bei den unterschiedlichen Formen des **Hydrozephalus**?

Antwort Bei einem Hydrocephalus e vacuo ist normalerweise keine Therapie erforderlich, abgesehen von einer Therapie der Grunderkrankung, falls möglich. Beim Hydrocephalus mal- oder aresorptivus und Hydrocephalus hypersecretorius muss individuell abgewogen werden, ob eine Therapie indiziert ist. Beim Hydrocephalus occlusus sollte eine zügige Behandlung erfolgen, um dauerhafte Schäden zu verhindern. Primär sollte eine kausale Therapie (z. B. Tumorentfernung) angestrebt werden. Ist eine kausale Therapie nicht möglich oder indiziert, muss ein liquorableitendes Shuntsystem angelegt werden. Eine **Ventrikeldrainage** nach **Torkildsen** leitet den Liquor vom Seitenventrikel in die **Cisterna magna**. Sie kann nur bei intaktem Abfluss der Cisterna magna von Erfolg sein. Andere Systeme leiten den Liquor mittels eines ventilregulierten **Katheters** vom Ventrikel in das **Peritoneum** (= ventrikuloperitonealer Shunt) oder (seltener) via V. jugularis externa in den **rechten Herzvorhof** (= ventrikuloatrialer Shunt) ab.

Komplikationen und Probleme bei der Liquorableitung können auftreten durch:

- Ventildysfunktion
- Verlegung oder Dislokation des Katheters
- Hirnblutungen und Hygrome durch einen Unterdruck im System
- epileptische Anfälle
- Infektionen der Liquordrainage (→ Meningitis oder Enzephalitis)

FRAGE
Nennen Sie eine Einteilung von **Hirntumoren**.

Antwort Hirntumoren lassen sich gemäß ihrer Lokalisation in supra- und infratentorielle Tumoren und gemäß ihrer Histologie und Malignität unterscheiden. Entsprechend ihres histologischen **Gradings** existieren **vier Malignitätsstufen** (> Tab. 13.2).

Man kann Hirntumoren zusätzlich gemäß ihrer **entwicklungsgeschichtlichen** Herkunft einteilen in:

- **neuroepitheliale Tumoren (Gliome, ca. 50 %)**: Astrozytome, Glioblastome, Oligodendrogliome, Medulloblastome, Neurinome, Gangliozytome, Ganglioblastome, Spongioblastome, Ependymome, Plexustumoren, Pinealome

Tab. 13.2 Einteilung bezüglich der Malignität nach WHO [W798]

Grad I	histologisch gutartige Tumoren
Grad II	histologisch gutartige, jedoch häufig infiltrativ wachsende Tumoren, die zu Rezidiven neigen
Grad III	histologisch bösartige Tumoren, die mit einer Reduktion der Überlebenszeit einhergehen
Grad IV	äußerst bösartige Tumoren, die mit einer deutlichen Reduktion der Überlebenszeit einhergehen

- **mesodermale Tumoren (ca. 20 %)**: Meningeome, Sarkome, Angioblastome
- **ektodermale Tumoren (ca. 10 %)**: Hypophysenadenome, Kraniopharyngeome
- **Keimzelltumoren (ca. 2–3 %)**: Germinome, Epidermoide, Dermoide, Teratome, Hamartome
- **Metastasen**

Einige Hirntumoren, wie z. B. das Glioblastom, das Hirnstammgliom etc., sind immer hoch maligne (G4) und haben somit eine extrem schlechte Prognose. Andere Tumoren, wie z. B. das Astrozytom, können alle Malignitätsstufen haben, während andere zum Teil wenig maligne sind, wie z. B. Neurinome.

FRAGE

Wie festigen Sie die Verdachtsdiagnose eines Hirntumors?

Antwort Bei klinischem und anamnestischem Verdacht auf einen Hirntumor sollte primär ein MRT mit und ohne Kontrastmittel erfolgen. Das MRT ist dem CT des Schädels bei der Darstellung von Tumoren überlegen. Vor allem Gliome können im CT übersehen werden. Im **CT** des Schädels lassen sich dagegen die knöchernen Strukturen gut darstellen. Dies ist wichtig bei der Planung der Operation. Zudem werden Verkalkungen dargestellt, wie sie z. B. beim Oligodendrogliom auftreten. PET (Positronenemissionstomografie) und SPECT (Single Photon Emission Computed Tomography, Einzelphotonen-Emissionscomputertomografie) haben sich bisher noch nicht in der Standarddiagnostik etabliert. Allerdings wird im PET durch die Darstellung der metabolischen Aktivität eine geeignete Biopsiestelle markiert, sie dient der Optimierung einer Radiatio und kann bei der Differenzierung eines Tumorrezidivs oder einer Strahlennekrose hilfreich sein. Zur weiteren Diagnostik gehören **konventionelle Röntgenaufnahmen** und ein **EEG.** Im Röntgenbild finden sich je nach Tumor und dessen Lokalisation:

- Erweiterung der Sella turcica
- Kalkeinlagerungsstörungen des Dorsum sellae (z. B. beim Oligodendrogliom)
- verschobenes, verkalktes Corpus pineale
- „Wolkenschädel“ (mit verschiedenen Röntgendichtearealen)

Ergänzend sollte zwecks Darstellung der arteriellen Versorgung des Tumors eine **Angiografie** erfolgen. Angiografisch kann man im Bereich des Tumors regelmäßig ein Gefäßknäuel nachweisen, das Ausdruck eines erhöhten Stoffwechselbedarfs und eines ungeregelten Gefäßwachstums des Tumors ist. Hat sich der Verdacht auf einen Tumor bestätigt, kann die histologische Beurteilung evtl. über eine stereotaktische Biopsie des Tumors vorgenommen werden.

FRAGE
Was habe ich mir unter einer **„stereotaktischen Biopsie"** vorzustellen?

Antwort Die **Stereotaxie** hat in den letzten 2 Jahrzehnten zunehmend an Bedeutung gewonnen. Der Eingriff kann bei Erwachsenen grundsätzlich in Lokalanästhesie durchgeführt werden, da das Gehirn selbst nicht über Schmerzrezeptoren verfügt. Der Kopf des Patienten wird mit Stiften in einem Gestell fixiert. Beim so immobilisierten Patienten wird danach eine CT des Schädels angefertigt. Die Bilddaten werden mithilfe einer speziellen Software dreidimensional verarbeitet. Es werden die exakten Winkel bestimmt, unter denen man den Tumor vom Kopfgestell aus weitgehend gefahrlos punktieren kann, ohne dabei wichtige Gehirnareale zu verletzen. Die Stereotaxie ist perfekt dafür geeignet, eine Histologie eines Hirntumors zu gewinnen, aber auch radioaktive Seeds (z. B. Jod^{133}) in Tumoren zu implantieren, die sehr ausgedehnt oder aufgrund ihrer Lage (Nähe zu lebenswichtigen Strukturen oder Gefäßen) inoperabel sind.

FRAGE
An was denken Sie, wenn es z. B. im Anschluss an eine Mittelohrentzündung zu neurologischen Ausfällen, Fieber, Kopfschmerzen, Meningismus und epileptischen Anfällen kommt?

Antwort Bei neurologischen Defiziten nach **Infektionen im Hals-Nasen-Ohren-Bereich** muss sofort an fortgeleitete entzündliche Prozesse im Gehirn gedacht werden. Differenzialdiagnostisch kommen **Abszesse**, ein **Empyem**, eine **Meningitis** oder eine **Enzephalitis** infrage. Diagnostisch wegweisend sind Laboruntersuchungen (Leukozyten, CRP) und eine Liquoruntersuchung (Pleozytose, verminderter Glukosegehalt, trüber Liquor). Eine evtl. mit Kontrastmittel durchgeführte MRT oder CT dient bei herdförmigen Prozessen der Diagnosesicherung. Die Therapie erfolgt durch eine **Breitbandantibiose** (z. B. Dreierkombination: Cephalosporin, Penicillin + Aminoglykosid), die bei **nicht abgekapselten Abszessen** suffiziente Erfolge liefern kann. **Abgekapselte Abszesse** oder ein **Empyem** müssen via **Kraniotomie** ausgeräumt werden.

PLUS
Beim Vorliegen eines Abszesses lagert sich das Kontrastmittel in der Abszesskapsel ab und bildet sich im CT als Ring ab.

FRAGE
Welche Einteilung von **Schädel-Hirn-Traumata** ist Ihnen geläufig?

Antwort Zunächst unterscheidet man geschlossene von offenen Schädel-Hirn-Traumata. Ein Schädel-Hirn-Trauma wird als **geschlossen** definiert, wenn die **Dura mater unverletzt** geblieben ist. Beim **offenen** Schädel-Hirn-Trauma ist die **Dura mater verletzt** und es existiert eine Verbindung zwischen dem Gehirn und der „Außenwelt". Über den Defekt kann es zu einem Eindringen von Krankheitserregern ins ZNS kommen.

Bei allen Schädel-Hirn-Traumata sind die Schäden am Gehirn abhängig von der Kraft, die auf den Schädel einwirkt. Bisher hat man Schädel-Hirn-Traumata in drei Schweregrade eingeteilt:

- **Grad I: Commotio cerebri**: Retrograde und/oder anterograde Amnesie, Kopfschmerzen, Übelkeit und Erbrechen sowie eine fremdanamnestische Bewusstlosigkeit < 5 Minuten kennzeichnen eine Commotio cerebri. Sie heilt ohne neurologische Defekte aus.
- **Grad II: Contusio cerebri**: Hierbei handelt es sich um eine Hirnprellung. Auf der traumatisierten Seite kommt es durch den Anprall zu einem Stoßherd (Coup) und auf der anderen Seite zu einem Contre-Coup durch den Sog. Es treten eine längere Bewusstlosigkeit und Amnesie (bis mehrere Tage) auf. Es kann zu neurologischen Ausfällen kommen im Sinne von epileptischen Anfällen, Atem- und Kreislaufstörungen, Anosmie, Paresen, Augenmotilitätsstörungen bis hin zum Koma. Die neurologischen Auswirkungen können teilweise oder sogar komplett reversibel sein. Defekte durch eine Kontusion erkennt man jedoch auch noch Jahre später im CT.
- **Grad III: Compressio cerebri**: Sie stellt die schwerste Hirnverletzung im Sinne einer Hirnquetschung oder -kompression dar. Neurologische Defizite sind meist ausgeprägt und nur in begrenztem Umfang rückläufig. Oft resultieren jahrelange, meist sogar lebenslange Schäden.

Eine heute **gebräuchlichere Einteilung von Schädel-Hirn-Traumata** orientiert sich an der **CT** des Schädels:

- Commotio cerebri
- Epiduralhämatom
- akutes Subduralhämatom
- chronisches Subduralhämatom
- Kontusionsblutung
- traumatische Subarachnoidalblutung

MERKE Jede offene Gehirnverletzung ist primär als infiziert anzusehen!

FRAGE

Sie haben die verschiedenen CT-Befunde nach Schädel-Hirn-Trauma erwähnt. Können Sie mir bitte zu den einzelnen Formen etwas mehr erzählen?

Antwort Gemäß der Lokalisation einer intrakraniellen Blutung unterscheidet man von außen nach innen:

- **Epiduralhämatom**: Die Blutungsquelle liegt zwischen Schädelkalotte und Dura mater. Symptome wie Bewusstlosigkeit und andere neurologische Ausfälle können akut oder nach einem kurzen (Minuten bis Stunden) beschwerdefreien Intervall auftreten. Das am häufigsten blutende Gefäß ist die A. meningea media. Die Blutungsquelle kann jedoch auch ein Frakturspalt sein. Klassisch ist im CT eine hyperdense, bikonvexe Raumforderung, meist parietal/temporal. Eine Epiduralblutung bedarf der sofortigen Trepanation und Hämatomentlastung (→ Bohrloch). Bei schnellem Einleiten der Therapie ist die Prognose gut.

- **Akutes Subduralhämatom**: Die Blutung ist zwischen Dura mater und Arachnoidea lokalisiert. Ursache ist eine Zerreißung von Brückenvenen oder eine Blutung aus einer oberflächlichen Hirnkontusion. Typisch ist eine konkave, sichelförmige Ausbreitung des hyperdensen Bluts unter der Schädeldecke. Akute Subduralblutungen werden notfallmäßig durch Kraniotomie, Eröffnung der Dura und Ausräumung des Hämatoms entlastet. Die Prognose ist schlechter als beim Epiduralhämatom, da das auslösende Trauma in der Regel heftiger und die Schäden entsprechend gravierender sind.
- **Chronisches Subduralhämatom**: Unter der Einnahme von Antikoagulanzien kann es vor allem bei älteren Menschen auch nach Bagatelltraumata zu einer chronischen subduralen Blutung kommen. Symptome entwickeln sich oft erst nach einem langen symptomfreien Intervall, können dann jedoch schnell progredient sein.
- **Subarachnoidalblutung** (SAB): Eine SAB ist zwischen Pia mater und Arachnoidea lokalisiert. Dementsprechend sieht man im CT hyperdenses Blut über den Hemisphären, das sich bis in den Interhemisphärenspalt und auf das Tentorium ausdehnt. Ursache einer Subarachnoidalblutung ist meist eine Ruptur eines bis dato nicht diagnostizierten Aneurysmas oder Angioms im Bereich der Hirnbasisarterien. Ungefähr ⅔ aller intrakraniellen Aneurysmen werden heutzutage durch ein Aneurysma-Coiling behandelt. Dabei werden kleine Platinspiralen interventionell in das Aneurysma eingeführt, bis dieses verschlossen ist. Ist ein Coiling nicht möglich, muss das Aneurysma via Kraniotomie aufgesucht und mit einem Clip verschlossen werden.
- **Intrazerebrale Kontusionsblutung**: Auslöser sind meist Hypertonie und Arteriosklerose sowie Schädel-Hirn-Traumata, oft in Kombination mit der Einnahme gerinnungshemmender Medikamente. Intrazerebrale Blutungen verursachen etwa 10–15 % aller apoplektischen Insulte. Zwischen ischämischem Insult und intrazerebraler Blutung kann nur nach radiologischer Diagnostik (CT mit Kontrastmittel) unterschieden werden. Kleine Hämatome können neurologisch engmaschig beobachtet, größere Hämatome müssen neurochirurgisch ausgeräumt werden. Bei einem Liquorstau muss eine Ventrikeldrainage gelegt werden.

FALLBEISPIEL

Ich möchte Ihnen von einem aktuellen Fall berichten. Ein 32-jähriger Patient wird bewusstlos in die Klinik eingeliefert. Die Ehefrau berichtet, dass ihr Mann über plötzlich einsetzende stechende Kopfschmerzen geklagt und erbrochen habe. An ein vorangegangenes Trauma kann sie sich nicht erinnern. Der Patient ist komatös und nicht ansprechbar. Neurologisch lassen sich Zeichen eines Meningismus und ein positiver Babinski-Reflex verifizieren. Die Pupillenreaktionen sind erhalten, Schmerzreaktionen scheinen adäquat. Die CT vom Schädel habe ich Ihnen mitgebracht (➤ Abb. 13.1).

FRAGE

Was halten Sie von dem Fall?

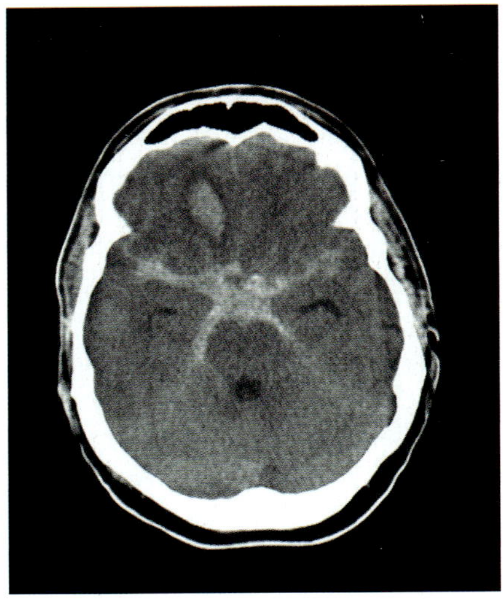

Abb. 13.1 CT des Schädels [T422]

Tab. 13.3 Klinische Stadien der Subarachnoidalblutung nach Hunt und Hess	
Grad I	meist asymptomatisch, evtl. leichter Kopfschmerz und Meningismus
Grad II	mäßige bis starke Kopfschmerzen, Meningismus, evtl. Hirnnervensymptomatik
Grad III	Somnolenz, Desorientiertheit, diskrete neurologische Herdsymptomatik
Grad IV	Stupor, ausgeprägte neurologische Ausfallserscheinungen (Halbseitenlähmung, Dysphasie), evtl. Strecksynergismen und vegetative Dysregulationen, Pupillen- und Schmerzreaktion noch intakt
Grad V	tiefes Koma, Dezerebration, Pupillenreaktion negativ, evtl. Einklemmungssyndrom (Kreislaufdysregulation, Apnoe)

Antwort Die akut einsetzende Symptomatik spricht für eine Hirnblutung. Ohne Vorliegen einer Traumaanamnese ist die Diagnose einer **Subarachnoidalblutung** am wahrscheinlichsten. Dies kann man auch deutlich auf der mitgebrachten CT erkennen. Das Prädispositionsalter liegt zwischen 30 und 60 Jahren, wobei Frauen etwas häufiger betroffen sind als Männer. Die Einteilung der Subarachnoidalblutungen erfolgt gemäß klinischen Kriterien (➤ Tab. 13.3).

Therapie der Wahl ist das Aneurysma-Coiling mit Platinspiralen, womit heutzutage etwa ⅔ aller intrakraniellen Aneurysmen behandelt werden können. Ist das Aneurysma einem Coiling nicht zugänglich oder zu groß, muss es operativ mittels eines Aneurysma-Clips saniert werden. Bei Subarachnoidalblutungen I.–III. Grades sollte die OP innerhalb der ersten 72 Stunden erfolgen. Bei SA-Blutungen ab Grad IV steht zunächst der Erhalt der Vitalfunktionen im Vordergrund der Therapie. Eine OP erfolgt nach Möglichkeit erst nach 2–3 Wochen, wenn keine Gefäßspasmen mehr zu erwarten sind. Dadurch reduziert sich die Komplikationsrate an Infarzierungen in der postoperativen Phase. Gegebenenfalls muss vor der Operation eine Druckentlastung erfolgen.

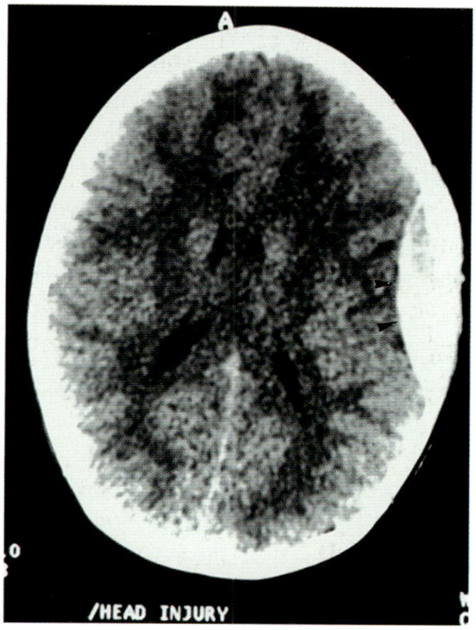

Abb. 13.2 CT des Schädels [G172]

FALLBEISPIEL

Ein 63-jähriger Patient ist mit dem Fahrrad gestürzt. Beim Eintreffen des Notarztes erkennt man eine große Platzwunde links temporal. Der Patient hat einen GCS von 5 und wird vom Notarzt intubiert. Andere Verletzungen sind nicht erkennbar. In der Notaufnahme wird ein CT-Schädel durchgeführt. Dabei ergibt sich folgendes Bild (➤ Abb. 13.2).

FRAGE

Was meinen Sie dazu?

Antwort Man erkennt ein **hyperdenses bikonkaves Areal** links temporal unterhalb der Kalotte. Das Hirnparenchym wird konvex verdrängt. Die umgebenden Sulci sind größtenteils verstrichen. Die Mittellinie ist diskret auf die kontralaterale Seite verschoben. Es handelt sich um das typische Bild eines **epiduralen Hämatoms**. Als häufigste Ursache findet man einen **Abriss der A. meningea media** meist im Rahmen eines Traumas. Die Blutung muss so schnell wie möglich operativ entlastet werden. Dies geschieht über eine **Trepanation** (Bohrloch). Als Nebenbefund sieht man auf der CT-Aufnahme ein kleines subgaleales Hämatom.

FALLBEISPIEL

Ein 12-jähriger Junge hat einen schweren Skiunfall mit Schädel-Hirn-Trauma erlitten. Kurz nach dem Unfall ist er noch ansprechbar, kurz vor dem Eintreffen des Rettungshelikopters trübt er jedoch ein. Er wird bei einem GCS von 6 intubiert. Andere Verletzungen sind primär keine vorhanden. Im CT-Schädel bietet sich Ihnen folgendes Bild (➤ Abb. 13.3).

FRAGE

Wie lautet Ihre Diagnose? Welche Therapie würden Sie empfehlen?

Antwort Man erkennt ein **hyperdenses, der Hirnstruktur angepasstes Areal** im Bereich der rechten Hemisphäre. Es findet sich zudem ein generalisiertes Hirnödem bei beginnender Mittellinienverlagerung nach links. Es handelt sich um ein akutes rechtshemisphärisches **subdurales Hämatom**. Eine sofortige Therapie ist indiziert, um dem ödematösen Gehirn Platz zu schaffen. Therapie der Wahl ist eine **Kraniotomie** rechts mit **Duraerweiterungsplastik**. Gleichzeitig sollte man eine Hirndrucksonde einlegen, um den postoperativen Verlauf des Hirnödems objektivieren zu können.

FRAGE
Beschreiben Sie die klinische Symptomatik eines **Akustikusneurinoms**.

PLUS
Eine Hypästhesie des äußeren Gehörgangs ist typisch für das Akustikusneurinom (**Hitselberger-Zeichen**).

Antwort Bei einer **einseitigen progredienten Hörminderung ohne otologische Ursache** muss an das Vorliegen eines Akustikusneurinoms gedacht werden. Hierbei handelt es sich um einen von den Schwann-Zellen des **N. vestibulocochlearis** ausgehenden Tumor. Die Klinik ist vielseitig und kann das Gleichgewichtsorgan und/oder das Gehör betreffen. Mögliche Symptome sind:
- einseitige Hypakusis
- Tinnitus
- Gleichgewichtsstörungen, Schwindel
- Ataxie, Gangunsicherheit
- Nystagmus
- okzipital lokalisierte Kopfschmerzen
- Sensibilitätsstörungen im Versorgungsgebiet des N. trigeminus
- evtl. einseitige periphere Fazialisparese
- Hirndruckerhöhung bei sehr großen Tumoren

Differenzialdiagnostisch muss das Akustikusneurinom von anderen Tumoren wie **Meningeomen**, **Fazialisneurinomen** und **Neurofibromen** abge-

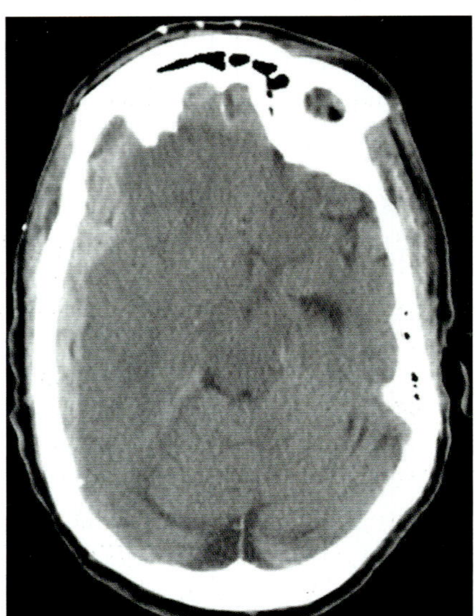

Abb. 13.3 CT des Patienten [G372]

grenzt werden. Ebenfalls ausgeschlossen werden müssen ein **Hörsturz**, ein **Cholesteatom** oder ein **Morbus Menière**.

13.2 Rückenmark

FRAGE

Differenzieren Sie die häufigsten **lumbosakralen radikulären Syndrome** nach Symptomatik und speziellen Kennreflexen.

Antwort Neurologische Syndrome im Lumbosakralbereich sind meist bedingt durch einen Bandscheibenprolaps, seltener durch Tumoren. Infolgedessen kann es durch Kompression der verschiedenen Nervenwurzeln oder der Cauda equina zu unterschiedlichen **sensiblen** und/oder **motorischen Ausfällen der unteren Extremitäten** (> Tab. 13.4) und **Störungen der Blasen- und Mastdarmfunktion** (beim Cauda-equina-Syndrom) kommen. Bei der Anamnese und bei der klinischen Untersuchung können verschiedene Besonderheiten auftreten:

- eingeschränkte Beweglichkeit der LWS (Reklination, Seitwärtsbeugung)
- vergrößerter Finger-Boden-Abstand
- pathologischer Schober-Index
- **Druck- oder Klopfdolenz** der LWS und paravertebral
- Verspannungen des M. erector trunci (autochthone Rückenmuskulatur)
- horizontale **Unterschiede der Gesäßfalten** und Unterschiede im Tonus der Gesäßmuskulatur
- herabgesetzte Trophik der Beine
- **Lasègue**-Zeichen (Schmerzen im Bein beim Anheben des gestreckten Beins in Rückenlage; umgekehrter positiver Lasègue bei höheren Diskushernien, gekreuzter positiver Lasègue bei luxierten Hernien)
- **Bragard**-Zeichen (Schmerzverstärkung bei dorsaler Extension des Fußes in Kombination mit Lasègue)
- **Neri-Zeichen** (bei Vorwärtsbeugung reflektive Beugung des Knies auf der betroffenen Seite)

PLUS

Schober-Index: Maß für die Beweglichkeit der Wirbelsäule. **Unterer**: Abstand L5 zu einem 10 cm höheren Punkt erhöht sich bei Beugung auf 14–15 cm. **Oberer**: Abstand C7 zu einem 30 cm kaudal gelegenen Punkt erhöht sich bei maximaler Beugung auf ca. 32 cm.

Tab. 13.4 Lumbosakrale radikuläre Syndrome

	Parese oder Schwäche	Sensibilitätsdefizit	Abgeschwächter Reflex
L4	M. quadriceps femoris (Extension im Kniegelenk) → Bein anheben unmöglich, M. tibialis anterior (Anheben des Fußes)	Außenseite Oberschenkel, Innenseite Unterschenkel	PSR (Patellarsehnenreflex)
L5	M. extensor hallucis longus (Heben der Großzehe), evtl. M. extensor digitorum brevis (Anheben des Fußes) → Steppergang, Hackengang unmöglich, M. gluteus medius → Stehen auf dem Bein der betroffenen Seite unmöglich	Außenseite Unterschenkel, Fußrücken, Großzehe	evtl. TPR (Tibialis-posterior-Reflex)
S1	Mm. peronei (Abrollen und Anheben des lateralen Fußes) → Bügeleisengang, Mm. triceps surae (Plantarflexion) → Stehen auf den Zehenspitzen unmöglich	Unterschenkel dorsolateral, laterale Fußkante	ASR (Achillessehnenreflex)

- Druckdolenz im Verlauf des N. ischiadicus von der LWS bis zur Achillessehne
- motorische und/oder sensible Ausfälle
- abgeschwächte bis fehlende Reflexe

FRAGE
Was versteht man unter einem **Cauda-equina-Syndrom**?

Antwort Ein Cauda-equina-Syndrom entsteht durch Kompression der Cauda equina z. B. durch einen massiven **medialen Bandscheibenprolaps**. Charakteristische **Symptome** sind:
- Blasen- und Mastdarmschwäche (Sphinkterstörung)
- Paraparese
- Reithosenanästhesie (Sensibilitätsstörungen im Anogenitalbereich)
- beidseitige radikuläre neuropathische Schmerzen (Ausstrahlung entlang der Oberschenkelrückseite bis zum Fuß)
- gekreuztes positives Lasègue-Zeichen

Eine Kompression der Cauda equina stellt eine absolute Notfallindikation für eine **operative Entlastung** des Prolapses dar, da es ansonsten zu irreversiblen neurologischen Defiziten kommt.

FRAGE
Wir haben die ganze Zeit von den unteren Abschnitten des Rückenmarks gesprochen. Jetzt gehen wir zwei Etagen höher. Welche Lähmungen kennen Sie bei Schäden im Bereich der Halswirbelsäule und der entsprechenden Nerven?

Antwort Die **Erb-Duchenne-Lähmung** ist die am häufigsten auftretende Schädigung des zervikalen Plexus. Man findet sie gehäuft nach operativen Geburten und bei der vaginalen Entwicklung einer Beckenendlage (Veit-Smellie-Handgriff). Es handelt es sich um eine **obere Plexusläsion (Wurzeln C5–C6)**, gelegentlich sind zudem Anteile von C3/4 betroffen. Typisch sind schlaff atrophische Lähmungen des M. deltoideus, der Außenrotatoren des Oberarms und der Beuger und Supinatoren des Unterarms (Mm. biceps brachii, brachioradialis, supinator, supra- und infraspinatus). Der M. pectoralis und die Handextensoren können ebenfalls betroffen sein. Der Arm hängt adduziert, innenrotiert und proniert schlaff herab. Die ipsilaterale Schulter steht tiefer im Vergleich zur Gegenseite. Der Bizepssehnenreflex (BSR) ist abgeschwächt oder aufgehoben. Eine **untere Plexusläsion (C7–Th1= Klumpke-Déjerine)** manifestiert sich durch Paresen der langen Fingerbeuger und kleinen Handmuskeln mit Krallenstellung. Die Extensoren bleiben meist verschont. Ulnar betont treten Sensibilitätsstörungen auf. Manchmal tritt ein Horner-Syndrom auf. Gelegentlich ist der M. triceps brachii geschwächt oder atrophisch. Eine untere Plexusläsion hat im Vergleich zu einer oberen Plexusläsion die schlechtere Prognose.

FALLBEISPIEL

Ein 23-jähriger junger Mann springt mit einem Kopfsprung von einem Felsen ins flache Wasser. Er schlägt mit dem Kopf auf dem Grund auf. Danach kann er weder Arme noch Beine bewegen. Nur das beherzte Eingreifen eines zufälligen Zeugen rettet ihn vor dem Ertrinken.

FRAGE

An welche Verletzung denken Sie bei dieser Geschichte?

Antwort Anamnese und Klinik lassen an eine Verletzung der Halswirbelsäule und des zervikalen Rückenmarks denken. Typisch ist die sofort auftretende **Tetraparese**. Besteht zusätzlich eine Apnoe, so ist die Schädigung oberhalb C4 lokalisiert, da in diesem Bereich (C3–5) die Motoneurone für die Innervation des Zwerchfells das Rückenmark verlassen.

Handelt es sich um eine **komplexe Verletzung des zervikalen Rückenmarks**, werden sich die neurologischen Defizite innerhalb der ersten 2 Jahre höchstens partiell zurückbilden. Diagnostisch müssen ein **Spiral-CT** der Halswirbelsäule und ein **MRT** erfolgen. Im MRT können die Strukturen des Nervensystems, im CT die knöchernen Strukturen besser dargestellt und beurteilt werden. Je nach Art und Ausmaß der Verletzung müssen evtl. vorhandene knöcherne oder ligamentäre Verletzungen operativ behandelt werden. Eine Therapie mit Kortikoiden ist nach wie vor umstritten und allenfalls in den ersten 6 Stunden nach dem Trauma sinnvoll. Ansonsten ist die Therapie limitiert auf die Prophylaxe von:

- Thrombosen
- Stressulzera
- Dekubitus

Die meisten Patienten mit einer zervikalen Rückenmarksschädigung bedürfen zunächst einer intensivmedizinischen Behandlung. Nach primärer Stabilisierung der Vitalfunktionen ist ein früher Beginn mit **Rehabilitationsmaßnahmen** von vorrangiger Bedeutung.

13.3 Periphere Nerven

FRAGE

Wie äußert sich eine **periphere Läsion** des **N.radialis**?

Antwort Der N. radialis sendet motorische Äste zum M. triceps brachii (Streckung im Ellbogen), M. brachioradialis (Armbeugung), M. supinator (Supination) und den gesamten Extensoren der Hand-, Daumen- und Fingergelenke. Sensorisch versorgt er den dorsalen Ober- und Unterarm sowie den Handrücken und besitzt zudem ein Autonomiegebiet: das Spatium interosseum dorsale I. Je nach Ort der Läsion kommt es zu unterschiedlichen klinischen Bildern (➤ Tab. 13.5).

TIPP

„Ich schwöre beim heiligen Medianus, dass ich Dir die Augen mit der Ulna auskratze, wenn Du vom Rad fällst!" (Medianusläsion → Schwurhand, Ulnarisläsion → Krallenhand, Radialisläsion → Fallhand).

Tab. 13.5 Einteilung der Radialisläsionen

Ort der Läsion	Klinik
Axilla („Krückenlähmung“)	Alle Muskeln und sensiblen Äste des M. radialis sind betroffen (Fallhand, Trizepsparese und Sensibilitätsstörungen des Spatum interosseum dorsalis I).
Supinatorlogensyndrom (Überanstrengung)	rein motorische Ausfälle (keine Ulnarextension und -abduktion im Handgelenk und in den Fingern, keine Daumenextension)
distaler Oberarm („Parkbankläsion“)	Sensibilitätsstörungen im Bereich des Spatum interosseum dorsalis I, keine Supination, Ulnarextension und -abduktion im Handgelenk, keine radiale Handgelenkextension, Radialabduktion und Streckung der Finger- und Handgelenke (Fallhand)
Hand	Cheiralgia paraesthetica (rein sensible Störungen im Bereich des Spatium interosseum dorsalis I)

FALLBEISPIEL

Nach einem mehrwöchigen Aufenthalt auf einer Intensivstation bemerkt ein 63-jähriger Patient einen starken Schmerz, der von der lateralen Unterschenkelseite bis zum Fuß zieht. Den Schmerzcharakter beschreibt er als brennend, kribbelnd und einschießend. Betrachtet man den Gang des Patienten, so fällt auf, dass die rechte Fußspitze über den Boden schleift.

FRAGE

Wie erklären Sie sich die Beschwerden?

Antwort Die Klinik weist auf eine **periphere Läsion** des **N. peroneus**, möglicherweise als Folge einer falschen Lagerung, hin. Durch eine genaue **neurologische Untersuchung**, die Messung der **Nervenleitungsgeschwindigkeit** (NLG) und ein **Elektromyogramm** (EMG) kann der Ort der Läsion lokalisiert werden. Typische Symptome der peripheren Peroneusläsion sind:

- Unfähigkeit zum Hackengang
- kompensatorischer Steppergang: Heben des Beins in Beugestellung, um den Fuß trotz Fuß- und Zehenheberparese anheben zu können
- Sensibilitätsstörungen am lateralen Unterschenkel und am Fußrücken
- Pronationsschwäche

Bei einer Schädigung des N. peroneus sind die Nervenleitungsgeschwindigkeit und die Amplitude im EMG über den Muskelgruppen, die vom M. peroneus motorisch versorgt werden, vermindert.

FRAGE

Können Sie dem Patienten helfen?

Antwort Die Therapie gestaltet sich schwierig. **Operative Möglichkeiten** sind begrenzt auf akute traumatische Läsionen. Hier kann man durch eine sofortige Dekompression des N. peroneus gelegentlich eine Besserung der Symptomatik erreichen. Vorhandene Schäden sind jedoch oft nicht komplett reversibel. Bei chronischen Läsionen werden **physiotherapeutische Behandlungen** durchgeführt. Bei ausgeprägten Paresen kann ein **Peroneusschuh** hilfreich sein. Die Behandlung **neuropathischer Schmerzen** gestaltet sich oft langwierig und schwierig. Zur Verfügung stehen **Nervenblockaden mit Lokalanästhetika** (evtl. mit Kortikoiden) und **Neuroleptika** (z. B. Gabapentin,

Pregabalin) sowie **Antidepressiva**. Die medikamentöse Schmerztherapie bedarf regelmäßiger EKG- und Laborkontrollen (Leberwerte!). Manchmal liefert auch eine **transkutane elektrische Nervenstimulation** (TENS) gute Ergebnisse in der Schmerztherapie.

KAPITEL

14 Gesichts- und Kieferchirurgie

14.1 Entzündungen

FRAGE

Was versteht man unter **odontogenen Infektionen**?

Antwort Odontogene Infektionen sind Infektionen, die von der Pulpa oder vom Peridontium ausgehen. Auslöser sind Bakterien der Mundflora. Typischerweise handelt es sich um eine Mischflora aus Aerobiern und Anaerobiern. Übermäßige Ansammlungen dieser Bakterien führen in präformierten knöchernen Höhlen zu Empyemen, in bindegewebigen Logen zu Abszessen. **Oberkieferabszesse** können nach retromaxillär oder über die Fossa canina bis zur V. angularis im Augenwinkel gelangen. Von dort aus kann sich die Entzündung nach intrakraniell bis zum Sinus cavernosus ausbreiten, wo es zu einer lebensgefährlichen Sinus-cavernosus-Thrombose und zu Hirnabszessen kommen kann. **Unterkieferabszesse** und sublinguale Abszesse bieten die Gefahr einer parapharyngealen Ausbreitung. Von dort aus kann sich die Entzündung bis in das Mediastinum ausbreiten und dort eine odontogene Mediastinitis oder einen Mediastinalabszess verursachen (ca. 30 % Letalität). Bei parapharyngealen Abszessen besteht zudem aufgrund der engen Nachbarschaft zur Trachea die Gefahr einer Atemwegsobstruktion. Bei allen odontogenen Infektionen muss der primäre Infektionsherd operativ saniert und einer offenen Wundbehandlung zugeführt werden. Eine Antibiose ist vor allem indiziert bei Komplikationen und wird meist mit Cotrimazol/Amoxycillin und Clindamycin oder Metronidazol durchgeführt.

FALLBEISPIEL

Nach einer Zahnbehandlung am ersten Molar des Unterkiefers rechts kommt es bei einem 54-jährigen Mann zu einer druckdolenten Schwellung unterhalb des Unterkiefers. Er klagt über Schluckbeschwerden und Schmerzen beim Öffnen des Mundes. Der Unterkieferrand ist trotz der Schwellung tastbar. Der Patient kann den Mund kaum noch öffnen, hat eine Körpertemperatur von 38,7 °C und fühlt sich krank.

FRAGE

Woran denken Sie bei dieser Anamnese und dem klinischen Befund?

Antwort Der Patient leidet unter einer von den Zähnen des Unterkiefers ausgehenden odontogenen pyogenen Infektion. Es handelt sich um einen **sub-** oder **perimandibulären Abszess**. Submandibuläre Abszesse breiten sich unter dem M. mylohyoideus aus, perimandibuläre Abszesse umspülen den Unterkiefer und breiten sich oft bis in die kaudal gelegenen Wangenabschnitte aus. Aus diesem Grund ist der Unterkieferrand bei perimandibulären Abszessen nicht tastbar. In diesem Fall handelt es sich dementsprechend um einen Submandibularabszess. Die Kieferklemme kommt durch eine entzündliche Mitbeteiligung der Mm. pterygoidei zustande.

FRAGE
Wie **therapieren** Sie den Patienten?

Antwort Ziel der Akuttherapie ist es, das primär hochakute Geschehen in ein subakutes oder chronisches Geschehen zu überführen. Eine traumatisierende kausale chirurgische Therapie kann zu einer Verschlechterung des Zustands führen. Deshalb beschränkt man sich primär auf eine Sanierung des Eiterherds. Eine **Abszessspaltung** ist Therapie der Wahl („Ubi pus, ibi evacua"!). Der Zugang zum Abszess wird etwa zwei Querfinger unterhalb des Unterkieferrands gewählt, um den R. marginalis mandibulae, einen Endast des N. facialis, nicht zu verletzen. Nach Eröffnung des Abszesses wird eine Lasche eingelegt, um ein Abfließen weiteren Eiters zu gewährleisten. Eine Antibiose ist nicht zwingend erforderlich, unterstützt aber die Heilung und ist auf jeden Fall indiziert bei vital bedrohlichen Komplikationen (z. B. Sepsis).

14.2 Trauma

FRAGE
Welcher Knochen wird bei Traumata des Gesichts am häufigsten verletzt?

Antwort **Jochbeinfrakturen** stellen mit ca. 25 % aller Mittelgesichtsfrakturen die häufigsten aller Gesichtsfrakturen dar. Oft sind sie von Orbitabodenfrakturen begleitet. Klinisch können folgende Symptome imponieren:

- Schwellung der Augenlider
- Monokelhämatom
- Hyposphagma (Blutung unter die Bindehaut → „blutunterlaufenes Auge")
- Eindellung der lateralen Gesichtskontur

Häufig finden sich **Hypästhesien** im Versorgungsgebiet des N. infraorbitalis, **Stufenbildung** des lateralen und inferioren Orbitarands, ein **Enophthalmus** und **Doppelbilder**, bedingt durch das Einklemmen von Augenmuskeln. Zur **Diagnostik** gehören ein **OPG** (Orthopantomogramm), a.-p.-**Röntgenaufnahmen** der **Nasennebenhöhlen**, eine **Henkeltopfaufnahme** (axiale Röntgenaufnahme der Orbita) und je nach Befund ein koronares und axiales CT der Nasennebenhöhlen. Bei Mitbeteiligung der Orbita ist eine **ophthalmologische Untersuchung** obligat.

MERKE

Jochbeinfrakturen stellen mit 25 % die häufigsten Mittelgesichtsfrakturen dar. Cave: oft begleitende Orbitabodenfraktur.

FRAGE
Wie sieht die Therapie aus?

Antwort Die Therapie besteht in einer Reposition und osteosynthetischen Versorgung der Jochbeinfraktur mit einer Miniplatte. Der Zugang erfolgt meist peroral, seltener von außen, damit es keine entstellenden Narben gibt. Ist der Orbitaboden mitbetroffen, muss der Defekt gedeckt werden, um einen Prolaps und das Einklemmen der Orbitaweichteile zu verhindern.

FRAGE
Beschreiben Sie die Einteilung der **Mittelgesichtsfrakturen nach Le Fort**

Antwort Die Einteilung der Mittelgesichtsfrakturen nach Le Fort wird nach dem Verlauf der Frakturlinien vorgenommen (➤ Abb. 14.1).

- **Le Fort I**: Die Frakturlinie verläuft quer durch die Maxilla und beide Sinus maxillares.
- **Le Fort II**: Die Frakturlinie zieht durch den Processus zygomaticus in die Orbita, von dort durch den Processus frontalis auf die Gegenseite. Die Kieferhöhlen sind nicht eröffnet.
- **Le Fort III**: Die Frakturlinie verläuft durch die laterale Orbitawand in die Orbita, dann über den Processus frontalis auf die Gegenseite. Die Ethmoidalhöhlen sind eröffnet, die Jochbögen meist frakturiert.

Der Zugang zur Fraktur erfolgt in der Regel peroral. Die Frakturlinien werden freigelegt, adaptiert und mithilfe von **Plattenosteosynthesen** versorgt.

TIPP
Der Verlauf der Frakturlinien ist schwer im Gedächtnis zu behalten. Tipp: Fährt man die Frakturlinien vorher im eigenen Gesicht nach, sind sie leichter zu merken.

FRAGE
Was sind typische röntgenologische Zeichen einer **Orbitabodenfraktur**?

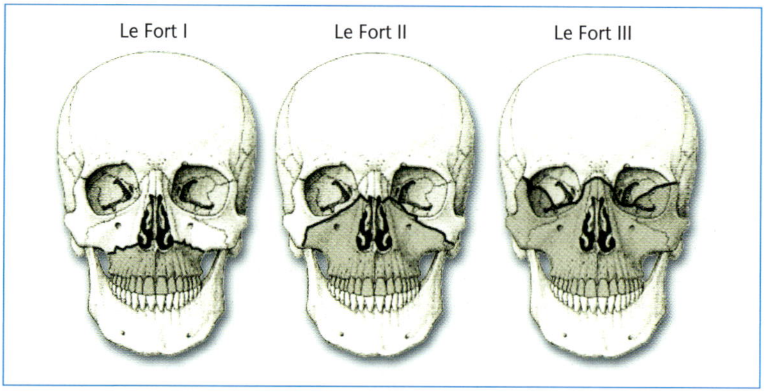

Abb. 14.1 Einteilung von Mittelgesichtsfrakturen nach Le Fort [L141]

PLUS

Der berühmte „hängende Tropfen" ist eine Hernie von periorbitalen Fett- und Muskelanteilen, die sich in das Kieferhöhlenlumen hineinstülpt.

Antwort Diagnosestellung und Abklärung von Art und Ausmaß einer Orbitabodenfraktur erfolgen mittels Übersichtsaufnahmen des knöchernen Schädels, einer Orbitazielaufnahme und CT. **Radiologische Frakturzeichen** im konventionellen Röntgen sind:

- sichtbare Frakturlinien
- Stufenbildung des Orbitabodens
- „hängender Tropfen"
- Kieferhöhlenverschattung

FRAGE

Beschreiben Sie den **typischen Unfallhergang** einer Orbitabodenfraktur. Mit welcher **Klinik** rechnen Sie?

PLUS

Bei einer Orbitabodenfraktur besteht absolutes „Schnäuzverbot", um einen Prolaps von Kieferhöhlengewebe in die Orbita zu verhindern.

Antwort Eine Orbitabodenfraktur kann durch direkte oder indirekte Gewalteinwirkung verursacht werden. Zu einer direkten Gewalteinwirkung kommt es durch ein **direktes Anpralltrauma** des Bulbus (z. B. beim Squashspielen, beim Entkorken einer Sektflasche oder bei einem Faustkampf). Aufgrund der Elastizität des Bulbus überträgt sich die Anprallkraft auf das umgebende Gewebe. Weicht der Bulbus nach hinten und unten aus, frakturiert der Orbitaboden meist an seiner dünnsten Stelle. Diese Fraktur bezeichnet man als **Blow-Out Fracture**. Erfolgt die Kraftübertragung auf den knöchernen Infraorbitalrand und somit indirekt auf die Orbita, so kommt es zu einer Orbitabodenfrakur mit Fraktur des knöchernen Infraorbitalrands. Der Bulbus ist meist nach kaudal und dorsal verlagert. Dies erscheint als **Enophthalmus**. Am Infraorbitalrand kann eine Stufe tastbar sein. Augensymptome **(Doppelbilder** und **Motilitätsstörung des Bulbus** beim Blick nach oben) und **Sensibilitätsstörungen** im Versorgungsgebiet des N. infraorbitalis stellen die Indikation für eine schnelle operative Rekonstruktion des Orbitabodens innerhalb von 24 Stunden dar. Ansonsten wartet man mit der Operation einige Tage (maximal 1 Woche), bis die regelmäßig vorhandene Lidschwellung zurückgegangen ist. Bei der Operation werden zunächst alle Weichteile, die aus der Orbita verlagert sind, reponiert. Die Rekonstruktion des Orbitabodens erfolgt durch PDS-Folie, die innerhalb eines halben Jahres hydrolysiert wird, konservierter Faszia lata oder bei ausgedehntem Defekt mit Titan-Mesh. Je nach Fraktur kann es erforderlich sein, eine Osteosynthese mit einer Miniplatte durchzuführen.

14.3 Tumoren

PLUS

Der Patient sollte bei jeder Orbitabodenfraktur zum Ausschluss komplexer Augenverletzungen einer ophthalmologischen Untersuchung zugeführt werden.

FALLBEISPIEL

Sie stellen bei einem 72-jährigen Patienten eine ulzeröse weißliche Veränderung am Mundboden fest. Der Mann ist langjähriger Raucher und trinkt regelmäßig hochprozentigen Alkohol. Die Veränderung scheint die Zunge zu infiltrieren. Der Patient gibt an, die Zunge schmerze bei Bewegung. Die Mundöffnung ist leicht eingeschränkt.

FRAGE

Welche **differenzialdiagnostischen Überlegungen** kommen Ihnen in den Sinn?

Antwort Anamnese und klinischer Befund sprechen für einen malignen Prozess im Bereich der Mundhöhle. Am häufigsten treten Plattenepithelkarzinome der Schleimhaut auf. Es kann sich also bei dem von Ihnen beschriebenen Patienten um ein **Mundbodenkarzinom** mit Infiltration der Zungenschleimhaut oder um ein **Zungengrundkarzinom** mit Befall der Mundbodenschleimhaut handeln. Es müssen **Proben** aus dem verdächtigen Bezirk entnommen werden. Um die Ausdehnung des Tumors zu bestimmen, sollte eine **CT** und eine **MRT** durchgeführt werden. Zum weiteren Tumorstaging dienen **Skelettszintigrafie** und ein CT von Thorax und Abdomen. Der Tumor wird mit einem Sicherheitsabstand von 1–1,5 cm von der sichtbaren Tumorgrenze entfernt. Bei ausgedehnten Tumoren erfolgt immer eine Entfernung lokaler zervikaler und submandibulärer Lymphknoten (Neck Dissection). Postoperativ erfolgt eine Radiatio. Die Prognose ist schlecht. Die 5-Jahres-Überlebensrate liegt bei ca. 25 %.

FRAGE

Welche operativen Möglichkeiten haben Sie bei einem **ausgedehnten Larynxkarzinom**?

Antwort Bei einem ausgedehnten Larynxkarzinom wird meist eine **komplette Laryngektomie** erforderlich. Selten genügt eine Larynxteilresektion. Zur Überbrückung des Defekts wird meist ein Teil des Jejunums interponiert und mikrochirurgisch anastomosiert. Die arterielle Versorgung des Jejunuminterponats erfolgt über die A. thyreoidea inferior oder superior. Eine **radikale Neck Dissektion** erfolgt zwecks Ausräumung potenzieller Lymphknotenmetastasen. Zudem wird ein Tracheostoma angelegt.

FRAGE

Welche **Risikofaktoren** für Tumoren im Mund-, Nasen-, Hals- und Rachenbereich sind Ihnen geläufig?

Antwort Man unterscheidet zwischen **lokal einwirkenden Karzinogenen** wie

- Rauchen,
- Alkoholabusus (insbesondere hochprozentige Spirituosen),
- Toxine (Asbest, Chrom),
- chronische bakterielle oder abakterielle Entzündungen,
- virale Infektionen (HIV, orales **HPV**, Epstein-Barr-Virus),
- Radiatio

und **systemischen Risikofaktoren** wie einer genetischen Disposition, Vitamin-A-Mangel und Immunsuppression.

14.4 Fehlbildungen

FRAGE

Wie häufig treten, bezogen auf die Zahl der Neugeborenen, **Lippen-Kiefer-Gaumen-Spalten** auf?

Antwort Spalten im Lippen-Kiefer-Gaumen-Bereich zählen neben Extremitätenanomalien zu den häufigsten Fehlbildungen. Man rechnet mit **einem** Lippen-Kiefer-Gaumen-Spalten-Kind **auf 500 Geburten**. LKG-Spalten entstehen durch die fehlende embryonale Vereinigung der Nasenwülste mit dem Oberkieferfortsatz bzw. der Gaumenfortsätze mit dem Zwischenkieferfortsatz und dem Nasenseptum. Folgende **Faktoren** gelten als **prädisponierend**:

- fortgeschrittenes Alter der Eltern
- erbliche Disposition
- Rötelninfektion der Mutter im 1. Trimenon
- Unterernährung, Vitaminmangel
- Alkoholabusus der Mutter
- Strahlenexposition
- hypoglykämische Zustände diabetischer Mütter
- Sauerstoffmangel (Plazentainsuffizienz)

FRAGE

Beschreiben Sie das **Behandlungskonzept** bei Lippen-Kiefer-Gaumen-Spalten.

PLUS

Neugeborene mit Gaumenspalte erhalten einen Obturator (Platzhalter), der in den Oberkiefer eingepasst wird.

Antwort Wegen der Komplexität der Symptomatik sollten die Patienten durch ein eng kooperierendes Ärzteteam interdisziplinär betreut werden. In Abhängigkeit vom vorliegenden Defekt sollten hierzu ein **Mund-, Kiefer- und Gesichtschirurg**, ein **Kieferorthopäde**, ein **Hals-Nasen-Ohren-Arzt**, ein **Logopäde**, ein **Phoniater**, ein **Kinderarzt** und ein **Psychotherapeut** gehören. Der Behandlungsbeginn sollte frühzeitig erfolgen. Ein später Verschluss des Gaumens und des Gaumensegels führt zu erheblichen Störungen der Artikulation und zu einer Retardierung der psychosozialen Entwicklung. Ziele der Behandlung sind:

- Herstellung der anatomischen Strukturen, Lippenfunktion, Ästhetik und der Nasenform und -funktion
- Begrenzung der Wachstumsbehinderung
- Nasenbodenbildung
- Herstellung der Form des Alveolarfortsatzes für die bleibenden Zähne, Sicherung des Zahndurchbruchs
- Steuerung des Oberkieferwachstums
- Beseitigung einer oronasalen Verbindung
- Verbesserung von Sprache und Artikulation
- Stabilisierung des Zwischenkiefers bei doppelseitigen Kieferspalten
- Verbesserung der prothetischen Situation
- minimale Narbenbildung
- Verbesserung der Nahrungsaufnahme

- Verbesserung der Mittelohrbelüftung und -funktion
- Reduzierung des negativen Einflusses auf das Schädelwachstum

FRAGE
Wie kann das praktisch aussehen?

Antwort Es werden sowohl eine konservative als auch eine operative Therapie durchgeführt. Zur konservativen Therapie gehören eine **kieferorthopädische Vorbehandlung** und ggf. eine **prothetische Versorgung**. Operative Maßnahmen umfassen den **plastischen Verschluss**, eine **Parazentese**, **osteoplastische Maßnahmen** und die operative Eingliederung eines **kieferorthopädischen Geräts**. Ergänzend erfolgen eine **pädaudiologische Betreuung** und eine spezielle Beratung der Eltern.

Der Lippenverschluss sollte während der ersten 6 Lebensmonate durchgeführt werden. Der Gaumenverschluss erfolgt später und sollte so früh wie möglich und so spät wie nötig erfolgen. Der exakte Operationszeitpunkt wird in Abhängigkeit vom Entwicklungsstand, von systemischen Faktoren und der Sprachentwicklung festgelegt. Der Eingriff sollte stationär in einem ausgewiesenen Spaltzentrum durchgeführt werden.

KAPITEL

15 Plastische Chirurgie

15.1 Hautplastiken

FRAGE

Was versteht man unter **plastischer Chirurgie**? Geht es da nur um ein Verschönern des Patienten?

Antwort Nein. Die plastische und Wiederherstellungschirurgie befasst sich mit der **Korrektur angeborener** oder **erworbener Gewebedefekte**, **Formveränderungen** oder der **Wiederherstellung verlorengegangener Funktionen**. Dies beinhaltet natürlich auch die sog. „Schönheitschirurgie". Haupteinsatzgebiete sind konstruktive und rekonstruktive Verfahren im Bereich der Haut, der Muskeln, der Knochen oder der Brust. Indikationen zu plastischen Korrektureingriffen ergeben sich aus funktionellen, kosmetischen und psychischen Gesichtspunkten.

FRAGE

Welche Möglichkeiten zur Korrektur von Narben oder zur Deckung kleinerer Defekte sind Ihnen bekannt?

Antwort Zur Narbenkorrektur oder Deckung von Hautdefekten werden nach Möglichkeit Hautareale unter Erhaltung der arteriellen Blutversorgung verschoben. Zur Anwendung kommen Schwenk- oder Verschiebelappen. Sie liefern die besten Ergebnisse bezüglich Funktionalität, Ästhetik und Sensibilität. Man unterscheidet drei verschiedene Formen:

- Dehnungslappen
- Rotationslappen (Schwenklappen, > Abb. 15.2)
- Transpositionslappen

Größere Gewebedefekte werden mithilfe von myokutanen Lappen, Rundstiellappen und **gekreuzten Lappen** (Cross Flaps) gedeckt. Bei isolierten großen Hautdefekten kann eine Deckung mit Vollhaut oder Spalthaut (Meshgraft) erforderlich werden.

FRAGE

Können Sie mir sagen, was eine Z- und eine VY-Plastik sind?

Antwort Eine **Z-Plastik** (> Abb. 15.1) ist eine Sonderform eines Transpositionslappens. Sie dient der Verschiebung in der Hautlängsachse auf Kos-

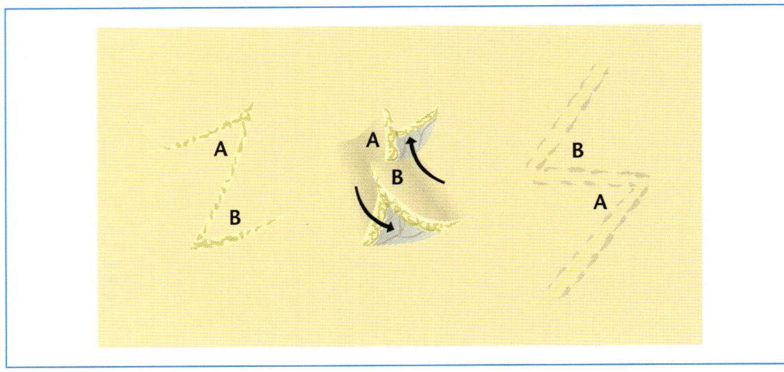

Abb. 15.1 Z-Plastik [L234]

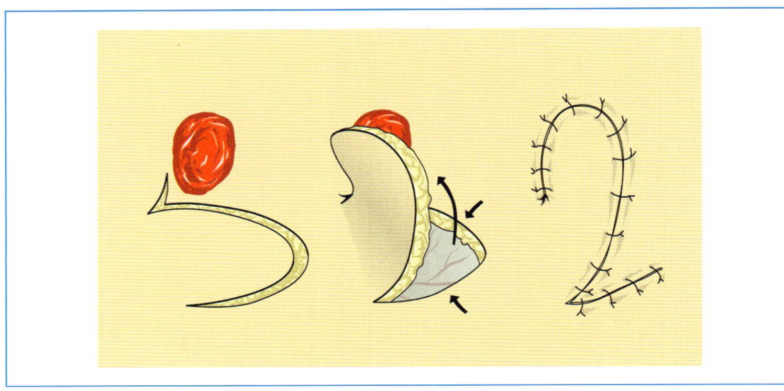

Abb. 15.2 Schwenklappenplastik [L234]

ten der Querachse und wird hauptsächlich zur Korrektur schmaler Narbenstränge eingesetzt. Sie eignet sich besonders zur Korrektur einer Narbenkontraktur über einem Gelenk.

- Eine **VY-Plastik** wird gerne zur Defektdeckung an den Fingerbeeren eingesetzt. Es wird zunächst unterhalb des Defekts ein Stück Haut inform eines V entnommen. Dieses wird nach distal verschoben und über dem Defekt vernäht. Die Ränder des ursprünglichen V werden direkt miteinander durch eine primäre Naht verbunden, sodass am Schluss die Form eines Y resultiert.

FRAGE

Was sind die **Voraussetzungen** für das Gelingen einer **Hautplastik**?

Antwort Entscheidende Voraussetzung für eine gute Deckung und Wundheilung nach Hautplastiken ist ein gut vaskularisierter und sauberer Wundgrund. Freiliegende Knochen, Sehnen, Nerven und Gefäße sind daher nicht geeignet. Die Hautplastik muss über eine **gute Perfusion** und **spannungsfreie Nähte** verfügen. Bei der Deckung größerer Defekte kann sich dies zum Teil schwierig gestalten. Ist die Naht nicht spannungsfrei oder die Durchblutung des verschobenen Hautlappens nicht gewährleistet, entstehen Nekrosen und die Plastik wird abgestoßen.

FRAGE

Worin liegt der grundlegende Unterschied zwischen **Hautplastiken** und **Hauttransplantationen**?

Antwort Der grundlegende Unterschied zwischen beiden Verfahren liegt in der **Unterbrechung** der **Gefäßversorgung** bei der **Hauttransplantation**. Eine Revaskularisation erfolgt aus dem Defektgrund. Dadurch beschränken sich der Einsatzort, die Größe und maximale Dicke des Transplantats. Zum Einsatz kommen **Vollhaut-**, **Spalthaut-**, **Kutis-** und **Reverdin-Transplantate** als Mischform, bei der nur kleine Kutisareale verpflanzt werden. Vollhauttransplantate zeichnen sich durch hohe mechanische Belastbarkeit, gute Resensibilisierung und eine geringe Schrumpfungstendenz aus. Die Blutversorgung erfolgt durch Diffusion aus dem Wundboden, wobei darauf zu achten ist, dass das Transplantat fest der Unterfläche anliegt und sich kein Sekret ansammeln kann. Der erste Verbandswechsel sollte frühestens am 4. postoperativen Tag erfolgen. Bei der Deckung größerer, streckseitiger Defekte wählt man meist Spalthauttransplantate, die weniger problematisch bezüglich der Perfusion, kosmetisch und funktionell jedoch schlechter sind als Vollhauttransplantate. Spalthaut (Meshgraft) wird meist an der Oberschenkelvorder- oder -außenseite entnommen.

PLUS

Ein Vollhauttransplantat besteht aus Epidermis, Korium und subkutanem Fettgewebe, Spalthauttransplantate nur aus Epidermis und Korium.

FALLBEISPIEL

Ein 56-jähriger Mann wird in der Nähe des Unterlids an einem ausgedehnten **Basaliom** operiert. Der Tumor hat sowohl Unter- als auch Oberlid infiltriert. Für eine einfache Hautplastik ist der Defekt zu ausgedehnt.

FRAGE

Fällt Ihnen eine Möglichkeit ein, den Defekt zu decken?

Antwort Zur Deckung des Bindehautdefekts im Bereich der Augenlider kann eine Transplantation von **Lippenschleimhaut** durchgeführt werden. Die hauchdünne Lippenschleimhaut wird oral entnommen und an die gewünschte Stelle transplantiert. Die dünne Schleimhaut wird normalerweise problemlos revaskularisiert.

15.2 Handchirurgie

FALLBEISPIEL

Darf ich Ihnen von einem aktuellen Fall berichten? Ein 16-jähriger Junge erleidet eine Schnittverletzung am Endglied des kleinen Fingers und an der Palmarfläche der linken Hand. Bei der Untersuchung stellen Sie fest, dass er Sensibilitätsstörungen an der Fingerkuppe hat und eine Beugung des Fingerendglieds nicht möglich ist. Die Beugung im Mittelgelenk ist nicht eingeschränkt.

FRAGE

Woran denken Sie bei dem Befund?

Antwort Anamnese und klinischer Untersuchungsbefund weisen auf eine **Beugesehnenverletzung** und Durchtrennung einer sensiblen Nervenendigung am V. Finger der linken Hand hin. Da die Beugung des Mittelgelenks nicht eingeschränkt ist, muss es sich um eine isolierte Durchtrennung der **Sehne** des **M. flexor digitorum profundus** handeln.

FRAGE
Wie sieht die **operative Versorgung** der Verletzung aus?

Antwort Die Beugeseite der gemeinsamen Beugesehnenscheide, beginnend von den Fingerendgelenken bis zur Hohlhandbeuge, wird „Niemandsland" genannt. Operationen in diesem Bereich erfordern genaue Kenntnis der Anatomie und große Erfahrung seitens des Operateurs. Die Beugesehne wird zunächst **mikrochirurgisch adaptiert und vernäht.** Um die auseinandergeschnellten Sehnenenden aufzufinden, muss die Wunde häufig erweitert (Z-Plastik) werden.

FRAGE
Wie sieht die **Nachbehandlung** der Verletzung aus? Wo liegen die Risiken im postoperativen Verlauf?

Antwort Postoperativ wird am dorsalen Unterarm eine **Kleinert-Schiene** angelegt. Dabei handelt es sich um eine dorsale Unterarmgipsschiene in Flexionsstellung des Handgelenks. Die Langfinger sind im Mittelphalanxgelenk um ca. 20° gebeugt bei voller Streckung der Interphalangealgelenke. Ein am Fingernagel und im Bereich des palmaren Handgelenks befestigter Gummizug hält den verletzten Finger in ständiger **Flexionsstellung**. Ein aktiver Zug der Sehne wird so vermieden.

Der Patient muss ab dem **2. postoperativen Tag** mit **aktiven Streckübungen** beginnen, um einem Verkleben der Sehne mit dem umgebenden Gewebe und dem Entstehen von Kontrakturen entgegenzuwirken. Das Zurückgleiten des Fingers erfolgt obligat passiv. Der Gips verbleibt für 3 Wochen und wird dann durch einen einfachen Handgelenkverband als Halterung für den Gummizug ausgetauscht. Frühestens **6 Wochen postoperativ** darf der Patient vorsichtig mit der **aktiven Beugung** beginnen. Postoperative Risiken sind insbesondere:

- Wundinfektionen
- narbige Verziehungen
- Keloidbildungen
- Kontrakturen durch ein Verkleben der Sehne mit dem umgebenden Gewebe
- erneute Sehnenrupturen

FRAGE
Wie behandeln Sie eine Strecksehnenverletzung?

Antwort Strecksehnenverletzungen sollten in der Regel **operativ** versorgt werden. Die Sehne sollte durch eine **Kleinert-Naht** intratendinös und längsgerichtet readaptiert werden. Ist die Sehne **knöchern ausgerissen**, wird sie mithilfe eines **Spickdrahts** oder einer **Ausziehnaht** fixiert. Distale Strecksehnenverletzungen können gelegentlich konservativ behandelt werden. Sie werden mit Hilfe einer **Stack-Schiene** über 6 Wochen ruhiggestellt.

FRAGE

Welche Möglichkeiten haben Sie für die **Rekonstruktion der Mamma** nach Ablatio?

Antwort Das am häufigsten verwendete Verfahren bei der Brustrekonstruktion ist der Einsatz einer **Silikonprothese**. Das Verfahren wurde erstmals 1976 von Radovan beschrieben und wurde in den letzten Jahren weitgehend perfektioniert. Es liefert gute plastische Ergebnisse. Andere Rekonstruktionsverfahren sind der Einsatz **gestielter myokutaner Lappen** (Latissimus-dorsi-Lappen, transverser Rektus-abdominis-Myokutanlappen = Tram Flap). Welches Verfahren zum Einsatz kommt, muss individuell abgewogen und mit der Patientin besprochen werden. Die Wahl des Verfahrens hängt ab vom Ernährungszustand der Patientin, der Größe der zu rekonstruierenden Brust und der notwendigen postoperativen Therapie (Chemotherapie, Radiatio). Die Rekonstruktion mithilfe einer Silikonprothese ist sicherlich die einfachere Methode, bietet jedoch den Nachteil, dass körperfremdes Material zum Einsatz kommt. Gestielte myokutane Lappen sind schwieriger durchzuführen und ihr Erfolg ist maßgeblich von der Erfahrung und dem Können des Chirurgen abhängig.

KAPITEL

16 Kinderchirurgie

16.1 Ösophagusatresie, Pylorusstenose

FRAGE

Beschreiben Sie die typische **Symptomatik** einer **Ösophagusatresie** beim Neugeborenen. Welche diagnostischen Maßnahmen halten Sie für notwendig?

Antwort Bei einer Ösophagusatresie handelt es sich um einen angeborenen Verschluss der Speiseröhre mit (> 90 %) oder ohne Fistel zur Trachea. Als Ursache liegt eine Fehlentwicklung des Septum ösophagotracheale in der 4.–5. Embryonalwoche vor. Typisch ist ein **Hydramnion** der Mutter, da der Fetus kein Fruchtwasser trinkt. Ab der 18. Gestationswoche ist eine Ösophagusatresie sonografisch erkennbar, da die Magenblase fehlt und der obere Ösophagusblindsack erweitert ist. Die sonografische pränatale Diagnose unterbleibt jedoch in 80 % der Fälle. Beim Neugeborenen wird eine Ösophagusatresie schon kurz nach der Geburt symptomatisch durch:

- Schluckunfähigkeit
- schaumigen Speichelfluss aus Mund und Nase
- Regurgitation der Nahrung
- Hustenanfälle, Erstickungsanfälle und Schreien während des Trinkens
- Reflux (durch die physiologische Kardiaachalasie) → Aspiration, Pneumonie
- Unruhe, ständigen Hunger
- Gewichtsverlust

Die Inzidenz liegt bei 1 : 2.500–3.000 Geburten, wobei ⅓ **Frühgeborene** sind. Bei 50 % der Kinder treten **kombinierte Fehlbildungen** auf, insbesondere kardiovaskulärer Art, Wirbelkörperanomalien, Nierenfehlbildungen und andere intestinale Atresien (Anorektum, Duodenum). Zur Diagnosesicherung wird die **Speiseröhre** vorsichtig **sondiert** (federnder Stopp!) und ein **Röntgen-Babygramm** (Thorax/Abdomen im Hängen) mit Darstellung des oberen Blindsacks durch Insufflation von 1–2 ml Luft angefertigt. Eine Darstellung mit Kontrastmittel ist wegen der Gefahr der Aspiration nicht erlaubt und erübrigt sich. Ergänzend wird ein **Echokardiogramm** des Herzens und der absteigenden Aorta (in 2 % rechtsseitig aszendierende Aorta) und gelegentlich eine **Bronchoskopie** durchgeführt. Bei Hinweisen auf weitere Fehlbildungen wird die Diagnostik individuell ergänzt.

FRAGE

Welche **Typen** einer **Ösophagusatresie** kennen Sie?

Antwort Ösophagusatresien werden nach **Vogt** in vier verschiedene Formen unterteilt (➤ Abb. 16.1 und ➤ Tab. 16.1). Bei den Typen I und II besteht eine komplette Atresie des Ösophagus ohne Fistel zum Tracheobronchialsystem. In **90 %** der Fälle existiert wie beim Typ III und bei der H-Fistel zwischen Ösophagus und Trachealsystem eine **Fistel**.

Für den klinischen Gebrauch ist zudem die Klassifikation nach **Spitz** geläufig (➤ Tab. 16.2), bei der eine Einteilung in drei Gruppen entsprechend ihrer Prognose vorgenommen wird. Kinder der Gruppe I haben eine gute Prognose (> 95 % Heilungsrate), während Kinder der Gruppe III eine schlechte Prognose besitzen (ca. 20 % Heilungsrate).

MERKE Kinder mit einer Ösophagusatresie befinden sich in einem deutlich reduzierten AZ und EZ. Bei reifen Neugeborenen liegt die Letalität bei adäquater Therapie trotzdem nur bei etwa 1 %.

FRAGE
Welche **Therapie** leiten Sie ein?

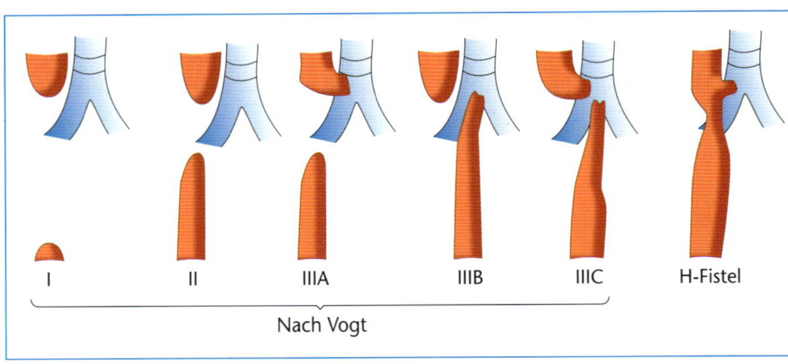

Abb. 16.1 Formen der Ösophagusatresie nach Vogt [L141]

Tab. 16.1 Klassifikation der Ösophagusatresien nach Vogt

Typ I	weitgehend fehlender Ösophagus (sehr selten)
Typ II	Atresie ohne Fistel (ca. 8 %)
Typ III	a. Atresie mit Fistel zwischen der Trachea und dem oberen Ösophagusblindsack b. Atresie mit Fistel zwischen der Trachea und dem unteren Ösophagusblindsack (häufigste Form, ca. 87 %) c. Atresie mit oberer und unterer Fistel (3 %)
H-Fistel	einfache distale Fistel zwischen Ösophagus und Trachea

Tab. 16.2 Klassifikation der Ösophagusatresien nach Spitz [M985]

Gruppe I	Körpergewicht > 1500 g, **keine** kardialen Fehlbildungen
Gruppe II	Körpergewicht < 1500 g **oder** kardiale Fehlbildungen
Gruppe III	Körpergewicht < 1500 g **und** kardiale Fehlbildungen

Antwort Bis zur Operation sollte das Neugeborene halb sitzend oder seitlich gelagert werden. In den oberen Blindsack wird eine **Dauer-Absaugsonde** gelegt. Die Indikation zur **frühzeitigen Operation** ist immer gegeben und sollte nach Möglichkeit in den ersten 24 Stunden erfolgen, wenn das Neugeborene ansonsten in einem guten Allgemeinzustand ist. Ösophagusatresien vom Typ III werden durch eine End-zu-End-Anastomose der beiden Ösophagusenden und einen Fistelverschluss versorgt. Ist die Distanz zwischen den Ösophagussegmenten sehr lang („long gap", mehr als 3 Wirbelkörper), wird nur die Fistel verschlossen. Es wird eine Magenfistel angelegt und eine Longitudinalbougierung über einen gewissen Zeitraum durchgeführt. Dann ist eine End-zu-End-Anastomosierung häufig erreichbar. H-Fisteln werden ligiert. Die OP erfolgt thorakoskopisch oder über eine Thorakotomie von rechts. Bei einer rechtsseitigen Aorta ascendens erfolgt der Zugang für die Operation von links.

FRAGE

Worin liegen die primären **Gefahren** einer Ösophagusatresie, abgesehen von der Unfähigkeit, Nahrung aufzunehmen?

Antwort Besonders gefährlich sind die Folgen einer **Fistelung** zwischen Gastrointestinaltrakt und Trachealsystem. Ohne schnelle Therapie treten Komplikationen auf wie

- **Aspiration**
- **Pneumonie**
- **respiratorische Insuffizienz** mit **Zyanose**
- Hustenanfälle
- **Atelektasen**

Der Übertritt von Nahrung aus dem Magen in das Tracheobronchialsystem verursacht dort peptische Läsionen. Falls eine Maskenbeatmung notwendig wird, sollte dies mit niedrigen Beatmungsdrücken und hohen Frequenzen erfolgen, um eine Magenüberblähung zu vermeiden.

FALLBEISPIEL

Ein 4 Wochen alter Säugling leidet seit etwa 1 Woche unter spastischem explosionsartigem Erbrechen sofort nach der Nahrungsaufnahme. Das sauer riechende Erbrochene enthält vom Aspekt her keine Gallenflüssigkeit. Im Oberbauch tastet man einen Tumor. Die Peristaltik des Magens ist sogar durch die Bauchdecke deutlich sichtbar. Das Kind hat innerhalb einer Woche 1 kg abgenommen, wirkt exsikkiert und dystroph. Es besteht eine Bradypnoe mit zahlreichen Atempausen. Der Säugling ist apathisch, reagiert kaum auf Ansprache oder andere Reize. Sein greisenähnliches Aussehen wird durch ständiges Stirnrunzeln zusätzlich verstärkt. Der Muskeltonus ist reduziert.

FRAGE

Welche **Verdachtsdiagnose** kommt Ihnen als Erstes in den Sinn?

Antwort Die Krankheitssymptome sind charakteristisch für eine **Pylorusstenose.** Betroffen sind etwa 2–3 pro 1.000 Säuglinge, meist **zwischen der 2. und 8. Lebenswoche**. Jungen sind 4-mal häufiger betroffen als Mädchen. Ursächlich findet man eine abnorme Innervation oder fehlende nervale Strukturen in der Pylorusmuskulatur mit fehlender Relaxation derselben. Die Ringmuskulatur ist stärker betroffen als die Längsmuskulatur. Wegweisend für die Diagnose sind die typische **Anamnese, Klinik** und eine **Sonografie** des Oberbauchs mit Darstellung des Pyloruskanals > 14 mm Länge und > 3 mm Wanddicke.

Die Klinik stellt sich wie folgt dar:

- schwallartiges, täglich zunehmendes Erbrechen nach der Nahrungsaufnahme
- Gedeihstörungen
- Dehydratation, Exsikkose
- Elektrolytimbalance
- Adynamie
- Hyperperistaltik im Oberbauch
- passagerer Haut- und Sklerenikterus

Es kommt zu einem Verlust von Natrium, Kalium und Salzsäure, was zu einer **metabolischen** (hypochlorämischen) **Alkalose** führt. Als Gegenregulation erfolgt eine vermehrte renale Natriumretention und Ausscheidung von sauren Valenzen (→ paradoxe Azidurie). Bei zunehmender Dehydratation wird über den Urin vermehrt Kalium verloren, was eine **Hypokaliämie** zur Folge hat. Um diesen Circulus vitiosus zu unterbrechen, bedarf es einer Substitution von Flüssigkeit und Elektrolyten (mit NaCl 0,45 %/Glukose 5 %). Wenn die Urinproduktion 1 ml/kg KG/h übersteigt, kann Kaliumchlorid substituiert werden.

Differenzialdiagnostisch zur Pylorusstenose kommen gastrointestinale Infektionen, ein gastroösophagealer Reflux mit oder ohne Hiatushernie, andere gastrointestinale Erkrankungen (v. a. Duodenalstenose und Malrotation) und ein adrenogenitales Salzverlustsyndrom infrage.

FRAGE

Beschreiben Sie kurz das **operative Vorgehen**.

Antwort Die Operation einer Pylorusstenose stellt keine Notfallindikation dar. Zunächst sollten der Säure-Basen-Haushalt und die Elektrolyte korrigiert sowie die Dehydratation behoben werden. Therapieziel ist ein operatives Wiederherstellen der ungehinderten Pyloruspassage. **Präoperativ** wird eine **nasogastrale Ablaufsonde** gelegt. Bei der Operation wird die Pylorusmuskulatur längs bis auf die Mukosa gespalten **(Pyloromyotomie nach Weber-Ramstedt)**. Heutzutage wird in den meisten Kliniken die Operation minimalinvasiv per Laparoskopie durchgeführt. Die Prognose der Erkrankung ist gut. Die OP-Letalität liegt unter 1 %.

16.2 Invagination

FRAGE
Erzählen Sie uns etwas über die **Pathogenese** einer **Invagination**.

Antwort Bei einer Invagination handelt es sich um die Einstülpung eines Darmabschnitts in das Lumen des sich nach distal anschließenden Darmabschnitts. Die Ursachen für eine Invagination sind nicht eindeutig geklärt. Gelegentlich finden sich Leitgebilde im Sinne eines Meckel-Divertikels, einer ilealen Darmduplikatur, eines ilealen Rhabdomyosarkoms (sehr selten), Polypen, Tumoren oder (am häufigsten) virale Lymphknotenverdickungen im Rahmen eines gastrointestinalen Infekts. Invaginationen können in jedem Darmabschnitt auftreten. Klinisch apparent werden sie jedoch vor allem im Bereich des ileozökalen Übergangs. Wenn sich das Ileum ins Zökum vorschiebt, kann es wegen der Bauhin-Klappe nicht zurückgleiten. So kommt es zu einem mechanischen Dünndarmileus. Unbehandelt oder bei verzögerter Diagnose werden die Mesenterialgefäße abgeschnürt mit der Folge von **ischämischen Darmnekrosen**, **Ödem** und **Stauungsblutungen**. 80 % aller Invaginationen treten bei Kindern im 1. Lebensjahr auf.
Typische Symptome sind:

- plötzlich einsetzende kolikartige Bauchschmerzen mit wellenartiger Schmerzcharakteristik, die im Schmerzgipfel bis zur Schocksymptomatik führen können
- galliges Erbrechen in den ersten Stunden
- palpable walzenförmige Resistenz
- Ileussymptomatik
- auskultatorisch: zunächst klingende Darmgeräusche wie beim Ileus, später Paralyse
- Spätsymptom: himbeergeleeartiges Sekret bei der rektalen Untersuchung, im Extremfall palpable Spitze des Invaginatkopfs

PLUS
Eine Invagination stellt beim Kind die häufigste Ursache eines Ileus dar.

FRAGE
Wie stellen Sie die exakte **Diagnose** und wie **behandeln** Sie eine Invagination?

Antwort **Sonografisch** erkennt man:

- **Target-Zeichen** im Querscan: Die Darstellung der einzelnen anatomischen Schichten bzw. der ineinander gestülpten Darmanteile kann wie eine Zielscheibe (Target) aussehen.
- **Pseudokidney-Zeichen** im Längsscan: Die ineinander gestülpten Darmanteile können sonografisch wie eine Niere imponieren.

Eventuell lassen sich freie Flüssigkeit und Pendelperistaltik nachweisen. Als erste konservative Therapieoption kann Luft über einen Ballonkatheter insuffliert oder der distale Darmabschnitt mit NaCl 0,9 % unter sonografischer Therapiekontrolle gefüllt werden. Der sonografische Nachweis kann mit fortschreitender Dauer der Erkrankung (> 2–3 Tage) schwierig werden, da sich die Befunde möglicherweise nicht mehr typisch darstellen. In einem solchen

Fall wird ein Kolon-Kontrastmitteleinlauf vorgenommen. Im **Kolon-KE** zeigt sich ein charakteristischer Kontrastmittelabbruch im Bereich des Invaginatkopfs. Falls die konservativen Erstmaßnahmen noch nicht zum Erfolg geführt haben, kann es durch die Kontrastmittelgabe zu einer Lösung der Invagination kommen. Bei ausbleibendem Therapieerfolg, Peritonitiszeichen, massivem Blutabgang oder Rezidivinvaginationen (ca. 5 % nach konservativer Therapie) erfolgt eine **operative Devagination** meist per Laparotomie: Der Darm wird von kaudal nach kranial ausgestrichen. Leitgebilde werden entfernt, nekrotische Darmareale müssen reseziert werden. Gleichzeitig wird eine **Ileozökopexie** durchgeführt. Bei rezidivierenden Invaginationen erfolgt eine prophylaktische laparoskopische Ileozökopexie.

FALLBEISPIEL

Ein 2-jähriges Mädchen schreckt nachts im Schlaf auf und erbricht. Es klagt über starke Bauchschmerzen. Das Kind wirkt schwer krank und liegt mit angezogenen Beinen im Bett. Bei der körperlichen Untersuchung tasten Sie eine feste Resistenz im rechten Unterbauch. Der Bauch ist schmerzhaft verhärtet. Es besteht eine massive Abwehrspannung. Bei einer rektodigitalen Untersuchung finden Sie Blut am Fingerling.

FRAGE

An was denken Sie und wie sichern Sie Ihre **Diagnose**?

PLUS

Bei Kindern ist es oft schwierig zu beurteilen, ob sie ernsthaft krank sind oder sich „nur" etwas unwohl fühlen. Deshalb müssen Beschwerden von Kindern immer ernst genommen werden.

Antwort **Differenzialdiagnostisch** kommen infrage:

- Appendizitis
- Invagination
- Gastroenteritis, Toxikose, Enterokolitis
- entzündetes Meckel-Divertikel
- Darmblutung (z. B. im Rahmen einer Purpura Schoenlein-Henoch)
- Tumor (z. B. Neuroblastom, Wilms-Tumor)
- Nabelkolik (spastische schmerzhafte Muskelkontraktionen)

Zur Sicherung der **Diagnose** werden folgende Untersuchungen erforderlich:

- Sonografie des Abdomens (freie Flüssigkeit? Kokardenphänomen? Verdickung der Appendixwand?)
- Labor (Leukozyten? CRP?)
- Abdomenübersicht (stark geblähte Darmschlingen, Verlagerung von Darmschlingen, evtl. Spiegelbildung)
- Temperaturmessung (Fieber? Unterschied Rektum – Ohr?)

Falls die Diagnose danach weiterhin unklar ist, muss eine **explorative Laparoskopie** erfolgen.

FRAGE

Wann verschließt sich im Normalfall der **Processus vaginalis** und welche Bedeutung hat es, wenn er offen bleibt?

Antwort Etwa 80–90 % aller Neugeborenen werden mit einem offenen Processus vaginalis geboren. Am Ende des 1. Lebensjahrs findet man nur noch bei ca. 30 % aller Kinder einen offenen Processus vaginalis. Bei einem kleinen Teil der Kinder ist der Processus vaginalis auch am Ende des 2. Lebensjahrs noch offen. Jungen sind häufiger betroffen als Mädchen. Bei Jungen entsteht der Processus vaginalis bei der Wanderung des Hodens durch den Leistenkanal. Dabei wird der Leistenkanal peritoneal ausgekleidet. Bei Vorliegen eines Kryptorchismus findet man regelmäßig einen offenen Processus vaginalis. Bei Jungen stellt er eine **persistierende Verbindung der Bauchhöhle zum Skrotum** dar. Bei Mädchen zieht das Lig. rotundum durch den Processus vaginalis. Bei beiden Geschlechtern kann ein offener Processus vaginalis die Eintrittspforte einer Leistenhernie bilden. Prädisponierend für einen offen bleibenden Processus vaginalis wirken intraabdominelle Drucksteigerungen, wie sie im Rahmen einer chronischen Obstipation oder (bei Kindern sehr selten) durch Aszites und Tumoren, auftreten. Ansonsten sind die Gründe für ein Offenbleiben unbekannt. Leistenhernien im Bereich eines persistierenden Processus vaginalis imponieren durch eine Asymmetrie im Inguinalbereich durch das Vorwölben der Hernie durch den äußeren Leistenring. Ein indirekter Nachweis gelingt mithilfe des „silk-glove-sign". Dies ist ein „Seidenknistern", das beim Gleiten der Bruchsackhüllen oft wahrzunehmen ist.

FRAGE
Beschreiben Sie das klinische Bild einer **Hydrocele testis**.

Antwort Eine Hydrocele testis imponiert als **prall-elastischer Hodentumor**. Im Gegensatz zur Orchitis ist sie **nicht druckdolent**. Eine Hydrocele testis ist bei Kindern meist Folge eines offenen Processus vaginalis, durch den es zu einem Flüssigkeitseinstrom von der Bauchhöhle in das Skrotum kommt. Differenzialdiagnostisch ausgeschlossen werden müssen eine Leistenhernie, eine Orchitis, eine Epididymitis und ein Hodentumor. Da ein offener Processus vaginalis in den ersten Monaten nach der Geburt relativ häufig auftritt, wartet man mit der Operation mindestens bis zur Vollendung des 1. Lebensjahrs.

FRAGE
Erzählen Sie ein wenig über den **Maldescensus testis**!

Antwort Maldescensus testis gilt als Oberbegriff für alle **Lageanomalien des Hodens**. Er entsteht durch eine gestörte Wanderung des Hodens vom Retroperitoneum in das Skrotum. Hierbei kann es sich handeln um:
- **Kryptorchismus**: Der Hoden ist weder sicht- noch tastbar.
- **Retentio testis inguinalis**: Der Hoden befindet sich noch im Leistenkanal.
- **Gleithoden (Sonderform)**: Der Hoden lässt sich aus dem Leistenkanal in das Skrotum platzieren, weicht nach dem Loslassen jedoch wieder in den Leistenkanal zurück (zu kurzer Funiculus spermaticus).
- **Hodenektopie**: Der Hoden hat einen abnormalen Abstiegsweg benutzt und liegt an atypischer Stelle.

- **Pendelhoden**: Der Hoden pendelt zwischen Leistenkanal und Skrotum (er zieht sich durch einen gesteigerten Reflex des M. cremasters jeweils nach proximal zurück).
- ⅔ bis ¾ der Hoden deszendieren in den ersten 6 Lebensmonaten spontan ins Skrotum. Bleibt dieser Deszensus aus, wird eine **hormonelle Therapie** mit Gonadorelin-Nasentropfen (1,2 µg/d) für 28 Tage und **humanem Choriongonadotropin** (= HCG: 500–2.000 IE/Woche) für 3–5 Wochen empfohlen. Bei etwa 2 % der Jungen liegen die Hoden gegen Ende des 1. Lebensjahrs immer noch nicht im Skrotum. In diesen Fällen ist eine operative Therapie (12.–18. Lebensmonat) indiziert. Diese besteht aus einer **Orchidopexie**, wobei die Hoden im Skrotum fixiert werden.

Ektope Hoden bleiben in der Regel unterentwickelt. Dies führt zu **Hormon- und Fertilitätsstörungen.** Außerdem zeigt sich eine erhöhte Inzidenz von späteren **Hodentumoren.** Ob eine Orchidopexie die spätere Fertilität oder die Inzidenz von Hodentumoren beeinflusst, ist noch nicht eindeutig geklärt. Je früher die Orchidopexie erfolgt, umso besser ist das Hodenwachstum und umso geringer scheint das Risiko einer späteren malignen Entartung zu sein.

FRAGE
Was ist eine **Phimose** und wann ist sie korrekturbedürftig?

PLUS
In muslimischen Ländern werden Beschneidungen zwar häufig unter unsterilen Bedingungen, aber von geübten Beschneidern durchgeführt. Die kosmetischen Ergebnisse sind nicht unbedingt schlechter als nach Zirkumzisionen in den westlichen Industrieländern.

Antwort Bei einer Phimose handelt es sich um ein Missverhältnis zwischen Größe der Glans penis und der dehnbaren Weite der Vorhautöffnung. Die Vorhaut kann entweder nicht über die Glans zurückgezogen werden oder es entsteht beim Zurückstreifen des Präputiums ein anämischer Schnürring. Bei der Geburt besitzt das innere Vorhofblatt ein gemeinsames Epithel mit der Glans. Die Vorhaut lässt sich aus diesem Grund nicht zurückziehen. In den ersten 3–4 Jahren trennt sich dieses Epithel. Bei 90 % der 3-Jährigen lässt sich die Vorhaut retrahieren. Die Indikationen für eine Zirkumzision sind:

- Entzündungen
- Schmerzen
- Miktionsstörungen, Ballonierung der Glans penis bei der Miktion
- Behinderung der Hygiene
- religiöse oder kosmetische Gründe
- Abschnüren der Glans durch ein zu enges Präputium und Auftreten von Veränderungen und Vernarbungen im Sinne eines Lichen sclerosus

Mangelnde Hygiene des Penis begünstigt in höherem Alter das Auftreten von Peniskarzinomen. Zudem treten nach Zirkumzision seltener Harnwegsinfekte auf. Deshalb wird die Indikation zur OP heutzutage großzügiger gestellt als in früheren Jahren. Die Operation sollte aus psychologischen Gründen am besten vor dem 3. Lebensjahr oder erst nach dem 5. Lebensjahr erfolgen (Kastrationsängste in der phallischen Phase im 4./5. Lebensjahr). Ein konservativer Therapieansatz beinhaltet das Eincremen des verklebten Präputialrands zweimal täglich mit kortikoidhaltiger Salbe über 4–8 Wochen oder östrogenhaltiger Salbe über 4 Wochen.

16.3 Hodentorsion

FRAGE
Erläutern Sie das klinische Bild einer **Hodentorsion**. Warum ist eine möglichst rasche Therapie essenziell?

Antwort Unter einer Hodentorsion versteht man eine **intraskrotale Stieldrehung** des Hodens durch eine Torsion des Samenstrangs. Zu- und abführende Hodengefäße werden abgeschnürt. Je nach Drehung kommt es zu einer kompletten Ischämie. Unbehandelt führt eine Hodentorsion zur **Hodennekrose** und zum **Hodenverlust**.

Die Ätiologie der Hodentorsion ist noch nicht endgültig geklärt. Man vermutet eine **unzureichende intraskrotale Fixation** des Hodens. Symptome setzen meist ohne Vorankündigung ein. Betroffene Jungen, Jugendliche, aber auch erwachsene Männer klagen über plötzliche Schmerzen im Hoden. Der Hoden ist **druckdolent**, evtl. **bläulich verfärbt** und **verhärtet**. Zur Diagnose führen Anamnese, Klinik und farbkodierte **Duplexsonografie**. Therapie der Wahl ist eine **Hodenfreilegung und Drehung** des Hodens entgegen der Torsionsachse. Der Operateur wartet, bis sich der Hoden wieder erholt hat und rosig wird. Erst danach erfolgt eine **Fixation** des Hodens **im Skrotum** (Orchidopexie). Im Allgemeinen wird auch die Gegenseite prophylaktisch pexiert.

PLUS
Nicht immer ist die Klinik einer Hodentorsion eindeutig. Durch die verbesserte Qualität bei der Duplexsonografie ist die Diagnostik besser geworden. Bei nicht eindeutigen Befunden muss aus forensischen Gründen der Hoden freigelegt werden.

MERKE
Eine Hodentorsion muss umgehend operiert werden, da sonst eine Nekrose (→ Hodenverlust) droht.

16.4 Mekoniumileus

FRAGE
An welche Erkrankung denken Sie beim Stichwort **„Mekoniumileus"**?

Antwort Bei **Mukoviszidose** (Synonym: zystische Fibrose) tritt bei 10–15 % der erkrankten Kinder ein Mekoniumileus als Erstmanifestation der Erkrankung auf. Bei einem Mekoniumileus handelt es sich um eine akute intestinale Obstruktion des Darms durch zähes Mekonium aufgrund einer pathologischen Zusammensetzung. Der Abbau von Proteinen aus intestinalen Sekreten und verschlucktem Fruchtwasser bleibt bei der Mukoviszidose durch fehlende Enzyme des Pankreas aus. Der Proteingehalt beträgt deshalb etwa 85 % (zum Vergleich: 7 % im Mekonium gesunder Neugeborener). Zudem sezernieren die Becherzellen des Dünndarms zähen Schleim. Dies führt zu einer Verlegung des Darmlumens mit einer Häufung im terminalen Ileum. Die proximalen Dünndarmanteile sind dilatiert. Klinisch imponiert das Krankheitsbild als mechanischer Ileus. Typische Symptome wie **galliges Erbrechen**, **hochgestellte, klingende Peristaltik** und ein **aufgetriebenes Abdomen** kennzeichnen den

PLUS
Mekonium wird von den Neugeborenen in den ersten 24–48 Stunden abgesetzt. Es besteht aus Epithel von Schleimhäuten, eingedickter Galle und mit dem Fruchtwasser verschluckte Haare und Hautzellen.

Mekoniumileus. Die für die Mukoviszidose typischen bronchopulmonalen Symptome treten demgegenüber oft mit gewisser Latenz auf.

Beim **unkomplizierten Mekoniumileus**, der erst nach den ersten 24 Stunden symptomatisch wird, kann zunächst ein konservativer Therapieversuch unternommen werden. Dabei wird vorsichtig ein Kontrasteinlauf mit **verdünntem Gastrografin** durchgeführt. Diese Methode dient zum einen der Darstellung des Darms, zum anderen der Therapie, indem es den zähen Darminhalt verdünnt und aufgrund seiner osmotischen Wirkung Flüssigkeit in das Darmlumen zieht. Dabei ist auf eine ausreichende Volumenzufuhr zu achten, da es ansonsten zur Dehydratation des Neugeborenen kommen kann. Beim **Versagen der konservativen Therapie** oder beim **komplizierten Mekoniumileus** (Komplikationen zum Zeitpunkt der Geburt) ist eine sofortige **Operation** unvermeidbar. Oft muss eine Resektion des veränderten Ileumabschnitts mit einer Ileostomie oder einer doppelläufigen Enterostomie erfolgen. Patienten, die an zystischer Fibrose leiden, benötigen eine lebenslange Therapie (Substitution von Pankreasenzymen, Prophylaxe und Therapie bronchopulmonaler Komplikationen). Die Lebenserwartung und -qualität hat sich in den letzten Jahren deutlich verbessert. Dennoch versterben viele Patienten bis zum 30. Lebensjahr. Eine kausale Therapie der Erkrankung gibt es zurzeit noch nicht.

16.5 Morbus Hirschsprung

FRAGE

Erläutern Sie die Ätiopathogenese des **Morbus Hirschsprung**.

PLUS

Ein Morbus Hirschsprung, eine Ileum-Kolon-Atresie und ein small left colon syndrome sind die wichtigsten Differenzialdiagnosen eines Mekoniumileus.

Antwort Der Morbus Hirschsprung tritt mit einer Inzidenz von 1 : 5.000 auf. Jungen sind etwa 4-mal häufiger betroffen als Mädchen. Ursache der Krankheit ist eine kurz- oder langstreckige **Aplasie** der **parasympathischen Ganglienzellen der Darmwand** (Aganglionose). Über eine Enthemmung der extramuralen Plexus kommt es zu einer permanenten Ausschüttung von Acetylcholin. Dies verursacht einen **erhöhten Ruhetonus** und eine **ungeordnete Peristaltik** des Darms. Im Bereich der hyperperistaltischen Darmabschnitte kommt es zu **funktionellen Stenosen**. Ein proximaler Anstau des Darminhalts führt in den betroffenen Bereichen zu einer ausgedehnten Dilatation der proximalen Darmabschnitte. Es resultiert ein **Megakolon**. In 90 % der Fälle befällt der Morbus Hirschsprung das **Rektum** oder das **Sigmoid**.

FRAGE

Sehen Sie Alternativen zu einer operativen Therapie?

Antwort Konservative Therapieversuche mit **Einläufen**, **Kurz-** und **Langzeitbougierungen** bieten nur kurzfristige Erfolge. Bei einem massiv dilatierten Megakolon kann die vorübergehende Anlage einer rechtsseitigen Kolostomie erforderlich werden. Ziel wäre jedoch eine sofortige Resektion des aganglionären Darmabschnitts und eine Anlage einer End-zu-End-Anastomose des gesunden Kolons mit dem Anus. Sexualfunktionen und das Kontinenzorgan werden nach Möglichkeit erhalten. Die Resektion erfolgt in der Regel laparoskopisch oder transanal (OP nach Duhamel) und liefert gute Langzeitergebnisse.

16.6 Tumoren im Kindesalter

FRAGE
Welche Neoplasien findet man bevorzugt im Kindesalter?

Antwort Maligne Tumoren im Kindesalter sind in ⅓ der Fälle **embryonalen Ursprungs**. Dabei handelt es sich um:
- Neuroblastome
- Nephroblastome (Wilms-Tumoren)
- Retinoblastome
- Medulloblastome
- Hepatoblastome
- Pulmoblastome

Bei etwa 35 % aller malignen Erkrankungen im Kindesalter handelt es sich um **Leukämien**. Hierbei überwiegen die akuten Formen (ALL, extrem selten AML). Circa 20 % entfallen auf **Tumoren des ZNS**, 10–15 % sind **maligne Lymphome**. Neuroblastome machen ungefähr 8 %, Weichteiltumoren etwa 7 %, Wilms-Tumoren etwa 6 %, Knochentumoren etwa 5 % und Keimzelltumoren etwa 3 % aus. Nur ungefähr 2 % sind epitheliale Tumoren (Karzinome).

FRAGE
Können Sie uns zum **Wilms-Tumor** etwas mehr erzählen?

Antwort Der Wilms-Tumor, auch Nephroblastom genannt, ist ein **embryonales Adenosarkom** der **Niere** mit rhabdomyoblastischen und heteroblastischen Anteilen. In 5–10 % der Fälle sind beide Nieren betroffen.

Familiär gehäuft auftretende Wilms-Tumoren, die mit einer Mutation des Chromosoms 11 einhergehen und autosomal-dominant vererbt werden, treten oft in Kombination mit Fehlbildungen wie z. B. Aniridie, Viszeromegalie oder Anomalien der Harn- und Geschlechtsorgane auf.

Anfangs ist die klinische Symptomatik dezent. Eine **Schwellung** und ein **tastbarer Tumor** sind die ersten Symptome, die entweder den Eltern oder dem Kinderarzt auffallen. **Spätsymptome** sind **Schwäche, Müdigkeit und Fieber**. Eine **Hämaturie** kann auftreten, wenn der Tumor ins Nierenbeckenkelchsystem einbricht. Das passiert jedoch beim Wilms-Tumor eher selten. Der Tumor ist von einer Pseudokapsel umgeben, deshalb wächst er eher verdrängend, weniger invasiv. Als Rarität kann sich ein Wilms-Tumor auch extrarenal entwickeln. **Differenzialdiagnostisch** vom Wilms-Tumor abzugrenzen sind andere seltene maligne Nierentumoren wie:

- Klarzellsarkome
- Rhabdoid-Tumoren
- mesoblastische Nephrome
- Nierenzellkarzinome

Benigne Raumforderungen der Nieren sind Teratome, zystische Nephrome, Hamartome, Adenome oder Angiomesolipome. Wichtig ist auch die Abgrenzung zum Neuroblastom, wobei diese Kinder in einem schlechteren klinischen Zustand sind.

FRAGE
Erläutern Sie die **Stadieneinteilung** des **Wilms-Tumors**.

Antwort Eine Stadieneinteilung erfolgt je nach Tumorausbreitung in die Stadien I–V (➢ Tab. 16.3). Die Stadieneinteilung ist maßgebend für die Therapiewahl.

FRAGE
Wie sieht die **Therapie** aus?

Antwort Die Therapie richtet sich nach dem Tumorstadium (➢ Tab. 16.4) und nach dem Alter der betroffenen Kinder. Kinder < 6 Monate und Jugendliche > 16 Jahre werden primär operiert. Die Internationale Gesellschaft für pädiatrische Onkologie favorisiert eine primäre Chemotherapie für alle Tumorstadien. Die **präoperative Chemotherapie** und ab Stadium III auch eine **Radiatio** werden aus folgenden Gründen empfohlen:

- zur **Tumorverkleinerung** (Down-Staging)
- zum **Verhindern einer Tumorruptur**
- zur frühzeitigen **Therapie einer Mikrometastasierung** präoperativ

Die Chemotherapie wird in den Stadien I und II mit Actinomycin D und Vincristin über einige Wochen, ab Stadium III mit Actinomycin D, Vincristin und Adriamycin durchgeführt. Dann erfolgt die Operation im Sinne einer Tumornephrektomie oder, im Stadium V (beidseitiger Tumor), teilweise organerhaltend als Nephrektomie einer Seite und Teilnephrektomie auf der anderen Seite. In fortgeschrittenen Tumorstadien und bei hoher Malignität wird postoperativ eine Radiatio vorgenommen. Die **Prognose** von Wilms-Tumoren hat sich seit dem neoadjuvanten Vorgehen deutlich verbessert. In Stadium I überleben ca. 98 % der Kinder, rezidivfrei bleiben bis zu 88 %. Selbst im Stadium V ist die Prognose mit 70–80 % noch recht gut.

FRAGE
Welches **Gewebe** bildet den Ausgangspunkt eines **Neuroblastoms**?

Tab. 16.3 Wilms-Tumor: Stadieneinteilung der International Society of Paediatric Oncology [F765-001]

Stadium	Einteilung
I	Eine Niere ist befallen. Die Nierenkapsel ist intakt.
II	Eine Niere ist befallen. Die Nierenkapsel ist überschritten und der Tumor infiltriert Fettgewebe oder Blutgefäße. Der Tumor lässt sich, da er eine Pseudokapsel besitzt, chirurgisch komplett resezieren.
III	Der Tumor ist peritoneal metastasiert und hat andere lebenswichtige Organe infiltriert. Er ist deshalb nicht komplett resezierbar.
IV	Es hat bereits eine hämatogene Fernmetastasierung stattgefunden (Lunge, Leber, Knochen, Gehirn).
V	Beide Nieren sind befallen.

Tab. 16.4 Therapie der Wilms-Tumoren

Stadium	Therapie
I und II	1. primäre Nephrektomie bei Kindern < 6 Monate und > 16 Jahre, da in diesen Altersgruppen meist andere Tumorarten der Niere auftreten 2. primäre Chemotherapie gefolgt von Nephrektomie (Internationale Gesellschaft für pädiatrische Onkologie)
III	präoperative Chemotherapie (Down-Staging) mit anschließender Nephrektomie und Metastasenentfernung (so weit möglich), evtl. postop. Radiatio (je nach Histologie)
IV	Chemotherapie, gefolgt von Tumornephrektomie, postoperative Radiatio je nach OP-Verlauf und Histologie des Tumors
V	primäre Chemotherapie, unilaterale Tumornephrektomie und kontralaterale Tumornukleation, postop. Radiatio je nach Histologie und OP-Verlauf

Antwort Das Neuroblastom hat seinen Ursprung in den sympathischen Neuroblasten des **Nebennierenmarks** oder den **Ganglien des sympathischen Grenzstrangs**. Im Kindesalter ist es der häufigste extrakranielle solide Tumor; gleichzeitig ist es der dritthäufigste Tumor im Kindesalter überhaupt. Wie der Wilms-Tumor ist auch das Neuroblastom ein **embryonaler Tumor**. Er ist meist **abdomino-paravertebral** (in 60 % der Fälle!) oder in den Nebennieren lokalisiert, kann aber auch im Hals-, Brust- oder Beckenbereich liegen (➤ Abb. 16.2). Allgemeine Symptome werden durch die Hypersekretion von Katecholaminen aus dem Tumor verursacht. **Blutdruckkrisen**, **Schwächegefühl**, **Inappetenz**, **Erbrechen** und **Stuhlunregelmäßigkeiten** sind systemische Auswirkungen der Katecholamine. Die lokalen Auswirkungen variieren je nach Lokalisation des Tumors und können folgende Klinik bieten:

- derber, höckeriger Bauchtumor (bei intraabdomineller Lokalisation)
- Querschnittssymptomatik (selten, bei paravertebraler Lokalisation)
- Horner-Syndrom (selten, bei zervikaler Lage)
- Kompression des Bronchialsystems mit respiratorischer Insuffizienz (inspiratorischer Stridor) bei intrathorakaler Lokalisation
- obere Einflussstauung (bei intrathorakaler Lokalisation)

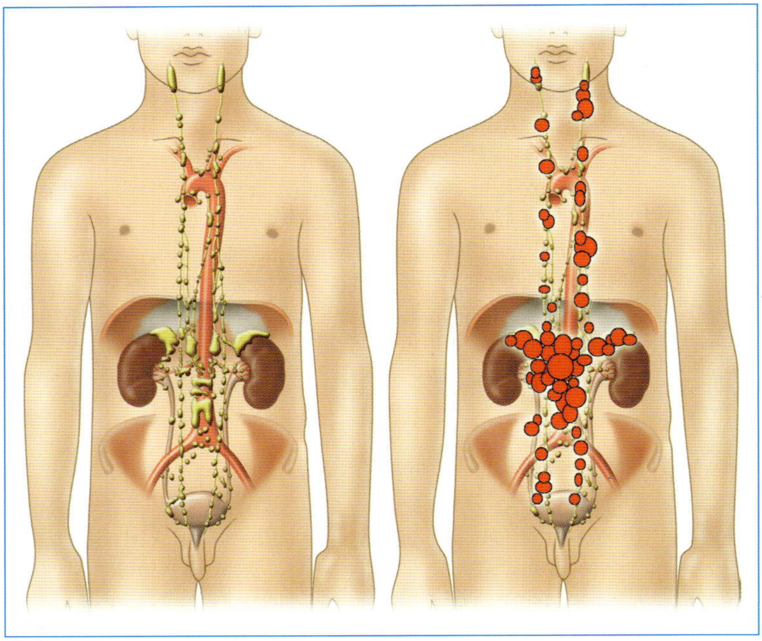

Abb. 16.2 Vergleich der Lokalisation von sympathischem Nervensystem und Neuroblastomen [L238]

FRAGE

Welche **Tumorstadien** sind Ihnen geläufig und wann ist eine **operative Therapie** indiziert?

Antwort Bei den **Neuroblastomen** handelt es sich um eine sehr **heterogene Tumorgruppe**. Man findet je nach Tumor folgende (völlig verschiedene) Eigenschaften:

- Fähigkeit zur **spontanen Rückbildung**
- **aggressives** Wachstumsverhalten
- **Ausreifung** zu benignen Ganglioneuromen

Es existieren verschiedene Einteilungen. Am gebräuchlichsten sind das **Internationale Neuroblastom Staging System** (INSS) (➤ Tab. 16.5), das den Tumor gemäß Lokalisation, Lymphknoten- und hämatogener Metastasierung klassifiziert sowie die **International Neuroblastoma Pathology Classification** (INPC) nach Shimada, in der die Tumoren nach ihrem Differenzierungsgrad, Atypien, Mitoserate und Zelltod eingestuft werden. Die INPC hat die größte Aussagekraft bezüglich der Einteilung in Risikogruppen und der Prognose der Erkrankung. Grundsätzlich sollten alle Neuroblastome so **radikal** wie möglich **operiert** werden. Im Stadium II erfolgt postoperativ eine **Chemotherapie** zwecks Rezidivprophylaxe. Im Stadium III erfolgt zunächst eine Chemotherapie, gefolgt von einer Resttumorentfernung. Je nach **Resttumor** schließt sich eine **Radiatio** an. Eine initiale Radiatio in Kombination mit der Chemotherapie ist indiziert im Stadium II bei **Rückenmarkskompression** und im Stadium IV-S bei massiver metastatischer **Lebervergrößerung**. Bei **Säuglingen** mit geringem Risikoprofil und **ohne bedrohliche Symptome**

Tab. 16.5 Internationales Neuroblastom Staging System (INSS)

Stadium	Ausdehnung
I	lokalisierter Tumor ohne mikroskopische LK-Metastasen • mit kompletter Resektion • mit/ohne Resttumor
II	A lokalisierter Tumor mit inkompletter Resektion, keine LK-Metastasen B lokalisierter Tumor mit regionären ipsilateralen mikroskopischen LK
III	• inoperabler Tumor über die Mittellinie hinausgehend , mit oder ohne LK • lokalisierter Tumor mit ipsi- und kontralateralen LK • medialer Tumor mit bilateraler Infiltration oder LK
IV	Primärtumor mit Metastasen in Skelett, periphere Lymphknoten, Leber, Haut und/oder andere Organen
IV-S	meist kleiner, lokalisierter Primärtumor (Stad. I–IIB) mit Metastasen nur in der Haut, Leber und Knochenmark bei einem Alter < 1 Jahr

kann zugewartet werden, um der **spontanen Regressionstendenz** in diesem Alter Rechnung zu tragen. Insgesamt haben **kleinere Kinder** die **bessere Prognose**. So findet man bei Kindern < 1 Jahr eine fast 100-prozentige Überlebenswahrscheinlichkeit in den Stadien I und II. Bei älteren Kindern liegt die Prognose bei 80–90 %. In Stadium III ist die Prognose abhängig von der regionalen Tumorausdehnung. Demensprechend variiert die Überlebenschance zwischen 20 und 90 %. Kinder in Stadium IV-S (< 1 Jahr) haben grundsätzlich eine gute Prognose (80 %). Bei starker Lebervergrößerung aufgrund von Metastasen kann es jedoch zu vital bedrohlichen Symptomen kommen (abdominelles Kompartment-Syndrom, Multiorganversagen, respiratorisches Versagen). Dies kann die Prognose extrem verschlechtern. Die 5-Jahres-Überlebensrate über alle Stadien liegt bei 65 %.

FALLBEISPIEL

Eine besorgte Mutter sucht Sie mit ihrem 6-jährigen Sohn auf. Der Junge sei im letzten Jahr nicht mehr gewachsen. Auch klage er häufig über Kopfschmerzen und Übelkeit. In der letzten Zeit sei ihr aufgefallen, dass der Junge extrem viel trinkt. Das Kind wirkt klein und adipös für sein Alter. Die Genitalien scheinen unterentwickelt.

FRAGE

Können Sie sich mit der Diagnose eines familiären Minderwuchses zufriedengeben?

Antwort Auf gar keinen Fall darf man sich mit dieser Diagnose begnügen. Die Symptome könnten auf das Vorliegen eines **Hypophysentumors** oder eines **Kraniopharyngeoms** hindeuten. Das klinische Bild könnte Folge einer **Hypophysenvorderlappeninsuffizienz** und einer **Kompression des Hypothalamus** sein. Gesichtsfelddefekte und eine Stauungspapille könnten weitere Hinweise auf das Vorliegen eines Kraniopharyngeoms sein. Zur Diagnosestellung benötigt man eine **Sella-Zielaufnahme**, konventionelle **Röntgenaufnahmen** des Schädels, eine **CT** und **Hormonuntersuchungen** (ACTH + Kortison mit unzureichendem Anstieg nach CRH-Gabe; TSH, T_3, T_4 mit un-

PLUS

Babinski-Fröhlich-Syndrom: Adipositas, Hypogenitalismus, Minderwuchs und Sehstörungen entstehen durch Kompression des Hypothalamus.

zureichendem Anstieg nach TRH-Gabe, FSH + LH basal und nach LHRH-Gabe; GH nach GHRH-Gabe).

Die erhöhte Trinkneigung des Kindes könnte darauf hinweisen, dass die ADH-Sekretion des Hypophysenhinterlappens gestört ist. Um diesen Verdacht zu verifizieren, sollte eine ADH-Bestimmung vor und nach einem Durstversuch durchgeführt werden.

KAPITEL

17 Schmerztherapie

17.1 Allgemeine Schmerztherapie

FRAGE

Können Sie mir einige **Grundlagen** der **Schmerztherapie** erläutern? Nach welchen Kriterien werden Schmerzen eingeteilt?

Antwort Man unterscheidet akute und chronische Schmerzen. Je nach Art der schmerzauslösenden Faktoren trennt man **postoperative**, **posttraumatische** und andere (z. B. Kopfschmerzen) **akute** Schmerzen von **Tumorschmerzen** und **chronischen nicht tumorbedingten** Schmerzen.

Man kennt je nach Schmerzentstehungsort und -mechanismus:

- **Nozizeptorschmerzen**
  - viszerale Schmerzen (von den viszeralen Organen ausgehend)
  - somatische Schmerzen (z. B. von Weichteilen wie Muskeln ausgehend, Hautschmerzen nach Schnitten, Knochenschmerzen, Kopfschmerzen)
- **neuropathische Schmerzen** (z. B. Zosterneuralgie, Trigeminusneuralgie)
- Deafferenzierungsschmerzen (bei direkten Verletzungen der Nervenstrukturen, z. B. Phantomschmerzen)
- **übertragene Schmerzen** (Head-Zonen: Schmerzen werden nicht an ihrem Ursprung, sondern an anderen Orten wahrgenommen: z. B. Schmerzen im linken Arm bei Myokardinfarkt)
- **somatoforme Schmerzen** (Somatisierungsstörungen)

Alle Schmerzzustände werden zu einem hohen Prozentsatz durch psychische Faktoren beeinflusst. Als Beispiel: Ein Patient mit starken postoperativen Schmerzen fordert weniger Schmerzmittel, wenn er durch Besuch abgelenkt wird.

MERKE

Definition des Schmerzes gemäß der International Association for the Study of Pain: „Schmerz ist ein unangenehmes Sinnes- und Gefühlserlebnis, das mit einer aktuellen oder potenziellen Gewebeschädigung verknüpft ist oder mit Begriffen einer solchen Schädigung beschrieben wird".

FALLBEISPIEL

Ein 54-jähriger Patient kommt mit den typischen Symptomen einer akuten Nierenkolik in die Klinik. Er windet sich vor Schmerzen.

FRAGE

Was tun Sie?

Antwort Bei akuten schweren Schmerzzuständen müssen Analgetika **intravenös** appliziert werden, um einen schnellen Wirkungseintritt zu erzielen. Meist werden zwei peripher wirksame Analgetika in Kombination mit einem Opiat eingesetzt. Dabei hat sich bei kolikartigen Schmerzen unter den peripheren Analgetika vor allem **Metamizol** (Novalgin®) wegen seiner spasmolytischen Wirkung bewährt. Als Einzeldosis appliziert man 1–2,5 g (maximal 5 g/d) per Kurzinfusion (Cave Hypotonie!). Bei Weichteil- und Knochenschmerzen haben sich vor allem NSAR (nichtsteroidale Antirheumatika, z. B. Voltaren® 3 × 50 mg/d) bewährt. Kombiniert werden Metamizol oder NSAR meist mit Paracetamol (4 × 1 g/d). Bei den Opiaten kann man zwischen mittelstarken (Tramadol, Tilidin, Codein) und starken Opiaten (z. B. Morphin, Piritramid, Pethidin) wählen. Pethidin zeigt dabei die geringsten Auswirkungen auf die Sphinkteren im Harn- und Gastrointestinaltrakt und ist deshalb insbesondere indiziert bei kolikartigen Schmerzen (z. B. bei Nieren- und Gallenblasenkoliken). **Spasmolytika** wie **Butylscopolamin** (Buscopan®) senken den Sphinktertonus und wirken sich bei kolikartigen Schmerzen positiv auf den Schmerz aus. Sie sind aber im eigentlichen Sinne keine Analgetika. Butylscopolamin ist ein Parasympathikolytikum. Entsprechend treten Nebenwirkungen wie Tachykardien, Hautrötung, Mundtrockenheit, verminderte Schweißsekretion und Völlegefühl auf.

MERKE Paracetamol sollte nicht eingesetzt werden bei vorgeschädigter Leber, da es zu einem akuten Leberversagen führen kann. Auch bei älteren Menschen und bei Kindern ist bei der Dosierung dieses Medikaments Vorsicht geboten.

FRAGE
Metamizol wird von vielen Ärzten sehr zurückhaltend eingesetzt. Empfinden Sie dies als gerechtfertigt?

TIPP
Eine heikle Frage. Eine diplomatische Antwort wäre: „Jede begründete Vorsicht ist berechtigt. In meiner bisherigen Praxis habe ich zwar noch keine schlechten Erfahrungen damit gemacht …"

Antwort Eine vorsichtige Haltung gegenüber **Metamizol** ist nicht ganz unbegründet, da bekannt ist, dass es zu schweren **Agranulozytosen** führen kann. Diese Komplikation ist sehr selten, kann aber im Extremfall tödlich enden. Wenn der Verdacht auf eine durch Metamizol ausgelöste Agranulozytose besteht, muss das Medikament unverzüglich abgesetzt werden. Die charakteristischen Blutbildveränderungen sind bei rechtzeitiger Diagnose reversibel.

Kontraindikationen für den Einsatz von Metamizol sind:

- akute hepatische Porphyrien
- Glukose-6-Phosphat-Dehydrogenase-Mangel
- Allergien
- Schwangerschaft (v. a. im ersten Trimenon)

Metamizol ist ein hochpotentes peripheres Analgetikum, das vor allem in der postoperativen Phase und in der **Tumorschmerztherapie** eingesetzt wird. Es wirkt besonders gut bei viszeralen Schmerzen, da es eine krampflösende Wirkkomponente hat. Weiterhin ist von Vorteil, dass es in Form von **Tropfen** gegeben werden kann. Patienten mit Schluckbeschwerden (z. B. HNO-Tumorpatienten) profitieren hiervon sehr. Vor Kurzem hat man entdeckt, dass Metamizol neben seiner Wirkung an den peripheren Schmerzrezeptoren auch eine **zentralnervöse Wirkung** besitzt.

MERKE

Spritzt man Metamizol unverdünnt i. v., wird die Infusionsvene geschädigt und der Blutdruck kann rapide abfallen.

17.2 Postoperative Schmerztherapie

FRAGE

Warum ist Ihrer Meinung nach eine suffiziente Schmerztherapie entscheidend für einen problemlosen postoperativen Verlauf?

Antwort Der Patient ist intra- und perioperativ extremen Stressfaktoren ausgesetzt, was zu einem erhöhten Sympathikotonus führt. Schmerzen verstärken diesen Sympathikotonus. Dies führt zu einem **erhöhten Sauerstoffverbrauch** des Organismus und steigert zudem den postoperativen Katabolismus. Eine **schmerzbedingte Schonatmung** (v. a. nach Oberbauch- und pulmonalen Eingriffen) begünstigt eine Minderbelüftung der Lunge. Dies fördert die Entwicklung von **Atelektasen**, **Pneumonien**, eines **erhöhten intrapulmonalen Rechts-links-Shunts** und Hypoxie. Eine suffiziente Schmerztherapie wirkt dem entgegen. Schmerztherapie kann **rückenmarksnah** über einen Periduralkatheter, **regional** über einen Katheter im Bereich von Nervengeflechten oder im Bereich der OP-Wunde (LIA: lokale Infiltrationsanästhesie) oder **systemisch** durch die Gabe von peripheren und zentral wirksamen Analgetika erfolgen. Eine Kombination von systemischer und regionaler bzw. rückenmarksnaher Analgesie ist nach vielen Operationen sinnvoll (z. B. Periduralkatheter bei medianer Laparotomie).

MERKE

Schmerzen, Stress und postoperatives Zittern (Shivering) führen zu einem vermehrten Sauerstoffverbrauch des Organismus. Kardial und pulmonal vorbelastete Patienten können dekompensieren.

FRAGE

Sie erwähnten den **Periduralkatheter** für die postoperative Schmerztherapie. Welche Vorteile erwarten Sie für den Patienten vor allem nach größeren intraabdominellen Eingriffen?

Antwort Der **Periduralkatheter** (PDK) ist bei ausgedehnten Bauchoperationen eine optimale und vor allem suffiziente Schmerztherapie. Die Schmerzen werden sowohl im Ruhezustand als auch bei Bewegung, Atmung und Husten gut supprimiert. Opiate, die die meisten Patienten stattdessen benötigen würden, hemmen die Peristaltik des Darms. Dies ist nach Bauchoperationen, bei denen postoperativ mit einer reflektorischen Darmparalyse zu rechnen ist, kontraproduktiv. Argumente für einen **thorakalen** Periduralkatheter sind:

- suffiziente Schmerztherapie
- verbesserte Peristaltik
- Perfusionssteigerung im Truncus coeliacus (→ bessere Durchblutung des Darms, bessere Wundheilung vor allem im Bereich von Anastomosen)
- vermindertes Thromboserisiko durch verbesserte Perfusion (→ weniger Embolien)
- verbesserte Atmung (Schonatmung unterbleibt → weniger Pneumonien und Atelektasen)

Die thorakale Periduralanästhesie (PDA) ist aus diesem Grund wesentlicher Bestandteil der „Fast-Track-Chirurgie".

FRAGE
Kennen Sie auch die **Nachteile** einer **Periduralanästhesie**?

Antwort Die Sympathikolyse durch die PDA verursacht neben einer Anregung der Darmmotilität eine Gefäßdilatation im anästhesierten Areal. Dadurch kommt es zu einer mehr oder weniger stark ausgeprägten **Hypotonie**. Die Patienten benötigen deshalb gelegentlich eine vorübergehende Kreislaufunterstützung (Flüssigkeitszufuhr, Katecholamine). Wichtig bei jedem rückenmarksnahen Anästhesieverfahren sind eine sterile, vorsichtige und geübte Anlage des Katheters und engmaschige **Nachbetreuung**. Dabei interessieren vor allem:

- Schmerzscore (0–10 gemäß numerischer Analogskala = NAS)
- Niveaubestimmung der PDA
- Neurologie (epidurales Hämatom? Abszess?)
- Einstichstelle (Rötung, Schwellung)
- Verband

Die Befunde sollten sorgfältig dokumentiert werden. Beim Auftreten neurologischer Symptome ist der Zeitfaktor von enormer Bedeutung. Ein epidurales Hämatom oder Abszess muss spätestens 6 Stunden nach dem Auftreten neurologischer Ausfälle entlastet werden, um bleibende Schäden zu verhindern. Die Anlage oder das Ziehen eines PDK darf frühestens 12 Stunden nach der Gabe und mindestens 4–6 Stunden vor der Gabe von niedermolekularem Heparin erfolgen.

FRAGE
Was halten Sie von **PCA-Pumpen**? Können Sie uns erklären, wofür PCA steht?

Antwort Die Abkürzung PCA steht für den englischen Begriff **„patient controlled analgesia"**. Der Patient erhält eine Pumpe, die mit einem starken Opiat (z. B. Morphin, Pethidin oder Piritramid) gefüllt ist. Er kann sich per Druckknopf selbstständig das Opiat über die laufende Infusion injizieren. Die Höhe des Einzelbolus, die maximale stündliche Dosis und der zeitliche Abstand zwischen zwei Boli werden vom Arzt begrenzt, damit keine Gefahr besteht, dass sich der Patient versehentlich überdosiert. Mit einer PCA-Pumpe kann eine effiziente postoperative Schmerztherapie durchgeführt werden, die

Tab. 17.1 Postoperative Schmerztherapie mit Opiaten

Opiat	Anfangsdosis
Piritramid (Dipidolor®)	5–10 mg
Pethidin (z. B. Dolantin®)	25–50 mg
Morphin (z. B. MSI®)	5–10 mg

aber eine konsequente Überwachung der Vitalparameter (Blutdruck, Sauerstoffsättigung und Atemfrequenz) erfordert.

FRAGE
Sie sprachen Opiate an. Welche **Opiate** kommen hauptsächlich in der **postoperativen** Schmerztherapie zum Einsatz?

Antwort Zur postoperativen Schmerztherapie kommen **mittelpotente** (Tramadol, Tilidin) bei kleineren, wenig schmerzhaften Eingriffen, mehr aber **hochpotente Opiate** wie Morphin, Pethidin und Piritramid (➤ Tab. 17.1) zum Einsatz. Bei postoperativen Schmerzen werden sie in der Regel intravenös oder subkutan gegeben. Der Patient muss engmaschig überwacht werden mit Augenmerk auf die Atemfrequenz, Vigilanz und die Pupillengröße. Durch den Einsatz der Pulsoxymetrie wurde der Einsatz hochpotenter Opiate in den letzten 20 Jahren deutlich sicherer. Bei älteren, aber auch bei schlecht ernährten Patienten sowie bei Patienten mit Leber- und Nierenschäden sollten die Anfangsdosis und die Repetitionsdosen wirkungsadaptiert angepasst werden.

FRAGE
Was kann man prophylaktisch gegen **Stumpf- und Phantomschmerzen** unternehmen?

Antwort Die beste Prophylaxe ist eine frühzeitige Analgesie auf Rückenmarksebene oder an peripheren Nerven. Dafür eignen sich **Periduralkatheter** und **periphere Nerven- oder Plexuskatheter** (Interskalenuskatheter, Ischiadikuskatheter, etc.). Chronische Schmerzen im Sinne von Stumpf- und Phantomschmerzen, die als Deafferenzierungsschmerz zu werten sind, treten wesentlich seltener auf, wenn der primäre Schmerzreiz unterbunden wird. Dieses Vorgehen bezeichnet man als **„pre-emptive analgesia"**. Katheterverfahren bieten zusätzlich den Vorteil einer Perfusionssteigerung in den Extremitäten. Dies ist von besonderem Vorteil bei Amputationen im Rahmen einer pAVK. Die Wundheilung wird durch die bessere Perfusion optimiert.

17.3 Tumorschmerztherapie

FRAGE
Kennen Sie das **WHO-Stufenschema** zur Schmerztherapie von Tumorpatienten?

Antwort Bei Tumorpatienten wird die Schmerztherapie nach Möglichkeit **oral** durchgeführt, da dies den Patienten unabhängiger, beweglicher und freier macht. Ist eine orale Medikation wegen Resorptionsstörungen, Schluckbeschwerden oder schweren Nebenwirkungen bei einer erhöhten Medikamentendosis nicht möglich, kann die Medikamentengabe auf **intravenösem** (Morphinpumpe), **transdermalem** (z. B. Fentanylpflaster) oder je nach Tumorlokalisation auf **intrathekalem** Weg (d. h. über den Spinalkanal) erfolgen.

Das WHO-Stufenschema für die Tumorschmerztherapie besteht aus drei Stufen (➤ Tab. 17.2).

Nach Möglichkeit sollte mit Stufe I–II begonnen werden. In Fällen, in denen abzusehen ist, dass dies nicht zu einer suffizienten Schmerzreduktion ausreicht, wird durch Titration (i. v.) eines starken Opiats die entsprechend erforderliche Tagesdosis ermittelt, sodass man die Therapie sofort mit Stufe III beginnen kann. Der Patient sollte neben der Dauermedikation die Möglichkeit haben, eine Bedarfsmedikation einzunehmen. Wegen eines verzögerten Wirkungseintritts darf kein retardiertes Präparat als Bedarfsmedikation verabreicht werden.

Ergänzt wird die Schmerztherapie nach WHO-Stufenschema durch Koanalgetika und Adjuvanzien. Koanalgetika sind Substanzen, die nicht zu den eigentlichen Analgetika gerechnet werden, die jedoch als Nebeneffekt bei speziellen Indikationen zu einer Schmerzlinderung führen. Zu den Koanalgetika werden Antidepressiva, Neuroleptika, Kortikosteroide, Bisphosphonate, Clonidin, NMDA-Rezeptor-Antagonisten und Botulinum-Toxin A gezählt. Bei den Adjuvanzien handelt es sich um Medikamente, die die Nebenwirkungen der Schmerztherapie und der Grunderkrankung lindern sollen. Dazu werden Gastroprotektiva, Antiemetika und Laxanzien gerechnet.

Tab. 17.2 WHO-Stufenschema der Schmerztherapie bei Tumorpatienten [W798]

Stufe I	**peripheres Analgetikum (evtl. Kombination zweier Medikamente)**: • Metamizol (Novalgin®) 0,5–1 g alle 4 h (max. 5–6 g/d) • nichtsteroidale Antiphlogistika (z. B. Voltaren® 150 mg/d) • Paracetamol 0,5–1 g alle 4–6 h (max. 4 g/d)
Stufe II	**peripheres Analgetikum + mittelpotentes Opiat**: • Tramadol (Tramal®) 50–100 mg alle 4 h (max. 500 mg/d) • Kodein 30–90 mg alle 4 h • Tilidin (Valoron N®) 50–100 mg alle 4 h (max. 500 mg/d)
Stufe III	**peripheres Analgetikum + starkes Opiat** (meist erst nach Ausschöpfung der Stufe II): • Morphin, beginnend mit 10 mg alle 4 h als Lösung oder als Tablette (Sevredol®), in retardierter Form (MST®) mit 30 mg alle 8–12 h • Buprenorphin (Temgesic®) 0,2–0,4 mg alle 4–6 h (max. 4 mg/d) • transdermales Fentanylpflaster (Durogesic®): Ersteinstellung nach vorheriger stabiler Medikation mit einem anderen starken Opiat • Oxycodon • Hydromorphon • Dronabinol • Levomethadon

MERKE

Es sollten nicht zwei verschieden potente Opiate zum Einsatz kommen, da dann ein kompetitiver Antagonismus an den Opiatrezeptoren auftritt. So schwächt z. B. Tramadol die Wirkung von Morphin ab, anstatt sie zu verstärken.

FRAGE

Wie ist Ihrer Meinung nach die Aussage zu sehen: „Der Patient leidet wegen eines stenosierend wachsenden Bronchialkarzinoms unter **starker Luftnot**. Da kann man ihm doch kein **Morphin** zur Schmerztherapie geben"?

Antwort Die Meinung, dass Opiate das Symptom Dyspnoe verstärken, ist weitverbreitet. Tatsächlich führen Opioide über eine **Erhöhung der CO_2-Atemantriebsschwelle** zu einer **Atemdepression**. Sie lindern sogar die subjektive Luftnot. Aus diesem Grund werden Opiate im Terminalstadium einer Tumorerkrankung oder einer ausgebrannten COPD eingesetzt, um das für den Patienten extrem beängstigende Symptom „**Dyspnoe**" zu lindern.

KAPITEL

18 Checkliste für den letzten Tag vor der Prüfung

Der letzte Tag vor der Prüfung ist normalerweise nicht dazu geeignet, sich bis dahin nicht gelernte Stoffgebiete komplett neu zu erarbeiten. Aber es gibt sicher Studenten, die auch dazu noch in der Lage sind. Sinnvoll ist es, sich einzelne Stoffgebiete, in denen man sich noch nicht ganz sicher ist, noch einmal anzuschauen und zu vertiefen. Interessanterweise wird man häufig ausgerechnet in diesen Bereichen geprüft.

Die Abschlussprüfung im Fachbereich Chirurgie gliedert sich üblicherweise in einen **praktischen Teil**, der die Anamnese, die körperliche Untersuchung und das Vertiefen in die Krankenakten eines Patienten beinhaltet, und einen **theoretischen Teil**, in dem der praktische Teil der Prüfung meist aufgegriffen und vertieft wird.

Deshalb sollte man sich kurz vor der Prüfung einen **Leitfaden** für die Anamneseerhebung, die körperliche Untersuchung und das Beschreiben von Röntgenbildern zurechtlegen. Dieses Konzept dient dazu, auch in einer extremen Stresssituation wie der Prüfung Ruhe zu bewahren und nicht zu blockieren. Letzteres ist der Albtraum eines jeden Prüflings, jedoch auch eines jeden Prüfers! Als Prüfling darf man grundsätzlich davon ausgehen, dass der Prüfer kein malignes Interesse daran hat, die Prüflinge zu blamieren und durchfallen zu lassen.

Bei der **Anamneseerhebung** ist es wichtig, die aktuellen Beschwerden des Patienten, deren Zeitverlauf und mögliche Begleiterscheinungen und -erkrankungen genau zu erfassen und zu dokumentieren. Auch Vorerkrankungen sind von Bedeutung, weil sie Auslöser oder beeinflussende Faktoren der jetzigen Erkrankung sein können.

Dies beinhaltet vor allem folgende Fragen und deren mögliche Interpretation (➢ Tab. 18.1).

Entsprechend den Antworten des Patienten sollten Sie auf die einzelnen Punkte näher eingehen und sie genauer hinterfragen. Wichtig ist, sich **kurze Notizen** zur Krankengeschichte zu machen, damit man später nichts vergisst. Manchmal sind scheinbar nebensächliche Informationen des Patienten wegweisend für die Diagnose. Am Ende der Anamnese sollten Sie sich Gedanken über mögliche Diagnosen bzw. Differenzialdiagnosen machen.

MERKE

Erwähnen Sie nach Möglichkeit keine Diagnosen oder Differenzialdiagnosen, über die Sie nichts oder nur wenig wissen!

Hilfreich sind sog. **Anamnesebögen** zur Erhebung der Krankengeschichte und für die Untersuchung von Patienten. Auch bei der körperlichen Untersuchung ist es sinnvoll, sich an ein bestimmtes Schema zu halten. Primär sollte man sich einen Eindruck des gesamten Patienten verschaffen. Dies beinhaltet vor allem seinen **Allgemein- und Ernährungszustand** sowie den Zustand

Tab. 18.1 Fragen zur Anamnese

Welche Beschwerden haben Sie aktuell?	Schmerzen, Funktionsausfälle, Übelkeit, Fieber, Blutungen, Stuhlunregelmäßigkeiten etc.
Wie lange bestehen die Beschwerden?	• **akut**: Entzündungen, Fraktur, Verdrängungserscheinungen durch eine Raumforderung • **chronisch**: chron. bakterielle oder virale Entzündung, Tumoren, Stoffwechselerkrankungen
Haben die Beschwerden sich bezüglich ihrer Intensität, ihrer Lokalisation oder ihrem Charakter verändert?	• zunehmendes Tumorwachstum • Perforation eines Hohlorgans • Zunahme von Stenosen • Übergreifen einer Entzündung oder eines Tumors auf andere Organe
Beeinträchtigen Ihre Beschwerden Sie stark in Ihrem Alltag?	Intervention dringend erforderlich (Operation, Chemotherapie, Radiatio)
Haben Sie Gewicht verloren?	• dringender Tumorverdacht • DD: andere verzehrende Krankheit (COPD, HIV etc.)
Leiden Sie unter Nachtschweiß oder Fieber? Hat Ihre Leistungsfähigkeit in der letzten Zeit abgenommen?	• Malignom (v. a. Lymphome) • Entzündungen • Verschlechterung einer kardialen oder pulmonalen Erkrankung
Sind Sie früher schon einmal operiert worden?	• Briden • Adhäsionen • Stenosen • Narbenhernien • Rezidivtumoren
Haben Sie in den letzten Jahren andere schwere Erkrankungen gehabt?	• Rezidive • Zweitmalignome • rezidivierende Infektionen • Diabetes • Herzerkrankungen • pulmonale Erkrankungen • Autoimmunerkrankungen
Rauchen Sie? **Trinken Sie regelmäßig Alkohol**?	• Karzinome • Leberzirrhose • Vitaminmangel
Sind in der Familie andere schwere Erkrankungen bekannt?	genetische Disposition (Rheuma, Malignome, KHK etc.)

und die Farbe der Haut. Bei der körperlichen Untersuchung beginnt man sinnvollerweise am Kopf und hört an den unteren Extremitäten auf.

An **Kopf** und **Hals** sollte auf die Form, die Mimik, die Beweglichkeit, vor allem aber auf Schwellungen und die neurologische Funktion geachtet werden. Dabei werden untersucht:

- Nervendruckpunkte
- Augenstellung und -motorik
- Meningismus
- Lymphknotenschwellungen
- knöcherne Deformitäten
- Beweglichkeit der HWS

Danach geht man zum **Thorax** über. Dabei sollte man all seine Sinne nutzen. Man hört (Auskultation der Lunge und des Herzens), sieht (Thoraxexkursionen) und fühlt (Stimmfremitus, Thoraxexkursionen, evtl. Herzspitzenstoß). In der Prüfung ist es nicht immer entscheidend, sofort die richtige Diagnose zu stellen. Wichtig ist vielmehr eine exakte Beschreibung von dem, was man bei der Untersuchung entdeckt hat. Wenn Sie z. B. ein auffälliges Geräusch über dem Herzen hören, sollten Sie auf keinen Fall sofort sagen, dass es sich z. B. um eine Aortenklappenstenose handelt. Es ist für den Verlauf der Prüfung sinnvoller, den Charakter und das Punctum maximum des Geräuschs zu beschreiben und erst danach mögliche Ursachen dieses Geräuschs zu nennen. Der Prüfer erkennt so, dass Sie mitdenken. Niemand erwartet von einem Prüfling, dass er die Diagnose sofort stellen kann, ansonsten wäre eine Spezialausbildung zum Facharzt unnötig!

MERKE

In der Prüfung ist es nicht entscheidend, sofort die richtige Diagnose zu stellen. Wichtig ist vielmehr eine exakte Beschreibung dessen, was man bei der Untersuchung entdeckt hat.

Danach sollte man zum **Abdomen** weitergehen. Auch dabei kann man wieder all seine Sinne nutzen. Dokumentiert werden sollten vor allem:
- Peristaltik
- Druckpunkte am Abdomen
- Perkussionsbefund des Bauchs (Luft? Aszites? Lebergröße?)
- Strömungsgeräusche

Danach werden die **Extremitäten** und das **Achsenskelett** untersucht. Hierbei sind vor allem Durchblutung, Sensibilität, Motorik und Trophik entscheidend. Auffällige Deformitäten sollten gesondert erwähnt werden. Schwellungen der Beine, insbesondere der Unterschenkel, können Hinweise auf eine kardiale Problematik, aber auch auf eine Thrombose oder Lymphabflussstörungen geben. Hier ist zur Differenzierung wieder eine gute und genaue Anamnese hilfreich.

Ein Beispiel für einen **Anamnesebogen**, wie er in einigen Kliniken zum Einsatz kommt, finden Sie am Ende des Kapitels (➤ Abb. 18.1).

Häufig bringen Prüfer zur theoretischen Prüfung **Röntgenbilder** mit. Auch hier ist es sinnvoll, sich als erleichterter Prüfling nicht sofort auf die Diagnose zu stürzen. Man sollte sich ein Konzept zurechtlegen, ein Röntgenbild so zu befunden, dass man zum einen auf jeden Fall zur richtigen Diagnose kommt, zum anderen aber auch scheinbar wertlose Nebenbefunde nicht übersieht. Bei der **Befundung** eines Röntgenbilds sollte der Reihenfolge nach vorgegangen werden:
- **Um welche Röntgenaufnahme handelt es sich?** → Lokalisation, Strahlengang, Seite
- **Wie sehen die knöchernen Strukturen aus?** → Alter des Patienten (im Alter hohe Strahlentransparenz, bei Kindern offene Epiphysenfugen), Frakturen, Deformitäten
- **Wie sehen die Weichteile aus?** → Ernährungszustand des Patienten, Raumforderungen
- **Stimmen die Größenverhältnisse?** → z. B. Herzgröße im Verhältnis zum Thorax
- **Gibt es Strukturen, die bei einem gesunden Menschen nicht auf dieser Aufnahme zu finden wären?** (z. B. freie intraabdominelle Luft, Verschattungen im Sinne einer Flüssigkeitsansammlung, Strukturverdichtungen, vermehrte Streifung intrathorakal etc.)

Diese Punkte vorzubereiten benötigt nicht viel Zeit und ist daher sehr geeignet für den letzten Tag, an dem man in der Regel sein Gehirn nicht weiter belasten kann und möchte. Es ist eine effektive Methode zur Strukturierung der Prüfung, damit sie optimal verlaufen kann.

Ein Prüfling, der nach diesem Schema vorgeht, schafft es in der Regel schnell, den Prüfer davon zu überzeugen,

- dass er Ahnung von seinem Fachbereich hat und
- dass er aber vor allem gelernt hat, seine Arbeit und sein Denken gut zu strukturieren und zu vermitteln.

Der Prüfling wird als interessanter Gesprächs- und Diskussionspartner wahrgenommen und es gibt kaum einen Prüfer, der Interesse daran hätte, den Prüfling derart aufs Glatteis zu führen, dass er irgendwann im wahrsten Sinne des Wortes sprachlos ist. Zudem vergeht durch strukturiertes Antworten Prüfungszeit, in der der Prüfer keine neuen (vielleicht schwierigere) Fragen stellen kann. Der Prüfling übernimmt so ein Stück weit die Gestaltung des Examens, und die meisten Prüfer sind dafür dankbar!

KG 1

CHIRURGISCHE KLINIK

Name	Vorname	Geburtsdatum

Anamnese

Einweisungsgrund — Datum:

Zeit:

Familienanamnese

♀ —— ♂

○

Hypertonie und Herzkrankheiten	keine ☐	Geistesstörungen, Epilepsie	keine ☐
Diabetes mellitus	kein ☐	Krebskrankheiten	keine ☐
Tuberkulose	keine ☐	Andere gehäufte Krankheiten	keine ☐
Asthma, Allergien	keine ☐	Ähnliche Krankheiten in der Familie	keine ☐

Persönliche Anamnese

Jetziges Leiden

x gefragt und normal befunden. Bei abweichenden Antworten ist die vorgedruckte Normalantwort zu streichen und die zutreffende Antwort nebenan zu schreiben.
☐ nicht gefragt

Systemübersicht

Fieber	kein	☐	
Allg. Krankheitsgefühl	keines	☐	
Unverträglichkeiten/Allergien	keine	☐	
Schlaf	gut	☐	
Schwindel	kein	☐	
Synkopen	keine	☐	
Kopfschmerzen	keine	☐	
Schwitzen	nein	☐	
Durst	nicht vermehrt	☐	
Appetit	gut	☐	
Gewicht	konstant	☐	
Magenbeschwerden	keine	☐	
Stuhlgang	regelmäßig	☐	
Husten	kein	☐	
Dyspnoe	keine	☐	
Präkordialschmerz	kein	☐	
Palpitationen	keine	☐	
2 Treppen ohne anhalten	ja	☐	
Auswurf	kein	☐	
Nykturie	keine	☐	
US-Ödeme	keine	☐	
Aktivität (Haushalt/Arbeit)	voll	☐	
Dysurie/Pollakisurie	keine	☐	
Harninkontinenz	keine	☐	
Alkohol	gelegentlich	☐	
Nikotin	kein	☐	____ Zig./Tag ____Pfeifen/Tag
Drogen	nein	☐	
Militärdienst	ja	☐	
Soziales			
Beruf			
Freizeit/Sport			
Impfungen	keine	☐	Dipht. ☐ Per. ☐ Tet. ☐ Rubeola ☐ Polio ☐ BCG ☐
Tropenaufenthalte	keine	☐	

Menarche mit_____Jahren, Menopause seit_______Jahren
Menstruation: Zyklus _____Tage, Dauer_____Tage
Letzte Periode

Zwischen- oder Kontaktblutungen	keine	☐
HIV-Risiko	keines	☐
Venerea	keine	☐
Sexualfunktion	ungestört	☐
Medikamente/bisherige Therapie	keine	☐

Abb. 18.1a Anamnesebogen [T766]

KG 2

CHIRURGISCHE KLINIK

Name	Vorname	Geburtsdatum

STATUS PRAESENS

Allgemeines		
Alter	Jahre	
Größe	cm	
Gewicht	kg	
Körperbau		
Allgemeinzustand	gut	□
Ernährungszustand	gut	□
Bewusstsein	klar	□
Psyche	unauffällig	□
Sprache	unauffällig	□
Temperatur	°C (axillär/rektal)	
Haut		
Farbe/Pigment	normal	□
Exantheme/Narben/Blutungen	keine	□
Behaarung	normal	□
Nägel	unauffällig	□
Turgor (Haut, Bulbi)	normal	□
Bewegungsapparat		
Wirbelsäule	unauffällig	□
Beweglichkeit	gut	□
Gelenke	unauffällig	□
Beweglichkeit	gut	□
Extremitäten	unauffällig	□
Atrophien	keine	□
Varicosis	keine	□
Lymphknoten	unauffällig	□

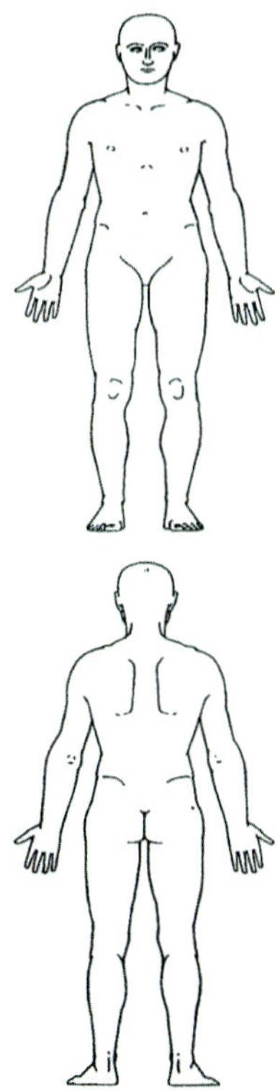

0 geprüft und normal befunden. (Bei pathologischem Befund ist der Normalbefund zu streichen und der tatsächliche Befund daneben zu vormerken.)
X nicht geprüft.

Kopf

Meningismus	kein	□
Gesichtsmuskulatur, Mimik	unauffällig	□
Augen, äußerlich Lider	unauffällig	□
Konjunktiven	normal	□
Skleren	normal	□
Kornea/Linsen	normal	□
Augenmotilität	normal	□
Nystagmus	kein	□
Gesichtsfeld/Visus	normal	□
Pupillen	normal weit, isokor	□
Licht-R.	prompt	□
Konvergenz- R.	vorhanden	□
Fundus	normal	□
Nase	unauffällig	□
Lippen	unauffällig	□
Zähne	gesund	□
Gingiva/Wangen-Schleimhaut	unauffällig	□
Zunge	unauffällig	□
Rachen	unauffällig	□
Tonsillen		
Foetor	fehlt	□
Ohren, äußerlich	unauffällig	□
Gehör	beidseits gut	□

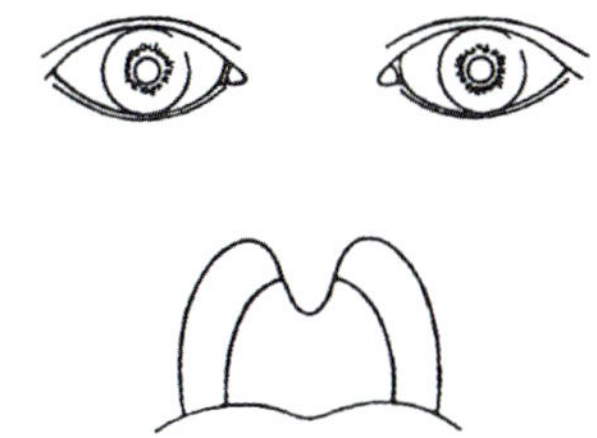

Hals

Halsumfang	cm ______	
Schilddrüse	normal	□

Abb. 18.1b *(Forts.)*

KG 3

CHIRURGISCHE KLINIK

Name	Vorname	Geburtsdatum

KREISLAUFSYSTEM

Periphere Durchblutung	normal ☐	
Zyanose	keine ☐	
Ödem	keine ☐	
V. jugularis	normal ☐	bei flacher Lagerung normal ☐
Pathol. Pulsationen	keine ☐	
hepatojugul. Reflux	kein ☐	

Blutdruck
liegend li / ; re / mmHg; stehend / mmHg

Puls		regelmäßig ☐
	Frequenz	/min. peripher ☐
		/min. zentral ☐
	Qualität	normal ☐

Herz		
Inspektion		unauffällig ☐
Palpation		unauffällig ☐
Sp.-Stoß im	ICR	cm re/li MCL ☐
Spitzenstoß Qualität		normal ☐

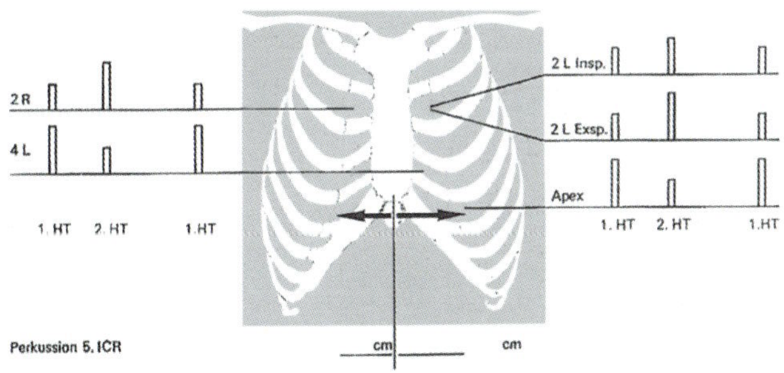

Perkussion 5. ICR

Gefäße + normal (+)schwach -fehlend

A. temporalis	☐ rechts	☐ links
A. carotis	☐	☐
A. radialis	☐	☐
A. femoralis	☐	☐
A. poplitea	☐	☐
A. dorsalis pedis	☐	☐
Stenosegeräusche	☐ keine	☐ keine

Thorax/Lungen

Form	normal/symmetrisch ☐
Mammae unauffällig	☐
Thoraxexkursionen	normal ☐
Atemmotorik	symmetrisch ☐
Atemtyp	normal ☐
Atemfrequenz	normal ☐
Stimmfremitus	normal ☐
Bronchophonie	negativ ☐

Umfang inspiratorisch cm
Umfang exspiratorisch cm

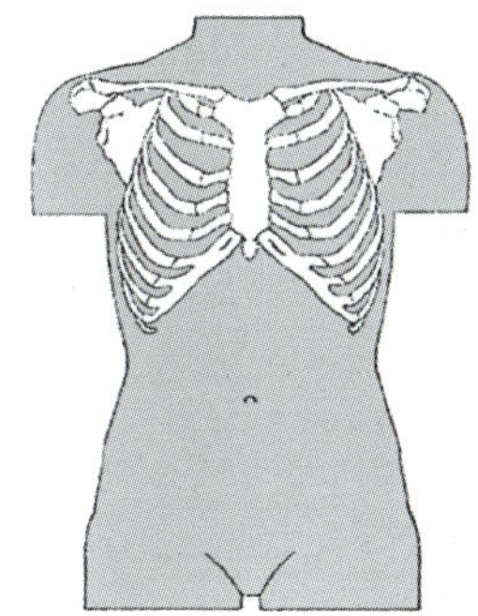

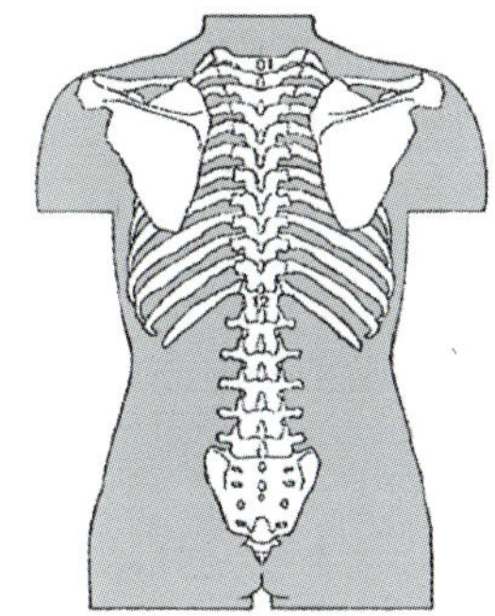

Umfang cm

Abdomen	
Bauchdecken	weich ☐
Panniculus	normal ☐
Palpation	unauffällig ☐
Perkussion	normal ☐
Ascites	kein ☐
Darmgeräusche	normal ☐
Gefäßgeräusche	keine ☐
Leber	unauffällig ☐
Milz	nicht palpabel ☐
Nierenlogen	indolent ☐
Bruchpforten	normal ☐
Genitalorgane, äußerlich	normal ☐
Rektalbefund	unauffällig ☐
Prostata	normal ☐

Abb. 18.1c *(Forts.)*

KG 4

CHIRURGISCHE KLINIK

Name	Vorname	Geburtsdatum

NERVENSYSTEM

Hirnnerven
(II, III, IV, VII, VIII, XII siehe unter Kopf)

I	Geruchsempfindung bds.	normal ☐
V	Cornealreflex bds.	normal ☐
IX,X	Gaumensegel	symmetrisch ☐
	Schluckakt	unbehindert ☐
	Sprechakt	unbehindert ☐

Motorik und Koordination beider Extremitäten

Willkürliche Bewegungen	normal ☐
Tonus bds.	normal ☐
Rohe Kraft bds.	gut ☐
Pos. Versuch bds. OE	normal ☐
UE	normal ☐
Diadochokinese bds.	flüssig ☐
FNV. bds.	normal ☐
KHV bds.	zielsicher ☐
Lasègue bds.	negativ ☐

Rumpf:
(Aufsitzen ohne Gebrauch der Arme) normal ☐

Gang unauffällig ☐

Romberg normal ☐

Reflexe		re	li
Radius PR	(C5-C6)		
Biceps-SR	(C5 - C6)		
Triceps-SR	(C7)		
Bauchhaut-R	(D9 - D12)		
Patellar-SR	(L3 - L4)		
Achilles-SR	(S1)		
Babinski			

Sensibilität

		Gesicht	Rumpf	OE	UE
Berührung	normal	☐	☐	☐	☐
Schmerz	normal	☐	☐	☐	☐
Vibration	normal	☐	☐	☐	☐

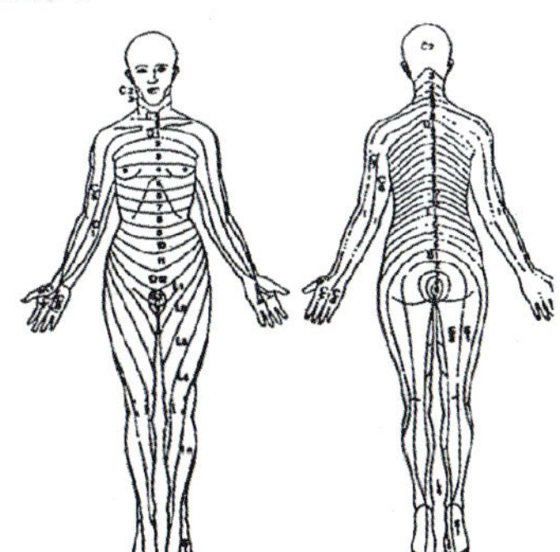

Eintrittsbeurteilung

Procedere

Verlauf

Der Untersucher:

Datum:	

Abb. 18.1d *(Forts.)*

Register